응급구조사
국가시험 문제집 I

핵심요점정리, 문제해설
해부학, 생리학, 병리학, 약리학

응급구조사
국가시험 문제집 I

핵심요점정리, 문제해설
해부학, 생리학, 병리학, 약리학

MEDICAL STAR 메디컬스타

Contents 차례

■ 기초의학 국가시험 출제영역

분야	영역	세부영역
1. 세포와 조직	1. 세포와 조직의 구조 및 기능	1. 세포의 구조와 기능
		2. 조직의 구조와 기능
	2. 세포와 조직의 병태생리	1. 신생물
		2. 세포 및 조직 손상
		3. 면역계의 세포
2. 감염	1. 감염질환	1. 병원균
		2. 감염질환 및 중독
		3. 감염관리
3. 인체의 기관계	1. 근골격계	1. 근골격계 응급질환의 기초
	2. 순환계	1. 순환계 응급질환의 기초
	3. 소화계	1. 소화계 응급질환의 기초
		2. 소화계 부속기관 응급질환의 기초
	4. 호흡계	1. 호흡계 응급질환의 기초
	5. 비뇨생식계	1. 비뇨계 응급질환의 기초
		2. 생식계 응급질환의 기초
	6. 신경계	1. 신경계 응급질환의 기초
	7. 내분비계	1. 내분비계 응급질환의 기초
	8. 감각계	1. 감각계 응급질환의 기초

(한국보건의료인국가시험원 홈피 공개)

1. 해부 · 생리학의 정의

해부학은 인체의 모양과 구조를, 생리학은 인체의 기능과 생리현상을 연구하는 과학적인 학문이다.

2. 해부학 용어

■ 인체의 면(planes of body)
- 정중면(정중시상면 medine plane, midsagittal plane) : 정확히 반으로 나누는 면
- 시상면(sagittal plane): 정중면과 평행되는 많은 선
- 가로단면(횡단면, 수평면 transverse plane, horizontal plane) : 위 · 아래로 자르는 면
- 수직면(vertical plane) : 바닥과 직각을 이루는 면
- 이마면(관상면, 전두면 coronal plane, frontal plane) : 인체를 앞 · 뒤로 자르는 면

■ 위치의 용어(terms of position)
- 안쪽(내측 medial) : 정중면에 가까운 방향
- 가쪽(외측 lateral) : 정중면에 먼 방향
- 속(내방 internal) : 물체의 내부 방향
- 바깥(외방 external) : 물체의 외부 방향
- 바로누움자세(앙와위 supine position) : 얼굴은 하늘을 보면서 반드시 누운 자세
- 배횡와위(dorsal recumbent position) : 양팔을 머리 위로 올리고 다리를 약간 벌린 채 무릎을 구부린 상태
- 팔다리(사지)
    - 몸쪽(근위 proximal): 몸통 끝에서 몸통에 대한 부착부에 가까운
    - 먼쪽(원위 distal): 몸통 끝에서 그의 먼쪽(말단부)에 가까운, 즉 몸쪽의 방향
- 등쪽(배측 dorsal): 손등 또는 발등 쪽

■ 움직임의 용어(terms of movement)

• 벌림(외전 abduction) : 팔다리가 인체의 정중선에서 멀어지는 것으로 손가락에서는 중지의 중앙에서 멀어지는 것이고 발가락에서는 제2지의 중앙을 중심으로 멀어지는 것

• 모음(내전 adduction) : 벌림의 반대운동으로 팔다리가 인체의 중앙선 가까이 오는 것

• 돌림(회전 rotation) : 중심축을 중심으로 뼈가 도는 것으로 축은 고정되어 있다.

• 엎침(회내 pronation) : 아래팔을 안쪽 돌림하여 손잔등을 앞쪽으로 돌려 노뼈(요골)와 자뼈(척골)가 서로 꼬이는 운동

• 뒤침(회외 supination) : 아래팔을 가쪽 돌림(외측 회전)하여 손바닥을 앞쪽으로 돌려 노뼈와 자뼈가 나란히 되도록 하는 운동

• 휘돌림(원회전 circumduction) : 관절머리가 관절안내에서 원뿔 모양으로 도는 운동이며 굽힘, 벌림, 폄, 모음 운동이 계속 일어나는 운동

• 안쪽번짐(내번 inversion) : 발목을 움직여 발바닥이 몸쪽을 향하게 하는 운동

• 가쪽번짐(외번 eversion) : 발목을 움직여 발바닥이 바깥쪽을 향하게 하는 운동

• 신장(protraction) : 신체의 일부가 앞쪽으로 당겨지는 운동으로 어깨나 아래턱이 앞으로 나오는 것

• 뒤당김(신축 retraction) : 신장된 신체부위가 제자리로 돌아오는 운동

• 맞섬(대립 opposition) : 엄지손가락이 세끼손가락과 마주 대는 운동

• 재배치(정복 reposition) : 대립되었던 엄지와 세끼손가락이 제자리로 돌아오는 것

3. 생명체의 특성

1) 조직화
2) 물질대사
3) 조절과 항상성 유지
4) 성장과 생식
5) 반응과 적응
6) 운동

4. 항상성

신체 내부환경의 상대적 불변성을 항상성이라 하며 내부환경의 감각정보에 의해 조절되는 효과기를 통하여 유지된다.

1) 항상성의 조절 기전
- 신경 및 호르몬에 의한 조절
- 체액 순환을 통한 평형조절
- 산소 및 영양물질, 물질대사를 통한 조절
- 세포 대사산물의 배출에 의한 조절
- 생식에 의한 조절

■ 음성되먹이기 조절

탐지기에 의해 감지된 신호가 항상성의 정상범위와 차이가 있을 때, 정상범위 내에 들게 하기 위해 효과기의 출력을 입력신호와 반대 방향으로 조절하는 체계. 즉, 양적으로나 수적으로 늘어나거나 많아졌을 때 감소시킴으로써 원상태로 되돌려 일정한 상태를 유지하는 것.

　예 체온이 떨어지면 혈류량을 감소시키거나 근육의 전율을 일으켜 발열을 촉진하는 가역적인 내부환경 조절기전

■ 양성되먹이기 조절

자극에 대한 반응이 자극이 존재하는 동안 지속되며, 반응의 크기도 점진적으로 증가되는 체계. 즉, 높아진 인자는 더욱 높게, 낮아진 인자는 더욱 낮아지게 작용하는 것.

　예 분만을 위한 자궁수축이 일어날 때 추가적인 긴장증가와 옥시토신 등을 분비하여 수축력을 더욱 강화시켜 분만을 유도하는 즉, 최초의 자극이 다음 자극크기를 더욱 강화시키는 조절 기전

5. 생체의 물질대사

1) 동화작용(Anabolism)
대사과정에서 물질을 합성하는 변화를 일으키는 작용

2) 이화작용(Catabolism)
대사과정에서 물질을 분해하는 변화를 일으키는 작용

예 동화 : $6CO_2 + 6H_2O \rightarrow C_6H_{12}O_6 + 6O_2$

ADP + 인산 → ATP

이화 : $C_6H_{12}O_6 + 6O_2 \rightarrow 6CO_2 + 6H_2O$

ATP → ADP + 인산

6. 에너지대사(Energy Metabolism)

1) 대사량
- 단위 시간에 신체에서 발생되는 열량
- 대사량은 신체의 활동상태에 따라 변동한다. 이는 여러 가지 요인의 작용을 받기 때문이다.
- 신체운동은 대사량을 크게 증가시킨다.
- 운동 또는 정신적 긴장 상태에서 교감신경이 흥분하면 그 신경말단에서 또는 부신속질(adrenal medulla)에서 다량의 epinephrine이 분비된다.
- 활동대사량을 A, 기초대사량을 B라면 비교에너지대사량은 A/B이다.
- 갑상샘 hormone(thyroxine)의 작용이다.
- 전신 대사량에 영향을 미칠 수 있는 호르몬은 뇌하수체 앞엽에서 분비되는 성장 hormone, 이자에서 분비되는 insulin 또는 부신겉질에서 분비되는 hormone과 특정한 기관에만 영향을 미칠 수 있는 부갑상샘 hormone, 뇌하수체 앞엽에서 분비되는 성선자극 hormone(gonadotropic hormone) 등이다.
- 에너지 생산 = 신체활동 + 발열 + 에너지 저장

- 시간당 발생한 에너지량을 대사량이라고 하며 에너지 효과율은 에너지 소모량에 대한 운동량으로 표현되며 근육수축의 최대 에너지 효과율은 50%이다.
- 효과율 = 운동량 / 에너지 소모량

2) 기초대사율(Basal metabolic rate, BMR)
건강한 사람이 안정상태에서 생존에 필요한 최저대사량
- 기초대사율에 영향을 미치는 인자는 정서상태, 호르몬, 약물, 환경온도 및 체온 등이다.
- 대사율은 체표면적에 비례하고, 운동을 하거나 감염·질병 시에는 현저히 증가한다.
- 정상적 기초대사량을 증가시키는 요인은 주로 고열과 갑상샘항진 등이다. 즉 고열은 체온이 1℃ 오르는데 대하여 약 10%의 기초대사량을 증가시킨다.
- 갑상샘 기능항진(갑상샘종 goiter)은 기초대사량을 증가시키기 때문에 임상에서는 갑상샘의 이상 유무를 진단하는데 기초대사량을 측정하여 도움을 받고 있다.

3) 대사율에 영향을 미치는 요인
- 측정기간 혹은 직전 근육활동
- 음식섭취
- 외부온도
- 신장, 체중 및 표면적
- 성별
- 연령
- 정서적 상태
- 체온
- 갑상샘 호르몬의 농도
- 에피네프린이나 노르에피네프린의 농도

■ 케톤증(ketosis)

- 지방 $\xrightarrow{\text{lipase}}$ glycerin+지방산(일부는 에너지원으로 쓰이고, 일부는 간에서 이화작용을 함)

- 이화작용 결과 아세토아세트산(acetoacetate)발생
- 아세토아세트산(acetoacetate)은 아세톤(acetone)과 β-하이드로옥시부티르산(β-hydroxybutyric acid)과 함께 혈중에 축적되어 케톤체(ketone body)를 형성 함
- 이러한 케톤체(ketone body)가 케톤증(ketosis)을 일으킴

■ 필수 지방산(essential fatty acid)

이중 결합이 있는 불포화지방산으로 체내에서 합성이 안되므로 음식물을 통해서 섭취하여야 하는 지방산으로 성장기 소아들에게 필수적이며 linolenic, linoleic, arachidonic acid 등 3가지가 있다.

■ 단백질의 구조
- 단백질의 기본구조는 아미노산이다.
- 1차 구조 : peptide chain내 아미노산이 1열로 배열된 것
- 2차 구조 : 1차 구조가 복합적으로 꼬여져 있는 상태
- 3차 구조 : 단백질이 꼬여져 층을 이루고 크리스탈화 하며 섬유화가 된 경우
- 4차 구조 : 아단위(subunit)의 단백질 배열

■ 필수아미노산(essential amino acid)

인체에서 합성되지 않으므로 외부에서 섭취해야 하는 아미노산으로 arginine, histidine, isoleucine, leucine, lysine, methionine, phenylalanine, threonine, tryptophan, valin 등

4) 탈 질소반응(Deamination)
- 아미노산의 연소 첫 단계는 아미노산 분자에서 아미노기가 떨어져 나오는 반응이며 탈질소 반응으로 말미암아 아미노산은 암모니아를 유리하는데 이것은 생체에 유독한 물질이므로 곧 요소(urea)로 변화하여 체외로 배설하여야 한다. 주로 간에서 이루어진다.

7. 신장의 산 – 염기 평형조절

■ 산증(acidosis)과 알칼리증(alkalosis)의 특징

> acidosis ← pH   7.35 ~ 7.45 → alkalosis

■ 산증(acidosis)

설사, 구토, 신 질환, 중증당뇨병 등으로 산 – 염기평형이 깨져 수소 ion의 과잉축적이나 수산기 ion의 소실이 있을 때 혈액 중에 산이 비정상적으로 증가된 상태

(1) 호흡성 산증(respiratory acidosis)

• CO_2가 정체되었을 때

• 폐나 뇌의 호흡중추에 문제가 있어 환기나 방해를 받을 때

• pH는 감소하고 CO_2는 증가

호흡 ($\downarrow$) = CO_2 ($\uparrow$) + H_2O → H_2CO_3 ($\uparrow$) → H^+ ($\uparrow$) + HCO_3^-

(2) 대사성 산증(metabolic acidosis)

• 설사, 구토, 당뇨, 약물사용, 젖산 등의 대사성 산의 생성으로 발생

• pH는 감소하고 CO_2는 증가

H^+ ($\uparrow$) + HCO_3^- $\leftrightarrow$ H_2CO_3 ($\uparrow$) → H_2O + CO_2 ($\uparrow$)

■ 알칼리증(alkalosis)

혈액 중에 알칼리가 비정상적으로 증가된 상태

(1) 호흡성 알칼리증(respiratory alkalosis)

• 저산소증으로 호흡중추자극, 환기과다증후군으로 인한 과대 환기

• pH는 증가하고 CO_2수준은 감소

• CO_2 배출이 증가되어 발생

호흡 ($\uparrow$) = CO_2 ($\downarrow$) + H_2O → H_2CO_3 ($\downarrow$) → H^+ ($\downarrow$) + HCO_3^-

(2) 대사성 알칼리증(metabolic alkalosis)

• 처음에 bicarbonate(HCO_3^-)농도의 변화(정상: 21~28 mEq/L)

• pH는 증가하고 CO_2수준은 정상

• 혈장 중 염기(중탄산염)의 증가, 이뇨제 복용, 구토 등으로 수소이온의 과다한 배설로 인함

H^+ ($\downarrow$) + HCO_3^- → H_2CO_3 ($\downarrow$) → H_2O + CO_2 ($\downarrow$)

8. 응급약물의 이해

1) 약물과 응급구조사

약물의 물리화학적 성상, 생화학적 및 생리적 효과, 생체내에서의 작용기전, 흡수, 생체내에서의 변화와 배설 등에 대한 지식을 얻는 학문으로 응급구조사가 다루는 약물은 포도당이나 쇼크 시 일부 수액, 니트로그리세린 등 법적으로 매우 한정되어 있는 실정이다. 그러나 의사의 지시에 의해 약물을 투여하는 경우가 많기 때문에 투여방법, 치료의 원칙, 약물의 작용기전 등에 대해 폭넓은 이해가 요구된다.

2) 약동학(Pharmacokinetics)

약물이 어떻게 세포내로 흡수 및 분포되어지고 작용부위에 도달하여 배설되는가를 연구하는 것으로 약효가 나타나는 기전은 작용부위에서의 약물분자 크기 및 형태, 흡수부위에서의 용해도, 산성도, 이온화 정도, 수용성과 지용성 등에 의해 달라진다.

■ 세포막의 영향

약물이 작용하는 세포막은 단백질과 지질의 모자이크 구조로 친수성 및 소수성의 통로 역할을 하고 있으며 대부분의 약물은 막에 용해되어 농도경사에 의해 세포막을 통과하는데 이때 농도경사의 크기와 지용성 등의 영향을 받게 된다. 지용성이 크면 막에서의 약물농도가 높아 약물의 확산속도가 빨라진다.

■ 산성도의 영향

대부분의 약물은 약산이거나 약염기이며 용액 내에서는 이온과 비이온상태로 존재한다. 이온형 약물과 비이온형 약물의 분배비율은 pH에 따라 달라지는데 대체적으로 위액같은 강산에서는 0.001 : 1, 혈장과 같은 약염기에서는 1,000 : 1 정도가 된다.

■ 흡수속도에 영향을 주는 요인

약리학적인 요인, 약물의 조직에 대한 용해도의 영향 이외에도 여러 가지가 흡수속도에 영향을 미치는데 그중 중요한 요인은 약물의 농도, 용해도, pH, 흡수부위의 순환 정도, 약물의 흡수면적 등이다.

3) 투여방법

(1) 경구(oral) 투여

(2) 설하(sublingual) 투여

(3) 직장(rectal) 투여

(4) 비경구(parenteral) 투여

• 정맥내(intravenous) 주입

약물을 수용액 상태로 몇 가지 장점과 단점이 있다.

[장점]

    − 정맥내로 투여하므로 혈중농도를 정확히 알 수 있다.

    − 약효가 신속하다.

[단점]

    − 혈장과 조직내의 급격한 농도 상승으로 유해 반응 출현

    − 주입된 약물의 회수불가능

    − 정맥혈관의 파괴

    − 혈구의 용혈이나 수축성 약물 투여 시 주의

[주의사항]

    − 서서히 주입하며 환자의 상태와 반응을 관찰한다.

• 동맥내(intra-arterial) 주입

• 피하(subcutaneous) 주입

• 근육(intramuscular) 주입

• 수막강내(intrathecal) 주입

• 복강내(intraperitoneal) 주입

(5) 국소 표면 도포법(topical application)

(6) 약물 투여 원칙

약물 투여의 6원칙(Six Rights of Medication Administration)	
• 정확한 환자(right patient)	• 정확한 약물(right medication)
• 정확한 용량(right dose)	• 정확한 투여경로(right route)
• 정확한 시간(right time)	• 정확한 기록(right documentation)

■ 약물의 분포

• 세포막을 잘 통과하지 못하는 약물은 조직으로의 분포가 느리다.

• 지용성 약물은 세포막 통과가 용이하여 조직으로의 분포가 잘 된다.

• 태반이 약물에 대해 장벽역할을 하지는 않으나 지용성이 낮은 약물은 태반을 잘 통과하지 못한다.

• 혈류량이 많은 심장, 간, 뇌, 신장 등에는 흡수속도가 빠르다.

• 혈장 단백질인 albumin이나 기타 단백질과의 결합정도가 강하면 작용 부위 세포로의 침투력이 떨어지며 대사와 배설이 잘 일어나지 않는다.

• 약물의 조직에 대한 용해도에 따라 영향을 받는다.

■ 약물의 저장

신체 각 부분은 약물의 저장소가 될 수 있는데 지용성 약물은 중성지방에 저장되며 납이나 라디움(radium) 같은 독성물질, 테트라싸이클린(tetracycline)계 항생제는 골조직이나 근조직과 친화성이 있다. 또한 지용성이 높은 티오펜탈(thiopental)은 투여후 3시간이면 70%까지 지방조직에 축적되며 항 말라리아작용을 하는 퀴나크라인(quinacrine)은 간세포에 고농도로 축적된다.

■ 약물대사(biotransformation)

약물대사는 대부분 간 효소에 의해서 일어나며 혈장, 신장, 폐 등에서도 일부 일어나는데 약물의 배설을 증가시키기도 하고 비활성화를 초래하기도 하며 약물에 따라서는 그 대사물이 약리효과를 나타내는 경우도 있고 전혀 다른 효과를 나타내어 독성으로 나타날 수도 있다.

■ 약물의 배설(excretion of drugs)

(1) 소변으로의 배설

(2) 담즙과 대변으로의 배설

(3) 기타에 의한 배설

■ 체내에서의 약물이동단계

(1) 흡수단계

(2) 분포단계

(3) 대사, 생체내 변화단계

(4) 배출단계

4) 약력학(Pharmacodynamics)

약력학은 약물이 신체에 미치는 생화학적 및 생리학적 효과와 작용기전을 연구하여 약물의 효과적인 이용과 새로운 약물의 개발을 위한 학문이다.

■ 약물 수용체

일단 약물이 표적조직에 도달하게 되면 대부분의 약물은 세포표면에 존재하는 단백질 등의 약물 수용체에 결합하여 생화학적 또는 생리학적 반응을 유도한다. 일단 약물이 수용체에 결합하여 생화학적 반응이 일어나 약효를 나타내게 되는데 이런 약물을 효능제(agonist) 또는 항진제라고 한다.

■ 치료지수(therapeutic index)

원하는 반응을 얻기 위해 필요한 약물의 최소농도를 치료의 역치(therapeutic threshold) 또는 최소유효량(minimal effective concentration)이라 하는데 이러한 역치 이하의 농도는 임상적인 반응을 유도하지 않으며 반대로 약물의 농도가 높게 되면 해롭게 되거나 치명적일 수가 있다. 약리학적 치료의 일반적인 목적은 원하는 반응에 이르게 하는 약물의 최소농도를 제공하는 것이다.

5) 약물의 작용

■ 흥분작용과 억제작용

생체의 기능을 높여 주는 약리작용을 흥분작용이라 하고 생체의 기능을 억제하도록 하는 약리작용을 억제작용이라 한다.

■ 전신작용과 국소작용

국소나 경구투여로 간에 흡수되어 순환계를 통하여 전신에서 작용하는 것을 전신작용 또는 흡수작용이라 하고 생체의 일부에 국한되어 작용하는 경우를 국소작용이라 한다.

■ 선택작용과 비선택적 작용

약물이 전신에 흡수되더라도 특정세포나 조직, 장기에 친화성이 높아서 중점적으로 작용하는 것을 선택작용이라 하며 특정기관에 국한되지 않고 전신의 많은 조직과 기관에 광범위하게 작용하는 것을 비선택작용 또는 일반작용이라고 한다.

■ 주작용과 부작용

치료목적에 합당한 작용을 주작용이라 하고 효과를 바라지 않는 작용을 부작용이라 한다.

■ 협동작용

두 가지 약물을 병용하여 투여했을 때 그 작용이 각 약물의 산술적 합보다 크게 나타나는 것

■ 길항작용

(1) 약물학적 길항작용
(2) 생리적 길항작용
(3) 화학적 길항작용

6) 독물학(Toxicology)

생물체에 미치는 약물 및 기타 화학물질의 유해작용을 연구하는 학문

■ 용량 – 반응 관계

개인에서는 계량적인 용량 – 반응 관계가 나타나고 집단에서는 계수적인 용량 – 반응 관계가 나타난다.

■ 독성반응

약물의 독성빈도나 심각성은 체내의 독성화합물의 농도에 비례할 수 있으며 약리학적 독성효과는 조직속의 화학물질의 농도가 배설에 의해 낮아질 때 소실된다.

■ 알레르기(allergy) 반응

거의 모든 약물에서 발생할 수 있고 알레르기 반응이 나타나는 속도에 따라 즉시형 알레르기

반응과 접촉 후 수 시간에서 수 일후에 나타나는 지연성 알레르기 반응이 있다.

표 1. 알레르기 반응의 4종류

Type	주 매개항체	반응	표적기관
I 아나필락시스반응	Ig E	혈관확장, 부종, 염증	위장관, 피부, 호흡기, 심혈관계
II 세포용해반응	Ig G, Ig M	용혈성빈혈, 혈소판 감소성 자반, 자가면역반응	순환계 세포
III 항원아르튜스(arthus)반응	Ig G	혈청병 Stevens-Johnson 증후군	혈관내피
IV 지연성과민반응	T-임파구, 거대 식세포	염증, 담쟁이덩굴에 의한 접촉성 피부염	피부

■ 독물의 흡수방지

(1) 구토

(2) 위세척

(3) 화학적 흡착

(4) 설사촉진

(5) 독물세척

7) 약물의 기원

• 약은 식물, 동물, 광물 및 합성 등 4가지 기본 자원으로부터 유래한다.

• 식물기원의 약물: 아트로핀(atropine), 코데인(codein), 헤로인(heroin), 모르핀(morphine) 등

• 동물기원의 약물: 인슐린(insulin), 옥시토신(oxytocin) 등

• 광물기원의 약물: 중탄산 나트륨($NaHCO_3$), 황산마그네슘($MgSO_4$)

• 합성약물: 리도카인(lidocaine), 브리틸리움 토시레이트(bretylium tosylate), 다이아제팜(diazepam) 등

8) 응급 약리학에서 상용되는 약자

약자	의미	약자	의미
a.c.	ante cibos 식사전	pc	post cibos 식후
bid	bis in die 1일 2회	po	per os 경구투여
D/C	discontinue 중지	pm	pro re nata 필요시
hs	hora somni 취침시	qd	quisque diey 매일
IC	intracardiac 심내주사	qh	quisquehora 매시
IO	intraossgeous 골내주사	qid	quarte in die 1일 4회
OD	overdose 과량	tid	ter in die 1일 3회

001 인체의 부위를 정중면과 평행으로 나누는 면은?

① 정중면   ② 시상면   ③ 전두면

④ 횡단면   ⑤ 관상면

☑ 정답 ②

☑ 문헌 이인모 외, Basic Medicine 기초의학, 학지사메디컬, 2019, p.5

☑ 해설

▸ 정중면 : 신체나 장기의 정중선을 지나는 면으로 하나만 존재한다.

▸ 시상면 : 정중면과 평행이며 인체의 부위를 세로로 해서 좌·우로 나누는 면.

▸ 전두면 : 시상면과 수직이며 인체의 부위를 세로로 해서 전·후로 나누는 면.

▸ 횡단면 : 시상면과 전두면에 수직이며 신체나 장기를 상·하로 나누는 면.

▸ 관상면 : 전두면과 같다.

002 인체의 해부학적 위치로 '시상면'이란?

① 횡단면과 평행인 면

② 인체를 횡으로 나누는 면

③ 관상면과 직각을 이루는 면

④ 인체를 좌우로 지나는 수평면

⑤ 인체를 좌우로 지나는 수직면

☑ 정답 ⑤

☑ 문헌 이인모 외, Basic Medicine 기초의학, 학지사메디컬, 2019, p.5

☑ 해설

▸ 수직면 중에서 좌우대칭이 되는 절단면을 정중시상면이라고 한다.

003 인체 표면에서 가깝거나 얕은 부위의 해부학적 명칭으로 옳은 것은?

① 안(내)　　　　　　② 말초　　　　　　③ 안쪽(내측)

④ 몸쪽(근위)　　　　⑤ 얕은부위(천부)

☑ 정답 ⑤

☑ 문헌 강병우 외, 응급구조사 기초의학, 군자출판사, 2014, p.6

☑ 해설

▶ 인체 표면에서 가깝거나 얕은 부위의 해부학적 명칭은 얕은부위(천부)이며, 상대적으로 깊은부위는 심부라 한다.

004 인체의 위치와 방향 용어가 옳지 않은 것은?

① 피부는 골격보다 얕은부위(천부)에 있다.

② 팔꿈치는 손목보다 몸쪽(근위부)에 있다.

③ 발등은 정강뼈보다 몸쪽(근위부)에 있다.

④ 심장은 복장뼈(흉골) 보다 등쪽(배측)에 있다.

⑤ 무릎은 넙다리(대퇴)의 먼쪽(원위부)에 있다.

☑ 정답 ③

☑ 문헌 강병우 외, 응급구조사 기초의학, 군자출판사, 2014, p.5

☑ 해설

▶ 등쪽(배측) : 뒤

　몸쪽(근위부) : 몸통(체간)과 가까운 부위

　먼쪽(원위부) : 몸통(체간)에서 먼 부위

　얕은부위(천부) : 인체 표면에서 가깝거나 얕은 부위

005 생명체의 특성이 아닌 것은?

① 생식　　　　　　　② 운동　　　　　　③ 조직화

④ 물질대사　　　　　⑤ 물질반응

☑ 정답 ⑤

☑ 문헌 박희진 외, Paramedics 기초의학, 에듀팩토리, 2019, p.12

☑ 해설

　▶ 생명체의 특성 : 조직화, 물질대사, 조절과 항상성 유지, 성장과 생식, 반응과 적응, 운동

006 무생물을 제외한 모든 생물체의 공통적인 특성으로 옳지 않은 것은?

① 대사　　　　　　　② 성장　　　　　　　③ 생식
④ 움직임　　　　　　⑤ 감정표현

☑ 정답 ⑤

☑ 문헌 박희진 외, Paramedics 기초의학, 에듀팩토리, 2019, p.12

☑ 해설

　▶ 모든 생명체는 무생물에서는 볼 수 없는 생명현상이라는 복잡하고도 미묘한 현상을 유지
　하기 위하여 성장, 생식, 반응, 움직임 및 대사라는 공통된 기본적 특성을 갖고 있다. 더불
　어 고등동물일수록 더욱 세분화된 기능 즉 호흡, 소화, 흡수, 배설 및 순환과 같은 더 많은
　특성을 추가적으로 가지고 있다.

007 항상성(homeostasis)조절기전에 대한 설명으로 옳지 않은 것은?

① 생식에 의한 조절
② 체액의 순환을 통한 조절
③ 신경 및 호르몬에 의한 조절
④ 세포 대사산물의 배출에 의한 조절
⑤ 외상 후 스트레스에 의한 감정표현

☑ 정답 ⑤

☑ 문헌 박희진 외, Paramedics 기초의학, 에듀팩토리, 2019, p.13

☑ 해설

　▶ 항상성 : 생물체의 외부환경이 변하더라도 체내의 상태를 일정하게 유지하려는 성질.

008 양성되먹이기 조절로 볼 수 있는 것은?

① 체온저하 시 혈류량 감소 　　② 체온저하 시 근육의 전율

③ 고온에서의 땀 분비촉진 　　　④ 분만을 위한 옥시토신의 분비

⑤ 음식 섭취에 의한 위장운동

☑ 정답 ④

☑ 문헌 박희진 외, Paramedics 기초의학, 에듀팩토리, 2019, p.13

☑ 해설

▶ 양성되먹이기 조절은 자극에 대한 반응이 자극이 존재하는 동안 지속되며, 반응의
크기도 점진적으로 증가되는 체계이다. 즉, 높아진 인자는 더욱 높게, 낮아진 인자는 더욱
낮아지게 작용하는 것.

예 분만을 위한 자궁수축이 일어날 때 추가적인 긴장증가와 옥시토신 등을 분비하는 작용
이다.

009 기초대사율의 측정조건으로 옳은 것은?

① 숙면을 취한 후 　　　　　　② 실내온도 27℃일 때

③ 식후 18시간이 경과된 후 　　④ 식후 18시간이 경과된 후

⑤ 정신적 긴장상태가 아닐 때

☑ 정답 ⑤

☑ 문헌 이인모 외, Basic Medicine 기초의학, 학지사메디컬, 2019, p.212

☑ 해설

▶ 기초대사율의 측정조건 : 실내온도 20℃ 내외일 때, 정신적 긴장상태가 아닐 때, 식후 12시
간이 경과된 후, 식후 12시간이 경과된 후

010 지방대사와 단백질 대사의 공통과정으로 옳은 것은?

① 코리회로 　　　② 구연산회로 　　　③ 케톤체형성

④ 오르니틴회로 　　⑤ 글리코겐 분해

☑ 문헌 박희진 외, Paramedics 기초의학, 에듀팩토리, 2019, p.17

☑ 해설

  ▸ 코리회로 : 운동 시 젖산의 일부가 간에서 포도당 신합성을 통해 포도당으로 변해 운동 시 소모된 에너지원과 근육 글리코겐을 보충하는데, 이러한 뼈대근육과 간사이의 왕복운동 오르니틴회로 : 유독한 암모니아를 무독한 요소로 만드는 회로

011 다음과 같이 CO_2가 증가된 상태의 증상으로 옳은 것은?

$$\cdot CO_2(\uparrow) + H_2O \rightarrow H_2CO_3(\uparrow) \rightarrow H^+(\uparrow) + H_2O$$

① 호흡성 산증   ② 대사성 산증   ③ 호흡성 알칼리증

④ 대사성 알칼리증   ⑤ 케톤체 형성증

☑ 정답 ①

☑ 문헌 박희진 외, Paramedics 기초의학, 에듀팩토리, 2019, p.22

☑ 해설

  ▸ 호흡성 산증은 CO_2가 정체되었을 때, pH는 감소되고 CO_2는 증가할 때, 폐나 뇌의 호흡중추에 문제가 있어 환기가 방해를 받을 때 발생한다.

012 과도한 산과 알칼리에 대한 체액의 생리학적인 완충 조절현상으로 옳은 것은 ?

① 항상성   ② 삼투성   ③ 확산성

④ 되먹이기   ⑤ 수용성

☑ 정답 ①

☑ 문헌 박희진 외, Anatomy & Physiology, 군자출판사, 2015, p.2

☑ 해설

  ▸ 항상성(homeostasis) : 정상단계가 교란될 때 정상상태로 회복하기위해 일어나는 다양한 생리학적인 조절현상.

013 아데노신3인산(adenosine triphosphate, ATP)의 설명으로 옳지 않은 것은?

① 1ATP는 약 3Cal의 열량을 방출한다.

② 모든 생물의 세포내에 풍부하게 존재한다.

③ 아데노신에 인산기가 3개 달린 유기화합물이다.

④ 생물의 에너지 대사에 매우 중요한 역할을 한다.

⑤ ADP와 Pi로 분해 될 때는 다량의 에너지가 방출된다.

☑ 정답 ①

☑ 문헌 박희진 외, Anatomy & Physiology, 군자출판사, 2015, p.18

☑ 해설

▸ 1ATP는 약 7.4Cal의 열량을 방출한다.

014 환원과 산화에 관한 설명이다. (A)와 (B)의 용어로 옳은 것은?

> • 원자나 분자가 전자를 얻을 때는 (A)되었다고 하며, 전자를 잃을 때는 (B)되었다고 한다.

	①	②	③	④	⑤
A	포화	산화	해리	환원	이화
B	해리	환원	포화	산화	동화

☑ 정답 ④

☑ 문헌 박인국, 생리학, 라이프사이언스, 2003, p.64.

☑ 해설

▸ 많은 산화-환원 반응에서 전자쌍, 즉 유리전자 또는 수소원자쌍이 환원제로부터 산화제에 전이된다.

015 과다 구토로 혈액안의 유리수소농도가 감소하여 혈액의 pH가 증가되는 산-염기의 반응 식으로 옳은 것은?

① $HNO_3 \rightarrow H^+ + NO_3^-$

② $H^+ + NO_3^- \rightarrow HNO_3$

③ $H^+ + HCO_3^- \rightleftarrows H_2CO_3$

④ $H^+ + HCO_3^- \rightarrow H_2CO_3$

⑤ $H_2CO_3 \rightarrow H^+ + HCO_3^-$

☑ 문헌 박희진 외, Paramedics 기초의학, 에듀팩토리, 2019, p.22

☑ 해설

▶ 과다 구토는 혈액속의 유리수소농도를 감소시켜 혈액 pH가 증가할 수 있다.

016 흡열반응을 하는 화학반응식으로 옳은 것은?

① $C_6H_{12}O_6 + 6O_2 \rightarrow 6CO_2 + 6H_2O$

② $6CO_2 + 6H_2O \rightarrow C_6H_{12}O_6 + 6O_2$

③ $ADP \rightarrow AMP + 인산$

④ $AMP \rightarrow 아데노신 + 인산$

⑤ $NH_4^+ \rightarrow NH_3 + H^+$

☑ 정답 ②

☑ 문헌 박희진 외, Paramedics 기초의학, 에듀팩토리, 2019, p.14

☑ 해설

▶ 에너지원을 형성하는 과정을 동화작용이라 하며 흡열반응을 한다.

017 동화작용을 하는 화학반응식으로 옳은 것은?

① $6CO_2 + 6H_2O \rightarrow C_6H_{12}O_6 + 6O_2$

② $C_6H_{12}O_6 + 6O_2 \rightarrow 6CO_2 + 6H_2O$

③ $ADP \rightarrow AMP + 인산$

④ $ATP \rightarrow AMP + 2인산$

⑤ $NH_4^+ \rightarrow NH_3 + H^+$

☑ 정답 ①

☑ 문헌 박희진 외, Paramedics 기초의학, 에듀팩토리, 2019, p.14

☑ 해설

▶ 에너지원을 형성하는 과정을 동화작용이라 한다.

018 기초대사율을 감소시킬 수 있는 요인으로 옳은 것은?

① 정서상태　　　　　② 호르몬　　　　　③ 약물

④ 체온　　　　　⑤ 수면

☑ 정답 ⑤

☑ 문헌 이인모 외, Basic Medicine 기초의학, 학지사메디컬, 2019, p.212

☑ 해설

▶ 체온이 1℃ 상승할 때마다 대사율은 약 10%증가하며, 고령, 수면, 영양부족, 저체온증 등은 기초대사율을 감소시키는 요인이다.

019 약물투여 시 꼭 확인해야 할 내용으로 옳은 것은?

① 환자, 성별　　　　　② 시간, 나이　　　　　③ 문서화, 나이

④ 약물, 체중　　　　　⑤ 용량, 시간

☑ 정답 ⑤

☑ 문헌 박희진 외, Paramedics 기초의학, 에듀팩토리, 2019, p.26

☑ 해설

▶ 약물투여의 6가지원칙(six rights of medication administration) : 약물, 시간, 용량, 환자, 경로, 문서화

020 액체약물의 경구투여 과정으로 옳은 것은?

① 컵에 붓기 전에 흔들면 안된다.

② 액체 약물은 먹기 좋게 희석한다.

③ 뚜껑은 안쪽이 바닥을 향하도록 놓는다.

④ 약컵에 약물을 부을 때 라벨이 있는 곳을 잡는다.

⑤ 용량은 약 컵의 약물이 있는 가장 높은 점을 읽는다.

☑ 정답 ④

☑ 문헌 구본기 외, 임상약리학, 정문각, 2005, p.97

☑ 해설

▶ 용량은 약컵의 약물이 있는 가장 낮은 점을 읽는다.

액체 약물은 임의로 희석하지 않는다.

컵에 붓기 전에 흔들어 준다.

뚜껑은 안쪽이 위를 향하도록 놓는다.

021 두 가지 약물을 병용하여 투여했을 때 그 작용이 각 약물의 산술적 합보다 크게 나타나는 작용은?

① 주작용　　　　　② 흥분작용　　　　　③ 협동작용

④ 길항작용　　　　⑤ 전신작용

☑ 정답 ③

☑ 문헌 박희진 외, Paramedics 기초의학, 에듀팩토리, 2019, p.30

☑ 해설

▶ 두 가지 약물을 병용하여 투여했을 때 그 작용이 각 약물의 산술적 합보다 크게 나타나는 작용을 협동작용이라고 한다.

022 약물 투여 시 상용되는 약자의 의미가 옳은 것은?

① hs – 매시간　　　② OD – 소량　　　　③ pc – 식전

④ qd – 매일　　　　⑤ qid – 1일 3회

☑ 정답 ④

☑ 문헌 박희진 외, Paramedics 기초의학, 에듀팩토리, 2019, p.30

☑ 해설

▶ hs : 취침시

OD : 과량

pc : 식후

qid : 1일 4회

023 정맥 수액주입 시 수액주입이 안될 경우 적절한 조치는?

① 의사에게 보고 한다.　　　　　　　② 환자를 측위로 눕힌다.

③ 새로운 주입을 시행 한다.　　　　　④ 수액세트를 묶고 공기를 제거 한다.

⑤ 주사바늘의 혈관벽 접촉여부를 확인 한다.

☑ 정답 ⑤

☑ 문헌 구본기 외, 임상약리학, 정문각, 2005, p.131

☑ 해설

▶ 수액 주입이 안 될 경우에는 튜브의 꼬임이나 주사바늘의 혈관벽 접촉여부를 확인한다.

024 피부나 점막을 통해 흡수되는 약물의 양에 영향을 미치는 요인으로 옳은 것은?

① 약물 투여 시간　　　② 약물의 단위나 역가　　　③ 약물성분의 다양성

④ 약물의 산성도　　　　⑤ 약물 적용 부위의 넓이

☑ 정답 ⑤

☑ 문헌 구본기 외, 임상약리학, 정문각, 2005, p.132

☑ 해설

▶ 피부나 점막을 통해 흡수되는 약물의 양에 영향을 미치는 요인 :

- 약물 적용 부위의 넓이

- 약물의 농도나 강도

- 피부에 남아있는 시간

▶ 약물의 흡수에 영향을 미치는 요소

- 약물의 용해도

- 약물의 농도

- 약물의 pH

- 흡수 부위

- 흡수 표면적

- 흡수 부위에로의 혈액공급

- 생체 이용률

025 국소적 약물투여를 할 때의 처치로 옳지 않은 것은?

① 투여자는 장갑을 착용한다.

② 로션은 잘 흔들어 사용한다.

③ 흐르는 약물은 닦지 않는다.

④ 크림은 면봉 막대로 바른다.

⑤ 이전에 투여한 약물의 잔여물은 제거한다.

☑ 정답 ③

☑ 문헌 구본기 외, 임상약리학, 정문각, 2005, p.133

☑ 해설

▶ 국소적 약물투여 방법 :

- 투여 부위를 청결히 한다.

- 투여자는 장갑을 착용한다.

- 로션은 잘 흔들어 사용한다.

- 이전에 투여한 약물의 잔여물은 제거한다.

- 연고나 크림은 설압자나 면봉 막대로 바른다.

- 흐르는 여분의 약물은 닦아낸다.

026 점막투여 시 흔히 투여하는 부위가 아닌 곳은?

① 볼내   ② 설하   ③ 호흡기 점막

④ 눈   ⑤ 소기관지 내막

☑ 정답 ⑤

☑ 문헌 구본기 외, 임상약리학, 정문각, 2005, p.140

☑ 해설

▶ 점막투여 시 흔히 투여하는 부위 :

- 볼내, 설하, 호흡기 점막, 눈, 질 내막, 코, 귀 등 7군데

027 약물 흡수속도가 가장 빠른 투여경로는?

① 정맥　　　　② 기관　　　　③ 설하　　　　④ 근육　　　　⑤ 경구

☑ 정답 ①

☑ 문헌 범진필, 임상약리학, 청구문화사, 2016, p.36

☑ 해설

　▶ 투여 경로에 따른 약물 흡수속도 비교

　　- 경구, 피하 : 느림

　　- 국소, 근육 : 중간

　　- 설내, 설하, 직장, 기관, 흡입 : 빠름

　　- 골내, 정맥, 심내 : 즉시

028 약물 흡수속도가 가장 느린 투여경로는?

① 정맥　　　　② 기관　　　　③ 설하　　　　④ 근육　　　　⑤ 피하

☑ 정답 ⑤

☑ 문헌 범진필, 임상약리학, 청구문화사, 2016, p.35

☑ 해설

　▶ 투여 경로에 따른 약물 흡수속도 비교

　　- 경구, 피하 : 느림

029 약물이 흡수부위에서 작용부위까지 분포되는데 미치는 영향으로 옳지 않은 것은?

① 심혈관 기능　　　　② 국소적 혈류　　　　③ 약물 저장소

④ 생리적 장벽　　　　⑤ 약물의 산성도

☑ 정답 ⑤

☑ 문헌 김세은 외, 응급약리학, 한미의학, 2003, p.27

☑ 해설

　▶ 약물이 흡수부위에서 작용부위까지 분포되는데 미치는 영향

　　- 심혈관 기능, 국소적 혈류, 약물 저장소, 생리적 장벽

030 체내에 투여된 약물이 체외로 배출될 때 영향을 미치는 요소가 아닌 것은?

① 지속시간　　　　　② 최고농도　　　　　③ 약물의 산성도

④ 약물의 반감기　　　⑤ 약물의 축적작용

☑ 정답 ③

☑ 문헌 김세은 외, 응급약리학, 한미의학, 2003, p.31

☑ 해설

▶ 체내에 투여된 약물이 체외로 배출될 때 영향을 미치는 요소

- 약물의 반감기 : 반감기(half-life)는 체내의 총 약물량이 반으로 줄어드는데 걸리는 시간

- 축적작용 : 재투여되지 않은 약물은 반감기의 5배가 지나면 거의 제거되지만, 규격으로 재투여된 약물은 반감기의 5배가 지나면 체내에서 일정한 총량, 즉 정상 상태에 도달하게 된다.

- 약물 지속시간 : 지속시간은 약물농도가 치료작용을 일으킬 수 있는 만큼 존재하는 시간이다.

- 최고농도 : 약물농도가 증가하여 많은 약물이 작용부위에 도달하여 치료작용이 증가되는 농도

- 클리어런스(clearance) : 신체로부터 약물이 제거되는 것으로, 낮은 클리어런스 속도를 갖는 약물은 느리게 제거된다.

031 약물의 작용기전이다. (　)안의 A와 B의 용어로 옳은 것은?

> • 약물과 세포내 효소의 세포수준에서의 상호작용을 (　A　)(이)라하고, A결과 신체에 반응이 나타나는 것을 (　B　)(이)라 한다.

	①	②	③	④	⑤
A	약물효과	약물작용	작용발현	약물작용	길항작용
B	약물작용	약물효과	약물작용	작용발현	축적작용

☑ 정답 ②

☑ 문헌 김세은 외, 응급약리학, 한미의학, 2003, p.33

☑ 해설

▶ 인슐린을 투여할 때 기대되는 약물작용은 세포막을 통한 포도당 수송이고, 혈중 포도당 농도의 감소는 약물효과이다.

032 수용체와 결합한 효능제의 설명으로 옳은 것은?

① 축적작용을 돕는 약물

② 반응속도를 조절하는 약물

③ 수용체의 기능을 촉진시키는 약물

④ 작용지속시간을 유지시켜주는 약물

⑤ 약물의 반감기를 조절하는 약물

☑ 정답 ③

☑ 문헌 범진필, 임상약리학, 청구문화사, 2016, p.60

☑ 해설

▶ 약물이 수용체에 친화성을 갖고 수용체의 기능을 촉진시킬 때 그 약물을 효능제(agonist)라고 한다.

033 치료계수(치료지수, therapeutic index)의 설명으로 옳은 것은?

① 약물 효능의 백분율

② 치료역치의 백분율

③ 투여초기와 말기의 작용지속시간 차이

④ 최소유효농도와 독성농도의 차이

⑤ 최고유효농도와 최소유효농도의 차이

☑ 정답 ④

☑ 문헌 박희진 외, Paramedics 기초의학, 에듀팩토리, 2019, p.28

☑ 해설

▶ 유효량과 중독량 사이의 차이가 매우 적은 디지털리스와 같은 약물은 치료계수가 낮다고 하며, 날록손과 같은 약물은 차이가 크기 때문에 치료계수가 높다고 한다.

034 약물이 생체에 영향을 미치는 약리작용으로 옳지 않은 것은?

① 부작용　　　② 억제작용　　　③ 국소작용　　　④ 선택작용　　　⑤ 이화작용

☑ 정답 ⑤

☑ 문헌 박희진 외, Paramedics 기초의학, 에듀팩토리, 2019, p.29

☑ 해설

▶ 약리작용의 종류 : 흥분과 억제작용, 직접과 간접작용, 전신과 국소작용, 일반과 선택작용,

작용과 부작용.

035 중독은 일으키나 죽음에는 견딜 수 있는 용량은?

① 최소유효량   ② 중독량   ③ 최대유효량   ④ 치료량   ⑤ 내량

☑ 정답 ⑤

☑ 문헌 범진필, 임상약리학, 청구문화사, 2016, p.61

☑ 해설

▶ 중독은 일으키나 죽음에는 견딜 수 있는 용량을 내량(tolerated dose)이라고 한다.

036 동물실험에서 50%가 사망할 수 있는 용량의 표시로 옳은 것은?

① 50LD   ② OD_{50} ③ LD_{50} ④ ED_{50} ⑤ 50ED

☑ 정답 ③

☑ 문헌 강병우 외, 응급구조사 기초의학, 군자출판사, 2014, p.606

☑ 해설

▶ 50%치사량은 LD_{50}, 50%유효량은 ED_{50}으로 표시한다.

037 약물에 대해 다음과 같은 특징을 보이는 체질은?

- 유전적 요인에 의해 약물대사 장애가 일어나는데 기인한다.
- 약물대사에 관여하는 효소에 유전 장애가 있는 경우가 있다.
- 보통 사람에게서는 중독작용을 나타내지 않는 양에서 비정상적인 반응을 보인다.

① 과민반응   ② 특이체질   ③ 내성체질   ④ 약물의존   ⑤ 민감성체질

☑ 정답 ②

☑ 문헌 범진필, 임상약리학, 청구문화사, 2016, p.66

▶ Cholinesterase결핍에 의해 succinylcholine에 의한 호흡억제가 과장되어 나타난다 든가 glucose-6-인산탈수효소의 결핍에 의해 primaquine, aminopyrine, sulfa제 등에 의해 급성용혈성 빈혈이 일어나는 경우는 특이체질 때문이다.

038 약물의 반복사용에 의해 약물에 대한 감수성이 비정상적으로 저하되어 상용량으로는 효과가 나타나지 않는 성질은?

① 축적작용   ② 약물의존성   ③ 내성

④ 상가작용   ⑤ 길항작용

☑ 정답 ③

☑ 문헌 범진필, 임상약리학, 청구문화사, 2016, p.66

☑ 해설

▶ 내성이 생긴 경우는 약물을 증량하거나 바꾸어야 효과가 나타난다.

039 어떤 종류의 약물을 반복 투약한 결과 투약의 중지가 어렵게 된 경우는?

① 내성   ② 의존성   ③ 상승작용   ④ 상가작용   ⑤ 길항작용

☑ 정답 ②

☑ 문헌 범진필, 임상약리학, 청구문화사, 2016, p.66

☑ 해설

▶ 약물의존성은 습관성과 탐닉성으로 구별하며 양자를 일괄하여 약물의존성이라고 한다.

040 다음과 같은 특징을 갖는 주사는?

> • 투여량은 보통 0.5~2mL이다.
> • 주로 자극성이 약한 수용액을 투여한다.
> • 약물은 주사부위의 모세혈관에서 흡수된다.

① 피하주사   ② 근육내주사   ③ 정맥내주사

④ 동맥내주사   ⑤ 지주막하강주사

☑ 정답 ①

☑ 문헌 범진필, 임상약리학, 청구문화사, 2016, p.35

☑ 해설

▶ 흡수는 내복보다 신속하고, 약용량은 경구투여의 1/3~1/2로서 충분하다.

041 다음과 같은 특징을 갖는 약물투여는?

> • 용량조절이 어렵다.
> • 휘발성약물 투여 시 사용한다.
> • 폐의 상피세포를 자극할 수 있다.
> • 폐포상피에서 흡수되어 혈중으로 들어간다.

① 흡입   ② 주사   ③ 경구투여

④ 설하투여   ⑤ 직장내투여

☑ 정답 ①

☑ 문헌 범진필, 임상약리학, 청구문화사, 2016, p.38

☑ 해설

▶ 기관지천식환자에게 Isoproterenol과 그 유도체를 흡입시키면 기관지근을 확장하고 호흡곤란을 개선한다.

042 다음과 같은 처방전에서 밑줄 그은 (Sig.) 부분이 의미하는 뜻은?

> Rx 1
> Kaolin 2.0g / Tannalbin 1.0g / Bismuth subnitrate 1.0g / lactose 1.1g/#3
> Sig. tid. p.o, p.c for 3days

① 내용   ② 조제법   ③ 용법   ④ 용량   ⑤ 부작용

☑ 정답 ③

☑ 문헌 범진필, 임상약리학, 청구문화사, 2016, p.76

☑ 해설

▶ 용법(signature): 약품의 복용방법을 표시한다.

043 약물의 제형에 따른 분류에서 고체약물은?

① solutions   ② suspensions   ③ spirits

④ suppositories   ⑤ syrups

☑ 정답 ④

☑ 문헌 박희진 외, Paramedics 기초의학, 에듀팩토리, 2019, p.34

☑ 해설

▶ 고체약물 : suppositories(좌약)

044 응급약리학에 상용되는 약자의 조합이 아닌 것은?

① bid-bis in die(1일 2회)

② od-over dose(과량)

③ qh-quisque hora(매시)

④ io-intra osseous(구강내 투여)

⑤ tid-ter in die(1일 3회)

☑ 정답 ④

☑ 문헌 박희진 외, Paramedics 기초의학, 에듀팩토리, 2019, p.35

☑ 해설

▶ IO-intra osseous(골내 투여)

045 1ppm이 의미하는 값으로 옳은 것은?

① 1/100   ② 1/1,000   ③ 1/10,000

④ 1/100,000   ⑤ 1/1,000,000

☑ 정답 ⑤

☑ 문헌 박희진 외, Paramedics 기초의학, 에듀팩토리, 2019, p.35

☑ 해설

▶ 1ppm(parts per million) = 농도 단위로 1/1,000,000을 의미

046 102℉를 ℃로 환산하면?

① 10.2℃ ② 38.9℃ ③ 74.4℃ ④ 84.4℃ ⑤ 126℃

☑ 정답 ②

☑ 문헌 박희진 외, Paramedics 기초의학, 에듀팩토리, 2019, p.36

☑ 해설

▶ ℉를 ℃로 변환하는 식 : (℉-32) × 5/9 = ℃

℃를 ℉로 변환하는 식 : (℃ × 5/9) + 32 = ℉

047 40℃를 ℉로 환산하면?

① 48℉ ② 84℉ ③ 104℉ ④ 124℉ ⑤ 140℉

☑ 정답 ③

☑ 문헌 박희진 외, Paramedics 기초의학, 에듀팩토리, 2019, p.36

☑ 해설

▶ ℉를 ℃로 변환하는 식 : (℉-32) × 5/9 = ℃

℃를 ℉로 변환하는 식 : (℃ × 5/9) + 32 = ℉

048 정맥주사의 단점으로 옳은 것은?

① 작용발현이 빠르다.

② 약물의 변하가 적다.

③ 근육주사나 피하주사보다 국소자극이 적다.

④ 일단 주사한 후에는 다시 배출이 불가능하다.

⑤ 조직괴사 우려가 있는 약물도 투여가 가능하다.

☑ 정답 ④

☑ 문헌 범진필, 임상약리학, 청구문화사, 2016, p.36

☑ 해설

▶ 정맥주사의 단점

- 직접 순환기내로 흡수되므로 부작용에 따른 위험성

- 혈액응고나 용혈현상을 일으킬 위험성이 있는 약물은 사용할 수 없다.

- 일단 주사한 후에는 다시 배출이 불가능하다.

- 감염 우려가 있다.

- 주사 시 공기유입 우려가 있다.

049 투약 단계를 나열한 것이다. 투약이 이루어질 때까지의 과정으로 옳은 것은?

| 가. 사정 | 나. 진단 | 다. 계획 | 라. 수행 | 마. 평가 |

① 가, 나, 다, 라, 마   ② 가, 나, 다, 마, 라   ③ 가, 다, 나, 라, 마

④ 나, 가, 다, 라, 마   ⑤ 마, 라, 나, 가, 다

☑ 정답 ①

☑ 문헌 범진필, 임상약리학, 청구문화사, 2016, p.26

☑ 해설

▶ 투약은 사정, 진단, 계획, 수행, 평가 순으로 시행하여야 한다.

Section I

세포와 조직
cell & Tissue

Chapter 1

세포와 조직의
구조 및 기능

01 세포의 구조와 기능
structure and function of the cell

1. 세포의 구조

- 생물체를 구성하는 형태적, 기능적, 유전상의 단위
- 인체를 구성하는 최소의 생명 단위
- 세포(cell) → 조직(tissue) → 기관(organ) → 기관계(organic system) → 개체(body, individual)

1) 세포의 구성

■ 원형질
- 핵 : 핵막, 핵질, 핵소체(인), 염색체(염색사)
- 세포질 : 세포막, 색소체, 세포질그물(소포체), 리보소옴, 리소조옴, 사립체(미토콘드리아), 골지체, 중심소체, 투명원형질(세포질기질)
- 원형질 성분 : 수분 − 60%. 단백질 − 18%. 광물질 − 7%. 지질 − 15%

■ 후형질
- 세포내 후형질 : 세포액(안토시안), 저장물질, 배출물질(옥살산칼슘, 탄산칼슘)
- 세포외 후형질 : 세포벽, 세포간 물질

2. 세포의 기능

1) 핵(Nucleus)
순환하고 있는 적혈구와 혈소판을 제외한 모든 세포에 존재하며 인간의 유전 형질을 정하는 정보를 갖는다(DNA) 세포전체의 대사활동을 조절하고 세포분열 시 주도적인 역할을 한다.

- 핵막(nuclear membrane)
- 핵소체인(nucleolus)
- 염색질(chromatin)
- 핵산(nucleic acid)

2) 세포막(Cell membrane)

- 전자현미경 관찰 시 단위막(unit membrane)의 3층 구조

■ 세포막의 기능

- 세포의 외형 유지
- 세포막을 통한 물질운반, 즉 확산, 여과, 삼투, 능동운반, 음세포작용 등을 조절
- 식세포나 음세포작용
- 흡수, 배설 기능: 대사와 성장에 필요한 물질의 이 막을 거쳐서 들어오고 대사산물이 이막을 거쳐서 외부로 나간다.
- 세포 밖으로부터의 정보 수용체 : hormone의 작용, 신경의 흥분과 같은 자극을 받아들인다.
- 관문(barrier)으로 작용
- ATP 등의 여러 가지 효소가 있어서 화학적 반응에 관여
- ATP 분해 효소는 Na^+과 K^+의 능동적 운반에 관여하고
- 사립체(미토콘드리아)의 막에 있는 시토크롬효소는 호흡에 관여한다.
- 생체의 항상성을 유지
- 조직이나 기관 형성 시에 세포의 인지능력(recognition)이 있어 동종세포와 이종세포를 구분한다.
- 특정분자와 잘 결합하는 수용점(receptor site)이 있다.

3) 세포질(Cytoplasm)

- 생명현상의 기본 특성이 모두 나타나는 세포 미세기관으로 세포가 생명을 유지하는데 필요한 생화학반응이 일어난다.

- 조성 : 30% H$_2$O + soluble protein(수용성 단백질)
- 세포막과 핵 사이에 있는 세포의 기질, 즉 protoplasm(원형질)
- 생명 현상에 나타나는 기본 특성이 일어나는 반 유동 액체

4) 세포질내의 미세구조

■ 사립체(mitochondria)
- 길이 3~4 μ 정도의 짧은 막대모양으로 크리스타(능선, crista) 구조
- 수나 모양도 세포에 따라서 많은 차이가 있다.
- 산화효소를 생성, 세포 호흡에 관여
- 많은 효소를 가지고 있으며 영양분을 분해
- 간세포에 많이 존재하고 약물의 작용을 받기 쉽다.
- 기능 : 산소호흡(TCA회로), ATP의 생산에 관여하므로 ATP 생산공장(에너지의 용광로)이라 할 수 있으며 산소호흡(유기호흡)은 3단계로 이루어진다.
- 해당계 : 투명 원형질(세포질 기질에서 일어난다)
- TCA회로 : 사립체(미토콘드리아)에서 일어난다.
- 전자전달계
- 야누스그린 B의 생체 염색 가능

■ 골기체(golgi complex, golgi apparatus)
- 세포질그물(내형질세망 endoplasmic reticulum, ER)에서 생산되어 운반되어 온 물질을 농축배설
- 물질분비와 저장
- 핵 가까이에 위치하고 성숙한 동물세포에만 존재
- 지질의 유화와 저장
- 색소, 탄수화물, 당 단백질, 점액 및 당류 등의 형성

■ 세포질그물(소포체, 형질내세망 endoplasmic reticulum)
세포질내에 흩어져 있다.
- 불규칙한 그물모양

- 매끈세포질그물은 스테로이드-호르몬 생산과 해독 기능이 있다.
- 거친세포질그물은 단백질 합성에 관여한다.
- 과립성 세포질그물 위에 있는 리보솜은 핵의 DNA로부터 전사된 mRNA의 유전정보를 해독하여 단백질을 합성한다.

■ Ribosome의 유무에 따라
- 거친세포질그물(조면소포체 rough endoplasmic reticulum, RER) : 세포질그물내 수송, 단백질합성
- 매끈세포질그물(활면소포체 smooth surfaced endoplasmic reticulum) : 지질, cholesterol 대사, 간세포에서 glycogen의 합성과 분해 저장, 고환, 부신에서는 steroid hormone 합성

■ 리보솜(ribosome)
- 많은 양의 RNA 및 단백질로 구성된 거대분자
- Protein 합성의 중추 역할(DNA → mRNA → protein)
- 세포질내에 유리되어 있거나 세포질그물(ER)의 벽에 부착되어 있다.

■ 용해소체(lysosome)
- 백혈구와 큰포식세포(거대식세포)에 많이 존재
- 단백질, DNA, RNA 및 다당류를 분해하는 강력한 가수분해 효소(acid hydrolase)를 가짐
- 식균작용 하는 효소
- 저산소증일 때 lysosome 파괴
- 자기방어

■ 중심소체(centriole)
- 중심체라고도 하며 길이 약 30 nm, 직경 약 150 nm의 원통상을 이루고 그 벽은 9개의 미세소관으로 구성되어 있다.
- 2개의 소체로 유사분열시 방추사(spindle fiber)를 형성하여 염색체의 이동에 관여
- 동물세포 분열 시 맨 먼저 갈라진다.

5) 세포막을 통한 물질이동

■ 확산(diffusion)

물질의 분자가 고농도에서 저농도로 경사에 따라서 이동하는 현상으로, 확산에서 가장 중요한 요소는 물질에 대한 세포막의 투과성이며 세포막에 대한 어떤 물질의 투과도는 지방에 대한 용해도, 분자의 크기 및 전해질의 경우에는 해리된 정도에 따라 달라진다.

예 허파에서 O_2와 CO_2의 가스교환

확산의 방향은 농도 경사의 방향에 따른다. 그러나 대전된 분자는 확산에 의한 통과가 일정치 않고 농도 경사와 전기적 경사에 따른다.

(1) 확산속도의 결정요인

    − 농도경사(concentration gradient) : 두 물질 분자의 농도 차이

    − 전기적 경사(electrical gradient) : Gibbs-Donnan equilibrium

    − 물질분자의 크기

(2) 영양물, 노폐물, 용해가스 등의 확산비율에 영향을 미치는 인자

    − 농도경사의 크기

    − 분자의 크기

    − 세포막의 면적

  − 온도

■ 삼투(osmosis)

반투막을 사이에 두고 확산이 일어날 때 세포막을 통과하는 물의 확산이 어느 한쪽 방향으로 커져서 세포가 부풀어 오르거나 납작해지는 것으로 저농도에서 고농도로 반투막을 경계로 용질은 통과할 수 없고 용매만 이동할 수 있다. 한쪽에서 다른 쪽으로 밀어내는 그 힘을 삼투압(osmotic pressure)이라고 한다.

(1) 생체내 세포의 삼투현상

    − 세포외액의 압력 = 세포의 압력 : 등장액

    − 세포외액의 압력 〉세포의 압력 : 고장액

    − 세포외액의 압력 〈 세포의 압력 : 저장액

    − 동물세포는 고장액에서는 수축하고, 저장액에서는 용혈현상을 일으킨다.

    − 식물세포는 고장액에서는 원형질 분리가 일어나고, 저장액에서는 팽창한다.

［예］ 적혈구를 2.5% NaCl에 넣으면 수축하고, 0.4% NaCl에 넣으면 팽창한다.

(2) Saline

생리적 식염수(등장액 = 0.85% NaCl)로 어느 동물의 체액의 농도와 같게 만들어진 소금물의 농도

■ 여과(filtration)

막 내·외의 압력의 차가 있을 때 막을 통해서 액체가 이동하는 물리적인 현상으로 압력이 높은 곳에서 낮은 곳으로 물질이 이동된다.

［예］ 모세혈관과 조직사이의 물질이동, 토리(사구체)의 물질이동

■ 운반체에 의한 이동

세포막에는 어떤 특수 분자인 운반체가 있어 농도 경사의 방향에 따라서만 일어나는 것으로 단순한 확산보다 이동속도가 빠르다. 운반체 이동에는 촉진적 확산과 능동적 이동이 있다.

(1) 촉진적 확산(facilitated diffusion)

세포막에 위치하는 운반체를 이용한 확산으로 전기, 화학적 경사도에 따라 이동하는 수동적 이동의 한 형태이지만 단순한 확산현상보다는 속도가 빠르다.

(2) 능동적 운반(active transport or 에너지 효소계, energy-enzyme system)

포도당이나 아미노산(amino acid) 등의 세포 구성 성분들이 외부보다 세포내가 높은 상태이지만 내부를 향하여 이동이 일어난다. 이와 같이 어떤 물질이 농도 경사와 전압 경사에 역행하여 이동되는 것.

- 운반체가 필요한 원소를 세포질 속에 넣어 주는 것
- 세포막이 에너지를 소모하면서 물리화학적인 에너지 경사와는 반대로 이동한다.
- 세포가 살아 있을 때만 가능하다.
- 에너지를 이용하여 이동되므로 주위 온도를 낮추거나 대사 억제물질을 투여하면 그 이동이 억제된다
- 이 능동적 운반에 의해 Ca^{++}, 아미노산, Mg^{++}도 이동되며 Na^+, K^+의 농도가 유지된다.
- 3개의 Na^+을 밖으로 능동수송하면 2개의 K^+이 안으로 능동수송 되므로 외부의 $\oplus$ ion수가 내부의 $\oplus$ ion수보다 많다. 그러므로 세포막 외부는 $\oplus$ ion, 내부는 $\ominus$ ion을 띈다.

(3) $Na^+ - K^+$ pump

- Na^+ pump는 모든 인체 세포에서 작용하며 세포내에 Na^+이 축적되는 것을 방지하고 세

포내로 물이 유입되는 것과 세포의 종창을 방지한다.

- 세포내의 K^+ 농도는 세포외와 비교하여 훨씬 높은 반면 세포외 Na^+ 농도는 세포내 보다 훨씬 높다. 이와 같이 세포 내외의 이온 분포를 유지하기 위해 농도경사가 역행하여 세포막은 언제나 Na^+을 퍼내고 K^+을 넣어주어야 한다. 이러한 현상을 Na^+-K^+ pump라 한다.

■ 포음작용(음세포 작용 pinocytosis)

어떤 물질이 세포막에 접근해서 흡착되면 세포막의 국소부위가 내부로 들어가면서 흡착된 입자를 세포내로 도입하게 한다.

■ 토세포작용(emeiocytosis)

- 포음작용(음세포작용) 과정과는 반대 방향으로 거대분자 물질을 이동시키는 작용
- 세포내에 큰 액포가 생기고 이것이 점점 세포막 쪽으로 이동하여 세포막에 도달하면 그 부위 세포막의 일부가 밖으로 밀려나면서 터지고 그 액포 속에 있던 물질이 세포막 밖으로 밀려나가는 현상

6) 세포의 액체 환경

■ 체액의 조성

(1) 세포내 수분(intracellular water)의 주요 성분

- 다량 : K^+(가장 많다), Mg^{++} , phosphate
- 미량 : Na^+, Cl^-, HCO^{-3}, SO^{-4}

(2) 세포외 체액(extracellular body fluid)

- 혈장이 주를 차지하며 나머지는 사이질액으로 분류한다.
- 다량 : Na^+, Ca^{++}, Cl^-
- 미량 : Mg^{++}, K^+

(3) 세포외액

- 혈액 : $\frac{1}{3}$, 사이질액(조직액) : $\frac{2}{3}$
- 세포내액과 외액 사이의 전해질 농도차는 막전위를 발생시키는 원인이 된다.
- 지질량 : 세포내액 $>$ 세포외액
- O_2 : 세포내액 $<$ 세포외액

- CO_2 : 세포내액 〉 세포외액

■ 체액의 이동

• 모세혈관과 조직사이에 액체 이동에 작용하는 힘

• 모세혈관내의 혈액의 압력 : 혈액의 액체성분을 모세혈관 밖으로 여과시키는 힘

• 혈장콜로이드(교질) 삼투압 : 모세혈관 밖에 있는 액체를 모세혈관내로 밀어 넣는 작용

• 조직압 : 조직액을 모세혈관 내로 밀어 넣는 작용

• 조직콜로이드(교질) 삼투압 : 모세혈관내에 있는 혈장에서 액체를 조직액 쪽으로 밀어내는 작용

(1) 혈장과 조직액 사이의 이동

물질의 이동은 Starling의 가설, 확산, 혈관운동, 음세포작용 등에 의해 이루어진다.

• Starling의 가설에 의한 물질이동

- [α] 소동맥의 혈압(35 mmHg) + 조직액 콜로이드(교질)삼투압(2 mmHg) = 37 mmHg : 모세혈관 밖으로 향하는 힘

- [β] 조직액압(2 mmHg) + 혈장 콜로이드(교질)삼투압(25 mmHg) = 27 mmHg : 모세혈관 안으로 향하는 힘

$$[α] - [β] = 37\ mmHg - 27\ mmHg = 10\ mmHg$$

즉, 동맥단에서는 10 mmHg의 압력에 의하여 액체가 모세혈관에서 조직으로, 정맥단에서는 10 mmHg 압력에 의하여 혈관내로 액체가 이동한다. 그러므로 동맥단에서 나가는 액체량과 정맥단으로 들어오는 액체량이 같게 되고 조직액은 끊임없이 새로 바뀌어지고 있다는 것이다.

(2) 세포막 안팎의 이동

• 주로 삼투압에 의해 일어난다.

• 세포 외액에 물을 주입하면 세포 안팎의 삼투농도가 같아질 때까지 물은 세포내로 이동하고, 반대로 고장성 용액을 주사하면 세포외로 체액이 이동할 것이다.

■ 부종(edema)

(1) 원인

• 정맥정수압의 증가

- 모세혈관내 액압의 상승
- 혈장의 단백질량 감소
- 혈관투과성 항진
- 림프계의 폐쇄
- 나트륨의 정체

(2) 증상

- 체온하강
- 구토(vomiting)
- 경련(convulsion)
- 혼수상태(coma)

이런 증상이 나타나는 것을 물중독(water intoxication)이라고 한다.

■ 탈수(dehydration)

체액량의 1%만 잃어도 갈증(thirst)이 나는데 이보다 더 잃게 되면 탈수현상이 나타난다.

(1) 원인

- 출혈(실혈 hemorrhage)
- 요붕증(diabetes)
- 설사(diarrhea)
- 구토(vomiting)
- 땀을 많이 흘릴 때

(2) 증상

- 몸무게 감소
- 산 · 염기평형 장애로 산증(acidosis)
- 체온상승
- 맥박이 증가하나 심박출량은 감소한다.
- 격심한 갈증
- 피부건조
- 주름
- 허탈(collapse)

02 조직의 구조와 기능
structure and function of the tissue

1. 조직의 구조

1) 상피조직(Epithelial tissue)
- 인체의 표면과 몸안의 내면을 덮고 있는 막을 이루는 조직
- 피부 표피층중 가장 심부에 위치하는 것은 배엽층이다.

■ 모양과 배열에 따라

(1) 편평상피(squamous epithelium) :
- 단층편평상피(simple squamous epithelium) : 가슴막, 허파꽈리, 혈관, 각막, 토리주머니의 내피
- 중층편평상피(stratified squamous epithelium) : 표피, 입안, 식도, 항문 등의 점막상피

(2) 내피(endothelium) : 편평상피의 일종으로 심장, 혈관 및 림프관의 내면을 이루고 있는 것을 특히 내피라고 한다.

(3) 입방상피(cuboidal epithelium) : 갑상샘, 콩팥의 요세관, 난소 표면 등

(4) 원주상피(columnar epithelium) : 위, 호흡기 내면(코의 점막)

(5) 섬모상피(ciliated epithelium) : 기관, 기관지, 난관, 자궁의 점막상피로 원주상피가 변형된 것

(6) 이행상피(transitional epithelium) : 방광, 요도의 내면 등

(7) 중층상피(stratified epithelium)

(8) 단층입방상피(simple cuboidal epithelium) : 갑상샘 소포, 호흡 세기관지, 샘, 분비관 등

(9) 단층원주상피(simple columnar epithelium) : 위장관의 내면과 자궁, 난관 등의 내면

(10) 중층원주상피(stratified columnar epithelium) : 후두덮개, 후두, 남성요도, 타액샘 같은 큰 관

(11) **거짓중층원주상피**(pseudo stratified columnar epithelium) : 턱밑샘과 남성요도 부위

(12) **샘상피**(glandular epithelium) : 땀샘, 피지샘, 젖샘, 침샘, 간, 이자 등

(13) **보호상피**(covering epithelium)

(14) **흡수상피**

(15) **샘상피**(glandular epithelium) : 분비작용을 수행하는 샘(gland)을 형성

- 간(liver), 갑상샘(thyroid gland), 침샘(타액선: salivary gland)

- 배설관의 유무에 따라서

- 외분비샘(exocrine gland)

- 내분비샘(endocrine gland)

- 분비물 성질에 따라서

- 장액샘(serous gland)

- 점액샘(mucous gland)

- 혼합샘(mixed gland)

(16) **감각상피** : 감각작용을 한다. 망막, 코 점막, 속귀 등

(17) **배아상피** : 정자, 난자를 형성

2) 결합조직(Connective tissue)

■ **분류**(classification of connective tissues)

(1) **사이질(간질)의 성질에 따라**

- 고유 결합조직(connective tissue proper)

- 소성 결합조직(loose connective tissue)

- 치밀 결합조직(dense connective tissue)

  예 힘줄, 인대, 뼈막, 진피 등

- 특수 결합조직(special connective tissue) : 연골(cartilage), 뼈(bone), 액성 결합조직(혈액 등)

■ **연골**(cartilage)

(1) **유리연골**(초자연골 hyaline cartilage)

(2) **탄력연골**(elastic cartilage)

(3) **섬유연골**(fibro cartilage)

- 뼈(bone)
- 혈액(blood)

3) 근육조직(Muscular tissue)
인체의 조직 중에서 수축성이 강한 조직

- 근의 형태와 기능에 따라

(1) 수의근(voluntary muscle)
- 뼈대근(골격근 skeletal muscle), 가로무늬근(횡문근 striated muscle)
- 뼈에 붙어 관절, 표정 및 씹기 등의 운동에 관여

(2) 불수의근(involuntary muscle)
- 민무늬근(평활근 smooth muscle) : 내장벽에 분포
- 심장근(cardiac muscle) : 심장에 국한되어 존재

4) 신경조직(Nervous tissue)
- 신경세포(신경원 neuron) : 자극을 받아 흥분 전도의 활동 담당
- 신경아교세포(신경교 neuroglia) : 중추신경계의 사이질 조직으로 신경세포를 지지보호
- 신경계의 분류
- 중추신경계(central nervous system) : 뇌(brain), 척수(spinal cord)
- 말초신경계(peripheral n.s)
- 뇌신경(cranial nerve) 12쌍
- 척수신경(spinal nerve) 31쌍
- 자율신경계(autonomic nervous system)
- 교감신경(sympathetic nerve)(비정상 시 작용)
- 부교감신경(parasympathetic nerve)(정상 시 작용)

2. 조직의 기능

- 흡수(absorption)
- 운반(transport)
- 분비(secretion)
- 보호(protection)
- 감각수용(sensory reception)

001 인체의 구성과 기능을 수행하는 최소단위로 옳은 것은?

① 기관 ② 근육 ③ 조직 ④ 골격 ⑤ 세포

☑ 정답 ⑤

☑ 문헌 대한해부학회, 알기쉬운 사람해부학, 현문사, 2019. p.18

☑ 해설

　▶ 인체의 기본 구성 : 세포 → 조직 → 기관 → 기관계 → 인체

002 구조, 기능 및 발생기원이 비슷한 세포의 집단은?

① 조직 ② 기관 ③ 기관계 ④ 세포체 ⑤ 골격계

☑ 정답 ①

☑ 문헌 대한해부학회, 알기쉬운 사람해부학, 현문사, 2019. p.18

☑ 해설

　▶ 기관 : 몇 종류의 조직이 모여서 일정한 형태를 갖추고 기능을 수행하는 것.

　▶ 기관계 : 일련의 기능을 하기위한 기관의 모임.

　▶ 세포체 : 세포내의 원형질 부분.

　▶ 골격계 : 일련의 기능을 하기위한 골격의 모임.

003 세포가 가지고 있는 공통적인 특성에 대한 설명으로 옳지 않은 것은?

① 유전물질로 DNA를 포함하고 있다.

② 대부분의 세포는 단백질 합성기구를 가지고 있다.

③ 세포의 종류에 관계없이 한 세포에는 반드시 하나의 핵이 존재한다.

④ 단백질과 지질 이중층으로 구성되어 있고 세포막으로 둘러싸여 있다.

⑤ 살아있는 생명체를 구성하는 형태적, 기능적으로 가장 작은 단위이다.

☑ 정답 ③

☑ 문헌 해부학편찬위원회, 사람해부학, 범문에듀케이션, 2019. p.26

☑ 해설

▶ 세포의 특징

- 세포는 살아있는 생명체를 구성하는 형태적, 기능적으로 가장 작은 단위

- 단백질과 지질 이중층으로 구성된 세포막으로 싸여 있음

- 유전물질로 DNA를 포함하고 있음

- 대부분의 세포는 단백질 합성기구를 가지고 있음

- 에너지 전환장치를 가지고 있음(ATP형태로 저장)

- 세포의 종류에 따라 한 개 또는 여러 개의 핵이 존재한다.

004 용액에 관한 설명이다. A, B, C에 적절한 용어는 ?

• 혈장과 같은 삼투질 농도를 가진 용액을 (A)이라 하고 삼투질 농도가 높은 용액을 (B), 낮은 용액을 (C)이라고 한다.

	①	②	③	④	⑤
A	등장성	등장성	삼투성	확산성	이온성
B	저장성	고장성	고장성	삼투성	삼투성
C	고장성	저장성	저장성	등장성	등장성

☑ 정답 ②

☑ 문헌 김종연 외, 알기쉬운 인체생리학, 고문사, 2018, p.27

☑ 해설

▶ 0.9% NaCl용액은 용액속의 삼투작용 입자가 세포 속으로 이동하지 않고 대사 되지 않으므로 등장성으로 남는다.

005 세포막을 구성하는 주성분은?

① 인지질, 탄수화물 ② 인지질, 단백질 ③ 단백질, 탄수화물

④ 인지질, 핵산 ⑤ 단백질, 핵산

☑ 문헌 강병우 외, 응급구조사 기초의학, 군자출판사, 2014, p.217

☑ 해설

  ▶ 세포막과 세포소기관을 둘러싸고 있는 막은 주로 인지질과 단백질이다.

006 세포막에 있는 단백질의 기능으로 옳지 않은 것은?

① 수용체 　　② 펌프기능 　　③ 운반체 기능 　　④ 이온의 통로 　　⑤ 삼투압 조절

☑ 정답 ⑤

☑ 문헌 강병우 외, 응급구조사 기초의학, 군자출판사, 2014, p.218

☑ 해설

  ▶ 세포막에 있는 단백질의 기능

   - 이온을 능동적으로 수송하는 펌프기능

   - 전기화학적 경사에 따라 물질을 수송하는 운반체 기능

   - 이온통로로 작용하여 활성될 때 세포 내외로 이온의 이동을 허용한다.

   - 신경전달물질 및 호르몬과 결합하여 생리적 변화를 일으킨다.

   - 막의 표면에서 효소로써 작용한다.

   - 항체의 가공과 자가세포의 인식

007 단백질 합성과 관련이 있는 세포내 미세구조는?

① 골지체, 중심체 　　　　　　　② 액포, 조면소포체

③ 용해소체, 활면소포체 　　　　④ 리보솜, 조면소포체

⑤ 소포체, 사립체(미토콘드리아)

☑ 정답 ④

☑ 문헌 강병우 외, 응급구조사 기초의학, 군자출판사, 2014, p.232

☑ 해설

  ▶ 활면소포체 : 비극성물질대사

  ▶ 조면소포체 : 단백질합성

▸ 사립체(미토콘드리아) : ATP합성

▸ 리보솜 : 단백질합성

▸ 골지체 : 탄수화물 합성과 가공

▸ 중심체 : 핵분열

▸ 액포 : 물질 저장과 방출

▸ 염색질 : 유전암호

008 사립체(미토콘드리아, mitochondria)의 기능으로 옳은 것은?

① 호흡작용   ② 소화작용   ③ 유전기능

④ 체내수분조절   ⑤ 음세포작용

☑ 정답 ①

☑ 문헌 김종연 외, 알기쉬운 인체생리학, 고문사, 2018, p.18

☑ 해설

▸ 사립체(미토콘드리아)에서는 호흡작용이 일어나 ATP가 생성된다.

009 세포내로 들어온 독성물질을 분해하는 곳으로 옳은 것은?

① 핵   ② 핵소체   ③ 골지체

④ 과립세포질세망   ⑤ 무과립세포질세망

☑ 정답 ⑤

☑ 문헌 김종연 외, 알기쉬운 인체생리학, 고문사, 2018, p.18

☑ 해설

▸ 어떤 독성물질에 자주 노출되면 이를 분해하기위해 간세포의 무과립세포질세망이 많아진다.

010 조직의 중간미세섬유 단백질의 갯수로 옳은 것은?

① 2개   ② 3개   ③ 4개

④ 5개   ⑤ 6개

☑ 문헌 이영돈 외, 해부생리학, 라이프사이언스, 2007. p.55

☑ 해설

> ▸ 중간미세섬유 단백질 : 케라틴(keratin), 비멘틴(vimentin), 데스민(desmin), 신경미세섬유(neurofilament), 아교세포섬유산성단백(GFAP, glial fibrillary acidic protein)

011 호기성 세포호흡결과 발생하는 최종산물로 옳은 것은?

① ATP   ② 지질   ③ 단백질

④ 포도당   ⑤ 일산화탄소

☑ 정답 ①

☑ 문헌 이영돈 외, 해부생리학, 라이프사이언스, 2007. p.40

☑ 해설

> ▸ 호기성 세포호흡은 연료로 글루코오스를 사용하고 산소를 필요로 하여 ATP, 이산화탄소, 물 등을 생산한다.

012 호기성 세포호흡과정으로 옳지 않은 것은?

① 해당과정   ② 전환반응   ③ 산화과정

④ 전자전달계   ⑤ 시트르산회로

☑ 정답 ③

☑ 문헌 이영돈 외, 해부생리학, 라이프사이언스, 2007. p.41

☑ 해설

> ▸ 호기성 세포호흡에 의한 ATP생산 과정으로 해당과정, 전환반응, 시트르산회로(TCA 회로), 전자전달계 과정을 거친다.

```
        해당          전환반응
         ⇩            ⇩
글루코오스 ──→ 피루브산 ──→ 아세틸 조효소 ──→ 시트르산회로 ──→ 전자전달계
```

013 인체에서 나트륨(Na⁺)이 가장 많이 분포되어있는 부위로 옳은 것은?

① 뼈　　　② 원형질　　　③ 세포외액　　　④ 세포내액　　　⑤ 치밀결합조직

☑ 정답 ③

☑ 문헌 김종연 외, 알기쉬운 인체생리학, 고문사, 2018, p.28

☑ 해설

　▸ 세포외액에 약 91%가 존재한다.

014 인체에서 칼륨(K⁺)이 가장 많이 분포되어있는 부위로 옳은 것은?

① 뼈　　　② 원형질　　　③ 세포외액　　　④ 세포내액　　　⑤ 치밀결합조직

☑ 정답 ④

☑ 문헌 김종연 외, 알기쉬운 인체생리학, 고문사, 2018, p.28

☑ 해설

　▸ 세포내액에 약 89.6%가 존재한다.

015 세포내 소기관과 기능의 연결이 옳지 않은?

① 중심소체 – 세포분열　　　　　　② 사립체(미토콘드리아) – ATP생산

③ 리보소체(리보솜) – 단백질 합성　　④ 소포체(세포질세망) – 호흡작용

⑤ 용해소체(리소좀) – 가수분해 효소 함유

☑ 정답 ④

☑ 문헌 강병우 외, 응급구조사 기초의학, 군자출판사, 2014, p.222

☑ 해설

　▸ 소포체는 과립소포체(조면소포체)와 무과립소포체(활면소포체)가 있으며, 과립소
　　포체는 표면에 리보솜을 가지고 있고 무과립소포체는 리보솜이 없다. 무과립소포체는 스테
　　로이드 호르몬생성과 불활성에 관련된 효소반응의 부위 가로무늬 근세포의 Ca²⁺저장 부위
　　를 제공하며 과립소포체는 단백질 합성이 왕성한 세포와 외분비선과 내분비선 같은 분비가
　　활발한 세포에 많이 존재한다.

016 해당작용의 설명으로 옳지 않은 것은?

① 세포질에서 일어난다.

② 포도당이 분해되는 대사회로이다.

③ 해당작용 초기에 4분자의 ATP가 사용된다.

④ 1분자의 포도당으로부터 2분자의 순 ATP가 생산된다

⑤ 1분자의 포도당으로부터 2분자의 피루브산이 생성된다.

☑ 정답 ③

☑ 문헌 박희진 외, Anatomy & Physiology, 군자출판사, 2015, p.284

☑ 해설

  ▸ 1분자의 포도당으로부터 4분자의 ATP가 생산되어, 해당작용 초기에 2분자의 ATP가 사용
    되므로 순 ATP의 생산량은 2분자이다.

017 크렙스회로(Kreb's cycle, TCA 회로)에서 FAD(flavin adenine dinucleotide)의 환원 물질은?

① FADH   ② $FADH_2$ ③ NAD   ④ NADH   ⑤ $NADH_2$

☑ 정답 ②

☑ 문헌 박희진 외, Anatomy & Physiology, 군자출판사, 2015, p.286

☑ 해설

  ▸ 3분자의 NAD는 NADH로 환원되고, 1분자의 FAD는 $FADH_2$로 환원된다.

018 시안화물(cyanide)에 의한 피로, 두통, 발작 등의 독성효과와 관련이 있는 대사과정으로 옳은 것은 ?

① 해당작용   ② 젖산회로   ③ 코리회로   ④ 전자전달계   ⑤ 구연산회로

☑ 정답 ④

☑ 문헌 박인국, 생리학, 라이프사이언스, 2003, p.75

☑ 해설

▶ 시안화물의 독성효과는 전자전달계의 산화적인산화반응에서 시토크롬 a3가 전자를 산소에 전이하지 못하도록 막기 때문에 나타난다.

019 심각한 기아상태에서 뇌가 사용하는 에너지원으로 옳은 것은?
① 젖산   ② 케톤체   ③ 지방   ④ 탄수화물   ⑤ 단백질

☑ 정답 ②
☑ 문헌 한국해부생리교수협의회, 해부생리학(제2판), 현문사, 2016. p.202
☑ 해설
▶ 뇌는 혈액 포도당을 주요 에너지원으로 사용하며, 단식 상태일 때는 글리코겐 분해와 당신생을 통하여 주로 간에 의하여 공급된다. 심각한 기아상태에서는 케톤체를 에너지원으로 사용한다.

020 세포내 구획과 세포외 구획의 수분함량 비로 옳은 것은?
① 약 25 : 75   ② 약 35 : 65   ③ 약 50 : 50   ④ 약 65 : 35   ⑤ 약 75 : 25

☑ 정답 ④
☑ 문헌 박인국, 생리학, 라이프사이언스, 2003, p.84
☑ 해설
▶ 세포내 구획과 세포외 구획의 수분함량 비는 약 67 : 33이며 세포외 구획의 약20% 수분은 심혈관계에 존재하고 그것은 혈장이 차지하고 있다.

021 확산과 삼투에 관한 설명이다. (A)와 (B)의 용어로 옳은 것은?

> • 용액 속에 녹아있는 분자와 이온들이 열에너지에 의해 퍼져나가는 현상은 (A)이며, 농도가 높은 용질쪽으로 용매분자가 순확산되는 현상은 (B)(이)라 한다.

	①	②	③	④	⑤
A	삼투	농도경사	삼투	확산	전기적경사
B	확산	전기적경사	평형	삼투	농도경사

☑ 정답 ④

☑ 문헌 김종연 외, 알기쉬운 인체생리학, 고문사, 2018, p.24

☑ 해설

▶ 용액에서 입자의 운동에 의해 가스나 물질이 퍼져 나가는 현상을 확산이라 하며, 선택적투
과성막을 통한 물의 순확산(net diffusion)을 삼투현상(osmosis)이라한다.

022 사망 후 인체의 수축현상이 일어나고 굳어지는데 관여하는 물질로 옳은 것은?

① 칼슘　　　　　　　　② 비타민　　　　　　　　③ 무기염류

④ 탄수화물　　　　　　⑤ 단백질

☑ 정답 ⑤

☑ 문헌 박희진 외, Paramedics 기초의학, 에듀팩토리, 2019, p.191

☑ 해설

▶ 단백질은 체내에서 분해되면 요소, 요산이 생기고 사후에는 인체의 수축에 관여한다.

023 원형질막의 용액 확산속도요인과 관련이 없는 것은?

① 막의 표면적

② 용액의 온도

③ 용액의 산성도

④ 막을 중심으로 한 농도경사

⑤ 확산물질에 대한 막의 침투성

☑ 정답 ③

☑ 문헌 박희진 외, Paramedics 기초의학, 에듀팩토리, 2019, p.49

☑ 해설

▶ 원형질막의 용액 확산속도는 막을 중심으로 한 농도경사, 확산물질에 대한 막의 침투성, 용
액의 온도, 막의 표면적 등에 달려있다.

024 삼투압의 설명으로 옳지 않는 것은?

① 순수한 물은 삼투압이 0이다.

② 삼투압은 용질의 화학적 성질에 달려있다.

③ 용액의 용질농도가 클수록 삼투압은 커진다.

④ 용매의 이동을 방지하는데 필요한 압력이다.

⑤ 360g/L 포도당 용액은 180g/L 포도당 용액보다 2배의 삼투압을 갖는다.

☑ 정답 ②

☑ 문헌 김종연 외, 알기쉬운 인체생리학, 고문사, 2018, p.26

☑ 해설

 ▸ 삼투압은 용질/용매의 비율에 달려있지, 용질의 화학적 성질에 달려있지 않다.

025 탈수환자의 혈액삼투몰농도의 조절기전이다. 기전의 올바른 순서는?

가. 혈장삼투몰농도 증가	나. 시상하부의 삼투압수용기 자극
다. 뇌하수체후엽의 항이뇨호르몬 방	라. 수분흡수증가

① 가→다→나→라

② 가→나→라→다

③ 가→나→다→라

④ 나→가→다→라

⑤ 다→나→가→라

☑ 정답 ③

☑ 문헌 박인국, 생리학, 라이프사이언스, 2003, p. 89.

☑ 해설

 ▸ 증가된 혈장삼투몰농도는 뇌 시상하부의 삼투압수용기를 자극하고, 삼투압수용기는 뇌하
  수체후엽에 나있는 축삭을 자극하는데, 이는 후엽으로 하여금 항이뇨호르몬(antidiuretic
  hormone : ADH)을 혈액으로 방출하게 한다. ADH는 신장에 작용해 수분보유를 촉진시켜
  적은 양의 농축된 소변이 배설되도록 한다.

026 응급환자에게 고장액의 정맥주사를 투여하였다. 환자의 적혈구에 나타나는 현상으로 옳은 것은 ?

① 용혈

② 팽창

③ 변함없음

④ 원형질 분리

⑤ 둔거치상형성

☑ 정답 ⑤

☑ 문헌 이인모 외, Basic Medicine 기초의학, 학지사메디컬, 2019, p.20

☑ 해설

▸ 저장액속의 적혈구는 물을 흡수해 터지는 용혈현상이 나타나고, 고장액에 적혈구를 넣었을 때는 적혈구 주변에 톱니자국이 나는 둔거치상(crenation)이 나타난다.

027 Na^+/K^+펌프의 설명으로 옳지 않은 것은?

① 2개의 K^+을 세포 안으로 수송한다.

② 3개의 Na^+을 세포 밖으로 수송한다.

③ 죽은 세포에서도 촉진확산에 의해 일어난다.

④ 펌프가 멈추면 Na^+농도에 의해 물의 삼투유입이 촉진된다.

⑤ 세포안으로 확산되어 들어온 Na^+은 세포밖으로 능동 이동한다.

☑ 정답 ③

☑ 문헌 김종연 외, 알기쉬운 인체생리학, 고문사, 2018, p.28

☑ 해설

▸ Na^+/K^+펌프에 의해 2개의 K^+이 세포 안으로 수송되며, 3개의 Na^+이 세포 밖으로 수송되어 세포내부는 음전하를 띠게 된다. 이 수송은 에너지를 필요로 한다. 펌프가 멈추면 세포내에 증가된 Na^+농도에 의해 물의 삼투유입이 촉진되어 세포가 손상된다.

028 세포구조에 관한 내용으로 옳지 않은 것은?

① 핵산은 후형질에 존재한다.

② 세포막은 선택적 투과성이다.

③ 원형질은 핵과 세포질의 총칭이다.

④ 세포 내부는 반투명, 반유동성의 원형질로 차 있다.

⑤ 세포막은 주로 지질분자와 단백질분자가 비공유결합을 한다.

☑ 정답 ①

☑ 문헌 대한해부학회, 알기쉬운 사람해부학, 현문사, 2019. p.23, p.35

☑ 해설

▶ 핵산은 핵 안에 있는 뉴클레오티드이며, 세포의 내부는 반투명, 반유동성의 원형 질로 차 있으며, 세포막은 지질분자와 단백질분자가 비공유결합을 하고 있는 단위막구조이다.

029 핵에 관한 설명으로 옳은 것은 ?

① 분열하는 세포에 반드시 존재한다.

② 핵막의 성분은 지질과 탄수화물이다.

③ 핵 안에 사립체(미토콘드리아)가 있다.

④ 하나의 세포에 반드시 한 개가 존재한다.

⑤ 핵막은 외부로부터 유입되는 물질을 차단한다.

☑ 정답 ①

☑ 문헌 대한해부학회, 알기쉬운 사람해부학, 현문사, 2019. p.20

☑ 해설

▶ 하나의 세포에 두 개 또는 세 개 이상의 핵이 있는 것을 다핵세포(multinuclear cell)라고 한다.

▶ 사립체(미토콘드리아)는 세포질 안에 존재하며 호흡에 관여한다.

030 세포질세망(소포체)에 관한 설명으로 옳은 것은 ?

① 산화효소를 생성 세포호흡에 관여한다.

② 과립이 있는 부분을 활면소포체라 한다.

③ 표면에 용해소체(lysosome)가 부착되어 있다.

④ 물질의 분비와 저장에 관여하고 점액 등을 형성한다.

⑤ 활면소포체는 스테로이드-호르몬생산과 해독기능이 있다.

☑ 정답 ⑤

☑ 문헌 박희진 외, Paramedic 기초의학, 에듀팩토리, 2019, p.44

☑ 해설

　▸ 과립이 있는 부분을 조면소포체, 과립이 없는 부분을 활면소포체라 한다.

031 사립체(미토콘드리아)에 관한 설명으로 옳은 것은?

① 가수분해 효소를 다량 함유하고 있다.

② 리보솜을 생산하는 세포내 소기관이다.

③ 조직호흡과 DNA를 생산하는 중심지이다.

④ 내부는 지질과 단백질 층으로 되어있다.

⑤ 호흡에 관여하는 각종 효소를 가지고 있다.

☑ 정답 ⑤

☑ 문헌 박희진 외, Paramedics 기초의학, 에듀팩토리, 2019, p.42

☑ 해설

　▸ 사립체(미토콘드리아)는 많은 효소를 가지고 있으며, 세포호흡에 관여한다.

032 다음과 같은 작용을 하는 세포내 미세구조는?

> • 세포질 내에서 가수분해 효소를 함유하고 있어 지질을 지방산과 글리세롤(glycerol)로 분해한다.

① 사립체　② 골지체　③ 리보솜　④ 용해소체　⑤ 형질내세망

☑ 정답 ④

☑ 문헌 박희진 외, Paramedics 기초의학, 에듀팩토리, 2019, p.46

☑ 해설

　▸ 사립체(미토콘드리아)의 주 기능 : 세포호흡

　▸ 리보솜(리보소체)의 주 기능 : 단백질 합성

　▸ 형질내세망의 주 기능 : 분비물 방출 등의 이동

　▸ 골지체의 주 기능 : 형질내세망에서 합성된 분비물의 저장

033 다음과 같은 특징을 갖는 세포내 소기관으로 옳은 것은?

• 크리스타(cristae)구조이다. 　　• 아데노신3인산(ATP)을 생산한다. • 난원형, 막대형의 2중막구조 이다.

① 골기체　　　　　　② 사립체　　　　　　③ 리보솜

④ 중심소체　　　　　⑤ 내형질세망

☑ 정답 ②

☑ 문헌 해부학편찬위원회, 사람해부학, 범문에듀케이션, 2019. p.47

☑ 해설

　▸ 사립체는 크리스타 구조로 안의 실질은 기질이라고 한다. 호흡작용의 중심지이며 에너지 생산소이다.

034 생물체를 구성하는 형태 및 기능상의 단위로 옳은 것은?

① 세포　　　　　　　② 조직　　　　　　　③ 기관

④ 개체　　　　　　　⑤ 기관계

☑ 정답 ①

☑ 문헌 최명애 외, 인체의 구조와 기능, 현문사, 2017. p.46

☑ 해설

　▸ 세포는 있는 곳에 따라 모양과 크기가 다르고 수명이나 기능에 차이가 있다.

035 다음과 같은 특징을 갖는 세포내 소기관으로 옳은 것은?

> - 불규칙한 망상구조
> - 과립형과 무과립형이 있다.
> - 내분비선에서는 단백질 합성이 왕성하다
> - 이온의 능동수송과 분비에도 관여한다.

① 사립체   ② 중심소체   ③ 용해소체

④ 형질내세망   ⑤ 리보소체(리보솜)

☑ 정답 ④

☑ 문헌 최명애 외, 인체의 구조와 기능, 현문사, 2017. p.50

☑ 해설

> ▶ 형질내세망(소포체)에는 리보솜이 붙어있다.

036 세포의 핵 속에 있는 미세구조로 옳은 것은?

① 섬모   ② 염색질   ③ 용해소체

④ 중심소체   ⑤ 내형질세망

☑ 정답 ②

☑ 문헌 해부학편찬위원회, 사람해부학, 범문에듀케이션, 2019. p.43

☑ 해설

> ▶ 핵은 핵막으로 싸여있고 핵소체(인), 염색질, 핵형질 등을 함유한다.

037 섬모가 있는 거짓중층섬모원주상피를 많이 볼 수 있는 인체 내 부위로 옳은 것은?

① 식도   ② 기관   ③ 배막   ④ 가슴막   ⑤ 심장막

☑ 정답 ②

☑ 문헌 대한해부학회, 알기쉬운 사람해부학, 현문사, 2019. p.35

☑ 해설

> ▶ 가슴막(흉막), 심막, 복막, 식도, 폐포, 사구체낭, 활액낭, 성대, 질 등은 편평상피세포가 많은 부위이다.

038 세포와 기질은 적으며 교원섬유가 많고 건, 인대, 건막 등에서 볼 수 있는 결합조직으로 옳은 것은?

① 소성결합조직　　　　② 치밀결합조직　　　　③ 규칙성결합조직

④ 탄력결합조직　　　　⑤ 세망결합조직

☑ 정답 ②

☑ 문헌 대한해부학회, 알기쉬운 사람해부학, 현문사, 2019. p.43

☑ 해설

　▶ 치밀결합조직은 소성결합조직과 함께 고유결합조직에 속한다.

　▶ 치밀규칙결합조직 : 아교섬유가 치밀하고 섬유방향이 일정한 조직. 힘줄, 인대 치밀불규칙
　　결합조직 : 피부의 진피

039 한 개의 단위막주머니 구조로 된 세포내 미세구조는?

① 액포, 염색질

② 용해소체, 액포

③ 용해소체, 소포체

④ 골지체, 중심체

⑤ 소포체, 미토콘드리아

☑ 정답 ②

☑ 문헌 해부학편찬위원회, 사람해부학, 범문에듀케이션, 2019. p.45

☑ 해설

　▶ 소포체 : 소관

　▶ 미토콘드리아(사립체) : 이중막

　▶ 골지체 : 납작한 주머니 덩어리

　▶ 중심체 : 두개의 막대모양 중심소체

　▶ 액포 : 막주머니

　▶ 염색질 : 단백질과 DNA로 된 섬유상 가닥

040 다음과 같은 특징을 갖는 세포내 소기관으로 옳은 것은?

> • 크리스타(cristae)구조   • 호흡효소 함유   • 에너지대사 소기관   • ATP 생산

① 용해소체(lysosome)

② 골기체(Golgi body)

③ 사립체(mitochondria)

④ 중심소체(centriole)

⑤ 리보소체(ribosome)

☑ 정답 ③

☑ 문헌 이인모 외, Basic Medicine 기초의학, 학지사메디컬, 2019, p.11

☑ 해설

▶ 사립체는 크리스타 구조로 안의 실질은 기질이라고 한다. 호흡작용의 중심지이며 에너지 생산소이다.

041 리보솜(ribosome)의 해부학적 구조로 옳은 것은?

① 층판구조

② 단백질 RNA분자

③ 막대형의 DNA분자

④ 3층의 단위막구조

⑤ 주름이 있는 크리스타(crista)구조

☑ 정답 ②

☑ 문헌 이인모 외, Basic Medicine 기초의학, 학지사메디컬, 2019, p.14

☑ 해설

▶ 150~200Å 크기의 작은 단백질 RNA분자로 되어있다.

042 핵을 이루는 해부학적 구조로 옳지 않은 것은?

① 핵막   ② 핵형질   ③ 핵소체

④ 염색질   ⑤ 세포질그물

☑ 정답 ⑤

☑ 문헌 이인모 외, Basic Medicine 기초의학, 학지사메디컬, 2019, p.15

☑ 해설

▶ 핵막 : 핵을 애워싸는 막

핵형질 : 핵소체와 염색질

핵소체 : RNA가 많다

염색질 : 유전에 관여한다.

043 결합조직세포로 옳지 않은 것은?

① 대식세포   ② 비만세포   ③ 지방세포

④ 섬유아세포   ⑤ 흡수상피세포

☑ 정답 ⑤

☑ 문헌 이인모 외, Basic Medicine 기초의학, 학지사메디컬, 2019, p.23

☑ 해설

▶ 결합조직의 6가지 세포 : 섬유아세포, 대식세포, 지방세포, 비만세포, 백혈구, 형질 세포.

044 인체의 조직 중 결합조직으로 옳은 것은?

① 지방, 혈액   ② 심장근, 혈관벽   ③ 난관벽, 피지선

④ 코의 점막, 골격근   ⑤ 소화관벽, 교감신경

☑ 정답 ①

☑ 문헌 이인모 외, Basic Medicine 기초의학, 학지사메디컬, 2019, p.23

☑ 해설

▶ 지방은 고유결합조직이며, 혈액은 액상결합조직이다.

045 신체의 표피나 체강, 맥관의 내표면 등을 덮는 막성조직으로 옳은 것은 ?

① 상피조직　　② 결합조직　　③ 근육조직　　④ 신경조직　　⑤ 소성조직

☑ 정답 ①

☑ 문헌 이인모 외, Basic Medicine 기초의학, 학지사메디컬, 2019, p.23

☑ 해설

　▶ 상피조직 : 신체의 표피나 체강, 맥관의 내표면 등을 덮는 막성조직.

　▶ 결합조직 : 각종 조직간이나 기관 사이를 결합 또는 채우고 있는 조직.

　▶ 근육조직 : 근세포가 모인 조직.

　▶ 신경조직 : 흥분의 충동을 전달하는 조직.

　▶ 소성조직 : 주로 서로 교차하는 섬유로 이루어진 결합조직

046 결합조직을 이루는 것은 ?

① 심근　　　② 혈액　　　③ 골격근　　　④ 평활근　　　⑤ 질 내벽

☑ 정답 ②

☑ 문헌 박희진 외, Paramedics 기초의학, 에듀팩토리, 2019, p.68

☑ 해설

　▶ 평활근, 골격근, 심근 등은 근육조직이며, 질 내벽은 중층편평의 상피조직이다.

047 세포막의 구성성분 중 가장 많은 량을 차지하는 유기물로 옳은 것은?

① 인지질(phospholipid)　　② 당지질(glycolipid)　　③ 단백질(protein)

④ 탄수화물(carbohydrate)　　⑤ 콜레스테롤(cholesterol)

☑ 정답 ③

☑ 문헌 김종연 외, 알기쉬운 인체생리학, 고문사, 2018, p.19

☑ 해설

　▶ 세포막의 구성성분은 위치에 따라 성분이 약간씩 다르나, 단백질 : 60%(75%), 지질 : 35%(20%), 탄수화물: 5% 등 이다.

048 동물세포막에서 가장 많은 부분을 차지하는 지질(lipid)로 옳은 것은?

① 인지질(phospholipid)　　② 당지질(glycolipid)　　③ 단백질(protein)

④ 탄수화물(carbohydrate)　　⑤ 콜레스테롤(cholesterol)

☑ 정답 ①

☑ 문헌 김종연 외, 알기쉬운 인체생리학, 고문사, 2018, p.19

☑ 해설

　① 인지질(phospholipid : 레시틴) : 인(친수성) +지질(소수성) : 60-70%

　② 당지질(glycolipid) : (탄수화물 +지질)

　③ 콜레스테롤(cholesterol) : 전체 지질의 25%

049 세포막에 대한 설명으로 옳은 것은?

① 단백질, 지질, 무기물로 구성되어 있다.

② 유동모자이크막설로 설명되며 투과성 막으로 되어 있다.

③ 일명 모자이크막이라고 하며 인지질 이중층으로 되어 있다.

④ 동물세포막의 두께는 7.5~10㎛이고, 세포막공은 약 0.8㎛이다.

⑤ 세포의 표면을 덮고 있는 구조로서 세포 내·외의 물질 이동을 조절한다.

☑ 정답 ⑤

☑ 문헌 김종연 외, 알기쉬운 인체생리학, 고문사, 2018, p.19

☑ 해설

　▶ 세포막은 세포의 표면을 덮고 있는 구조로서 세포 내·외의 물질 이동을 조절한다.

050 세포막을 구성하는 단백질의 기능으로 옳지 않은 것은?

① 고정(anchor)　　②식별자(면역)　　③ 운반체　　④ 에너지생산　　⑤ 이온통로

☑ 정답 ④

☑ 문헌 김종연 외, 알기쉬운 인체생리학, 고문사, 2018, p.19

☑ 해설

▸ 세포막 단백질의 기능

- 고정(anchor) : 세포막을 다른 구조물에 부착시켜 그 위치를 안정시킨다.

- 식별자(면역) : 당단백질들이 다른 비정상 상태의 물질인 경우 식별 역할

- 효소 : 세포외액이나 세포내액의 반응을 촉매

- 운반체 : 특정 용질과 결합하여 세포막을 통과하는 역할

- 통로 : 무기이온 수송에 관여

- 수용체 : 리간드(ligand)라고 부르는 특정물질에 결합하고 세포활성도에 영향을 미침

051 세포막(형질막)의 일반적인 기능에 대한 설명으로 옳지 않은 것은?

① 효소의 생산과 이송

② 나트륨과 칼륨의 능동적 운반

③ 확산, 여과, 삼투 등의 물질운반

④ 세포 내부를 세포외액으로 부터 격리

⑤ 동종세포와 이종세포를 구분하는 역할

☑ 정답 ①

☑ 문헌 해부학편찬위원회, 사람해부학, 범문에듀케이션, 2019. p.31

☑ 해설

▸ 세포막(형질막)의 기능 : 격리, 물질운반, 동종세포와 이종세포의 구분, 능동적 운반에 관여

052 DNA의 기본 단위로 옳은 것은?

① 뉴런(neuron)　　　　　② 구아닌(guanine)　　　　　③ 리보솜(ribosome)

④ 뉴클레오티드(nucleotide)　　⑤ 데옥시리보스(deoxyribose)

☑ 정답 ④

☑ 문헌 최명애 외, 인체의 구조와 기능, 현문사, 2017 p.80

☑ 해설

▸ DNA의 기본단위는 뉴클레오티드(nucleotide)로서 인산, 당, 염기화합물로 이루어져있다.

053 뉴클레오티드(nucleotide)를 이루는 물질로 옳지 않은 것은?

① 염기　　② 인산　　③ 질산　　④ 아데닌　　⑤ 5탄당

☑ 정답 ③

☑ 문헌 박희진 외, Paramedics 기초의학, 에듀팩토리, 2019, p.41

☑ 해설

▶ 뉴클레오티드(nucleotide)는 인산, 5탄당, 염기화합물(adenine, guanine, cytosine, uracil, thymine)로 이루어져있다.

054 핵의 구성성분으로 옳은 것은?

① 사립체(미토콘드리아)　　② 형질내세망(소포체)　　③ 골지체

④ 용해소체　　　　　　　⑤ 염색질

☑ 정답 ⑤

☑ 문헌 박희진 외, Paramedics 기초의학, 에듀팩토리, 2019, p.41

☑ 해설

▶ 핵(nucleus)의 구성

(1) 핵막(nuclear membrane) : 핵공을 가진 2겹의 반투과성막

(2) 핵인, 핵소체(nucleolus) : 호염기성을 띠며 RNA와 단백질로 구성, rRNA 합성

(3) 염색질(chromatin) : DNA와 histon 단백질로 구성, 세포분열시 염색체가 됨

(4) 핵질(nucleoplasm) : 핵소체와 염색질을 제외한 부분으로 리보솜과 핵산, 핵 구성 물질의 합성에 필요한 분자들과 물로 이루어진 혼합물이다.

055 다음과 같은 특징을 갖는 세포내 소기관으로 옳은 것은?

- 자가복제가 가능하다.
- ATP 생산에 관여 한다.
- 2중막 구조로 내막은 크리스테(cristae)구조이다.

① 리보솜　　　　　　② 골지체　　　　　　③ 용해소체

④ 형질내세망　　　　⑤ 사립체(미토콘드리아)

☑ 정답 ⑤

☑ 문헌 최명애 외, 인체의 구조와 기능, 현문사, 2017. p.54

☑ 해설

▸ 사립체(미토콘드리아) : 호흡작용의 중추

056 다음과 같은 특징을 갖는 세포내 소기관으로 옳은 것은?

- 리보솜이 부착되어 있지 않음
- 지질, 콜레스테롤 대사에 관여
- 골격근, 심장근 세포에서 Ca^{2+} 저장소
- 고환, 난소 및 부신피질에서 steroid hormone 합성

① 골지체   ② 리보솜   ③ 조면형질내세망

④ 활면형질내세망   ⑤ 사립체(미토콘드리아)

☑ 정답 ④

☑ 문헌 최명애 외, 인체의 구조와 기능, 현문사, 2017, p.52

☑ 해설

▸ 활면형질내세망(매끈세포질그물, 활면소포체)은 리보솜이 부착되어 있지 않다.

057 다음과 같은 특징을 갖는 세포내 소기관으로 옳은 것은?

- 리보솜이 부착되어 세포 내 수송(물질이동 통로)
- 단백질 합성(효소, 핵산 등) 및 peptide호르몬 합성을 담당

① 골지체   ② 리보솜   ③ 조면형질내세망

④ 활면형질내세망   ⑤ 사립체(미토콘드리아)

☑ 정답 ③

☑ 문헌 최명애 외, 인체의 구조와 기능, 현문사, 2017. p.51

☑ 해설

▸ 과립형질내세망(rough endoplasmic reticulum) 은 리보솜이 부착되어있다.

058 다음과 같은 특징을 갖는 세포내 소기관으로 옳은 것은?

> • 지질, 당류, 당단백질 합성
> • 생산된 물질을 세포외로 분비
> • 핵 주위에 위치하며 소포와 층판으로 구성

① 골지체

② 리보솜

③ 조면형질내세망

④ 활면형질내세망

⑤ 사립체(미토콘드리아)

☑ 정답 ①

☑ 문헌 최명애 외, 인체의 구조와 기능, 현문사, 2017. p.52

☑ 해설

▸ 골지체의 주기능은 물질분비기능이다.

059 다음과 같은 특징을 갖는 세포내 소기관으로 옳은 것은?

> • 강력한 가수분해 소화효소를 함유
> • 단일막으로 둘러싸인 둥근 모양의 구조물
> • 세포의 방어작용(백혈구나 대식세포에 많다)
> • 세포 내의 소화작용 담당, 자가용해(autolysis)

① 골지체   ② 리보솜   ③ 용해소체

④ 무과립형질내세망   ⑤ 사립체(미토콘드리아)

☑ 정답 ③

☑ 문헌 이인모 외, Basic Medicine 기초의학, 학지사메디컬, 2019, p.14

☑ 해설

▸ 용해소체(lysosome)는 강력한 가수분해 소화효소를 함유하고 있다.

060 다음과 같은 특징을 갖는 세포내 소기관으로 옳은 것은?

> • 주성분은 단백질(37%)과 RNA(67%)
> • 크고 작은 두 개의 단위체로 과립형 구조
> • mRNA가 전하는 유전정보에 따라 단백질 합성하는 장소

① 골지체

② 리보솜

③ 용해소체

④ 무과립형질내세망

⑤ 사립체(미토콘드리아)

☑ 정답 ②

☑ 문헌 이인모 외, Basic Medicine 기초의학, 학지사메디컬, 2019, p.14

☑ 해설

▶ 리보솜(ribosome)은 mRNA가 전하는 유전정보에 따라 단백질 합성하는 장소이다.

061 다음과 같은 특징을 갖는 세포내 소기관으로 옳은 것은?

> • 과산화수소(H_2O_2)를 물과 산소로 분해
> • 간(liver)과 신장(kidney)의 세포에 많음
> • 크기나 모양이 용해소체(lysosome)과 비슷한 구형의 막성기관

① 리보솜   ② 중심소체   ③ 미세소관

④ 과산화소체   ⑤ 사립체(미토콘드리아)

☑ 정답 ④

☑ 문헌 이인모 외, Basic Medicine 기초의학, 학지사메디컬, 2019, p.14

☑ 해설

▶ 과산화소체(peroxisome)는 크기나 모양이 용해소체(리소솜)과 비슷한 구형의 막성기관이다.

062 다음과 같은 특징을 갖는 세포내 소기관으로 옳은 것은?

> • 중심소체, 편모, 방추사 등의 기본구조가 됨
> • 세포골격 형성, 세포 내 물질의 이동에 관여함
> • 튜블린(tubulin)으로 구성된 긴 막대기 모양의 소관

① 리보솜

② 중심소체

③ 미세소관

④ 과산화소체

⑤ 사립체(미토콘드리아)

☑ 정답 ③

☑ 문헌 이인모 외, Basic Medicine 기초의학, 학지사메디컬, 2019, p.14

☑ 해설

  ▶ 미세소관(미세관, microtubule)은 중심소체, 편모, 방추사 등의 기본구조가 된다.

063 다음과 같은 특징을 갖는 세포내 소기관으로 옳은 것은?

> • 방추사를 형성하여 염색체를 이동시킴
> • 9개의 미세소관이 환상으로 배열된 9+0 구조
> • 세포분열시 가장 활발하게 움직이는 세포 소기관
> • 섬모나 편모를 형성하는 기저체(basal body)형성

① 리보솜   ② 중심소체   ③ 미세소관

④ 과산화소체   ⑤ 사립체(미토콘드리아)

☑ 정답 ②

☑ 문헌 이인모 외, Basic Medicine 기초의학, 학지사메디컬, 2019, p.14

☑ 해설

  ▶ 중심소체(centriole)는 9개의 미세소관이 환상으로 배열된 9+0 구조로 되어있다.

064 다음과 같은 특징을 갖는 세포내 소기관으로 옳은 것은?

> • actin 단백질이 나선상으로 중합
> • 장원섬유, 근원섬유, 신경원섬유 등
> • 세포의 골격, 구조 유지, 수축 및 운동에 관여함

① 리보솜   ② 미세소관   ③ 미세섬유

④ 과산화소체   ⑤ 사립체(미토콘드리아)

☑ 정답 ③

☑ 문헌 김종연 외, 알기쉬운 인체생리학, 고문사, 2018, p.19

☑ 해설

▸ 미세섬유(microfilament)는 세포의 골격, 구조 유지, 수축 및 운동에 관여한다.

065 체액의 삼투압과 같은 용액으로 옳은 것은?

① 등장액(isotonic solution)

② 고장액(hypertonic solution)

③ 저장액(hypotonic solution)

④ 현탁액(suspension)

⑤ 유탁액(emulsion)

☑ 정답 ①

☑ 문헌 이인모 외, Basic Medicine 기초의학, 학지사메디컬, 2019, p.20

☑ 해설

▸ ① 등장액(isotonic solution) : 체액의 삼투압과 같은 삼투압을 가진 용액

예) 0.9% NaCl용액인 생리식염수

② 고장액(hypertonic solution) : 높은 삼투압을 가진 용액

예) 1.0% NaCl

③ 저장액(hypotonic solution) : 낮은 삼투압을 가진 용액

예) 0.8% NaCl

066 핵(nucleus)의 기능이 아닌 것은?

① 대사 조절　　　　　② 세포 분열 조절　　　　　③ 단백질 합성 조절

④ ATP 생성　　　　　⑤ 유전인자의 정보센터

☑ 정답 ④

☑ 문헌 강병우 외, 응급구조사 기초의학, 군자출판사, 2014, p.220

☑ 해설

▸ 핵의 기능 : 대사 조절, 세포 분열 조절, 단백질 합성 조절, 유전인자의 정보센터

067 RNA염기에서만 볼 수 있는 핵산(nucleic acid)의 구성성분은?

① 티민(thymine)　　　② 아데닌(Adenine)　　　③ 시토신(Cytosine)

④ 구아닌(Guanine)　　⑤ 우라실(Uracil)

☑ 정답 ⑤

☑ 문헌 박희진 외, Paramedics 기초의학, 에듀팩토리, 2019, p.41

☑ 해설

▸ RNA 염기 : Adenine, Cytosine, Guanine, Uracil

068 핵산의 구성요소인 (A)의 물질로 옳은 것은?

> 핵산(nucleic acid)은 염기(base), 5탄당(pentose), (A)으로 구성되어있다.

① 인산　　　　　　　② 칼슘　　　　　　　③ 지방

④ 단백질　　　　　　⑤ 탄수화물

☑ 정답 ①

☑ 문헌 박희진 외, Paramedics 기초의학, 에듀팩토리, 2019, p.41

☑ 해설

▸ 5탄당을 중심으로 염기와 인산이 결합되어있다.

069 어떤 용질이 세포막을 경계로 한쪽보다 다른 쪽에 더 많이 있을 때 이를 무엇이라고 하는가?

① 전위　　② 확산　　③ 분극　　④ 용액　　⑤ 농도경사

☑ 정답 ⑤

☑ 문헌 최명애 외, 인체의 구조와 기능, 현문사, 2017. p.62

☑ 해설

▶ 농도경사(농도기울기, concentration gradient)란 어느 한쪽의 물질이 다른 쪽보다 많은 상태이며 보통 막을 경계로 형성된다.

070 Na⁺-K⁺-ATP분해효소가 기전성인 이유는?

① ATP형태의 에너지가 필요하므로

② 농도기울기를 역행해서 나트륨이 이동하므로

③ 나트륨과 칼륨을 반대방향으로 이동시키므로

④ 나트륨과 칼륨을 같은 방향으로 이동시키므로

⑤ 서로 다른 량의 나트륨과 칼륨을 반대방향으로 이동시키므로

☑ 정답 ⑤

☑ 문헌 이영돈 외, 해부생리학, 라이프사이언스, 2007, p.134

☑ 해설

▶ Na+-K+-ATP분해효소는 3개의 Na+을 세포 밖으로 퍼내고 2개의 K+을 세포 안으로 들여보내는 기전성 분자펌프이다.

071 유전인자의 주요 구성성분으로 옳은 것은?

① RNA　　② DNA　　③ 단백질　　④ 리보솜　　⑤ 사립체

☑ 정답 ②

☑ 문헌 박희진 외, Anatomy & Physiology, 군자출판사, 2015, p.26

☑ 해설

▶ DNA는 세포의 핵내에 있으며 유전자의 본체로 유전과 발생학적으로 중요한 역할을 한다.

072 다음 중 재생이 가장 어려운 세포는?

① 간세포　　　　　　② 근육세포　　　　　　③ 상피세포

④ 신경세포　　　　　　⑤ 거대세포

☑ 정답 ④

☑ 문헌 최명애 외, 인체의 구조와 기능, 현문사, 2017. p.232

☑ 해설

▶ 신경조직의 최소단위는 신경원이며, 세포체와 돌기로 구성되어있고 세포체란 돌기와

구별할 때 만 사용되는 명칭이며 보통은 신경세포라 한다.

073 다음과 같은 특징을 지닌 세포내 소기관으로 옳은 것은?

> • 식균작용을 한다.
> • 저산소증이 있을 때 많이 파괴된다.
> • 백혈구와 거대 식세포에 많이 존재한다.
> • 단백질, 다당류 등을 분해하는 가수분해효소를 가지고 있다.

① 중심립(centriole)

② 용해소체(lysosome)

③ 골기체(Golgi complex)

④ 사립체(mitochondria)

⑤ 세포질그물(endoplasmic reticulum)

☑ 정답 ②

☑ 문헌 해부학편찬위원회, 사람해부학, 범문에듀케이션, 2019. p.45

☑ 해설

▶ lysosome : 단백질, 다당류 등을 분해하는 가수분해효소를 가지고 있다.

식균작용을 한다.

저산소증이 있을 때 많이 파괴된다.

백혈구와 거대 식세포에 많이 존재한다.

074 체내 단백질 합성의 중추적인 역할을 하는 세포내 소기관으로 옳은 것은?

① 리보솜(ribosome)　　② 용해소체(lysosome)　　③ 골기체(Golgi complex)

④ 중심립(centriole)　　⑤ 사립체(mitochondria)

☑ 정답 ①

☑ 문헌 해부학편찬위원회, 사람해부학, 범문에듀케이션, 2019. p.45

☑ 해설

▶ 리보솜 : 많은 량의 RNA 및 단백질로 구성된 거대분자

075 생체내에서 일어나는 삼투현상 결과를 설명한 것으로 옳은 것은?

① 50.50% 포도당을 정맥주사 했더니 적혈구가 용혈 되었다.

② 35.50% 포도당을 정맥주사 했더니 적혈구의 변화가 전혀 없었다.

③ 25.50% 식염고장액을 정맥주사 했더니 적혈구가 수축 되었다.

④ 20.85% 식염고장액을 정맥주사 했더니 적혈구가 용혈 되었다.

⑤ 0.65% 식염저장액을 정맥주사 했더니 적혈구의 원형질이 분리되었다.

☑ 정답 ③

☑ 문헌 박희진 외, Paramedics 기초의학, 에듀팩토리, 2019, p.50

☑ 해설

▶ 생리적 식염수의 등장은 0.85%이다.

076 세포외 체액에 다량 함유되어있는 이온으로 옳은 것은?

① K^+　　② Mg^{2+}　　③ Ca^{2+}　　④ P^-　　⑤ SO_4^-

☑ 정답 ③

☑ 문헌 박희진 외, Paramedics 기초의학, 에듀팩토리, 2019, p.54

☑ 해설

▶ 세포외 체액에 다량 함유 : Cl^-, Na^+, Ca^{2+}

077 인슐린의 간, 근육, 지방조직에 대한 작용으로 옳지 않은 것은?

① 혈당 농도를 저하시킨다.

② 케톤산 농도를 감소시킨다.

③ 지방산 농도를 감소시킨다.

④ 아미노산 농도를 감소시킨다.

⑤ 세포막의 포도당에 대한 투과성을 낮춘다.

☑ 정답 ⑤

☑ 문헌 전국응급구조학과교수협의회, 내과전문응급처치학, 도서출판 한미의학, 2018, p.319

☑ 해설

▸ 인슐린의 생리작용은 다양하지만 주된 표적기관은 골격근, 지방조직, 간장으로 작용이 뚜렷하며 각 세포에서 세포막의 포도당에 대한 투과성을 높이고 있다.

078 부종의 원인으로 옳지 않은 것은?

① 나트륨의 정체

② 림프계의 폐쇄

③ 혈관의 투과성 항진

④ 정맥 정수압의 증가

⑤ 혈장콜로이드 삼투압의 증가

☑ 정답 ⑤

☑ 문헌 박희진 외, Paramedics 기초의학, 에듀팩토리, 2019, p.312

☑ 해설

▸세포외액이 비정상적으로 다량 축적되는 것을 부종이라 하며, 나트륨의 정체, 림프계의 폐쇄, 혈관의 투과성 항진, 정맥 정수압의 증가, 혈장콜로이드 삼투압이 감소되는 경우 등이다.

079 다음과 같은 특징을 갖는 물질로 옳은 것은?

> • 상보적인 수소결합을 하고 있다.
> • 세포의 핵, 엽록체, 미토콘드리아 등에 있다.
> • 유전자의 본체이며, 유전 암호를 가지고 있다.

① DNA(deoxyribonucleic acid)

② RNA(ribonucleic acid)

③ mRNA(messenger RNA)

④ tRNA(transfer RNA)

⑤ rRNA(ribosomal RNA)

☑ 정답 ①

☑ 문헌 김종연 외, 알기쉬운 인체생리학, 고문사, 2018, p.13

☑ 해설

▸ DNA는 2중 나선구조로 되어있으며 A-T은 2중결합, G-C는 3중결합을 하고 있다.

080 다음과 같은 특징을 갖는 물질로 옳은 것은?

> • 세포의 핵소체(인), 리보솜, 세포질에 있다.
> • DNA의 암호를 받아 정보를 전달하여 단백질 합성

① DNA(deoxyribonucleic acid)

② RNA(ribonucleic acid)

③ mRNA(messenger RNA)

④ tRNA(transfer RNA)

⑤ rRNA(ribosomal RNA)

☑ 정답 ②

☑ 문헌 김종연 외, 알기쉬운 인체생리학, 고문사, 2018, p.19

☑ 해설

▸ RNA는 DNA의 암호를 받아 정보를 전달하여 단백질을 합성한다.

081 세포막을 통한 물질 이동현상이 아닌 것은?

① 확산　　　② 삼투　　　③ 여과　　　④ 완충　　　⑤ 촉진확산

☑ 정답 ④

☑ 문헌 박희진 외, Paramedics 기초의학, 에듀팩토리, 2019, p.47

☑ 해설

▶ 물질이동은 확산(diffusion), 촉진확산(facilitated diffusion), 삼투(osmosis), 여과(filtration) 등을 통해서 이루어진다.

082 세포막을 통한 물질의 이동 기전 중 확산(diffusion), 삼투(osmosis), 여과(filtration) 등과 같은 이동현상으로 옳은 것은?

① 수동수송　　　② 능동수송　　　③ 삼투수송　　　④ 식세포작용　　　⑤ 음세포작용

☑ 정답 ①

☑ 문헌 강병우 외, 응급구조사 기초의학, 군자출판사, 2014, p.218

☑ 해설

▶ 수동수송(passive transport) : 에너지(ATP)소모가 필요 없는 과정으로 단순한 분자들의 운동에 의한 결과로 발생하므로 자발적 이동이라고도 한다.

083 다음과 같은 물질 이동현상으로 옳은 것은?

• 물질분자가 높은 쪽의 용질이 낮은 곳으로 이동하여 최종적으로 농도가 같아지는 현상

① 확산(diffusion)　　　　　　② 여과(filtration)

③ 삼투(osmosis)　　　　　　④ 촉진확산(facilitated diffusion)

⑤ 능동수송(active transport)

☑ 정답 ①

☑ 문헌 김종연 외, 알기쉬운 인체생리학, 고문사, 2018, p.24

☑ 해설

▸ 물질분자가 높은 쪽의 용질이 낮은 곳으로 이동하여 최종적으로 농도가 같아지는 현상을 확산이라고 한다.

084 다음과 같은 물질 이동현상으로 옳은 것은?

- 세포막에 있는 특정한 운반단백질과 결합하여 세포막을 통과
- 농도가 높은 쪽에서 낮은 쪽으로 이동하며, 에너지를 소모하지 않음
- 확산할 수 있는 최대량이 결정되어 어느 정도 올라가면 더 이상 확산되지 않음

① 확산(diffusion)
② 여과(filtration)
③ 삼투(osmosis)
④ 촉진확산(facilitated diffusion)
⑤ 능동수송(active transport)

☑ 정답 ④
☑ 문헌 김종연 외, 알기쉬운 인체생리학, 고문사, 2018, p.25
☑ 해설
▸ 확산할 수 있는 최대량이 결정되어 어느 정도 올라가면 더 이상 확산되지 않는 경우를 촉진확산(facilitated diffusion)이라고 한다.

085 다음과 같은 물질 이동현상으로 옳은 것은?

- 여과지를 써서 액체와 고체 입자를 분리할 때 쓰는 방법
- 내·외막에 압력차가 있을 때 막을 통해 액체가 이동하는 현상

① 확산(diffusion)
② 여과(filtration)
③ 삼투(osmosis)
④ 촉진확산(facilitated diffusion)
⑤ 능동수송(active transport)

☑ 정답 ②
☑ 문헌 박희진 외, Paramedics 기초의학, 에듀팩토리, 2019, p.50
☑ 해설
▸ 여과지를 써서 액체와 고체 입자를 분리하는 것을 여과라 한다.

086 다음과 같은 물질 이동현상으로 옳은 것은?

> • 반투막을 경계로 비투과성 용질과 투과성인 용매가 있을 때 반투과막에 미치는 압력

① 확산(diffusion)

② 여과(filtration)

③ 삼투(osmosis)

④ 촉진확산(facilitated diffusion)

⑤ 능동수송(active transport)

☑ 정답 ③

☑ 문헌 이인모 외, Basic Medicine 기초의학, 학지사메디컬, 2019, p.20

☑ 해설

▸ 반투막을 경계로 비투과성 용질과 투과성인 용매가 있을 때 반투과막에 미치는 압력을 삼투압이라 한다.

087 다음과 같은 상태의 용액으로 옳은 것은?

> • 어떤 용액과 삼투압이 같은 경우
> • 물의 이동현상이나 세포모양에 변화를 일으키지 않는다.

① 등장액(Isotonic solution)

② 저장액(Hypotonic solution)

③ 고장액(Hypertonic solution)

④ 현탁액(suspension)

⑤ 유탁액(emulsion)

☑ 정답 ①

☑ 문헌 이인모 외, Basic Medicine 기초의학, 학지사메디컬, 2019, p.20

☑ 해설

▸ 체액의 등장은 0.85~0.9%이다. 이보다 높으면 고장액, 낮으면 저장액이라 한다.

088 다음과 같은 상태의 용액으로 옳은 것은?

> • 어떤 용액보다 낮은 삼투압을 가진 용액

① 등장액(Isotonic solution)

② 저장액(Hypotonic solution)

③ 고장액(Hypertonic solution)

④ 현탁액(suspension)

⑤ 유탁액(emulsion)

☑ 정답 ②

☑ 문헌 김종연 외, 알기쉬운 인체생리학, 고문사, 2018, p.27

☑ 해설

▶ 0.8% NaCl에 적혈구를 넣었을 때, 0.8% NaCl의 용매가 적혈구로 이동하는 현상으로 적혈구는 물을 흡수하여 부풀게 되고 심하면 용혈현상을 초래한다.

089 다음과 같은 상태의 용액으로 옳은 것은?

> • 어떤 용액보다 높은 삼투압을 가진 용액

① 등장액(Isotonic solution)

② 저장액(Hypotonic solution)

③ 고장액(Hypertonic solution)

④ 현탁액(suspension)

⑤ 유탁액(emulsion)

☑ 정답 ③

☑ 문헌 김종연 외, 알기쉬운 인체생리학, 고문사, 2018, p.27

☑ 해설

▶ 1.0% NaCl에 적혈구를 넣으면 적혈구내의 수분이 소금물 쪽으로 스며나가 적혈구는 수축 한다.

090 다음과 같은 물질 이동현상으로 옳은 것은?

> • 운반체 매개이동(carrier mediated transport)
> • 농도나 전기적 경사에 역행하여 일어나는 물질의 이동현상

① 삼투(osmosis)　　　　　② 여과(filtration)　　　　　③ 확산(diffusion)

④ 촉진확산(facilitated diffusion)　　⑤ 능동수송(active transport)

☑ 정답 ⑤

☑ 문헌 한국해부학교수협의회 편, 생리학, 정담미디어, 2005, p.59

☑ 해설

　▸ Na+-k+pump등은 능동수송에 의해 일어난다.

091 다음과 같은 물질 이동현상으로 옳은 것은?

> • 외부로부터 들어온 병원균이나 거대분자의 이물질 처치를 위한 운반방식

① 여과(filtration)　　　　　② 확산(diffusion)　　　　③ 용적운반(bulk transport)

④ 능동수송(active transport)　　⑤ 촉진확산(facilitated diffusion)

☑ 정답 ③

☑ 문헌 최명애 외, 인체의 구조와 기능, 현문사, 2017. p.69

☑ 해설

　▸ 용적운반(대량운반, bulk transport)

　(1) 세포내이입(endocytosis)

　　① phagocytosis(cell eating) : 식세포 작용, 고형 물질을 삼키는 방식

　　ex) 세균을 백혈구가 먹는 방식

　　② pinocytosis(cell drinking) : 음세포 작용, 액성 물질을 삼키는 방식

　　ex) 효소, 호르몬, 항체 등 작은 물질이 이동, 모세혈관 벽의 세포

　(2) 세포외유출(exocytosis) : 토세포 작용

　　ex) 내분비선, 소화선의 물질이 분비 소낭에 싸여 세포 밖으로 이동

092 성인 남성을 기준으로 한 총체액량-세포내액-세포외액의 조성으로 옳은 것은?

① 약 60%-30%-20%

② 약 60%-20%-20%

③ 약 60%-40%-20%

④ 약 70%-20%-10%

⑤ 약 70%-15%-15%

☑ 정답 ③

☑ 문헌 한국해부학교수협의회 편, 생리학, 정담미디어, 2005, p.63

☑ 해설

▸ 총체액량 - 세포내액 - 세포외액의 조성은 60% - 40% - 20% 정도이다.

093 세포내액의 전해질 중 가장 많이 분포되어 있는 것은?

① K^+ ② Mg^{2+} ③ Na^+

④ Cl^- ⑤ H^+

☑ 정답 ①

☑ 문헌 박희진 외, Paramedics 기초의학, 에듀팩토리, 2019, p.54

☑ 해설

▸ 가장 많은 세포내액의 전해질은 K+이다.

094 세포외액의 전해질 중 가장 많이 분포되어 있는 것은?

① K^+ ② Mg^{2+} ③ Na^+

④ Cl^- ⑤ H^+

☑ 정답 ③

☑ 문헌 박희진 외, Paramedics 기초의학, 에듀팩토리, 2019, p.54

☑ 해설

▸ 가장 많은 세포외액의 전해질은 Na+ 이다.

095 모세혈관에서 액체 이동현상으로 옳은 것은?

① 액압, 혈장교질삼투압

② 액압, 조직압

③ 액압, 조직교질삼투압

④ 조직압, 조직교질삼투압

⑤ 혈장교질삼투압, 조직교질삼투압

☑ 정답 ⑤

☑ 문헌 한국해부학교수협의회 편, 생리학, 정담미디어, 2005, p.63

☑ 해설

▶ 모세혈관에서 액체이동은 혈장교질삼투압과 조직교질삼투압에 의한다.

096 화재현장에서 매연을 흡입했을 때 가래를 분비해 내는 상피로 옳은 것은?

① 편평상피　　　　② 원주상피　　　　③ 입방상피

④ 섬모상피　　　　⑤ 중층편평상피

☑ 정답 ④

☑ 문헌 한국해부생리학교수협의회 편, 사람해부학, 현문사, 2012, p.33

☑ 해설

▶ 기도에는 이물질을 수송하는 섬모를 갖는 상피세포가 있다.

097 신경세포를 구성하는 부위가 아닌 것은?

① 네프론　　　　② 수상돌기　　　　③ 슈반세포

④ 닛슬소체　　　　⑤ 랑비에결절

☑ 정답 ①

☑ 문헌 박희진 외, Paramedics 기초의학, 에듀팩토리, 2019, p.70

☑ 해설

▶ 네프론은 신장의 기본단위이다.

098 조직의 기능이 아닌 것은?

① 흡수

② 운반

③ 분비

④ 보호

⑤ 식작용

☑ 정답 ⑤

☑ 문헌 박희진 외, Paramedics 기초의학, 에듀팩토리, 2019, p.71

☑ 해설

▸ 조직의 기능 : 흡수(absorption), 운반(transport), 분비(secretion), 보호(protection),

감각수용(sensory reception)

099 조직손상 시 세포반응의 순서로 옳은 것은?

가. 호중구와 단핵구 자극	나. 호중구 혈구유출
다. 호중구 주화성	라. 호중구에 의한 식작용

① 가→나→다→라

② 가→나→라→다

③ 가→다→라→나

④ 나→다→라→가

⑤ 다→라→가→나

☑ 정답 ①

☑ 문헌 박희진 외, 알기쉬운 병리학, 메디컬코리아, 2007, p.68

☑ 해설

▸ 호중구의 식작용 후에는 농이 형성된다.

100 조직손상 시 혈관반응의 순서로 옳은 것은?

가. 혈관이완	나. 백혈구의 조직누출로 부종
다. 부종에 의한 압박으로 통증	라. 기능소실

① 가→나→다→라

② 가→나→라→다

③ 가→다→라→나

④ 나→다→라→가

⑤ 다→라→가→나

☑ 정답 ①

☑ 문헌 박희진 외, 알기쉬운 병리학, 메디컬코리아, 2007, p.68

☑ 해설

　▸ 혈관이 이완되고 모세혈관이 충혈되면 홍조와 열을 초래한다.

101 다음과 같은 특징이 있는 항체는?

• 혈중에 극소량 있다.	• 아토피성 피부염과 관련이 많다.
• 기생충 감염에 대해 효과적인 작용을 한다.	

① Ig A　　　　　　② Ig D　　　　　　③ Ig E

④ Ig G　　　　　　⑤ Ig M

☑ 정답 ③

☑ 문헌 전국응급구조학과교수협의회, 내과전문응급처치학, 도서출판 한미의학, 2018, p.521

☑ 해설

　▸ Ig E는 생체에 대해 나쁜 방향으로 작용하는 일이 많으며, 조직 비만세포에 붙는 성질이 있으며 그것이 나중에 온 항원과 결합하면 수분 내에 히스타민 같은 물질을 분비하여 즉각적인 과민반응을 일으킨다.

102 다음과 같은 특징이 있는 항체는?

> • 세균의 파괴작용을 한다.　　　　• 보체결합, 조효소 역할도 한다.
> • 면역반응에서 최초로 생성 된다.

① Ig A　　　　② Ig D　　　　③ Ig E　　　　④ Ig G　　　　⑤ Ig M

☑ 정답 ⑤

☑ 문헌 전국응급구조학과교수협의회, 내과전문응급처치학, 도서출판 한미의학, 2018, p.521

☑ 해설

▸ 세균의 파괴작용을 하는데 혈액응집소도 이에 포함된다.

103 인체의 항체(면역글로불린)로 옳은 것은?

① Ig A　　　　② Ig B　　　　③ Ig C　　　　④ Ig F　　　　⑤ Ig H

☑ 정답 ①

☑ 문헌 전국응급구조학과교수협의회, 내과전문응급처치학, 도서출판 한미의학, 2018, p.520

☑ 해설

▸ 인체의 항체(면역글로불린)는 Ig A, Ig D, Ig E, Ig G, Ig M 등 5가지가 있다.

104 세포성 과민반응이라고 볼 수 있는 예로 옳은 것은?

① 태아적아구 혈증　　　　　　　② 꽃가루에 의한 천식

③ 투베르쿨린(tuberculin)반응　　④ 비점막의 선분비물 증가

⑤ 페니실린 주사 후 후두 부종

☑ 정답 ③

☑ 문헌 박희진 외, Paramedics 기초의학, 에듀팩토리, 2019. p.103

☑ 해설

▸ 투베르쿨린액을 피하에 주사하면 지연형 과민반응(세포성)으로 결핵균에 감작된 사람에서는 8~12시간 후에 그곳이 붉어지고 굳어지며, 24~72시간후에 최고로 되고 그 후 점점 줄어든다.

105 이식 시의 거부반응의 기전으로 옳은 것은?

① 자가면역 반응　　　② 항원 매개성 반응　　　③ T세포 매개성 반응

④ B세포 매개성 반응　　⑤ 개인숙주 면역반응

☑ 정답 ③

☑ 문헌 박희진 외, Paramedics 기초의학, 에듀팩토리, 2019. p.103

☑ 해설

▸ T세포 매개성 반응 : 이식편에서 유리되는 성분으로 감작된 감작 T림프구가 이식된 조직을 거부한다. 조직적합성 검사 상 부적합한 이식편을 이식했을 때 일어난다.

항체 매개성 반응 : 이식편의 거부는 정상에서 대략 2주일 정도에서 일어나지만 경우에 따라서는 2~3일내에 거부되는 경우가 있는데 이것은 항체에 의한다.

106 자가면역질환의 일반적인 현상으로 옳지 않은 것은?

① 청소년기에 주로 나타난다.

② 자가 항체를 인정 할 수 있다.

③ 변성 글로불린의 침착이 있다.

④ 조직학적으로 형질세포 침윤을 본다.

⑤ 코티코 스테로이드 치료가 효과적이다.

☑ 정답 ①

☑ 문헌 변영순 외, 병태생리학, 정담미디어, 2014. p.506

☑ 해설

▸ 위 4가지 외에도 2개 이상의 자가면역질환이 한 개체에서 흔히 중첩되며, 혈청이나 감작 T림프구에 의해 정상동물에 옮겨질 수 있다.

107 후천성 면역결핍 증후군(AIDS)의 특징으로 옳지 않은 것은?

① 동성연애자는 감염의 우려가 매우 높다.

② 수영장 등에서 함께 수영할 때도 감염될 수 있다.

③ HIV(Human Immunodeficiency virus)감염에 의한다.

④ 혈관 내 주사나 산모로부터 태아로의 수직전파가 가능하다.

⑤ HIV는 환자의 림프조직, 정액, 질 분비물 등에서 분리할 수 있다.

☑ 정답 ②

☑ 문헌 박희진 외, Paramedics 기초의학, 에듀팩토리, 2019. p.111

☑ 해설

▶ AIDS의 감염기회가 높은 집단은 동성연애자, 마약 등을 혈관내에 주입하는 자, 혈우병 환자로써 지속적인 항혈우병인자를 주사 받는 자 등이다.

108 다음과 같은 특징이 있는 항체는?

> • 허파, 피부, 호염구 표면에 집중해 있다.
> • 알레르기와 아나필락시스 반응에 기여한다.
> • 혈청에서의 정상 농도는 0.01~0.04mg/dL이다.

① Ig A　　　　　　　　② Ig D

③ Ig E　　　　　　　　④ Ig G

⑤ Ig M

☑ 정답 ③

☑ 문헌 박희진 외, Paramedics 기초의학, 에듀팩토리, 2019. p.105

☑ 해설

▶ 환경적 항원들에 저항하는 1차적 방어를 제공하며 IgA에 반응한다고 믿는다.

109 면역 조절 화합물인 세포간 전령 단백질군으로 옳은 것은?

① 사이토카인(cytokine)

② 시토크롬(cytochrome) B

③ 시토크롬(cytochrome) C

④ 단백분해효소

⑤ 단백질키나아제(protein kinase)

☑ 정답 ①

☑ 문헌 이인모 외, Basic Medicine 기초의학, 학지사메디컬, 2019, p.237

☑ 해설

▶ 사이토카인은 생물학적 치료제중에서 가장 큰 군을 이루고 interferons, interleukin 및 조혈
성장 인자를 포함한다.

110 18세 남학생이 감기와 알레르기성 비염으로 비강상피세포가 섞인 콧물을 흐르고 있
다. 이 학생에게서 나타나는 염증의 종류로 옳은 것은?

① 화농성 염증

② 카타르성 염증

③ 섬유소성 염증

④ 장액성 염증

⑤ 출혈성 염증

☑ 정답 ②

☑ 문헌 박희진 외, Paramedics 기초의학, 에듀팩토리, 2019, p.97

☑ 해설

▶ 카타르성 염증(점액성염증)은 점막표층에 일어나는 대체로 가벼운 염증으로 점액상 피로부
터 장액이나 점액의 분비가 현저히 항진된다.

111 다음과 같은 특징을 갖는 비가역적인 세포손상으로 옳은 것은?

> • 뇌조직이 허혈성 손상을 받을 때 볼 수 있다.
> • 뇌경색의 경우 백질에서 전형적으로 나타난다.
> • 강한 가수분해 효소의 작용으로 일어나는 세균성 병소에서 잘 발생한다.

① 응고괴사   ② 액화괴사

③ 지방괴사   ④ 건락성괴사

⑤ 괴저성괴사

☑ 정답 ②

☑ 문헌 박희진 외, Paramedics 기초의학, 에듀팩토리, 2019, p.89

☑ 해설

  ▶ 액화괴사(liquefactive necrosis)는 뇌와 같이 반유동성 조직이 분포되어있는 부위에서 자주
     나타나는데 강한 가수분해 효소의 작용으로 단백질 변성보다 용해소체의 작용이 먼저 발생
     하여 세포가 자가용해(autolysis)된다.

112 제 I 형 과민반응에 의한 자가면역성 질환으로 옳은 것은?

① 약제 알레르기

② 이식 거부반응

③ 전신성 홍반성 낭창

④ Rh혈액형 부적합임신

⑤ 전신성 아나필락시스

☑ 정답 ⑤

☑ 문헌 박희진 외, Paramedics 기초의학, 에듀팩토리, 2019, p.106

☑ 해설

  ▶ 제 I 형 과민반응은 anaphylactic type이라고 한다.

113 제II형 과민반응에 의한 대표적인 질환으로 옳은 것은?

① 기관지천식　　　　② 이식 거부반응

③ 전신성 홍반성 낭창　④ Rh혈액형 부적합임신

⑤ 전신성 아나필락시스

☑ 정답 ④

☑ 문헌 박희진 외, Paramedics 기초의학, 에듀팩토리, 2019, p.106

☑ 해설

▶ 제II형 과민반응은 적혈구, 백혈구, 혈소판 등의 세포표면에 존재하는 항원에 항체와 보체
가 작용해서 보체 의존성 과민반응, 항체 의존성 세포매개 독성 반응, 항 수용체 항체에 의
한 반응 등 3가지 기전에 의해 세포상해를 일으킨다.

114 종양의 진단에서 가장 정확하고 많이 이용되는 방법으로 옳은 것은?

① 세포학적 검사　　　② 조직학적 검사　　　③ 면역조직화학적 검사

④ 분자병리학적 검사　⑤ DNA배수성 검사

☑ 정답 ②

☑ 문헌 박희진 외, Paramedics 기초의학, 에듀팩토리, 2019, p.76

☑ 해설

▶ 종양은 조직학적 검사가 가장 정확하고 많이 이용되는 방법이다.

115 양성종양의 특징으로 옳지 않은 것은?

① 성장 양상은 확장성이다　② 출혈이 드물다　　　③ 괴사가 드물다

④ 전이가 없다　　　　　　⑤ 피막 형성이 없다

☑ 정답 ⑤

☑ 문헌 이용덕 외, 알기쉬운 인체병리학, 학지사메디컬, 2018, p.172

☑ 해설

▶ 양성종양은 피막형성이 있다.

Chapter 2

세포와 조직의 병태생리

1. 종양의 명명

1) 양성

- 상피세포에서 기원된 양성종양은 형태학적 소견이나 세포의 기원에 따라 명명한다.
- 지방, 뼈, 연골, 혈관, 림프관, 섬유세포 등에서 기원한 양성종양은 지방종(lipoma), 뼈종
  (골종 osteoma), 연골종(chondroma), 혈관종(hemangioma), 림프관종(lymphangioma) 등
  으로 부른다.

2) 악성

- 상피세포에서 기원한 악성종양 중 편평상피를 닮은 세포로 구성되면 편평세포암
  (squamous cell carcinoma), 선상피 모양을 나타내면 샘암종(선암 adenocarcinoma), 이행
  상피세포 모양을 나타내면 이행상피세포암(transitional cell carcinoma)이라고 한다.
- 간엽성조직에서 기원한 악성종양은 섬유육종(fibrosarcoma), 민무늬근육종
  (leimyosarcoma), 지방육종(liposarcoma), 혈관육종(angiosarcoma) 등으로 부른다.

2. 종양의 조직학적 특성

표2-1 양성종양과 악성종양의 비교

특성	양성	악성
성장속도	느리다	빠르다
성장양상	확장성	침윤성

피막형성	있다	없다
전이	없다	있다
재발	드물다	흔하다
전신에 미치는 영향	경미하다	강하다
출혈	드물다	흔하다
괴사	드물다	흔하다
세포분열	없거나 적다	많다
경계	명료	불명료

3. 악성종양의 전이(metastasis) 경로

1) 림프관성 전이
• 가장 흔한 전이경로로 소속 림프절에서 일어나고 다시 하류 림프절로 전이된다.
• 위암은 림프관성 전이가 많고 특히 왼쪽빗장뼈위돌기 림프절로 전이되는 것을 비르효 (Virchow)전이라 한다.

2) 혈행성 전이
• 악성 종양세포가 원발소에서 멀리 떨어진 장기나 조직으로 운반되기 때문에 수술적 적출 이 불가능하다.
• 허파 , 간, 골수 등으로 흔히 전이되고 다음과 같은 과정으로 전이된다.
• 혈관이나 림프관강 내의 침입
• 종양세포가 침입한 부위에서 유리하고 종양 색전형으로 멀리 떨어진 장기나 조직에 도달
• 종양 색전이 그 장기나 조직에 정착
• 정착한 부위에서 혈관벽을 통과하고 주위 조직으로 침윤하여 그곳에서 증식 개시
• 전이소가 형성되면 전이한 암병소 내에 혈관의 신생

3) 직접 파종성 전이

- 몸통 안 표면과 점막 표면에 종자를 뿌려 놓은 듯 확산하는 경우와 수막의 표면을 따라 확산하는 경우가 있다.
- 잘록창자암으로 암세포가 잘록창자벽을 파열하고 배안의 배막 표면으로 확산하거나 난소암이 난소의 피막을 파열하고 배막 표면으로 확산하는 경우이다.
- 폐암이 가슴막까지 퍼져 그 표면에 파종을 형성하는 경우
- 소아의 뇌에 발생하는 수아종이 수막 표면에 파종성으로 확산하는 경우

4. 종양의 진단

1) 조직학적 검사(Histologic examination)

가장 정확하고 많이 이용되는 방법으로 수술에 의해 병변을 완전히 제거한 후에 조직검사를 시행하는 방법으로 병소의 가장 대표적인 부위를 채취하여 검경한다.

2) 세포학적 검사(Cytologic examination)

조직검사를 하기에는 너무 어려운 곳에 종양이 위치하거나 특수한 경우에 이용되는 방법

3) 장점

- 환자에게 고통을 주지 않고 검사물을 채취할 수 있다.
- 생검에서보다 더 넓은 부위의 검사가 가능하다.
- 생검 검사가 어려운 부위도 검사가 가능하다.
- 간편하고 신속하며 저렴하다.
- 액체 검사물과 가래 등에도 이용할 수 있다.

4) 단점

- 조직형과 구조이상의 관찰은 어렵다.
- 침윤확인이 어렵다.
- 병소의 위치, 크기, 형태를 정확히 알기 어렵다.

5. 종양의 분류

1) 상피성 종양(Epithelial tumor)

■ 상피성 양성종양(epithelial benign tumor)

(1) 유두종(papilloma)

편평상피조직과 이행상피 등에서 많고 젖샘에서도 나타난다.

(2) 샘종(선종 adenoma)

조직적으로 샘을 형성하는 경우이며 부신 겉질과 하수체 앞엽 유래인 종양을 샘종이라 한다.
위와 큰창자 등에서 나타나는 샘종은 내강을 향한 폴립형이다.

(3) 낭포선종(cystadenoma)

난소에서 많이 나타나고 내강에 장액성 또는 점액성 내용물을 가지고 있다.

■ 상피성 악성종양(epithelial malignant tumor)

(1) 암(cancer)

- 전이가 쉽다.
- 핵분열상이 많다.
- 주위의 정상조직 내에 침윤되기 쉽다.
- 중년 이후 노년기에 발생빈도가 높다.
- 모든 악성 종양을 가리키며 조기에 발견하여 제거하면 괜찮으나 그대로 방치하면 사망에 이른다.
- 한국 여성에게서 가장 흔히 관찰되는 악성 종양은 자궁암과 위암이다.
- 유방암의 경우 자가검진으로 조기 발견할 수 있다.

(2) 암종(carcinoma)

- 상피성 악성종양(epithelial malignant tumor)을 말하며 위암, 폐암, 콩팥암 등 이름을 앞에 붙여 부른다.

표 2-2 **암종과 육종의 비교**

특징	암종	육종
조직	상피	결합
발생	매우 일반적	덜 일반적
성장	느리다	빠르다
전이	1차적으로 림프를 통하여	1차적으로 혈액을 통하여

- 암종의 조직학적 구조는 실질인 암세포가 밀집되어 포소상을 이루고 사이질속에 산재해 있으며 악성세포가 특유한 배열과 분화를 나타내지 않는 미숙 세포는 미분화암이라 한다.

(3) 편평상피 세포암종(squamous cell carcinoma)

편평상피로 덮여진 조직에서 유래하며 주로 피부, 입, 식도 및 자궁외 목부나 질부에서 발생하지만 편평상피 화생(squamous metaplasia)이 일어난 허파, 기관, 쓸개즙, 위턱굴, 방광, 자궁내 목부 등에서도 흔히 발생한다.

(4) 샘암종(선암종 adenocarcinoma)

점막의 샘상피나 샘관 및 샘방에서 발생하는 암종으로 점액을 생산하는 경우가 많은데 샘암내에 점액이 나타난다거나 암세포가 점액과 속에 있는 점액암, 세포질내의 점액에 의해 핵이 한쪽으로 치우친 인환세포암종 등이 있다.

(5) 이행상피 세포암종(transitional cell carcinoma)

콩팥이나 방광 등의 비뇨기계통 상피에서 발생하는 악성종양으로 종양이 내강 방향으로 돌출하는 유두상 발육을 나타내는 경우가 많은데 세포가 7층을 넘는 것은 악성으로 간주한다.

(6) 샘편평상피 세포암종(adenosquamous cell carcinoma)

샘암종과 편평상피 세포암종의 모양이 함께 나타나는 암종으로 자궁몸통, 쓸개즙 등에서 발생한다.

(7) 미분화 암종(undifferentiated carcinoma)

편평상피 세포암종에서 나타나는 세포간교와 샘암종에서 나타나는 샘관구조 등이 분명하지 않은 경우로 작은세포 암종, 큰세포 암종, 거대세포 암종 등이 있다.

2) 비상피성 종양(Nonepithelial tumor)

조혈조직을 포함한 결합조직, 근조직, 신경계조직 등에서 발생하는 간엽계 종양으로 종양명

뒤에 '종(oma)'을 붙여 섬유종, 지방종, 민무늬종, 줄무늬가 있는 종, 혈관종 등으로 부른다.

■ **결합조직에서 유래한 종양**

(1) 섬유육종(fibrosarcoma)

섬유아 세포에서 발생한 악성종양으로 30~50세에 많고 방추형 핵을 갖는 세포들로 이루어졌다.

(2) 악성 섬유성 조직구종(malignant fibrous histiocytoma)

종양세포가 꽃방석 모양이며 뒤 배막, 엉덩이, 넙다리 등에서 호발하며 악성도가 높아 예후가 불량하다.

■ **지방조직에서 유래한 종양**

(1) 지방육종

(2) 지방형 지방육종

(3) 점액형 지방육종

(4) 다형형 지방육종

■ **연골 및 뼈조직에서 유래한 종양**

(1) 연골육종

(2) 뼈육종

■ **맥관에서 유래한 종양**

(1) 혈관육종

(2) 림프관의 종양

■ **근육조직에서 유래한 종양**

(1) 민무늬근육종

(2) 가로무늬근육종

■ 조혈조직에서 유래한 종양

(1) 호지킨 림프종(Hodgkin's disease)

대부분 림프절에서 병변이 시작되며 횡격막 위에서 발생한다. 특징적인 세포는 올빼미 눈모양의 Reed-Sternberg세포와 귀신 눈모양의 호지킨세포이다. 진행양식은 인접 림프절 영역으로 차례로 진행되어진다. 증상은 발열, 체중감소, 야간발한 등이며 예후는 비교적 양호하다.

(2) 비 호지킨 림프종(non-Hodgkin's lymphoma, NHL)

림프절 밖에서 병변이 시작되는 경우가 많으며(약 40%), 인두편도, 구개편도, 혀편도, 귀인두관 편도, 위장관 등에서 처음 발생한다. 진행양식은 인접 림프절 영역과는 무관하게 무작위로 진행되어진다. 증상은 발열, 체중감소, 야간발한 등이며 예후는 호지킨 림프종보다 나쁘다.

■ 신경조직에서 유래한 종양

(1) 신경섬유종

(2) 악성 신경초종

3) 카포시 육종(Kaposi's sarcoma)

- 서서히 진행되는 악성 간엽조직 종양으로 40~70세 남자의 다리에서 흔히 일어나며 전신적으로 나타날 때에는 목, 림프절, 침샘들이 보통 처음에 침범되고 내부 장기의 침범은 흔한 합병증이다.
- 최근 카포시 육종의 심한 형태가 AIDS를 가진 동성애의 젊은 남자에게서 현저하게 출현하고 있다.

4) 파제트병(Paget's disease)

■ 유방 파제트병(mammary Paget's disease)

표피내에 악성종양세포인 Paget세포가 증식하는 병변으로 대개 50세 이상 여성의 유방에 편측으로 발생하며 인설, 진물, 딱지, 궤양을 형성한다.

■ 유방외 파제트병(extramammary Paget's disease)

유방 파제트병보다 고령자에 많고 주로 외음부, 항문주위 등 정상적으로 아포크라인 땀샘이 많은 부위에서 발생한다.

02 세포 및 조직손상
damage of the cell and tissue

1. 세포손상의 원인

- 산소결핍
- 물리적 요인
- 화학물질
- 감염성 요인
- 면역이나 염증반응
- 유전장애
- 영양불균형

2. 세포손상의 기전

세포손상을 매개하는 세포내 생화학적 변화는 다음과 같다.

- 산소결핍 및 활성화된 산소종(radical: O_2, H_2O_2, OH)들의 생산
- 칼슘농도 증가 및 항상성 소실
- ATP 고갈
- 막투과성 장애
- 사립체의 비가역적 손상

3. 세포손상에 대한 반응

1) 위축(Atrophy)
- 세포질의 성분이 일부 소실되어 세포의 크기가 작아지는 현상
- 적응반응의 한 형태로 상해성 자극으로부터 세포가 살아남을 수 있는 최소한의 크기를 유지하는 적응상태를 말한다.
- 위축된 세포는 기능은 감소하지만 죽은 상태는 아니다.

■ 위축의 원인
- 운동량의 감소
- 신경자극의 차단
- 혈액공급의 감소
- 내분비기능 저하
- 영양결핍
- 노화
- 만성염증
- 압박

■ 위축의 종류
(1) 전신성 위축
(2) 압박위축(pressure atrophy)
(3) 불사용위축(무위위축 disuse atrophy)
(4) 신경성 위축(neurogenic atrophy)

2) 비대(Hypertrophy)
- 세포 하나하나의 크기가 증가하여 장기의 크기가 증가하는 것. 세포의 수가 증가하는 것은 아니다.
- 비대의 원인은 생리적 비대와 병적 비대로 구분할 수 있다.

3) 증식(Hyperplasia)

- 생리적 증식과 병적 증식으로 구분할 수 있다.
- 생리적 증식은 호르몬성 증식과 보상성 증식으로 구분되는데, 호르몬성 증식의 예는 사춘기나 임신시 유방의 선상피가 증식하는 것이고 보상성 증식의 예는 간을 부분적으로 절제하였을 때 남은 간 조직에서 세포분열이 일어나 간세포가 증식하는 경우이다.
- 증식은 창상 치유 시 결체조직에서도 일어나는 중요한 반응이며 성장인자의 자극으로 섬유모세포와 혈관이 증식하여 수복을 돕는다.
- 세포분열에 의해 세포수가 증식하는 것으로 조직이나 장기도 커진다.

4) 화생(Metaplasia)

- 한 형태의 성숙한 세포에서 다른 형태의 성숙한 세포로 치환되는 것
- 세포에 자극이 계속될 때 세포는 자극에 더 잘 견디어 내는 다른 종류의 세포로 적응하는 대치를 의미한다.
- 만성자극에 반응하는 기관지 상피, 자궁내 목부 상피 등에서 생기는 편평화생에서 가장 잘 볼 수 있다.
- 흡연자의 경우 기도가 담배연기에 만성적으로 자극되면 기관지는 정상 원주상피에서 편평상피세포로 대치된다.

4. 가역적 세포손상(변성)

1) 세포종창

- 수분과 이온이 손상된 세포막을 통해 세포질내로 들어와서 정상보다 수분 및 이온의 양이 많아지므로 인해 세포가 커져 있는 상태

2) 지방변화

- 지방성분이 없는 세포내에 지방소적이 축적되는 것으로 지방대사의 장애로 인해 형성되며 흔히 세포종창이 선행되기도 한다.
- 지방변화는 간, 콩팥, 심장 등에서 흔히 관찰되며 특히 지방변성을 가장 잘 일으키는 부위

는 간이다.

5. 비가역성 세포손상(괴사)

1) 응고괴사(Coagulative necrosis)
- 혈액공급이 차단되어 가장 잘 발생되며 핵은 없어지고 세포내 단백의 응고로 인해 발생된다.
- 구조 단백뿐 아니라 효소 단백까지도 변성되어 효소에 의한 분해가 진행되지 않아 발생한다.
- 적어도 수일간 세포의 기본 윤곽이 보존되어 조직의 구조를 인식 할 수 있다.
- 뇌를 제외한 모든 조직에서 볼 수 있으며 심장, 콩팥, 부신 등의 기관에 빈혈성 경색이 일어나는 경우에 잘 관찰된다.
- 심근경색이 좋은 예이다.

2) 액화괴사(Liquefactive necrosis)
- 자가융해나 이종융해에 의해 일어나며 백혈구를 강하게 유인하는 세균감염에서 흔히 볼 수 있다.
- 강한 가수분해 효소의 작용으로 일어나는 세균성 병소에서 흔히 관찰된다.
- 뇌조직이 허혈성 손상을 받을 때 볼 수 있고 뇌연화가 일어나며 뇌 조직은 낭 구조로 변하여 내부에 액체와 세포조각으로 채워져서 정상구조는 완전히 소실된다.
- 뇌경색의 경우 백질에서 전형적으로 나타난다.

3) 효소성 지방괴사(Enzymatic fat necrosis)
- 이자의 활성화된 지질 분해효소가 이자실질과 배안으로 흘러나와 이자와 그 주위에 있는 지방조직을 괴사시키는 급성이자염에서 볼 수 있다.
- 지방분해 효소의 작용에 의한 지방조직이 괴사되며 급성이자염에서 동반되는 현상이기도 하다.
- 유방조직의 외상에 의해서도 생길 수 있다.

4) 건락성 괴사(Caseous necrosis)

- 육안적으로 괴사부위가 치즈모양을 보여 치즈양 괴사라고도 하며 응고괴사와 액화괴사를 합한 모양
- 세포형태가 전혀 없으며 연하고 부숴지기 쉽다.
- 현미경상에는 무구조의 과립성 부스러기로 보이며 그 주위를 육아종성 염증세포가 둘러 싸고 있다.
- 결핵균 감염 시 결핵 결절의 중앙에서 가장 잘 볼 수 있는 특징적인 소견이다.
- 치즈(건락)괴사가 가장 많이 나타나는 질환은 결핵증이다.

5) 괴저성 괴사(Gangrenous necrosis)

- 괴저는 세포사의 특징적인 형태는 아니고 괴사의 한 합병증이라 할 수 있다.
- 대부분은 팔, 다리에 혈액공급이 차단되어 허혈로 인한 괴사가 먼저 발생하고 2차적으로 세균감염이 생길 때 나타나는 것으로 응고괴사와 액화괴사가 혼합된 형태로 나타난다.
- 응고괴사가 주를 이루면 건성괴저(dry gangrene), 액화괴사가 주를 이루면 습성괴저(wetgangrene)가 된다.

6) 욕창(Decubitus)

- 환자가 장기간 누워있을 때 뼈대에 압박되는 부위가 체중의 압력에 의해 혈액공급이 차단되어 괴사와 궤양을 동시에 일으키는 것으로 흔히 세균감염이 뒤따른다.

6. 세포고사(세포자멸사 Apoptosis)

* 괴사와 고사의 비교

내용	괴사	고사
자극	병적	병적, 생리적
조직소견	세포집단을 침범 세포종창 또는 응고괴사 소기관의 파괴	단일세포침범 염색질 응집 고사체 형성

내용	괴사	고사
DNA단절	불규칙성, 미만성	규칙적
기전	ATP감소 세포막 손상 자유레디칼에 의한 손상 등	Endonuclease 등의 효소활성화
조직반응	염증반응을 일으킴	염증반응 없음 고사체의 탐식처리

7. 염증과 치유(Inflammation and Healing)

1) 염증(Inflammation)

급성 염증의 발생 시 혈관에서 볼 수 있는 변화과정

정상세동맥 → 손상 → 세동맥의 일시적인 수축 → 혈관 확장 → 혈관 투과성 증가 → 백혈구 연변추향 → 내피세포에 유착 → 백혈구 유주 → 화학주성(양성주화작용)

2) 염증의 분류

■ 삼출액의 성상에 따른 분류

(1) 장액성 염증(serous inflammation)

• 급성 염증의 초기단계와 경미한 손상 시에 나타나고 단백농도가 낮으며 주로 점성이 낮은 액상성분을 삼출한다.

• 조직내에서는 조직 간격에 장액이 삼출되어 염증성 부종을 일으킨다.

• 몸통안에 이러한 염증이 나타나면 가슴막공간, 심장막공간, 배안, 관절강 등에 다량의 장액이 저류한다.

(2) 섬유소성 염증(fibrinous inflammation)

• 다량의 섬유소원을 포함한 혈장성분이 삼출되므로 병소에 섬유질이 현저하고 다수의 호중구도 침윤한다.

• 섬유소성 심막염에서는 호중구를 수반한 다량의 섬유소원 때문에 심장 표면에 털이 난 것처럼 보인다.

(3) 고름염증(화농성 염증 suppurative inflammation)

• 많은 고름이나 화농성 삼출물 생성이 특징이다.

• 급성 막창자꼬리염은 막창자꼬리벽에 국소적 다형핵 백혈구가 집단적으로 침윤한다.

• 삼출물에 호중구가 다량 함유되어 있다.

(4) 출혈성 염증(hemorrhagic inflammation)

혈관이 심한 손상으로 파열되어 발생하는 것으로 대부분 섬유소성 염증과 고름염증이 함께 일어난다.

■ 발생부위에 따른 분류

(1) 점액성염증(카타르성 염증 catarrhal inflammation)

• 점막에 염증이 생겨 많은 점액을 분비하게 되는 경우이며 점막의 염증에는 삼출물속에 점액이나 탈락상피가 섞이게 되는데 이러한 염증을 카타르성 염증이라고도 한다.

(2) 거짓막염증(위막성 염증 pseudomembranous inflammation)

• 점막에 섬유소성 염증이 일어나면 섬유소와 호중구, 괴사물, 감염균 등으로 된 회백색막 모양의 물질이 점막에 부착된다.

• 막 구조속에 생존하는 세포나 조직이 없으므로 거짓막염증이라고 한다.

• 소화관이나 기관점막에서 가끔 나타난다.

(3) 궤양(ulcer)

• 조직의 표면이 국소적으로 결손되어 정상적인 연속성이 없어진 것을 말하며 염증으로 인해 괴사된 조직이 탈락되어 발생한다.

• 위궤양, 샘창자궤양 등이 전형적인 예이며 입안점막, 식도, 큰창자, 피부 등에서는 염증성 괴사로 인한 궤양이 잘 형성되고 노인에서는 혈액순환장애로 인한 광범위한 피부궤양이 형성되기도 한다.

• 급성기에는 궤양 주위 조직에 호중구가 많이 침윤되고 작은 혈관의 확장이 나타나지만 만성궤양에서는 궤양의 주변부나 밑바닥에 섬유모세포 증식이 나타나고 림프구, 대식구 및 형질세포가 많이 출현한다.

(4) 고름(abscess)

• 화농성 염증이 좋은 예로서 고름이 국소적으로 모여 있는 것을 말한다.

• 시일이 지나면 주변에 결합조직성 피막이 형성된다.

- 고름은 결합조직염과는 반대로 개체의 방어력이 균의 공격력보다 강할 때 보이며 고름형 성균에 의한 피해를 일정한 국소에 제한시킨 상태라고 할 수 있다.

■ 경과에 따른 분류
(1) 급성 염증(acute inflammation)
- 손상인자에 대하여 즉시, 조기에 반응하는 생체반응으로 혈관내경의 변화와 혈류량의 증가, 미세혈관의 구조변화와 혈장단백 및 백혈구 삼출, 삼출된 백혈구의 이동 및 손상 국소에서의 백혈구 축적 등이 급성 염증을 구성하는 중요한 요소이다.
- 염증반응이 갑자기 시작되어 수일 내지 수주간 지속된다.
- 전신 증상으로는 발열, 식욕감퇴, 쇠약감 등이 나타나며 국소 증상은 발열과 발적, 부종, 동통 및 기능상실이 특징이고 현미경적 소견으로는 혈관성 변화와 삼출물 형성이 주 작용이다.
- 발적과 발열은 염증 부위의 혈류가 증가하기 때문이며 백혈구가 혈관 밖으로 이주하는 도움을 준다.
- 염증세포는 호중구와 거대세포가 증가하고 약간의 림프구도 관여한다.

(2) 만성염증(chronic inflammation)
- 특징적 소견은 큰포식세포, 림프구 및 형질세포 등의 단백구 침윤, 조직파괴, 혈관 신생과 섬유화 등이다.
- 발생원인은 지속적 감염상태, 독성 물질에의 지속적 노출, 자가면역에 의한 염증 등이다.
- 급성 염증에서 이행되거나 만성으로 시작되고 염증지속 기간은 보통 4주 이상 장기화된다.
- 조직학적 변화는 모세혈관 증식, 섬유화를 볼 수 있다.

(3) 아급성염증(subacute inflammation)
급성 염증과 만성염증의 중간으로 본다.

■ 염증의 원인
- 병원미생물에 의한 감염
- 출혈을 일으키는 물리적 자극
- 화학적 손상, 기계적 손상, 방사선 손상 및 열상

• 과민 반응을 일으키는 면역학적 반응

■ 염증에 의한 증상

(1) 국소증상

급성 염증의 5대 증후: 발적(redness), 발열(heat), 종창(swelling), 동통(pain), 기능상실(loss of function)

(2) 전신증상

• 발열(fever)

• 백혈구 증가 및 적혈구 침강속도 증가

• 피로(fatigue)와 졸림

• 근육통 및 쇠약(weakness)

• 식욕감퇴(loss of appetite)

(3) 염증성 설사의 양상

• 발열(fever) 과 복통

• 대변내 혈액과 백혈구 검출

(4) 코티졸(cortisol)의 항염증효과

• 모세혈관의 투과성 감소

• 손상부위의 식균작용 감소

• 면역체계의 억제

• 발열억제

3) 치유(Healing)

■ 창상치유(wound healing)

(1) 과정

• 첫째 : 손상에 의한 급성 염증 반응의 유발

• 둘째 : 실질세포의 증식

• 셋째 : 실질세포와 결체조직세포의 이동 및 증식

• 넷째 : 세포외 바탕질의 합성

• 다섯째 : 조직 기능을 회복하기 위한 실질성분의 개형

- 여섯째 : 창상 강도에 도달하기 위한 결체조직의 개형

(2) 1차 유합(1차 융합 primary union)

- 수술칼에 의한 피부절개와 같은 창상의 경우로 봉합한 외과적 절개가 치유되는 과정이다.
- 조직손상이 적고 감염이 없으며 봉합에 의해 창상면이 밀착되기 때문에 육아조직 형성이 적다.
- 1차 융합으로 치유된 흔적은 창백하고 육안적으로 반흔이 거의 없거나 아주 적다.
- 제1~2일
- 절개 가장자리에 중성구가 침윤하여 섬유소 응괴쪽으로 이동하며 손상 받은 조직을 제거 한다.
- 상피 절개면 가장자리에 있는 기저세포가 분열하여 진피를 따라 이동하고 기저막 성분이 축적된다.
- 상피세포는 얇지만 연속된 상피층을 만든다.
- 제3일
- 중성구는 대부분 큰포식세포로 대치되고 육아조직은 점차 절개 공간을 채워 나간다.
- 절개 가장자리에 교원섬유가 만들어지나 수직으로 배열되어 있으므로 아직 절개면을 연 결시키지는 못한다.
- 상피세포는 계속 증식하여 두터운 표피층을 만든다.
- 제5일
- 육아조직이 절개 공간을 채우고 신생혈관이 많이 발달 한다.
- 교원섬유는 더 풍부해져 절개면을 연결한다.
- 표피층은 정상두께로 회복되고 표면 상피세포는 분화하여 각질화한 표면을 가진 성숙된 상피구조를 보인다.
- 제2주일
- 교원섬유의 축적과 섬유모세포의 증식이 계속되고 백혈구의 침윤, 부종 및 혈관은 점점 감 소한다.
- 절개 반흔에는 교원섬유의 축적이 많아지고 혈관은 쇠퇴한다.
- 1개월
- 반흔의 대부분은 염증세포가 없는 세포성 결합조직으로 구성되고 거의 정상 상피세포 덮 인다.

- 창상의 긴장강도는 시간이 지나면서 증가한다.

(3) 2차 유합(2차 융합 secondary union)

- 봉합되지 않았거나 감염된 상처, 궤양, 창상부가 크고 결손이 많은 창상에서 일어난다.
- 다량의 육아조직이 형성되어 창상부위를 채우고 반흔은 크게 남으며 피부 부속기관인 피지샘, 땀샘, 털집 등이 상실된다.
- 1차 치유와 다른
- 조직 결손 부위에는 제거되어야 할 괴사산물, 삼출물 및 섬유소가 많이 존재하므로 염반응이 더 심하고 2차 염증에 의한 손상이 일어날 가능이 크다.
- 조직 결손이 크기 때문에 많은 양의 육아조직이 만들어진다.
- 창상 수축 현상이 나타난다.

■ 창상치유에 나쁜 영향을 미치는 인자

(1) 전신적 인자

- 연령
- 영양상태
- 혈액질환
- 당뇨병
- 스테로이드 투여

(2) 국소인자

- 감염
- 혈액공급 불량
- 이물질
- 손상 받은 조직의 종류에 따라

■ 재생(regeneration)

- 손상된 조직이 동일한 세포에 의해 대치되는 것
- 인체의 세포들은 재생능력에 따라 불안정세포, 안정세포, 영구세포로 구분된다.

(1) 불안정세포(labile cell)

- 일생 동안 증식함으로써 탈락 또는 사멸된 세포를 채워주는 세포들이다.

(2) 안정세포(stable cell)

- 정상에서는 분열하지 않지만 자극을 받으면 신속하게 분열하여 손상된 조직을 정상으로 회복시키는 기능을 갖고있는 세포이다.

(3) 영구세포(permanent cell)

- 한번 손상을 받으면 영원히 재생할 수 없는 세포로서 신경세포, 뼈대근세포, 심근세포들이 있다.
- 결손된 영구세포는 섬유조직이나 교세포 같은 지주조직의 증식으로 수복되므로 반흔을 남기게 된다.

03 면역계의 세포
cell of the immune system

1. 면역기전

항원 항체 반응에 의해 저항성이 생기는 것

(1) 인공면역 : 예방접종

(2) 영구면역 : 한번 직접 병에 걸려서 면역이 생기는 것(병후면역)으로 유행성 감기의 경우는 면역이 생기지 않는다.

1) 체액성 면역(Humoral immunity)

B림프구에 의해 중계되며 이 세포들은 혈장단백질 중 감마(γ)글로블린 분획에 해당되는 항체를 생성한다.

2) 세포성 면역(Cellular immunity)

T림프구에 의해 중계되며 이 체계는 지연성 알레르기 반응과 이식 조직에 대한 거부반응에 관여한다.

3) 자가면역

• 면역계는 자기와 비자기를 구별하는 능력이 있다.

• B 및 T세포의 일부는 자신의 자가항원에 대한 항체와 수용체를 형성한다.

■ 종류

(1) 선천적 면역(inherent immunity)

인종, 종족, 개인의 특이성이 있다.

(2) 후천적 면역(acquired immunity)

- 능동면역(active immunity) : 자동능동면역(natural active immunity), 인공능력 면역 (artificial immunity)
- 숙주 스스로가 면역체를 형성하여 면역을 지니게 되는 것으로 어떤 항원의 자극에 의하여 항체가 형성되어 있는 상태
- 수동면역(passive immunity) : 자동수동면역(natural passive immunity), 인공수동면역 (artificial passive immunity)
- 다른 숙주에 의해서 형성된 면역체를 받아서 면역력을 지니게 되는 경우로 자동수동면역 은 모체로부터 태반이나 수유를 통하여 받은 면역이고 g-globulin이나 antitoxin 등 인공제 제를 접종하여 얻게 되는 면역은 인공수동면역이라고 한다.

4) 조직이식
- 이식된 조직에 대한 거부반응은 T세포가 관여한다.
- 같은 종에서도 피부나 콩팥조직의 이식은 일시적으로 작용을 하는듯 하다가 수혜자가 이 식된 조직에 대하여 면역반응이 유발되어 결국 이식된 조직은 괴사되고 거부된다.
- 거부반응을 전혀 일으키지 않는 조직이식은 일란성 쌍생아 경우뿐이다.

5) 면역기구(Immunity mechanism)
■ 세포성 면역(cellular immunity)

(1) T(Thymus)림프구
- T림프구 세포는 골수에서 생산되어 가슴샘에서 분화된 후, 혈액이나 림프를 따라 순환하 고 지라나 림프절 등 림프성 기관에 분포한다.
- 세포 표면에는 여러 종류의 표면 항원을 가지고 있는데 세포막에 CD4를 가지고 있으면 보 조 T세포라 하고 CD8을 가지고 있으면 억제 T세포라 한다.
- 보조 T세포
- B세포의 항체 생산 세포로의 분화 증식을 촉진해서 항체생산을 증가시켜 체액성 면역 기 능을 높인다.
- 세포독성 T세포의 분화 증식을 촉진해서 항원으로 되어 표적세포를 파괴하는 세포성 면역 반응을 촉진한다.
- 억제 T세포

- B세포의 항체생산 및 세포독성 T세포의 작용을 억제한다.
- 세포독성 T세포
- 항원으로 된 세포에 접촉해서 이것을 파괴한다.
- 바이러스 감염세포, 악성 종양세포, 이식 장기의 세포 등을 배제하는 세포성 면역반응의 주역이다.
- 지연형 과민반응 T세포
- 항원, 표적세포와 접촉하면 각종 림포카인을 생산해 지연형 알레르기를 일으킴으로써 항원, 표적세포를 배제한다.

(2) 살해세포(killer cell)와 자연 살해세포(natural killer cell)

- 살해세포(killer cell)는 세포막에 항체 IgG의 Fc부와 결합하는 수용체를 가지고 있기 때문에 항원세포의 세포막과 반응하고 있는 항체 IgG의 Fc부를 중개로 해서 표적세포와 결합하여 이것을 파괴한다.
- 자연 살해세포(natural killer cell)는 변이세포를 상해하는 자연적으로 마련된 세포 살해성 림프구로, 생체내에 발생하는 악성 종양이나 바이러스 감염 등에 대한 방어 반응에 중요한 역할을 한다.

■ 체액성 면역(humoral immunity)

(1) B(Bone marrow)림프구

- 분명하지는 않으나 골수나 막창자(맹장)에 존재하는 림프조직에서 세포분화가 이루어진다는 보고가 있다.
- 혈액내 림프구의 10~20%를 차지하며 지라 및 림프절 등에 존재한다.
- B세포는 항원과 접촉하게 되면 형질세포로 분화되어 각기 특이한 항체를 생산 방출하게 된다.

(2) 면역글로불린(immunoglobulin, Ig)

- 체액성 면역의 주체가 되는 것으로 여러 가지 생화학적 성상에 따라 IgG, IgA, IgM, IgE, IgD의 5종류로 구분할 수 있다.
- IgG
- 4종의 아종(subclass)이 있으며 면역글로불린 중 가장 농도가 높다.
- 여러 세균에 대한 항독소 항체로 감염방지에 도움이 되고 태아에서는 어머니로부터 태반

과 초유를 통해서 운반되는데 수개월간 지속된다.

- IgA
- 2종의 아종(subclass)이 있으며 혈청 중에도 존재하지만 눈, 코, 입안, 기도 및 소화관의 점막에 존재하는 면역글로불린으로 형질세포에 의해서도 생산되고 분비물에 많이 포함되어 있다.
- 국소적 방어에 관여한다.
- IgM
- 2종의 아종(subclass)이 있으며 마크로글로불린(macroglobulin)이라고 한다.
- 분자량 약 100만으로 면역글로불린 중 최대이다.
- 주로 B림프구 표면에 존재하고 가장 원시적인 면역글로불린으로 감염초기 IgG에 앞서 작용한다.
- IgE
- 항원이 침입한 점막에서 주로 형성되고 Fc부분은 조직에 있는 비만세포, 혈액 중의 호염기구와 결합하는 성질이 있으며 동일한 항원과 결합하게 되면 히스타민을 방출하여 과민반응을 일으킨다.
- IgD
- 골수종 환자의 혈청에서 발견된 것으로 IgM과 함께 B세포의 표면에 국한해서 나타나는 면역글로불린 수용체이다.

6) 과민반응(Hypersensitivity)

- 생체의 일반적인 면역반응과 동일한 기전을 가지면서 부적절한 면역반응을 나타내는 것을 과민반응 또는 알레르기반응(allergy reaction)이라고 한다.
- 페니실린에 의한 과민성 shock의 발생 기전: 이미 형성된 IgE에 의해 매개되며 항원에 재차 노출된 후 대개 수분 내에 증상이 나타난다.

■ 제I형 과민반응(Type I hypersensitivity reaction)
- 아나필락시스형(anaphylactic type)이라고도 한다.
- 제I형 과민반응에 의한 자가면역성 질환
- 기관지 천식(bronchial asthma)

- 알레르기성 비염(allergic rhinitis)
- 소화기 알레르기(digestive organ allergy)
- 전신성 아나필락시스(systemic anaphylaxis)

■ 제II형 과민반응(Type II hypersensitivity reaction)
- 자가면역성 용혈성빈혈, 무과립증, 혈소판 감소증, 중증근무력증 등이 이에 속한다.
- 제II형 과민반응에 의한 대표적인 질환
- Rh혈액형 부적합 임신(신생아 중증 황달)
- 약제 알레르기(drug allergy)
- 제II형 과민반응에 의한 자가면역성 질환

■ 제III형 과민반응(Type II hypersensitivity reaction)
- 항원 항체 반응물, 즉 면역복합체에 의해 일어나는 과민반응이다.
- 제III형 과민반응에 의한 대표적인 질환
- 급성 미만성 토리콩팥염(사구체신염: acute diffuse glomerulonephritis)
- 혈청병(serum sickness)
- 전신성 홍반성 낭창(systemic lupus erythematosus)
- 만성 류마티스성 관절염(chronic rheumatoid arthritis)
- 결절성 동맥주위염(periarteritis nodosa)

■ 제IV형 과민반응(Type IV hypersensitivity reaction)
- 국소에 침착된 항원에 대해 감작된 T림프구에 의해 일어나는 세포매개성 과민반응
- 제IV형 과민반응에 의한 대표적인 질환
- 접촉성 피부염(contact dermatitis)
- 육아종성 염증
- 이식거부반응

■ 제V형 과민반응(Type V hypersensitivity reaction)
- 자극형 과민반응으로 항원물질이 밖에서 자극을 부여한다.

- 제V형 과민반응에 의한 대표적인 질환
- 갑상선 중독증
- 중증근무력증
- 인슐린 저항성 당뇨병

7) 면역부전(Immunodeficiency)

- 개체의 면역기능이 결핍되거나 저하된 상태
- 기본적으로 세포성 면역부전, 체액성 면역부전, 복합형 면역부전 등 3군으로 나뉜다.

■ 세포성 면역부전

(1) DiGeorge 증후군

X염색체성 유전, 가슴샘 무형성, T세포 결손 등을 특징으로 바이러스, 진균, 결핵균, 장티푸스균 등에 저항성이 없고 부갑상샘이 결손되기 때문에 테타니(tetany) 증상을 합병한다.

■ 체액성 면역부전

(1) Bruton형 무 γ글로불린 혈증

X염색체 열성유전, B세포와 형질세포 결여, 면역글로불린값 이상저하, 항체생산능 결여 등을 특징으로 고름균에 저항력이 없어 쉽게 패혈증이 된다.

■ 복합형 면역부전

(1) 중증 복합형 면역부전증(Swiss 형)

- X 및 상염색체성 또는 부정형의 형식으로 유전되며 T세포와 B세포의 결손에 의해 생긴다.
- 쉽게 중증감염증에 이환되어 예후가 극히 나쁘다.

(2) Nezelof 증후군

T - 세포와 B - 세포의 결여를 초래하는 간세포(stem cell)의 세포유전적 장애로 발생한다는 설과 흉선의 발달미숙과 T - 세포 발달억제 때문이라는 설이 있으며 thymosin 생산 또는 분비 결여로 초래된다는 설이 지배적이다.

(3) Wiskoff - Aldrich 증후군

X 염색체 관련 열성으로 유전되는 면역결핍질환으로 혈소판감소증, 습진, T - 세포와 B - 세

포의 부적절한 기능, 바이러스나 곰팡이 등의 감염, 암에 대한 민감성 증가 등이 특징이다.

8) 이식거부 반응(Transplant rejection)
- 수용자(recipient)의 세포가 공여자(donor)의 조직을 비자기성분으로 인식하게 되면 수용자의 면역기전이 작동되어 공여자의 조직을 파괴하게 되는데 이러한 반응을 이식거부 반응이라고 한다.

■ 거부반응에 관여하는 기전
- T세포 매개반응
- 항체 매개반응

■ 거부반응의 형태학적 변화
- 초급성 거부(hyperacute rejection)
- 급성과 만성거부(acute and chronic rejection)

■ 장기이식 거부반응을 파악하기 위한 검사
조직적합백혈구항원(histocompatibility leukocyte antigen, HLA)검사

9) 면역계 질환(Immunologic disorder)
■ 자가면역 질환(autoimmune disease)
자신의 조직성분에 대해 자가 항체가 반응하여 여러 가지 조직손상을 초래하는 것
(1) 전신성 자가면역 질환
(2) 결절성 다발성 동맥염
(3) 진행성 전신성 경피증
(4) 다발성 근염
(5) 류마토이드 관절염

■ 국소성 자가면역 질환
(1) Hashimoto disease.

(2) Sjögren 증후군

- 눈물샘과 침샘에 주된 병소가 있으며 병소에는 T세포 및 B세포의 침윤을 볼 수 있다.
- 주로 여성에서 발발하고 침샘과 눈물샘의 분비감소로 입안건조 및 건조성 각막 결막염을 특징으로 한다.

■ 면역결핍 증후군(immunologic deficiency syndrome)

- 면역기전의 이상으로 초래되는 모든 질환으로 병인에 따라 유전적인 원인에 의해 나타나는 1차성 질환과 후천적으로 발생되는 2차성이 있다.
- 2차성 면역 결핍증후군을 일으키는 원인으로는 감염, 영양부족, 노화 및 항암제치료, 방사선 조사나 면역억제제 투여의 부작용에 의해 발생된다.
- 면역결핍을 일으키는 세포에 따라 T세포 결핍증, B세포 결핍증 및 대식구 결핍증으로 나눌 수 있다.
- 면역 결핍증의 공통적인 증상은 반복되는 세균 감염이며 잘 치료되지 않는 것이 특징이다.

(1) 후천성 면역결핍증(acquired immunodeficiency syndrome, AIDS)

- 병원체 : virus로서 보통 HIV(human immunodeficient virus)라고 한다.
- 병원소 : 환자
- 전파 : HIV가 가장 높은 농도로 존재하는 곳은 환자의 혈액, 정액, 질 분비물 등이지만 눈물, 침, 모유, 소변, 척수액 등의 림프세포에도 감염되어 있다.
- 인체감염 : 환자와의 성교, 환자 혈액의 수혈, 환자와 주사기 공동 사용, 감염모로부터 출생한 신생아에게 수직감염, 예방책으로 콘돔사용이 권장된다.
- 잠복기 : 일반적으로 1~6주이고 감염 후 2~3개월이면 항체양성 반응이 나타난다.

■ 아토피 피부염(atopic dermatitis)

- 알레르기에 의한 조속한 과민 반응으로 국소 피부에 가려움증, 발적, 태선 등을 유발하는 급성피부염이다.
- 호발 부위는 샅, 목덜미, 발등, 손등으로 조직학적 특징은 없으며 환자의 혈청에서 감작항체인 IgE가 검출된다.
- 환자의 피부에 선을 그으면 선 모양이 선명하게 나타난다.

- 대부분 가려움이 있는 습진이 유아기에 발생해서 학령기, 성인기에까지 미친다.
- 유전적인 아토피성 소인을 배경으로 여러 환경인자가 요인이 된다.
- 주로 홍반, 구진(papule), 낙설(exfoliation) 등이 얼굴이나 팔다리 굽힘부위에 나타나며 긁어서 심해지면 만성화되어 태선(lichen)상을 나타낸다.
- 스테로이드제재 치료를 하고 피부간호 등의 청결을 유지해준다.

■ 두드러기(담마진 hives)
- 갑자기 불규칙한 모양의 적색 팽진이 피부에 나타나고 가려움증이 있다.
- 긁으면 점점 확대되어 두드러기라고도 한다.
- 경미하여 자연 치유되지만 에피네프린, 에페드린, 항히스타민제, 코티손 등이 치료제로 쓰인다.

■ 사이토카인(cytokine)
면역조절 화합물인 세포간 전령단백질군으로 생물학적 치료제 중에서 가장 큰 군을 이루고 interferons, interleukin 및 조혈성장 인자를 포함한다.

2. 수액의 약리작용

1) Lactated Ringer's solution 등장성 결정질액
저혈액성 쇼크의 처치에 가장 흔히 사용하는 정주액으로 등장성 결정질 용액이다. Sodium 130 mEq/L + Potassium 4 mEq/L + Calcium 3 mEq/L + Chloride 109 mEq/L + 완충제로써 젖산 28 mEq 등으로 구성되어 체내에 수분과 전해질을 보충하는데 이용된다. 1 L의 혈액을 보충하는데 보통 3~4 L의 링거액을 투여한다.

■ 용법 및 용량 : 250, 500, 1,000 mL 용량으로 정주한다. 심각한 저혈액성 쇼크일 때는 14 또는 16게이지 I.V캐뉼라를 통해 투여한다.
■ 주의 : 치료용량에서는 주작용이 거의 없으나 투여 시 순환 과부하를 예방하기 위해 계속 모니터해야 한다.

2) Dextran 인공 교질액

혈장단백 분획과는 아주 다른 교질액으로 혈청알부민과 비슷한 분자량의 당쇄를 갖고 있다. 혈관내 용적 팽창제로 사용되는 당을 함유한 교질액으로 저혈액성 쇼크의 치료보조제로서 효과가 있다.

- ■용법 및 용량 : 환자의 생리적 반응에 따라 용량을 적정한다.
- ■주의 : 발적, 가려움, 호흡곤란, 가벼운 저혈압 등의 부작용이 우려되므로 주의한다.

3) Dextrose in water 포도당 용액

■5% 저장성 포도당 용액

강력한 체액보충이 필요한 경우가 아니면 5% 포도당액이 자주 이용된다. D5W는 약물의 정맥투여에 필요한 정주로를 제공해 준다. 저장액이므로 울혈성 심부전 환자의 순환 과부하를 막아준다.

(1) 용법 및 용량 : 보통 미니드롭(60 drop/mL)으로 개방유지(To Keep Open, TKO)의 속도로 투여하고 순환 과부하 증상을 체크한다.

(2) 주의 : 포도당 함유 용액은 산성이며 국소 정맥자극을 유발할 수 있다. 피하주사는 조직괴사를 유발할 수 있으니 주의한다.

■10% 고장성 포도당 용액

5%와 마찬가지로 많은 체액 보충이 필요한 경우가 아닐 때 사용된다. 탄수화물이 D5W의 두 배이므로 저혈당의 치료에 유용하다. 신생아 인공호흡 시나 저혈당 중에 투여한다.

■5% Dextrose in 0.45% Sodium chloride(D5 1/2 NS) 고장성 포도당 함유 결정 질액

반식염액과 같은 sodium과 chloride를 함유하고 있으며 영양분으로 가해진 포도당은 80 cal/L로 용도가 많은 수액이다. 자유수와 전해질을 공급하고 포도당의 형태로 영양분을 제공한다. 열사중, 당뇨성 케톤산증, 신장이나 심혈관계 기능손상 환자에게 투여한다. 빠른 수액 보충이 필요한 경우에는 사용해서는 안된다.

■5% Dextrose in 0.9% Sodium chloride(D5NS) 고장성 포도당 함유 결정질액

영양분으로 포도당을 함유한 고장성 결정질액으로 자유수와 전해질을 공급하고 포도당의

형태로 영양분을 제공한다. 열사증, 담수익수, 저혈액증, 복막염 등에 투여한다. 심장이나 신장 기능 손상 환자에게는 투여해서는 안된다.

■5% Dextrose in Lactated Ringer's(D5LR) 고장성 포도당 함유 결정질액

락테이트 링거액과 동일 농도의 전해질을 함유하고 있으며 영양성분으로 100 mL 당 5 g의 포도당을 함유하고 있다. 이 포도당이 용액을 고장액으로 만든다. 물과 전해질을 공급하고 포도당의 형태로 영양분을 제공한다. 저혈액성 쇼크, 출혈성 쇼크, 산증에 투여하고 신장이나 심혈관계 기능이 저하된 환자에게는 투여해서는 안된다.

■0.9% Sodium chloride(Normal saline) 등장성 결정질액

생리식염액은 154 mEq/L의 sodium이온과 약 154 mEq/L의 chloride이온을 함유하고 있으며 sodium농도가 혈액의 농도와 비슷하므로 등장액으로 취급된다. 생리식염액은 특히 열사병 및 당뇨성 케톤산증, 담수익수, 더위와 관련된 질병, 브롬화합물 중독 시 해독제로써 유용하다. 순환 과부하를 일으킬 수 있으므로 울혈성 심부전 환자에게는 사용해서는 안되며 다량의 생리식염액을 투여하면 다른 전해질 결핍이 생길 수 있으므로 락테이트 링거액을 사용하는 것이 좋다.

001 염증의 증상으로 볼 수 없는 것은?

① 동통   ② 발열   ③ 종창   ④ 현기증   ⑤ 기능장애

☑ 정답 ④

☑ 문헌 전국응급구조학과교수협의회, (사)한국응급구조학회, 응급구조사를 위한 병리학, 메디컬사이언스, 2018, p.18

☑ 해설

▸ 셀서스(Celsus)가 밝힌 염증의 4대 징후는 발적(조홍), 동통(통증), 발열(열감), 종창이며, 갈레노스(Galenos)는 기능장애를 추가하였다.

002 피부가 외상을 받아 반응을 나타내는 과정이다. A, B, C, D에 해당하는 증상으로 옳은 것은?

> • 신경성에 의한 (A)→유리된 히스타민으로 인하여 소정맥 및 모세혈관이 확장되어 (B)→축삭반사로 소동맥이 확장되어 (C)→혈관투과성 증가로 (D)

	①	②	③	④	⑤
A	발적	창백	종대	조홍	종대
B	창백	발적	조홍	발적	발적
C	종대	조홍	발적	종대	조홍
D	조홍	종대	창백	창백	창백

☑ 정답 ②

☑ 문헌 이한기 외, 병리학, 수문사, 2005, p.20

☑ 해설

▸ 처음 나타나는 창백은 신경성이며, 발적은 유리된 히스타민으로 인하여 소정맥 및 모세혈관이 확장되어 생기고, 조홍은 축삭반사로 소동맥이 확장되어 나타나며, 종대는 혈관투과성 증가로 삼출이 일어나는데 기인한다.

003 염증 시 혈관의 변화로 옳은 것은?

① 혈관확장　　　　　② 혈관충혈　　　　　③ 혈관수축

④ 혈류속도 증가　　　⑤ 세동맥의 일시적 확장

☑ 정답 ①

☑ 문헌 강병우 외, 응급구조사 기초의학, 군자출판사, 2014, p.431

☑ 해설

▸ 세동맥의 일시적 수축 : 약한 경우에는 3~5초 내에 소실되지만 심한 경우에는 수분 간 진
행된다.

혈관 확장 : 세동맥에 이어 모세혈관, 소정맥에 일어남으로 혈류가 빨라지고 혈류의 증가가
일어나서 그 부위에 열과 조홍을 일으킨다.

혈류속도의 감소 : 급성염증의 초기에는 확장된 세동맥, 모세혈관, 소정맥을 통하는 혈류의
속도가 대단히 빨라지는데 이것이 수 시간 계속되면, 혈류속도가 지연된다.

004 염증조직에서 세포외의 액체가 증가하는 상태는?

① 팽진　　　② 충혈　　　　동통　　　④ 삼출　　　⑤ 백혈구 침윤

☑ 정답 ④

☑ 문헌 감경윤 외, 알기쉬운 병리학, 메디컬코리아, 2007, p.69

☑ 해설

▸ 염증이 있을 때는 림프관을 통한 조직액의 환류도 증가하므로 결국 혈관에서 유출되는 삼
출액의 량도 많아진다.

005 염증이 있을 때 백혈구에서 나타나는 초기반응으로 옳은 것은?

① 산소운반량을 증가시킴

② 혈관투과성을 감소시킴

③ 음성주화성으로 움직임

④ 호중구가 염증부위로 이동

⑤ 혈관수축과 내피세포로부터 분리

☑ 정답 ④

☑ 문헌 박희진 외, Paramedics 기초의학, 에듀팩토리, 2019. p.94

☑ 해설
  ▸ 염증이 있을 때 혈관투과성 증가, 양성주화성, 혈관확장과 내피세포에 유착되는 현상이 일
  어난다.

006 삼출액의 특성이 다음과 같은 염증은?

> • 삼출물 속에 탈락상피가 섞인다.
> • 알레르기성 비염에서 흔히 볼 수 있다.

① 점액성 염증　　　　　② 출혈성 염증　　　　　③ 위막성 염증
④ 화농성 염증　　　　　⑤ 장액성 염증

☑ 정답 ①

☑ 문헌 박희진 외, Paramedics 기초의학, 에듀팩토리, 2019, p.96

☑ 해설
  ▸ 점액선을 함유하고 있는 조직, 즉 점막에 염증이 생겨 많은 점액을 분비하게 되는 경우.

007 염증반응에 관여하는 대식세포의 작용으로 옳지 않은 것은?

① 인터페론 분비　　　　　　　② 백혈구의 삼투압 증가
③ 교원섬유를 용해하는 효소를 유리　④ 창상치유를 돕는 성장 촉진인자 유리
⑤ 화학주성 및 투과성 인자 유리

☑ 정답 ②

☑ 문헌 변영순 외, 병태생리학, 정담미디어, 2014. p.42

☑ 해설
  ▸ 대식세포의 작용 : 교원섬유를 용해하는 효소를 유리, 창상치유를 돕는 성장 촉진인자 유리,
  리소솜(lysosome)과 인터페론 분비, 화학주성 및 투과성 인자 유리, 탐식 및 소화작용, 프로
  스타글란딘 유리 등의 작용 등이 있다.

008 만성염증에서 볼 수 있는 조직학적 변화로 옳지 않은 것은?

① 섬유화　　　　　② 조직의 파괴　　　　　③ 섬유아세포의 증식

④ 단핵세포의 침윤　　　⑤ 근조직의 트로포닌 증가

☑ 정답 ⑤

☑ 문헌 변영순 외, 병태생리학, 정담미디어, 2014. p.53

☑ 해설

▸ 만성염증의 조직학적 변화는 장소, 원인과는 상관없이 비교적 일정한 변화를 볼수 있다.

009 염증에 관한 설명으로 옳은 것은?

① 죽은 조직에서도 일어난다.

② 괴사 조직에서도 일어난다.

③ B림프구와 T림프구가 관여한다.

④ 조직외상에 대한 특이적 세포적반응이다.

⑤ 혈액공급을 받는 조직에서만 일어난다.

☑ 정답 ⑤

☑ 문헌 변영순 외, 병태생리학, 정담미디어, 2014. p.49

☑ 해설

▸ 조직에서 염증의 흔적은 개체가 살아있는 동안 손상이 일어났다는 것이며, 염증의 흔적이
발견되지 않는다면 손상이 일어났을 때 이미 사망했다는 증거이다.

010 염증 시 열이 발생하는데 관여하는 물질로 옳은 것은?

① 세로토닌, 브라디키닌

② 브라디키닌, 프로스타글란딘

③ 히스타민, 브라디키닌

④ 내인성 발열인자, 브라디키닌

⑤ 내인성 발열인자, 프로스타글란딘

☑ 정답 ⑤

☑ 문헌 변영순 외, 병태생리학, 정담미디어, 2014. p.53

☑ 해설

  ▶ 프로스타글란딘과 뉴코트리엔은 염증반응 생산물로 혈관축소, 혈관확장, 혈관투과성 증가, 화학주성과 발열에 관여한다.

  ▶ 세로토닌(serotonin)은 투과성을 증가시키고, 브라디키닌(bradykinin)은 동통에 관여한다.

---

011 염증 시 인체에 나타나는 발열기전을 서술한 것이다. A, B, C의 내용으로 옳은 것은?

> • 사람의 발열기전은 염증에 대하여 대식세포가 반응하여 발열물질을 유리하면 체온조절 중추인 (A)에 작용한다. 그것이 직접 또는 (B)분비에 의해 혈관 (C)을 일으키고, 열발산이 방지되어 체온이 오르게 된다.

	①	②	③	④	⑤
A	중뇌	시상하부	연수	시상하부	연수
B	브라디키닌	히스타민	브라디키닌	프로스타글란딘	프로스타글란딘
C	이완	수축	이완	수축	이완

☑ 정답 ④

☑ 문헌 박희진 외, Paramedics 기초의학, 에듀팩토리, 2019. p.94

☑ 해설

  ▶ 사람의 발열기전은 염증에 대하여 대식세포가 반응하여 발열물질을 유리하면 체온조절 중추인 시상하부에 작용한다. 그것이 직접 또는 프로스타글란딘 분비에 의해 혈관수축을 일으키고, 열발산이 방지되어 체온이 오르게 된다.

---

012 창상의 2차 융합에서 볼 수 있는 조직의 특징으로 옳은 것은?

① 결손이 거의 없다. ② 치유 후 이완된다.

③ 치유가 오래 걸린다. ④ 육아조직이 거의 없다.

⑤ 반흔이 형성 되지 않는다.

☑ 정답 ③

☑ 문헌 이한기 외, 병리학, 수문사, 2005, p.42

☑ 해설

  ▸ 창상의 1차 융합은 감염이 없는 수술창 및 곧 봉합된 깨끗한 상처에서 일어날 수 있는데 이 때는 아주 소량의 육아조직이 생기고 그 자국도 작다.

    2차 융합은 1차 융합과 다음과 같은 차이가 있다.

    - 결손이 크고 다량의 염증 삼출물 및 파괴물의 제거가 필요하다.

    - 치유가 오래 걸리고 다량의 육아조직 형성이 필요하다.

    - 치유 후 수축되고 큰 반흔이 형성되며 피부 부속기관을 상실할 수 있다.

013 창상 치유에 영향을 미치는 국소적 인자로 옳은 것은?

① 연령   ② 영양

③ 혈액성분의 변화   ④ 손상조직의 종류

⑤ 스테로이드 투여량

☑ 정답 ④

☑ 문헌 이한기 외, 병리학, 수문사, 2005, p.44

☑ 해설

  ▸ 창상 치유에 영향을 미치는 인자

    - 전신적 인자 : 연령, 영양, 혈액성분의 변화, 당뇨병, 스테로이드 투여량

    - 국소적 인자 : 손상조직의 종류, 감염, 혈액순환의 부적절, 창상 내 이물질

014 신생아에서 볼 수 있는 원발성 폐포 확장부전의 원인으로 옳은 것은?

① 모체의 마취

② 뇌의 호흡중추 미발육

③ 계면활성제의 결핍

④ 분만과정 혈액흡인

⑤ 산도를 통과할 때 분비물 흡인

☑ 정답 ②

☑ 문헌 이한기 외, 병리학, 수문사, 2005, p.53

☑ 해설

▶ 원발성 폐포확장 부전 : 뇌의 호흡중추 미발육으로 불충분한 호흡

속발성 폐포확장 부전 : 호흡을 하고 며칠 후에 사망했을 때 볼 수 있으며, 신생아가 산도를 통과할 때 분비물이나 혈액을 흡인했을 때, 모체의 마취로 태아의 호흡이 억압되었을 때, 계면활성제가 결핍되었을 때 등에서 볼 수 있다.

015 양성종양의 특징으로 옳은 것은?

① 괴사가 흔하다.　　　　　　　　② 출혈이 흔하다.

③ 피막형성이 없다.　　　　　　　④ 성장속도가 빠르다.

⑤ 세포분열이 없거나 적다.

☑ 정답 ⑤

☑ 문헌 박희진 외, Paramedics 기초의학, 에듀팩토리, 2019, p.73

☑ 해설

▶ 양성종양의 특징 : 성장속도가 느리다. 피막형성이 있다. 출혈이 드물다. 괴사가 드물다. 경계가 명료하다. 세포분열이 없거나 적다. 재발이 드물다. 주위와의 유착이 없다. 색깔이 한결같다. 전이가 없다. 전신적인 영향이 적다.

016 악성종양의 조직학적 특징으로 볼 수 없는 것은?

① 핵분열이 많다　　　　② 간질성분이 적다　　　　③ 세포밀도가 높다

④ 세포분열이 보통 많다　　⑤ 성장속도가 느리다.

☑ 정답 ⑤

☑ 문헌 박희진 외, Paramedics 기초의학, 에듀팩토리, 2019, p.73

☑ 해설

▶ 세포 이형성(atypia, 비정형성)과 구조 이형성이 고도이다. 출혈 및 괴사가 있는 경우가 많으며 세포의 성질이 미분화이거나 다양성이다.

017 다음과 같은 특징을 보이는 샘암종(선암종, adenocarcinoma)으로 옳은 것은?

> • 점액분비가 심하다.
> • 종양전체가 젤리모양이다.
> • 현미경하에 많은 점액 중에 종양세포가 떠있다.

① 수양암종   ② 낭종암종

③ 점액선암종   ④ 원형세포암종

⑤ 유두관상선암종

☑ 정답 ③

☑ 문헌 박희진 외, Paramedics 기초의학, 에듀팩토리, 2019, p.78

☑ 해설

   ▶ 점액선암종은 점액을 대량 생성하는 샘암으로 단면은 젤라틴과 같이 끈끈하며 비교적 연하고 유방이나 창자 등에서 잘 발생한다.

018 다음과 같은 특징을 보이는 비상피성종양으로 옳은 것은?

> • 폐에 많이 전이된다.
> • 섬유모세포에서 기원하는 악성종양
> • 육안으로 종괴가 크고 출혈 및 괴사를 보인다.

① 점액종   ② 섬유육종

③ 평활근종   ④ 지방육종

⑤ 유두관상선암종

☑ 정답 ②

☑ 문헌 박희진 외, Paramedics 기초의학, 에듀팩토리, 2019, p.79

☑ 해설

   ▶ 섬유육종은 근막이나 피하조직에서 발생하며 악성도가 낮은 것으로부터 중등도, 고도의 것이 있다. 또한 뼈를 파괴하고 주위의 연부조직으로 침윤한다.

019 다음과 같은 특징을 보이는 악성신생물로 옳은 것은?

> • 멜라닌 형성 세포에서 발생 한다
> • 다른 피부암에 비해 전이가 빠르다.
> • 표재확산성, 결절성, 악성 검은 사마귀, 지단 검은 사마귀 등이 있다.

① 흑색종　　② 혈관종　　③ 신경교종　　④ 섬유육종　⑤ 평활근종

☑ 정답 ①

☑ 문헌 변영순 외, 병태생리학, 정담미디어, 2014. p.71

☑ 해설

▸ 임상적으로 반점과 같은 색조를 띠는 표재확산성 흑색종, 사마귀 같이 나타나는 결절성 흑색종, 검은 얼룩이 퍼진 것 같은 악성 검은 사마귀 흑색종, 팔다리 말단부에 불규칙한 모양의 색소반점으로 나타나는 지단 검은 사마귀 흑색종 등이 있다.

020 리이드-스테른베르그(Reed-Sternberg)세포를 관찰할 수 있는 림프종으로 옳은 것은?

① 흑색종　　　　　　② 신경교종　　　　　　③ 평활근육종
④ 융모암종　　　　　⑤ 호지킨(Hodgkin)림프종

☑ 정답 ⑤

☑ 문헌 박희진 외, Paramedics 기초의학, 에듀팩토리, 2019, p.81

☑ 해설

▸ 리이드-스테른베르그(Reed-Sternberg)세포 : 호지킨(Hodgkin)림프종 등에서 현미경상으로 발견할 수 있는 올빼미 눈모양의 거대 변형 세포.

021 만성 골수구성 백혈병과 관련이 있는 염색체로 옳은 것은?

① 18번　　　　　　　② 20번　　　　　　　③ 22번
④ X　　　　　　　　⑤ Y

☑ 정답 ③

☑ 문헌 이용덕 외, 알기쉬운 인체병리학, 학지사메디컬, 2018. p.451
☑ 해설

▸ 만성 골수구성 백혈병환자의 골수세포에 필라델피아염색체가 존재한다. 필라델피아 (Philadelphia)염색체는 장완의 단축을 특징으로 하는 22번 염색체의 이상이다.

022 세포기질의 상실로 인하여 기관의 필수조직이 감소하거나 세포의 크기가 감소하는 상태로 옳은 것은?

① 변성　　　　　　　② 위축　　　　　　　③ 용해
④ 상해　　　　　　　⑤ 화생

☑ 정답 ②
☑ 문헌 박희진 외, Paramedics 기초의학, 에듀팩토리, 2019, p.85
☑ 해설

▸ 위축의 원인은 영양장애, 기능의 저하, 신경지배의 장애, 내분비선의 장애, 혈액공급의 감소, 노령화 등이다.

023 지방변성을 설명한 것으로 옳은 것은?

① 단백질 대사 장애로 형성된다.
② 지방산, 포도당 등의 과다섭취로 발생한다.
③ 지방이 글리세린으로 변한 상태이다.
④ 호발장기는 폐, 이자, 십이지장 등이다.
⑤ 육안으로는 황색, 침범된 장기는 황반이나 점을 나타낸다.

☑ 정답 ⑤
☑ 문헌 박희진 외, Paramedics 기초의학, 에듀팩토리, 2019, p.88
☑ 해설

▸ 전자현미경상으로는 지방소적은 세포기질의 막에 싸이지 않고 그대로 유리되어있다.

024 다음과 같은 특징을 나타내는 세포의 변화로 옳은 것은?

> • 한 형의 분화된 조직에서 다른 조직으로 변하는 것.
> • 기관지의 섬모상피세포가 자극에 의해 편평상피세포로 변한다.
> • 스트레스에 민감한 세포가 이를 견딜 수 있는 다른 형으로 대치된다.

① 변성　　　② 위축　　　③ 용해　　　④ 상해　　　⑤ 화생

☑ 정답 ⑤

☑ 문헌 박희진 외, Paramedics 기초의학, 에듀팩토리, 2019, p.88

☑ 해설

　▸ 스트레스에 민감한 세포가 이를 견딜 수 있는 다른 형으로 대치되는 것은 적응성 화생이다.

025 괴사를 설명한 것으로 옳은 것은?

① 세포핵이 농축된 상태　　　　　② 세포의 혈액순환장애

③ 죽은 세포가 미이라화 된 상태　　④ 세포의 항상성과 물질대사 변화

⑤ 생체 내에서의 세포나 조직의 사망

☑ 정답 ⑤

☑ 문헌 박희진 외, Paramedics 기초의학, 에듀팩토리, 2019, p.89

☑ 해설

　▸ 괴사는 세포가 항상성을 유지할 수 있는 정도를 넘는 심한 손상을 입었을 때 초래 된다.

026 알레르기검사나 백신접종 등을 위한 투여로 적합한 것은?

① 피내　　　② 피하　　　③ 근육　　　④ 정맥　　　⑤ 설하

☑ 정답 ①

☑ 문헌 범진필, 임상약리학, 청구문화사, 2016. p.38

☑ 해설

　▸ 피내주사는 알레르기검사나 백신접종, 알레르기 탈감작, 사마귀제거, 피부봉합, 작은 수술
　　전의 국소마취제 주사 등에 사용된다.

027 근육주사 부위로 적합하지 않는 근육은?

① 삼각근　　② 배둔근　　③ 대퇴직근　　④ 외측광근　　⑤ 가시아래근

☑ 정답 ⑤

☑ 문헌 범진필, 임상약리학, 청구문화사, 2016. p.35

☑ 해설

▶근육주사 부위로 적합한 근육은 삼각근, 배둔근, 대퇴직근, 외측광근, 복둔근 등이다.

028 후천성면역결핍증(AIDS)의 전파경로로 옳지 않은 것은?

① 성교　　② 태반　　③ 혈액　　④ 호흡기계　　⑤ 피하 주사바늘 공유

☑ 정답 ④

☑ 문헌 박희진 외, Paramedics 기초의학, 에듀팩토리, 2019. p.111

☑ 해설

▶ 감염자의 약 75%가 성교에 의해 전파되며, 인간면역결핍바이러스(HIV)에 감염된 혈액은 주사바늘을 공유함으로써 인체에 주입된다. 또한 HIV는 태반을 통과하여 아이를 감염시킨다.

029 중년남자에서 시행한 검사소견이 다음과 같았다. 이 환자의 진단으로 옳은 것은?

- HIV가 원인균이었다.
- 림프종이 발견되었다.
- 목구멍이 아프고 체중이 감소하였다.

① 하시모토병　　　　② 악성빈혈　　　　③ 루포이드 간염

④ AIDS　　　　　　⑤ 라이더 증후군

☑ 정답 ④

☑ 문헌 박희진 외, Paramedics 기초의학, 에듀팩토리, 2019, p.111

☑ 해설

▶ HIV는 환자의 림프조직, 정액, 질분비물, 타액, 젖, 눈물, 뇌척수액 등에서 분리되며 성적접촉, 혈관내주사 및 산모로부터 태아로의 수직전파를 통해 감염된다.

030 타액이나 젖과 같은 외분비 내 대부분을 차지하는 항체로 옳은 것은?

① IgA   ② IgD   ③ IgE   ④ IgG   ⑤ IgM

☑ 정답 ①

☑ 문헌 박희진 외, Anatomy & Physiology, 군자출판사, 2015, p.150

☑ 해설

▸ 혈청 속의 대부분 항체는 IgG 타입이며, 외분비 내 대부분은 IgA 이다. IgE 항체는 알레르기 반응에 관여한다.

031 순환 항체 중 가장 많이 존재하여 항체로 옳은 것은?

① IgA   ② IgD   ③ IgE   ④ IgG   ⑤ IgM

☑ 정답 ④

☑ 문헌 최명애 외, 인체의 구조와 기능, 현문사, 2017. p.435

☑ 해설

▸ 혈청 속의 대부분(약 75%) 항체는 IgG 타입이며, 외분비 내 대부분은 IgA 이다.

032 눈, 코, 입안, 기도 및 소화관의 점막 등에 존재하여 국소면역에 관여하는 항체로 옳은 것은?

① IgA   ② IgD   ③ IgE   ④ IgG   ⑤ IgM

☑ 정답 ①

☑ 문헌 박희진 외, Paramedics 기초의학, 에듀팩토리, 2019, p.104

☑ 해설

▸ IgA 는 형질세포에 의해서도 생산되고 분비물에 많이 포함되어있다.

033 즉시 과민반응에서 알레르기 반응에 관여하는 항체로 옳은 것은?

① IgA   ② IgD   ③ IgE   ④ IgG   ⑤ IgM

☑ 정답 ③

☑ 문헌 전국응급구조학과교수협의회, 내과전문응급처치학, 도서출판 한미의학, 2018, p.521

☑ 해설

▸ 혈청 속의 대부분 항체는 IgG 타입이며, 외분비 내 대부분은 IgA 이다. IgE 항체는 알레르기 반응에 관여한다.

034 알레르기성 천식이나 아토피성 피부염 등, 즉시형 과민증을 나타내는 아종의 항체로 옳은 것은?

① IgA   ② IgD   ③ IgE   ④ IgG   ⑤ IgM

☑ 정답 ③

☑ 문헌 최명애 외, 인체의 구조와 기능, 현문사, 2017. p.435

☑ 해설

▸ 이러한 증상들은 정상적인 IgG 항체 대신 IgE 아종의 항체를 생산하기 때문에 나타난다.

035 다음과 같은 기능을 보이는 림프구로 옳은 것은?

• 이식거부 반응에 관여한다.   • 바이러스와 진균 감염을 방어한다. • 세포매개 파괴로 희생세포를 죽인다.   • 암에 대한 면역 감시에 작용한다.

① B림프구   ② 살해 T림프구   ③ 보조 T림프구

④ 억제 T림프구   ⑤ 자연살해세포

☑ 정답 ②

☑ 문헌 박희진 외, Anatomy & Physiology, 군자출판사, 2015, p.149

☑ 해설

▸ 보조 T림프구와 억제 T림프구는 B세포와 살해 T세포(세포독성 T세포)의 반응을 조절한다.

036 T림프구와 대식세포들이 분비하는 면역반응 조절 폴리펩티드로 옳은 것은?

① 케모카인(chemokine)　　　　② 코르티존(cortisone)

③ 세크레틴(secretin)　　　　④ 세로토닌(serotonin)

⑤ 사이토카인(cytokine)

☑ 정답 ⑤

☑ 문헌 이용덕 외, 알기쉬운 인체병리학, 학지사메디컬, 2018. p.63

☑ 해설
　　▸ 림프구의 사이토카인(cytokine)을 림포카인(lymphokine)이라고 한다.

037 항원에 의해 T세포가 만들어내는 단백질 성분으로 옳은 것은?

① 케모카인(chemokine)　　② 림포카인(lymphokine)　　③ 세크레틴(secretin)

④ 세로토닌(serotonin)　　⑤ 인터루킨(interleukin)

☑ 정답 ⑤

☑ 문헌 박희진 외, Anatomy & Physiology, 군자출판사, 2015, p.149

☑ 해설
　　▸ 이들 인터루킨(interleukin)은 1차적으로 T세포에 작용한다.

038 체액성 전해질 혼합물의 적용증으로 옳은 것은?

① 감염에 의한 고열　　　　② 비타민 B의 결핍

③ 착란 등의 신경장애　　　　④ 호르몬분비의 불균형

⑤ 설사와 구토에 의한 탈수

☑ 정답 ⑤

☑ 문헌 구본기 외, 임상약리학, 정문각, 2005, p. 507

☑ 해설
　　▸ 체액성 전해질 혼합물은 음식물 섭취가 어렵고 설사와 구토에 의한 탈수 시 전해질
　　　균형을 위해 투여된다.

039 D5W 500mL에는 포도당이 몇 g 들어있는가?

① 5　　　　② 10　　　③ 15　　　④ 20　　　⑤ 25

☑ 정답 ⑤

☑ 문헌 김세은 외, 응급약리학, 한미의학, 2003, p. 64

☑ 해설

▸ 5g/100mL × 500mL = (2,500/100)g = 25g

040 등장성 결정질액에 속하는 용액은?

① 덱스트란　　　　② 락테이트 링거액　　　③ 5% 포도당액

④ 10% 포도당액　　⑤ 0.45%염화나트륨액

☑ 정답 ②

☑ 문헌 박희진 외, Paramedics 기초의학, 에듀팩토리, 2019, p.113

☑ 해설

▸ 덱스트란 : 인공교질액

5% 포도당액 : 저장성 포도당 용액

10% 포도당액 : 고장성 포도당 용액

0.45% 염화나트륨액 : 저장성 결정질액

Section II

Infection

Chapter 3

감염질환

01 병원체
pathogen

1. 병원체의 종류 및 전파

1) 병원체의 종류

- 질병을 유발하는 병원체는 혐기성세균과 호기성세균이 있으며 세균, 바이러스, 리케차, 진균이나 사상균, 기생충 등이 있다.
- 직접전파, 숙주를 거치는 전파, 동물 기생체 감염 등을 통해 인체에 전파된다.
- 국소감염 : 미생물이 몸 안에 침입하여 일정한 부위에 머물면서 감염을 일으키는 경우
- 병소감염 : 감염원이 알레르기 반응을 일으켜 원격장기에 영향을 미치는 경우
- 증상감염(현성감염 apparent infection) : 임상적인 증세가 있는 감염 형태
- 무증상감염(불현성감염 inapparent infection) : 임상증세가 없는 감염상태이며 병의 과거력 체크 가능
- 혼합감염 : 2종 이상의 병원균이 함께 침입되어 있는 경우
- 중감염 : 감염되어 있는 상태에서 동일 병원균이 다시 침입한 경우
- 자가감염 : 자신이 가지고 있는 병원균에 의해 자기 자신이 다시 감염되는 경우

■ 세균(bacteria)
- 적혈구보다 작은 단세포 미생물(7 μm 이하, 1 μm = 10^{-4} cm)
- 막대 모양의 간균(장티푸스, 디프테리아, 결핵균 등), 원형 모양의 구균(포도상구균, 연쇄상구균 등), 나선형 모양의 나선균(매독균 등) 등이 있다.
- 외독소 : 혈액, 림프를 통해 몸에 퍼짐(예 Clostridium tetani 라는 박테리아가 분비하는 tetanospasmin 분비하여 파상풍)
- 내독소 : Gram 음성 박테리아에 의해 발생(예 패혈성 쇼크(septic shock) – 순환계변화로 조직관류 감소, 소변량 감소, 혼미)

■ 바이러스(virus)

• 박테리아보다 훨씬 작음

• 활물기생 – 환경에 노출되면 전염성 상실

• 세포내 침입하면 세포가 파괴되어야 사멸 [감염된 세포만 선택적으로 파괴시키는 약물개발이 안되므로 AIDS(Acquired Immune Deficiency Syndrome) 치료가 어려움]

■ 리케차(rickettsia)

• 세균과 바이러스의 중간 크기로 세균과 유사한 화학적 성분을 지니며 화학요법제에 대해 감수성이 있는 점이 바이러스와 다르다.

• 발진티푸스, 쯔쯔가무시병 등

■ 진균 또는 사상균

• 진균은 광합성이나 운동성이 없는 생물이며 버섯, 곰팡이, 효모 등이 있으며 피부질환을 일으킨다.

• 사상균과 효모. 진균에 감염된 환자를 사상균증이라 함

• 면역력이 떨어지면 진균 감염이 용이하다.

■ 기생충

• 주로 중간숙주에 의해 전파되며 면역이 거의 없고 부적합한 조건에서도 장기간 생존이 가능하다.

• 개발도상국에 많고 감염균에 따라 치료가 다르다.

• 옴, 이, 회충, 아메바성 이질 등

2) 병원체의 전파

■ 직접접촉, 간접접촉, 국소감염, 병소감염, 공기전파(air borne transmission), 생물학적 전파, 흡입, 찔림, 수혈

(1) 혈행성 병원체 노출요인

• 오염된 바늘에 의한 손상

• 혈행성 기타 잠재적 감염성물질(other potentially infectious materials: OPIM)들이 코, 입

등으로 튀어 들어감

- 혈액, OPIM 등이 피부의 개방성 상처로 들어감
- 혈액, OPIM 등이 묻어있는 날카로운 기구에 베임
- 사람에게 물림

3) 병원체 전파의 4대 영향인자

- 원인균
- 균력
- 용량
- 숙주저항

4) 감염병 생성과정

병원체 → 병원소 → 병원소로부터 병원체의 탈출 → 전파 → 새로운 숙주에의 침입 → 감수성 숙주의 감염

5) 생체의 감염 방어기구

- 비특이적 감염 방어기구(nonspecific defense mechanism)(=선천면역)
- 피부나 점막과 같은 상피조직의 감염 방어장벽
- 눈물, 침, 콧물 등의 분비물 중에 리소짐(lysozyme), 땀 중의 유산, 지방성 분비물 중의 올레인산(oleic acid), 위액 중의 염산 등에 의한 항미생물 작용
- 혈청의 항미생물 작용
- 호중성구, 대식세포 등의 식세포 항미생물작용

- 특이적 감염 방어기구(specific defense mechanism)(=후천면역)
- 병원체나 그 독소가 항원으로 되어 면역이 성립되어서 발휘되는 방어기구
- 항원으로 된 것에 대해서만 특이적으로 작용한다.
- 항체와 보체(세균을 공격하고 파괴하는 혈장단백)의 작용에서 이루어지고 있는 체액성 면역과 T세포, 림프카인, 활성화 대식세포 등에 의한 세포성 면역의 작용이 발휘된다.

6) 보균자(Carrier)

증상은 없으나 병원체를 배출함으로써 다른 사람에게 병을 전파시킬 수 있는 사람.

■ 병후보균자(회복기 보균자 convalescent carrier)

감염성 질환에 이환하여 그 임상증상이 완전히 소실되었는데도 불구하고 병원체를 배출하는 보균자(장티푸스, 이질, 디프테리아, 살모넬라균, 바이러스성 간염)

■ 잠복기 보균자(incubatory carrier)

어떤 질환에 감염된 후 임상적인 증상이 나타나 잠복기간 중에 병원체를 배출하는 감염자[홍역, 백일해, 볼거리(유행성귀밑샘염), 수두]

■ 건강보균자(healthy carrier)

감염에 의한 임상증상이 전혀 없고 건강자와 다름이 없지만 병원체를 보유하는 보균자로서 건강보균자와 잠복환자의 차이점은 건강보균자는 임상적 이환이 되지 않으나 잠복환자는 이환이 된다는 것이다. 또한, 병원체에 감염은 받아도 처음부터 증상을 나타내지 않는 보균자로 보건관리가 가장 어렵다(소아마비, 일본뇌염, 유행성수막염, 바이러스성 간염).

감염질환 및 중독
infectious disease and poisoning

1. 인체 감염질환(Human infection disease)

1) 세균(Bacteria) 감염

- 파라티푸스 등과 같은 진성 세균류, 방사상 세균류, 스피로헤타, 마이코프라스마 등에 의한 감염
- 많은 병원성 박테리아는 숙주조직에 침범하여 자체적으로 DNA, RNA, 단백질 등을 합성하여 분열해 나간다.
- 세균이 증식되면 그 주변부위는 세포와 조직의 변성, 괴사, 염증이 일어난다.
- 세균의 급성 감염에 의한 전신반응: 체온상승, 혈청 CRP(C - reactive protein, C - 반응성 단백)양성, 적혈구침강속도(erythrocyte sedimentation rate, ESR)증가, 말초혈액에는 화농균 감염으로 호중구 증가증이 있으며 장티푸스에서는 림프구 증가와 호중성구의 상대적 감소 등의 반응이 나타난다.

2) 호흡계 감염

■ 인플루엔자균(haemophilus influenzae)감염

다양한 그람 음성균으로 수막염과 하부기도 감염의 원인이다.

예 급성후두개염(acute epiglottitis) : 주로 아이들에게 발생하는 심한 후두개의 염증으로 발열, 인후통, 호흡곤란, 천명음, 크루프(croupy)성 기침, 후두개가 붓고 붉은 증상을 보이며 호흡곤란으로 목을 뒤로 젖히는 자세를 취한다.

■ 백일해(pertussis)

그람음성 알막대균인 Bordetella pertussis의 감염으로 발생하며 발작성 기침과 들숨성 경련성호흡이 특징이다. 후두기관지염을 일으켜서 기관지 점막의 미란, 발적, 화농성 삼출물이 나

타나며 중복감염이 없으면 허파꽈리 조직은 정상이다.

- 병원소 : 환자
- 전파 : 비말감염
- 잠복기 : 1주 전후

■ 디프테리아(diphtheria)

그람양성 막대균인 Corynebacterium diphtheriae에 의해 공기방울이나 피부 탈락물에 의해 전염되는 질환으로 심하면 인두점막에 두꺼운 막을 형성하고 심장이나 말초신경 등에 독소에 의한 손상을 일으킨다.

- 병원소 및 전염원 : 환자와 보균자이고 특히 보균자에 의한 전파가 많다.
- 전파 : 환자나 보균자의 콧물, 인후 분비물, 기침, 피부의 상처를 통해 직접 전파된다.

■ 홍역(measles)
- 병원체 : virus
- 병원소 : 환자
- 전파 : 환자의 객담, 코인후 분비물의 비말감염

■ 유행성 귀밑샘염(이하선염 mumps)
- 병원체 : virus로 비말이나 공기로 전파되고 귀밑샘이나 고환, 난소, 젖샘 등에 발병한다.
- 생식선의 감염, 췌장염 등의 합병증을 유발하고 예방접종 대상 질환이다.

■ 풍진(german measles)
- 병원체는 virus로 비말이나 공기로 전파되고 코 부위와 후두부로 체내 침입을 한다.
- 임신 초기에 이환되면 모체에 감염된 바이러스가 태반을 통하여 태아에게 감염됨으로써 기형, 정신박약, 태아사망을 초래한다.
- 잠복기는 2~3주이며 열과 발진이 있을 때는 유행성 귀밑샘염과 마찬가지로 격리해야 한다.

3) 소화계 감염

■ 식중독 발생의 역학적 특징

• 급격히 집단적으로 발생한다.

• 발생지역이 국한되어 있다.

• 여름철에 많다.

• 연령적인 특성은 없으나 보통 20~24세가 많다.

• 성별로는 남자가 많다.

■ 감염형 식중독

(1) 살모넬라 식중독(salmonellosis)

• 대표적인 원인균은 장염균(Sal. enteritidis), 쥐티푸스균(Sal. typhi murium), 돼지콜레라균 (Sal. cholerae suis) 등이 있다.

• 잠복기 : 12~48시간으로 평균 20시간

• 증상 : 38~40℃, 두통, 복통, 설사, 구토를 일으키고 대개 2~5일이면 발열이 그치고 1주일 이면 회복한다.

• 감염경로 : 살모넬라균에 이환 또는 보균 조수류 고기를 먹거나 환자, 보균자, 가축, 쥐들 의 소변에 오염된 음식을 섭취했을 때 또는 어육제품, 유제품, 어패류, 두부류, 샐러드 등 에서도 감염된다.

• 예방 및 처치 : 쥐, 파리, 바퀴 제거
  탈수에 대한 처치가 거의 유일한 방법으로 설사가 심하지 않고 환자가 물을 마실 수 있다 면 수분을 경구적으로 공급한다.

설사가 심하거나 구토로 물을 마시지 못할 때는 전해질투여

(2) 장염비브리오 식중독(vibrio food poisoning, Halophilism)

• 예전에는 호염균 식중독(Halophilism)이라고 했다.

• 대표적인 원인균은 장염비브리오균이다.

• 잠복기 : 8~20시간 전후(평균 12시간)이다.

• 증상 : 37.5~38.5℃로 고열은 없으며 전형적인 급성 위장염을 일으키는데 복통, 설사, 구 토가 주 증상이고 경우에 따라서는 혈변이 나오는 수도 있다.

• 감염경로 : 원인 식품은 어패류가 주이며 주로 5~11월(주로 7~9월) 사이에 많이 발생한다.

- 예방 및 처치 : 4℃ 이하의 저온에 약하므로 식품을 냉장 보관한다.
- 어패류를 담수로 깨끗이 씻는다.
- 60℃로 5분 또는 55℃로 10분간 가열한다.
- 여름철에 생식을 삼가야 한다.
- 2차 오염원이 될 수 있는 조리기구, 행주 등을 소독 건조시킨다.
- 심한 설사로 탈수가 확인되면 락테이티드 링거용액(lactated Ringer's solution)이나 생리
- 식염수를 20 mL/kg로 투여한다.

■독소형 식중독

(1) 포도상구균 식중독(staphylococcal food poisoning)

- 포도상 구균은 황색포도상구균(staphylococcus aureus)과 표피포도상구균으로 분류되는
  데 표피포도상구균은 영유아에서 화농의 원인이 되는 경우가 있으나 식중독의 원인이 되
  지는 않는다. 황색포도상구균은 식중독 및 창상감염을 일으켜 화농성질환을 일으키는 원
  인균인데 식중독의 원인물질은 균이 생성하는 창자독소(enterotoxin)이다.
- 잠복기 : 1~6시간(평균 3시간) 정도이다.
- 증상 : 38℃ 이하로 고열은 없으며 타액 분비, 복통, 설사, 구토가 있다.
- 감염경로 : 이 균에 오염된 우유, 크림, 버터, 치즈 등의 유제품에서 감염되고 김밥, 도시락
  에서 감염되는 경우도 흔하다.

(2) 보툴리누스균 식중독(botulism)

- 원인균은 clostridium botulinum이며 이 균은 토양 및 자연계에 널리 분포되어 있고 통조
  림, 소시지 등 식품의 혐기성 상태에서 발육하여 신경독소(neurotoxin)를 분비한다.
- 잠복기 : 일반적으로 12~36시간이지만 2~4시간만에 신경증상이 나타나는 경우도 있다.
- 증상 : 신경계 증상이 주 증상으로 복시, 동공산대, 실성, 삼킴곤란, 호흡곤란 등이 나타나
  고 신경증상 전에 욕지기, 구토, 복통, 설사 등의 소화계 증상이 나타나기도 한다.
- 감염경로 : 통조림, 소시지 등과 야채, 과일, 식육, 유제품 등이 혐기성 상태에 놓이게 되는
  경우 문제가 된다.

(3) 웰치균 식중독(welchii)

- 원인균은 clostridium welchii이다.
- 원인식품은 주로 수육제품이며 enterotoxin에 의한 독소형 식중독으로 위장계 장애를 일

으키는데 치사율은 매우 낮으며 회복이 빠르다.

- 중독증상
- 내열성 A형균에 의한 경우 : 8~20시간, 평균 12시간의 잠복기를 거쳐 복통과 수양성설사, 복부 팽만감
- F형균에 의한 경우 : 2~3시간의 잠복 후 메스꺼움, 구토, 격심한 하복부통, 점혈변이 섞인 설사
- 예방 및 처치 : 사람이나 동물의 분변, 토양으로부터 식품이 오염되지 않게 한다.
- 식품은 냉장 보존하거나 염장한다.
- 보존식품은 가열한 후 먹는다.
- 심한 설사로 탈수가 확인되면 락테이티드 링거용액(lactated Ringer's solution)이나 생리식염수를 20 mL/kg로 투여한다.

■세균성 식중독

(1) Allergy성 식중독

- Morganella균이 histamine함량이 많은 어육에 부착되어 증식함으로써 histidine을 탈탄산화시켜 만들어낸 다량의 histamine과 함께 생산된 부패 amine이 함께 작용하여 발생시킨다.
- 잠복기 : 일반적으로 5분~1시간이지만 보통 30분 전후이다.
- 증상 : 안면홍조, 작열통, 전신에 홍조를 띄고 두드러기가 생긴다. 욕지기, 구토, 복통, 설사 등의 소화기계 증상은 거의 없으며 6~10시간이나 늦어도 24시간 이내에 회복된다.

(2) 창자알균식중독(장구균 식중독 enterococcus food poisoning)

- 사슬알균의 D군이 원인균이며 원인식품은 쇠고기, 고로케, 치즈, 분유, 두부 등이다.
- 잠복기 : 1~36시간(평균 5~10시간)이다.
- 증상 : 급성 위장염으로 설사, 복통, 구토가 있고 발열은 거의 없다.

(3) 장티푸스(typhoid fever)

- 병원체 : salmonella typhi
- 병원소 및 전염원 : 환자와 보균자이고 오염음식물 및 오염해산물이 전염원이다.
- 전파 : 대변 → 물 → 파리, 곤충 등
- 그람음성의 막대균이며 망상내피계와 림프계의 비후를 나타내며 전 창자관계, 특히 돌창자말단부에 침범하여 병변을 일으킨다.

- 잠복기는 1~2주일이며 이후 일주일간 균혈증 상태로 임상증상이 나타난다.
- 심할 경우에 돌창자의 천공을 일으키나 질병의 극기를 지나면 궤양은 잘 치유된다.
- 조직학적으로 단핵구성 식세포의 증식이 전신적으로 관찰된다.
- 증상은 발열, 두통으로 시작하여 오후에는 고열을 동반하고 발병 2주에 고열이 지속되다가 3, 4주 후에 서서히 하강한다.
- 욕지기, 구토, 설사, 복부 팽만감, 복통이 나타나고 발병 2주가 지나면 전 가슴벽의 하부와 상복부에 1~5 mm크기의 붉은 반점이 나타난다.

(4) 콜레라(cholera)
- 병원체 : vibrio cholerae
- 병원소 및 전염원 : 환자와 보균자이고 대변 및 토사물에 의한 오염수, 오염음식물 및 오염식기이다.
- 전파 : 대변, 토사물 → 물, 오염음식물
- 잠복기 : 12~48시간이지만 최장 5일 경우도 있다.
- 증상 : 심한 설사가 있고 구토 등으로 탈수상태에 빠질 수 있다. 심하면 산독증과 순환성 허탈증에 빠지는 급성 장관질환이다.

(5) 세균성 이질(bacillary dysentery)
- 병원체 : shigella dysenthriae, sh. boydii, sh. sonnei
- 병원소 및 전염원 : 환자와 보균자이고 오염음식물 및 오염수이다.
- 전파 : 대변 → 물 → 파리, 곤충 등
- 잠복기 : 2~7일 전후의 잠복기가 있고 전염기간은 2~3주간이다.

(6) 폴리오(급성 회백수염 poliomyelitis)
- 병원체 : polio virus
- 병원소 및 전염원 : 환자 및 불현성 감염자
- 전파 : 대변, 호흡기계 분비물 → 오염음식물
- 잠복기 : 1~3주 전후

(7)유행성 간염(infectious hepatitis)
- 병원체 : A형 및 B형 간염 virus
- A형은 분변오염에 의한 전염성 간염이며 B형보다 전염성이 강하지만 회복이 빠르다.
- B형은 수혈이나 오염 주사기 및 모체로부터 수직감염이 잘되어 혈청성 감염이라고도 하

며 만성화되는 경우가 많다.

- 병원소 : 환자
- 전파 : 대변 → 음식물, 또는 수혈

■ 박테리아성 창자염(장염)

(1) Shigella 감염 : 그람 음성막대균으로 대변을 통하여 입으로 감염되며 큰창자 점막층을 침범하여 설사를 일으킨다. 심하면 점막의 충혈, 부종 등이 나타나며 림프절이 커져 내강으로 돌출된다.

(2) Campylobacter 감염 : 쉼표 모양의 편모를 가진 그람 음성균으로 만성위염, 창자염, 패혈증 등의 원인이다. 물 같은 설사를 하며 세포괴사로 인한 혈성 설사나 염증성 설사를 한다.

(3) Yersinia 창자염 : 그람 음성 통기성 세포내 박테리아에 의한 감염으로 돌창자염과 창자 사이막 림프선염을 일으킨다.

(4) 살모넬라감염증과 장티프스 : 살모넬라균은 편모를 가진 그람 음성막대균으로 음식물이나 물을 통해 감염된다. 장티프스는 감염 첫째 주에는 균혈증으로 인한 전신 증상을 보이며, 둘째 주에는 발적, 복통, 내망내피계의 침범을 보인다. 셋째 주에는 Peyer판 상부 점막의 궤양으로 인한 창자 출혈과 쇼크가 나타난다.

(5) 콜레라 : 쉼표 모양의 그람 음성균으로 뜨물 같은 심한 설사를 한다. 분비성 설사는 콜레라 독소로 불리워지는 창자독소에 의해 발생하며 E. coli의 창자독소와 유사하다.

예방 및 처치: 경구적으로 Na+, Cl-, bicarbonate(HCO⁻₃, 중탄산염), 물 등을 섭취하면 50%의 치사율을 1%대로 낮출 수 있다.

■ 그람양성 화농성 박테리아 감염

(1) 포도상 알균 감염 : 황색 포도상 알균(staphylococcus aureus)은 화농성, 비운동성, 그람양성 알균으로 다양한 피부 병변, 인후염, 폐렴, 심내막염, 식중독, 독성 쇼크 증후군 등을 일으킨다.

(2) 연쇄상 알균(streptococcus) 감염 : 피부, 구인두부, 허파, 심장판막 등에 화농성염증을 일으킨다.

(3) 임균(neisseria gonorrhoeae) 감염 : 피막이 있는 화농성 그람음성 알균으로 삼출성, 화농성 병변과 함께 요도염, 요도협착, 부고환염, 전립선염, 난관염, 난관 - 난소농양, 골반부 복

막염 등을 일으킨다.

■ 기회감염을 일으키는 그람음성 간균

(1) E－coli 감염 : E－coli는 그람음성 창자내 세균으로 비침습성 공생체로 동물의 창자안에서 자라고 인체에 해로운 세균의 증식을 억제하기도 한다. 요로 감염의 주요 원인균으로 외요로를 통해 방광, 콩팥까지 역행성 감염을 일으킨다.

(2) 녹농균(pseudomonas aeruginosa) 감염 : 화상 후 패혈증을 일으키며 콘택트렌즈를 사용할 때 각막염을 일으킬 수도 있다. 털과 접착성 단백질을 가지고 있어 상피세포와 허파(폐)점액에 접착이 용이하며 내독소를 분비하여 패혈증 증상을 보인다.

(3) 레지오넬라(legionella pneumophila)병 : 주로 냉각기의 공기 방울에 의해 감염되는 균으로 허파꽈리나 말초부 세기관지에 병변이 나타난다.

■ 마이코박테리아(mycobacteria) 감염

(1) 결핵(tuberculosis)

• 원인균은 mycobacterium tuberculosis로써 발생빈도 및 사망률은 감소 추세에 있다.

• 아직도 우리나라에서 중요한 감염증 중 하나이다.

• 전파경로는 감염된 숙주에서 기침이나 재채기 등에 의해 공기 중에 나온 균을 흡입하는 것이다.

• 병원소는 인체의 활성 병소에 따라 탈출방법이 달라서 폐결핵은 가래나 비말, 콩팥결핵은 소변으로, 창자결핵은 분변으로 탈출되며, 소로부터는 우유, 담, 분변이 탈출 경로이고 인체감염은 비말감염, 우유감염, 오염식품 등이다.

• 마이코박테리아는 호기성으로 포자를 형성하지 않는 비운동성의 막대균이다.

• 결핵균에 의한 감염 약 2~4주 후에 투베르쿨린 검사에서 감작반응이 나타난다.

• 원발성 결핵은 결핵균과의 기왕 접촉이 없거나 면역반응이 없는 개체의 감염으로 한쪽 허파의 위엽 아래 또는 아래엽 위부분에 있는 가슴막 직하에서 한 개의 병소가 발견되며, 속발성 결핵은 결핵균이 기왕에 감염된 개체에서 일어나는 감염으로 빗장뼈에 인접하여 나타나는 한쪽 또는 양쪽 허파 위엽의 첨부나 후분절에서 시작한다.

(2) 나병(leprosy, Hansen병)

• 환자 부모와 동거일 경우 20~50% 정도가 생후에 발병한다.

- 주로 피부와 말초신경 즉, 온도가 낮은 신체 부위에 감염되어 불구성 변형을 초래한다.
- 숙주의 T세포 매개성 면역반응이 강하면 결핵양 나병, 없으면 나종양 나병의 유형을 보인다.
- 결핵양(tuberculoid) 나병 : 피부에서는 국한된 반점상 병변을 보이고 신경 침범이 주된 소견으로 나타나는데 전형적으로 자뼈신경과 종아리뼈신경이 육아종성 염증을 보이면서 비후된다.
- 나종양(lepromatous) 나병 : 안면, 귀, 손목, 팔꿈치, 무릎, 엉덩이 등에 호발하는 반점상, 구진성 또는 결절성 피부 병변이 대칭성이나 미만성으로 나타난다. 결절성 병변이 융합되면 사자양얼굴(leonine facies)이라는 안면의 기형을 형성한다.
- 전파 : 감염병소의 배설물, 분비물이나 기물을 통한 간접전파와 접촉에 의한 직접 전파가 있다. 침입은 약한 피부, 상처, 상기도 점막 등으로 이루어지며 잠복기는 일정치 않아 대개 2~10년이다.

■ 트레포네마(treponemes) 감염

(1) 매독(syphilis)

- 매독의 원인균은 10~30 μm의 나선형으로 가느다란 스피로헤타이다.
- 임신 중 산모가 활동성 매독인 경우 태반을 통해 전파되어 태아에서 선천성 매독을 일으키는데 간질성 결막염, 허치슨치아, 8차 신경농아가 특징적으로 나타난다.
- 선천성 매독은 임신 18주 이후에 감염된다.
- 선천성 매독은 감염된 임산부로부터 태아에게 감염되는 것으로 임신 초기 5개월까지는 매독균이 태아나 태반을 침범하지 않지만 후기에는 감염을 일으켜 후기 유산, 사산, 영아사망 등을 초래한다.
- 후천성 매독의 자연경과는 3단계로 진행된다.
- 제1기 : 10~90일(평균 3주)의 잠복기 후 매독균이 침범한 부위에 하감이 생기고 림프절이 비대해진다. 하감부위는 남성의 경우 음경귀두, 여성의 경우 외음부와 자궁목부 등이다.
- 제2기 : 2주~6개월 후(평균 6~8주)에 입안점막, 손바닥, 발바닥 등을 포함한 전신성 혹은 국소적 피부 발진이 나타나고 약 4~12주 후에 자연 소실된다.
- 제3기 : 제2기 후에 잠복매독 시기로 들어가서 수년 혹은 수십년간 건강하게 지내다가 제3기 병변이 나타난다. 간, 골, 고환이나 피부 등에 국소파괴 병변인 고무종이 형성되거나,

심맥관계 병변, 중추신경계 병변 등이 나타난다.

4) 리케치아(Rickettsia) 감염

절지동물에 물리거나 절지동물의 배설물이 상처에 감염되어 발생한다.

(1) 발진티푸스(epidemic typhus)

- R. prowazekii에 의해 발병하며 이(body louse)를 통하여 전파된다.
- 잠복기는 10~14일 정도이며 갑자기 발병하고 전신적 근육통, 발열, 오한, 심한 전두통 등이 나타난다. 합병증으로 의식의 변화, 혼수, 빈뇨, 고질산 혈증, 피부괴사 등이 나타난다.
- 발병 4~7일 후에 발진이 생기며 구간에서 시작하여 사지, 머리로 퍼진다.

(2) 발진열(endemic typhus)

- 쥐가 감염원이며 벼룩이 매개자이다.
- 1~2주 정도의 잠복기를 거쳐 발열, 두통, 무력감, 근육통과 함께 발병 3~5일경에 가려움이 없는 전신 발진이 생기며 오한, 기침, 욕지기, 구토, 관절통 등의 증상이 나타난다.

(3) 쯔쯔가무시병(tsutsugamushi disease)

- Scrub typhus군의 R. tsutsugamushi에 의해 농촌에서 8~11월 사이에 많이 발병한다.
- 진드기에 물린지 1~3주 후에 갑자기 발열, 오한, 두통 등의 증상이 나타나고 발병 1주일 전후에 발진이 나타난다.
- 들쥐가 감염원이며 진드기가 매개자로 발열, 피부궤양, 림프절 종창 등이 나타난다.

(4) 홍반열

- 구진열은 개가 감염원이며 매개자는 진드기로써 발진과 발열이 있다.
- 리켓차성 두창은 집고양이가 감염원이며 매개자는 진드기이다.

(5) Q열(Q fever)

- 소, 염소, 면양이 감염원이며 매개자는 진드기로써 열, 오한, 두통, 무력감, 발열과 기관지염 등을 일으킨다.

5) 클라미디아(Chlamydia) 감염

- 바이러스 보다는 조금 크고 DNA와 RNA를 모두 지닌 원주세포내 기생 생물체로 활물 기생을 한다.
- 형태

- 기본소체형 : 분열은 하지 않으나 전염성이 있다.
- 망상체형 : 증식은 하나 전염성이 없다.
- 트라코마 클라미디아, 트라코마, 미야가와소체, 앵무새병 클라미디아 병원체 등이 있다.

6) 바이러스(virus) 감염
가장 흔한 인체감염증이며 질환에 따라 다양한 양상으로 나타난다.

■ 폭스 바이러스(pox virus)
- 두창 바이러스는 피부발진을 일으킨다.
- 전염성 연속종 바이러스는 피부 사마귀를 일으킨다.

■ 헤르페스 바이러스(herpes virus)
- 단순 헤르페스 바이러스는 피부, 점막의 수포, 성기 헤르페스를 일으킨다.
- 수두 바이러스는 피부 수포와 대상포진, 신경염, Reye증후군을 일으킨다.
- 거대세포 봉입체증 바이러스는 허파꽈리, 기관지, 선관 등의 상피세포 봉입체를 형성한다.

■ 아데노 바이러스(adeno virus)
상기도염, 창자염, 종양을 일으킨다.

■ 한탄(한타)바이러스(hantavirus)
콩팥증후성 출혈열로써 한국형 출혈열이다.
- 1950년대 초 한국에서 처음 확인
- 쥐 배설물, 쥐의 침에 의해 감염
- 잠복기는 12~26일
- 증상: 3~8일 지속되는 갑작스런 발열, 두통, 복통, 식욕상실, 구토
- 전방부대에서 차량 세척을 잘할 것

■ 간염 바이러스
간염은 간에 발생하는 염증을 통틀어서 일컫는 말로 A, B, C, D, E, F, G형 등이 있다.

(1) A형 간염

- 경구감염으로 발생하며 나이가 많고 환경위생이 불량한 하류층에서 잘 나타나는 경향이 있다.
- 가장 흔하고 잠복기는 약 30일
- 급성기에는 혈중에 HAV(Hepatitis A Virus)에 대한 IgM형의 특수 항체가 검출되며 증상이 발생될 때부터 혈청내에 출현한다.
- 보균자나 만성형이 없으나 감염초기(잠복기)에 바이러스가 대변으로 배설되어 구강으로 감염된다.
- 권태감, 식욕부진, 애연가는 담배맛을 잃음, 황달 등

(2) B형 간염

- 황달이 없는 불현성 감염이 많고 10%정도에서 황달을 보이며, 만성화가 가능할 뿐 아니라 수평 및 수직감염이 가능하다. 주로 혈액과 혈액의 접촉, 침, 소변, 분변, 정액, 태반 등을 통해 감염된다.
- A형보다 감염성이 강하고 타액, 모유, 정액, 복수, 늑막액 등의 체액으로 감염
- 세포내 DNA를 공격한다.
- 보균상태가 길며 추후 만성 간염이나 간경화로 진행하면 사망

(3) C형 간염

- 전세계적으로 간질환의 중요한 원인이며, 문신, 성교, 습관성 약물복용자, 혈액투석, 신장 이식 등이 원인이 된다.
- 잠복기는 약 50일
- 수혈 후 C형 급성 간염에서 만성 간염으로, 만성 간염에서 간경변으로 결국 간세포암으로 진행되는 것이 밝혀졌다.

■ 단순포진(herpes simplex)

- Herpes simplex virus 1형 및 2형의 감염으로서 1형은 주로 입 주위에서 물집성 궤양을 형성하는데 자연적으로 치유되며 재발이 흔하다.
- 2형은 성기 부위의 점막에 통증이 심하고 전염성이 강한 물집성 병변을 일으키기 때문에 성병의 일종으로 간주한다. 특히 산모에서 발생한 경우에 분만 중 산도를 통해 태아에 직접 전파되어 신생아에서 뇌염을 유발하기도 한다.

■ 대상포진(herpes zoster)

- 지각신경 분포에 따라 편측성으로 물집성 발진을 일으키며 심한 통증이 동반되는 것이 특징이다.
- 가슴부위가 호발부위이며 한번 앓으면 평생 면역을 갖게 된다.
- 원인균은 DNA바이러스인 수두바이러스(chickenpox virus)이다.
- 특히 암 말기환자, 면역억제제 사용자, 항암제 사용자 등에서 발생한다.

7) 절족동물 매개 감염질환

■ 발진티푸스(epidemic typhus)

- 병원체 : rickettsia prowazeki
- 병원소 : 환자
- 전파 : 이(louse)의 창자 내에서 증식된 병원체가 배설물로 탈출되어 상처로 들어오거나 먼지를 통해 호흡기로 들어온다.

■ 지카 바이러스(Zika virus)

- 병원체 : Zika virus 뎅기열을 유발하는 virus와 동일한 Flavivirus 계열
- 병원소 : 모기
- 전파 : 흰줄 숲모기(Aedes albopictus)
- 잠복기 : 2~14일

■ 말라리아(malaria)

- 병원체: plasmodium vivax, p. falciparum, p. ovalae
- 병원소: 환자, 보충자
- 전파: 학질모기

8) 동물 매개 감염질환

■ 광견병(rabies)

- 병원체 : Virus
- 병원소 : 환자, 개, 늑대, 여우, 스컹크

- 잠복기 : 2~3주이지만 수족에 침범하면 3~6주일 수도 있다.

■ 탄저(anthrax)
- 병원체 : 탄저균(Bacillus anthracis)
- 병원소 : 소, 양, 산양, 말
- 전파 : 오염사료로 감염되고 사람은 양털을 깎을 때 기도로 감염되는데 피부나 창자로 감염되는 경우도 있다.

■ 렙토스피라증(leptospirosis)
- 병원체 : Leptospira icterohaemorrhagiae
- 병원소 : 들쥐
- 전파 : 동남아시아와 극동지역, 우리나라는 강원, 경기, 전남지역에서 주로 9~10월경에 발생된다.
- 증상 : 초기에는 고열과 오한, 근육통과 두통, 구토증, 감기증상과 유사하다가 황달증상, 폐혈증 등 급성적으로 진행한다.
- 잠복기 : 10일 전후

■ 페스트(plaugue)
- 병원체 : pasteurella pestis
- 병원소 : 야생설치류, 집쥐, 환자
- 전파 : 쥐벼룩에 의해 쥐에서 쥐로 전파되고 쥐벼룩이 흡혈시 위(stomach)로부터 페스트균을 토출해서 사람에게 전파시킨다.
- 잠복기 : 선페스트는 2~6일이고 폐페스트는 3~4일 정도이다.

■ 유행성 출혈열
- 병원체 : hanthan virus
- 병원소 : 들쥐의 일종인 Apodemus agrarius
- 전파 : 들쥐의 배설물과 들쥐에 기생하는 좀진드기

9) 만성 감염질환

■ 임질(gonorrhea)

• 병원체 : neisseria gonorrhea

• 병원소 : 환자

• 전파 : 생식기 감염은 요도로 감염되며 결막염은 체외에서 직접 결막으로 감염되고 곧창자 감염은 회음부를 지나서 항문으로 감염된다.

• 일반사항

• 전체적으로 성병 중에서 가장 감염률이 높다. 임균이 성교 시에 요도 안으로 침입하여 발생하는 질병이다.

• 치료하지 않아도 3주일 후부터 통증이 멎고 증상이 좋아지는 경우가 있으나, 이는 만성기로 이행되는 것이니 반드시 의사의 치료를 받아야 한다. 만성이 되면 방광염, 콩팥깔대기염, 관절염을 일으키고, 여성의 경우 불임 또는 딴곳임신(자궁외임신)의 부작용이 발생한다.

• 생식기를 널리 침범하여 불임이 될 수 있으며 실명, 관절염, 결막염, 곧창자감염 등의 원인이 되기도 한다.

• 증상

• 남성의 경우는 감염 10여일 후부터 소변을 볼 때 요도의 앞부분에 열기가 있고, 가려우며 소변에 농이 섞여 나온다. 심한 통증으로 보행이 불편하기도 한다.

• 여성의 경우는 외음순이 부어오르고, 소변을 볼 때 농이 섞여 나오고, 심한 통증이 하복부까지 이르게 된다.

■ 진균증(mycosis)

• 피부에 국소적으로 나타나거나 심부 장기를 침해한다.

• 일반적으로 진균증은 세포성 면역의 저하와 관련해서 나타난다.

• 항암제 치료자에게 많이 발생한다.

■ 패혈증(sepsis)

• 사슬알균, 포도알균, 대장균, 폐렴균, 녹농균, 진균 및 이들의 독소가 혈중에 들어가서 고

열, 오한, 쇠약, 통증, 두통, 메스꺼움 등의 증상이 나타나고, 맥박은 느리며 미약하게 되고 호흡은 빨라지며 중증인 경우 의식이 혼탁해지는 신체의 방어기전이 부분적으로 마비된 상태로 혈액배양으로 진단하고 강한 항생제로 치료할 수 있다.

감염관리
infection control

1. 감염병 발생과 유행

1) 감염병 발생의 기본인자

■ 병인(agent factors)

• 병원체, 병원소

• 외계에서의 생존 및 생식 능력

• 숙주로의 침입 및 감염 능력

• 질병을 일으키는 능력

• 전파의 난이성

■ 숙주(host factors)

• 침입, 숙주의 감수성(면역)

• 생물학적 요인(연령, 성별, 종족, 면역 등 선천성 요인)

• 형태적 요인(직업, 개인위생, 생활 습관 등)

• 체질적 요인(선천적, 후천적 저항력, 건강 및 영양상태 등)

■ 환경(environmental factors)

• 탈출, 전파, 신숙주내 침입

• 생물학적 환경(병원체가 기생, 전파할 수 있는 환경)

• 물리학적 환경(기후, 지형, 직업, 주거 이외 인간 생활과 관련된 환경)

• 사회 경제적 환경(인구분포, 사회구조, 문화권 및 경제수준 등)

2) 유행조사

■ 목적

유행이란 평상시 기대되는 환자의 발생 수보다 더 많이 발생할 때를 말하며 유행 조사는 전염병의 발생과정을 역학적으로 규명하고 유행을 효과적으로 관리하는데 목적이 있다.

■ 유행조사 순서

환자의 진단확인 → 유행여부 확인 → 발생일시 확인 → 유행의 지리적 분포확인 → 환자의 인적 특성 확인 → 유행의 가설 설정 및 가설의 검증 → 전파 예방대책 수립

3) 일반적인 관리방법

■ 감염원의 근본적 대책

• 병원소가 가축일 경우에는 예방접종을 하거나 살 처분
• 병원소가 야생동물일 경우에는 광범위한 방역활동과 야생동물과의 접촉 차단
• 병원소가 사람일 경우에는 환자격리

■ 감염경로의 차단

• 환경요소를 개선하고 매개충의 관리
• 외래 감염질환 차단을 위한 검역 실

■ 감수성 보균자의 관리

• 보균자나 감염 의심자에 대한 격리 및 감시 체계
• 질병관리본부장 또는 시 · 도지사는 국내 감염질환 발생을 감시하고 감염질환에 대한 정보를 수집 · 관리

4) 역학(Epidemiology)

■ 역학의 정의

인간집단을 대상으로 그 구성원들로부터 발생되는 건강에서 사망에 이르기까지 질병의 발생, 분포 및 경향의 양상을 명확히 하고, 그 질병의 분포 및 경향을 결정하는 각종 요인들을 규명함으로써 그 원인을 탐구하고, 이에 대한 예방대책을 수립하는 학문

■역학의 역할

• 질병의 원인 규명 역할

• 질병발생과 유행의 감시역할

• 보건사업의 기획과 평가자료 제공 역할

• 질병의 자연사를 연구하는 역할

• 임상분야에 활용하는 역할

5) 역학의 종류 및 특징

■기술역학(descriptive epidemiology)

인구집단을 대상으로 질병의 발생, 분포, 발생경향 등에 대하여 그 집단의 특성에 따라 기록하여 조사, 연구하는 1단계적 역학이다.

• 기술역학에서 인구집단의 특성

• 인적특성(who: 연령, 성별, 인종, 결혼이나 경제적 상태, 직업이나 가족 상태)

• 지역적인 특성(Where: 국가나 지역사회의 특성)

• 시간적인 특성(When: 질병유행의 주기적, 계절적 변화)

• 질병발생의 원인적 특성(What) 등이 기록되어야 한다.

■분석역학(analytic epidemiology)

분석역학이란 기술역학의 결과를 바탕으로 질병발생에 대한 가설을 설정하고 이에 대한 「why」를 규명하려는 2단계적 역학이다.

기술역학을 통하여 구체적인 가설(질병발생의 요인들에 대한 가설)을 설정, 이를 실제로 관측 조사해서 얻은 자료를 분석하여 이 가설이 옳은지 그른지를 가려내는 것을 내용으로 하는 역학이다.

(1) 역학적 조사 방법

• 단면조사 연구

• 환자와 대조군의 비교 연구

• 코호트 연구

(2)코호트(Cohort)연구

• 동일한 특성을 가진 인구 집단이란 뜻

- 전향성 코호트 조사(prospective Cohort study) : 현재의 원인에 의하여 앞으로 어떤 결과를 나타낼지를 조사하는 것
- 후향성 코호트 조사(retrospective Cohort study) : 현재 나타난 결과가 과거 어떤 요인이 원인이 되었는가를 규명하고자 하는 조사

【장점】　• 요인에 편견이 개입될 여지가 없다.
　　　　• 다른 질병과의 관계를 파악할 수 있다.
　　　　• 코호트 조사에서 얻은 결과를 모집단에 적용할 수 있다.
　　　　• 원인적 연관성을 확정하는데 도움이 되는 시간적 속발성, 상대 위험비 그리고 양 반응관계를 비교적 정확히 파악할 수 있다.

【단점】　• 희귀한 질병의 조사에는 적합하지 않다.
　　　　• 질병의 분류에 오류를 범하고, 대상자가 많아 경비, 노력, 시간이 많이 든다.
　　　　• 장기간의 추적조사로 인하여 연구진행 중 탈락자가 많아질 우려가 있으며 이로 인해 연구결과의 정확도에 문제가 발생할 수 있다.
　　　　• 진단방법과 기준에 변동이 생길 우려가 있다.

(3) 질병 발생의 위험도 측정

- 비교위험도(relative risk) 측정

  예 흡연이 폐암 발생에 영향을 미친다고 한다면 그 위험도는 얼마나 되는지를 산출하는 방법은?

흡연여부/폐암유무	폐암 환자	건강자	계
흡연	a	b	a+b
비흡연	c	d	c+d
계	a+c	b+d	–

- 비교위험도 = 위험요인에 폭로된 집단의 발병률 / 비폭로 집단의 발병률

  $= \{a / (a + b)\} \div \{c / (c + d)\} = [a(c + d) / c(a + b)]$

(4) 역학조사의 특성

- 조사자의 관찰 오차 방지
- 조사자의 편견 배제
- 자료처리 과정의 오차 방지

- 조사결과의 해석상의 오차 방지
- 조사대상 개체 및 인구집단의 변동 방지

■ 이론역학(theoritical epidemiology)

전염병의 발생모델과 유행현상을 수리적으로 분석하여 이론적으로 유행법칙이나 현상을 수식화 하는 3단계 역학이라 할 수 있다.

■ 실험역학(experimental epidemiology)
- 질병발생의 원인을 실험적으로 규명하는 것으로 연구대상에게 어떤 실험조작, 자극 등을 주어 그 반응이나 결과를 보는 것
- 원인관계를 검증하는데 증거를 제시해 준다.
- 유의점
- 무작위 추출할당
- 이중맹검법
- 위약 투여법

■ 작전역학(operational epidemiology)
- 보건사업의 효과를 그들의 목적성취 여부를 근거로 평가하는 것
- 사업의 운영과정에 관한 연구를 하는 것
- 투입된 예산, 경비, 노력에 대한 결과나 효과를 관련시켜 연구하는 것
- 사업의 수용이나 거부반응을 일으키는데 영향을 미치는 요인들을 규명하는 것
- 지역사회 보건문제 해결을 위한 여러 가지 접근방법을 비교 평가하는 것

6) 법정 감염병

분류	특징	감염병
제1군	감염속도가 빠르고 위해가 커서 즉시 격리 (6종)	페스트, 콜레라, 장티푸스, 파라티푸스, 장출혈성대장균감염증(O157), 세균성 이질 등

제2군	예방접종으로 관리가능(10종)	디프테리아, 백일해, 파상풍, 홍역, 유행성이하선염, 풍진, B형간염, 폴리오, 일본뇌염, 수두 등
제3군	간헐적 유행가능성이 있어 지속적인 감시가 필요(19종)	말라리아, 결핵, 나병, 성홍열, 수막구균성수막염, 레지오넬라증, 비브리오패혈증, 발진티푸스, 발진열, 츠츠가무시증, 렙토스피라증, 브루셀라증, 탄저, 공수병, 신증후군출혈열, 인플루엔자, AIDS, 매독, 크로이츠펠트-야곱병 및 변종크로이츠펠트-야곱병 등
제4군	새롭게 발생하는 신종 감염병	보툴리누스중독증, 지카 바이러스 등 보건복지부령으로 정하는 감염 질환
제5군	기생충에 감염되어 발생하고 정기조사에 의한 감시가 필요	회충증 등 보건복지부령으로 정하는 감염질환

2. 감염질환 약물의 작용

1) Amoxicillin 항생제

페니실린아제(penicillinase)에 의해 분해되는 반합성 penicillin으로 화학적으로나 약리학적으로 엠피실린(ampicillin)과 유사하나 엠피실린보다 위장장애가 적다. 산성 상태에서 안정하며 경구용으로 개발되었고 항균범위도 엠피실린과 동일하다. 위장관내에서 완전 신속히 흡수되고 감수성이 있는 병원균의 세포벽 복제를 방해한다. 호흡기 감염증, 비뇨생식기 감염증, 연조직 감염증 등 중증 감염증에 투여한다.

- 용법 및 용량 : 캡슐의 경우 성인 1일 750 mg, 소아는 20~40 mg/kg 정도 투여하거나 근주 또는 정주의 경우는 성인 1회 500~1,000 mg을 1일 3회, 소아 1일 50 mg/kg을 3회 분할 투여한다.
- 주의 : 두통, 오심, 구토, 설사, 복부동통, 단백뇨, 핍뇨, 사구체신염, 빈혈 등의 부작용이 우려되므로 페니실린계 과민증 환자나 신질환, 임부, 신생아, 유아, 알레르기를 일으키기 쉬운 환자는 주의한다.

2) Chloramphenicol 항감염제

페니토인(phenytoin)의 대사를 억제하는 약물로 상당히 광범위한 항균작용을 하며 진핵세포에서 단백질 합성을 억제한다. 이 약물은 세균의 세포벽으로 쉽게 침투하여 주로 50 S 리보솜에 가역적으로 결합함으로써 작용하며 펩티드 전이효소(peptidyl transferase)와 아미노산의 상호작용을 억제하여 펩티드 결합형성을 방해한다. 포유동물의 적혈구 조혈세포는 이 약물에 특히 민감하다. 과립성 결막염, 결막염, 맥립종, 안검염, 각막궤양, 누낭염 등에 투여했을 때 과감작이 일어나 반점상이나 수포상의 피부발진이 일어날 수 있다. 임상적으로 장티푸스, 세균성 뇌막염, 혐기성균에 의한 감염, 리케치아(rickettsia)성 질환, 브루셀라증 등의 치료에 효과적인데 간질환이나 신부전환자에게 투여하면 적혈구 생성의 저하를 초래하며 경구투여한 후 오심, 구토, 불쾌한 미각, 설사, 회음부의 자극증상 등이 생길 수 있다. 특히 신생아의 글루쿠로나이드(glucuronide)포합을 방해하고 재생 불능성 빈혈을 일으킨다.

- ■용법 및 용량 : 1일 1~수회 점안 또는 경구투여가 가능하다.
- ■주의 : 실온에서 빛이 차단곳에 보관하고 항생제 과민성 환자나 임부에게의 투여는 주의한다.

3) Cresol(lysol) 방부 소독제

Phenol분자에 methyl기가 붙은 것으로 ortho, meta, para중 meta위치에 methyl기가 붙은 것이 소독력이 가장 강하다. 살균력은 phenol의 3배 이상이며 크레졸 비누액을 사용한다.

- ■용법 및 용량 : 기구 소독에는 2%, 손 소독에는 1~2%를 이용하고 오물소독이나 수술실 소독 등에 사용한다.

4) Emetine 원충감염 치료제

아메바를 사멸시키는 효과가 있어 중증 침범성 장아메바증, 아메바성 간염, 아메바 농양의 치료에 널리 사용되며 니트로이미다졸(nitroimidazole)계 약물이 효과가 없거나 금기일 때 사용한다.

■ 용법 및 용량 : 피하나 근육 깊숙이 주사한다.

■ 주의 : 장기간 투여 시 치명적인 전신 독작용을 일으키므로 면밀한 임상관찰을 해야 한다. 임산부나 신경근육질환이 있는 환자는 금기이다.

5) Erythromycin 국소 항감염제

이질아메바증에 유효하며 박테리아의 단백질 합성을 억제한다. 세균 및 약물 농도에 따라 정균 또는 살균적이며 살균효과는 신속히 분열하는 세균에서 가장 좋고 용액내의 pH가 5.5~8.5 사이에서 증가할수록 현저히 증가한다. 세포내로 잘 확산되므로 뇌와 뇌척수액을 제외한 모든 부위에서 항균효과를 나타낸다. 그람양성 간균들에는 감수성이 있으나 대개의 호기성 그람음성간균들에 대해서는 효과가 없다. 구진이나 농포를 수반하는 여드름에 국소적 억제 작용이 있으며 mycoplasma 폐렴, Chlamydia 감염, 디프테리아, 백일해 등의 경우에 이용된다.

■ 용법 및 용량 : 연고제는 피부를 깨끗이 씻은 후 도포기를 사용하여 1일 2회 환부에 도포한다. 경구투여는 식전이나 식후 1~1.5시간에 250 mg씩 1일 4회 또는 500 mg씩 1일 2회 투여한다. 소아는 1일 30~50 mg/kg을 4~6회 분할 투여한다. 100 mg 이상을 근육내 주사하면 수시간 계속되는 통증을 유발한다.

■ 주의 : 발진, 두드러기, 소양증, 압통, 과량 경구 투여 시 상복부 통증 등이 나타날 수 있으므로 임부나 수유부는 주의하고 과민성 환자는 금기이다.

6) Ethionamide 결핵 치료제

Ethionamide 0.6~2.5 mg/mL의 농도에서 M. tuberculosis가 억제되고 10 mg/mL 이하 농도에서 photochromogenic mycobacteria의 75% 정도가 억제된다.

■ 용법 및 용량 : 위장관의 부작용 때문에 500 mg이상을 1회 사용하면 환자의 50%정도는 견디내지 못한다.

■ 주의 : 가장 흔한 부작용으로 식욕부진, 오심, 구토가 나타나며 금속성 맛도 유의해야 한다. 심한 체위성 저혈압, 우울증, 졸음, 무기력이 흔히 나타나고 후각장애, 시력 불선명, 복시, 감각이상증도 나타나므로 적당량을 투여하고 의사의 지시에 따른다.

7) Gentamycin 항균제

Aminoglycoside에 속하는 항생물질로 박테리아에 단백합성을 억제하여 신속한 살균 효과가 있으며 특히 호기성 그람음성 간균에서 가장 우수하다. 주로 요로감염, 균혈증, 뇌막염, 뇌실염, 화상 감염부위, 골수염, 폐렴, 복막염, 이염(otitis)등에 효과적으로 이용한다.

- ■ 용법 및 용량 : 경구적으로 잘 흡수되지 않으므로 주로 근육주사한다. 미숙아는 1일 5~6 mg/kg을 2회 분할하여 근주하고 유아, 신생아는 1일 7.5 mg/kg을 3회 분할하여 근주, 소아는 1일 6~7.5 mg/kg을 3회 분할하여 근주, 성인은 1일 3~5 mg/kg을 3회 분할하여 근육주사한다.
- ■ 주의 : 신독성과 비가역적 이독성이 부작용으로 나타날 수 있으며, 수막강내 또는 뇌실질 내 투여하면 국소염증, 척수신경근염, 기타 합병증을 유발할 수 있다.

8) Kanamycin 항균제

구조적으로는 streptomycin군에 속하는 것으로 다른 aminoglycosides에 비해서 작용범위가 제한되기 때문에 그 사용이 상당히 감소되었다. 비경구적으로 사용할 적응증은 거의 없고 다른 유효한 약들과 함께 결핵치료에 쓰여왔으며 간성혼수 환자의 보조치료 목적으로 경구투여하기도 한다. 특히 요로 감염증에 유효하며 장관수술 시 장내 세균을 억제할 목적으로 수술전에 투여하기도 하고 임균성 요도염, 각종 결핵증, 농가진, 폐렴, 창상, 각종 염증 등에 이용한다.

- ■ 용법 및 용량 : 수술전에 장내 세균을 억제할 목적으로 투여할 때는 하루 1 g씩 경구투여하거나 0.5 g씩 1일 4회 근육주사한다. 성인은 1회 1바이알씩 1일 1회 또는 2회 근주하고, 결핵에는 통상 1회 1바이알 1일 2회씩 주 2일 혹은 1일 1 g씩 주 3회 근주한다. 안연고의 경우는 결막염 시 이용하고 1일 2~3회 도포한다.
- ■ 주의 : Aminoglycoside 및 bacitracin 과민증환자는 금기이다.

9) Nafcillin 항균제

Penicillinase에 대한 저항성이 크며 penicillinase를 생산하는 Staph. aureus 균주들의 감염증에 효력이 있으며 위액의 산성하에서 상당량이 불활성화 된다.

10) Penicillin 항생제

Penicillium notatum에서 생산되는 항생물질로 화학적으로 여러 종류가 있으며 각각 그 흡수배설에 있어서 다른 점이 있으나, 대체적으로 미생물의 세포벽합성에 억제작용을 나타내 살균작용을 한다. 수 종의 세균에 대해 항균작용을 하는데 그 중 가장 예민하게 작용하는 것이 그람양성균이다. 수용액은 정주나 근주 시 신속히 흡수되어 주사 후 15분이면 혈중농도가 최고가 된다. 배설도 1시간 후에 대부분 이루어지며 직접독성은 거의 없고 부작용도 드물지만 과민반응으로 allergy성 발열, 두통, 복통, 담마진, 습진, 피부염 등을 볼 수 있다. 천연 Penicillin은 측쇄의 구조에 따라 Penicillin F, Penicillin G, Penicillin X, Penicillin K, Penicillin V로 분류할 수 있으며 이들의 적응중과 사용량은 다소 차이가 있다.

- 용법 및 용량 : Penicillin G의 경우 소아는 1일 kg당 25,000~90,000 unit를 3~6회 분할 경구투여하고, 성인은 1일 600,000~1,600,000 unit를 투여한다. 류마티스열 예방에는 200,000 uint씩 1일 2회 투여한다. Penicillin V의 경우는 125~250 mg씩 1일 3회 경구투여한다.
- 주의 : 가장 중증의 부작용으로 anaphylaxis가 일어나게 되는데 5~10분내에 오심, 현훈, 두통, 호흡곤란, cyanosis등이 오고 혈압이 떨어져 생명이 위독하는데 이때는 adrenaline, 항 histamin제, 강심제 등을 주사해야 한다.

11) Piperazine 구충제

회충과 요충에 대한 구충작용이 강한 약제로 회충의 근육에 작용하여 이완성 마비를 일으킨다. 마비된 기생충은 살아있는 채로 장관연동운동에 의해 체외로 배출되므로 설사제를 함께 투여할 필요가 없다. 경구투여 시 장관에서 잘 흡수되고 2~4시간 내에 혈중 최고농도에 달한다.

- 용법 및 용량 : 회충은 75 mg/kg을 하루 한번씩 2일간 투여하고, 요충의 경우는 65 mg/kg을 1일 1회 1주간 투여한다.
- 주의 : 부작용은 비교적 경미하나 드물게 오심, 구토, 설사, 복통 등이 나타날 수 있고 어린이에게 장기투여 시 신경독성을 일으킬 수 있다.

12) Povidon - iodine(Betadine) 살균제, 소독제

Polyvinyl pyrrolidone과 iodine의 수용성 복합체로 지노베타딘은 칸디다성 질염, 트리코모나스성 질염 및 기타 질감염증, 분만 및 산부인과 수술전후 좌욕, 살균소독 등에 주로 이용하며 povidone - iodide는 열상, 화상, 창상의 살균소독, 궤양, 농양, 감염피부면의 살균소독, 복강내 관주 소독, 주사 및 카테타 부위 소독에 쓰인다.

- 용법 및 용량 : 세정액은 15~30 mL를 온수 약 1 L에 희석하여 질내외를 수회 세정하고 좌제는 1일 1회 1좌제를 질내 깊숙이 삽입한다. 포비돈 요오드액은 1일 수회 적당량 도포한다.
- 주의 : 살정작용이 있으므로 수태하고자 할 경우에는 사용을 중지하고 요오드 과민증환자는 금기이다.

13) Quinine 말라리아 치료제

키나(cinchona)나무 껍질에서 분리된 alkaloid로 300년 이상 말라리아치료제로 이용되어 왔다. 골격근에 직접 작용하여 curare와 유사한 근신경 접속부 차단작용이 있으며 항온동물의 장관 및 자궁을 수축하고 심근을 억제한다. 백혈구에 대단히 예민하여 0.005%액에서도 마비를 일으켜 ameba성 운동을 정지시킨다. 각종 효소작용을 억제시키며 체온조절중추를 진정시키고 물질대사를 억제하여 체온을 떨군다. Malaria의 억제 및 치료제로도 쓰이며 선천성 근긴장증, 노인성 야간경련, 신경통에도 이용된다.

- 용법 및 용량 : 성인은 1일 3회 0.6~1 g씩 경구투여한다.
- 주의 : 반복투여시 cinchonism이라는 전형적인 증후군이 나타나며, 경한 경우에는 이명, 두통, 시력장애 등이 나타나고 과량 투여 시 소화기장애 등도 나타난다. 과량 투여 시 신장이 손상되면 무뇨증, 요독증이 올 수도 있으니 주의한다.

14) Rifampin 항생제, 항결핵제

대부분의 G(+)세균 및 Escherichia coli, Pseudomonas, indole - positive 등 많은 G(-)세균의 성장을 억제한다. 결핵증 치료에 가장 효과적이며, 특히 Staphylococcus aureus에 대해 매우 강력한 효과가 있으며 수막구균질환이나 H. influenzae에도 매우 유효하다. Mycobacteria나 다른 미생물의 DNA 의존성 RNA 중합효소를 억제해서 RNA 사슬형성의 초기단계를 억제한다.

- 용법 및 용량 : 1주에 2회 이하로 투여하거나 1일 1,200 mg이상 투여하면 발열, 오한, 근육통 등이 나타나므로 이러한 방법으로 투여해서는 안된다. 최소 억제 농도는 1 mg/mL 이하이다. 소아는 1일 1회 10~20 mg/kg, 성인은 1일 1회 600 mg을 투여한다.
- 주의 : 많은 부작용은 없으나 발진, 발열, 오심, 구토가 일어나며 가장 중요한 문제는 만성 간질환 환자나 알코올중독자인 경우에 황달의 출현이다. 임신중의 안전성은 확실하지 않으며 뇌수막염 질환의 치료에는 사용하지 않는다.

15) Streptomycin 항균제

페니실린과 달리 유기염기성 화합물이며 감염질환과 주로 결핵치료에 쓰이고 세균성 심내막염, 야토병(tularemia), 페스트(plague) 등에도 매우 유효하다. 병원균의 내성이 급속히 생긴다는 것이 단점이며 인체에서는 제8뇌신경에 독작용을 나타내어 청각 및 평형장애를 가져온다. 1g은 100만 단위에 해당한다.

- 용법 및 용량 : 1일 1~2 g을 근주시 혈액중 농도는 10~15 mg/mL에 도달한다. 혈액 중의 농도가 1 mg/mL만 되어도 결핵균의 번식을 방해할 수 있다. 결핵에는 스트렙토마이신 황산염(streptomycin sulfate) 0.25~1 g을 1일 2~4회 근주한다. 약 60 g을 투여하면 내성이 생기므로 1주일에 두 번만 투여하고 파스같은 다른 약과 병용 투여하는 것이 좋다.
- 주의 : 과량 투여 시 청각장애, 어지러움, 시각소실, 피부염, 백혈구 감소증 등이 유발되므로 주의한다.

16) Sulfonamide 세균성 질환에 대한 화학요법제

그람 양성이나 그람 음성세균에 대해 광범위한 항균작용을 하며, 설파제에 감수성을 나타내는 균은 그람 양성구균의 포도상구균, 연쇄상구균, 폐렴구균이 있고 그람 음성구균에 속하는 수막염균, 임균 및 그람 음성간균인 폐렴간균, 대장균, 적리균, 살모넬라균 등이 있다. 체내의 흡수는 빠르지만 배설이 늦으므로 장시간 고농도를 유지할 수 있다. 세균이 발육하는데는 p-aminobenzoic acid(PABA)가 필수물질인데 설파제는 세균중에 PABA를 결핍시켜 항균작용을 한다.

- 용법 및 용량 : 원칙적으로 내복하나 불가능할 때는 정주, 근주, 피하주, 체강내주사, 흡입, 살포, 연고, 점안 등 국소 용법도 할 수 있다.
- 주의 : 발열, 피부발진, 급성 용혈성 빈혈, 백혈구 감소증, 혈뇨, 핍뇨등의 부작용이 우려되며 오심, 구토, 식욕부진 증상도 나타나는데 이러한 부작용이 있을 때는 투약을 중지하고 물이나 중조수를 다량 투여한다.

17) Tetracycline 광범위 항생제

세균의 단백합성과 인산화과정을 억제하여 그람양성 및 음성세균에 대해 광범위하게 항균작용을 한다. 발진티푸스, 발진열, 진드기열, 성병성 임파육아종, 재귀열, 연성하감, 콜레라 등 테트라사이클린 감수성균에 의한 여러 감염균에 유효하다. Chloroquine에 내성이 생긴 열대열 말라리아, 이질아메바증 치료제로도 이용되는데 장기간 사용하면 다른 세균이 내성을 갖게 된다. 대부분의 흡수는 위나 상부소장에서 일어나며 공복상태에서 더 잘 흡수되는데 우유제품, 칼슘 및 마그네슘염, 철제제, 건조 수산화알루미늄겔 등과 함께 투여하면 2가와 3가 양이온의 킬레이트(chelation)화 때문에 흡수가 저해된다.

- 용법 및 용량 : 성인은 1일 1 g을 4회 분복하고 소아는 1일 25~50 mg/kg을 4회 분복하는데 증상과 발열이 소실되어도 24~48시간 계속 투여한다.
- 주의 : 고열, 두통, 백혈구 증가증, 용혈성 빈혈, 설염, 다뇨, 다갈, 신부전, 구내염, 연하곤란 등의 다양한 부작용이 나타나므로 주의하고 과민성 환자나 8세 이하, 임부, 수유부는 가능한 금기이다.

001 감염에 관한 설명이다. A와 B에 들어갈 용어로 옳은 것은?

> • 미생물이 체내에 침입하여 일정한 부위에 머물러 있으면서 감염을 일으키는 경우를 (A) 감염이라 하며, 감염원이 알레르기 반응을 일으켜 원격 장기에 영향을 미치는 경우를 (B) 감염이라고 한다.

	①	②	③	④	⑤
A	전신	전신	병소	국소	국소
B	국소	병소	전신	병소	전신

☑ 정답 ④

☑ 문헌 박희진 외, Paramedics 기초의학, 에듀팩토리, 2019, p.120

☑ 해설

▶ 국소감염 : 미생물이 체내에 침입하여 일정한 부위에 머물러 있으면서 감염을 일으키는 경우

병소감염 : 감염원이 알레르기 반응을 일으켜 원격 장기에 영향을 미치는 경우

002 세균감염으로 세균이 낸 독소가 순환하여 여러 가지 증상을 나타내는 감염증은?

① 농혈증   ② 패혈증   ③ 과민증

④ 독혈증   ⑤ 균혈증

☑ 정답 ④

☑ 문헌 변영순 외, 병태생리학, 정담미디어, 2014. p.477

☑ 해설

▶ 디프테리아(Corynebacterium diphtheriae)는 혈액 안으로 독소를 방출하거나 이차적인 독소혈청(toxemia)을 동반한 인두염을 유발한다.

003 바이러스의 특징으로 옳지 않은 것은?

① 박테리아보다 작다.

② 핵산의 형태로서 증식한다.

③ 물질대사 작용을 할 수 있다.

④ 한 종류의 핵산만 가지고 있다.

⑤ 고에너지화합물을 만드는 효소계가 없다.

☑ 정답 ③

☑ 문헌 박희진 외, Paramedics 기초의학, 에듀팩토리, 2019, p.119

☑ 해설

▸ 바이러스는 활물기생을 하며 성장해서 2분열을 할 수 없다.

004 다음과 같은 특징을 보이는 타액선 질환으로 옳은 것은?

> • 멈프스 바이러스(mumps virus) 감염에 의한다.
> • 이하선이 붓고 침 분비가 어려우며 통증을 동반한다.
> • 후유증으로 불임, 췌장염, 당뇨병을 앓을 수도 있다.

① 타석증(침돌증)

② 점액표피암종

③ 다형성 선종

④ 거대세포 봉입체 질환

⑤ 유행성귀밑샘염(볼거리)

☑ 정답 ⑤

☑ 문헌 전국응급구조학과교수협의회, 내과전문응급처치학, 도서출판 한미의학, 2018, p.552

☑ 해설

▸ 환자의 5~30%에서 고환, 난소, 유선, 췌장, 중추신경계를 침범하기도 한다.

005 다음과 같은 병인과 특징을 나타내는 신경계통 질환으로 옳은 것은?

> • 물을 마시려다 목구멍 경련을 일으킨다.
> • 연하불능으로 거품을 함유한 침을 흘린다.
> • 감염된 동물에게 물렸을 경우 바이러스는 척수와 뇌로 이동한다.

① 간질

② 파상풍

③ 광견병

④ 허혈발작

⑤ 대상포진

☑ 정답 ③

☑ 문헌 전국응급구조학과교수협의회, 내과전문응급처치학, 도서출판 한미의학, 2018, p.560

☑ 해설
  ▸ 광견병치료는 물린 즉시 물과 비누로 씻고 의사의 지시를 따른다.

006 광견병과 관련이 있는 내용으로 옳지 않은 것은?

① 물에 대한 공포

② 병원체는 탄저균이다.

③ 바이러스에 의한 뇌척수염

④ 열, 통증, 마비 등의 증상

⑤ 개, 고양이, 너구리 등의 보균자

☑ 정답 ②

☑ 문헌 전국응급구조학과교수협의회, 내과전문응급처치학, 도서출판 한미의학, 2018, p.560

☑ 해설
  ▸ 물을 보거나 마실 때 인후부에 경련이 발생하여 공수병이라고도 한다.

007 감각신경의 주행로를 따라 통증, 붉은 발진, 소포와 물집 등이 발생하는 신경계통의 질환으로 옳은 것은?

① 수막염　　　② 광견병　　　③ 파상풍　　　④ 소아마비　　　⑤ 대상포진

☑ 정답 ⑤

☑ 문헌 변영순 외, 병태생리학, 정담미디어, 2014. p.480

☑ 해설

▶ 대상포진은 대상포진 바이러스에 의한 급성바이러스 질환이다.

008 대상 포진에 관한 설명으로 옳은 것은?

① 입주위에 수포성 궤양을 형성한다.

② 흉부가 호발 부위이고 면역력이 없다.

③ 항암제 복용환자에서는 발생하지 않는다.

④ 산모의 경우 신생아 뇌염을 일으키기도 한다.

⑤ 지각신경 분포에 따라 편측성으로 수포성 발진을 일으킨다.

☑ 정답 ⑤

☑ 문헌 박희진 외, Paramedics 기초의학, 에듀팩토리, 2019, p.135

☑ 해설

▶ 특히 암말기환자 등에서 잘 발생한다.

009 진균성 피부질환으로 옳은 것은?

① 옴　　　② 습진　　　③ 칸디다증　　　④ 단순포진　　　⑤ 콘딜로마

☑ 정답 ③

☑ 문헌 변영순 외, 병태생리학, 정담미디어, 2014. p.353

☑ 해설

▶ 옴 : 진드기

　습진 : 피부의 과민반응 염증

010 아동기의 바이러스성 질환으로 옳지 않은 것은?

① 홍역   ② 풍진   ③ 수두   ④ 볼거리   ⑤ 발진티푸스

☑ 정답 ⑤

☑ 문헌 강병우 외, 응급구조사 기초의학, 군자출판사, 2014, p.470

☑ 해설

▸ 소아마비, 인플루엔자, 감기 등은 아동기 때 흔히 발생하는 바이러스성 질환이다. 발진티푸스는 리케차 감염.

011 합병증으로 남자의 고환염이나 신경전도성 청각장애를 유발할 수 있는 질환으로 옳은 것은?

① 풍진   ② 홍역   ③ 볼거리   ④ 소아마비   ⑤ 인플루엔자

☑ 정답 ③

☑ 문헌 전국응급구조학과교수협의회, 내과전문응급처치학, 도서출판 한미의학, 2018, p.552

☑ 해설

▸ 비록 고환염이나 신경전도성 청각장애가 둘 다 일반적으로 나타나지 않지만 볼거리(유행성귀밑샘염)를 진단하는데는 중요한 요소이다.

012 다음과 같은 특징을 보이는 아동기의 호흡기질환으로 옳은 것은?

- 후두경련이 일어나고 밤에 숨쉬기가 어렵다.
- parainfluenza virus 1과 2에 의해 발병한다.
- 상기도 감염으로 심한 기침을 하고 흡입협착음이 나타난다.
---

① 천식   ② 크룹   ③ 폐렴   ④ 인두염   ⑤ 만성기관지염

☑ 정답 ②

☑ 문헌 전국응급구조학과교수협의회, 내과전문응급처치학, 도서출판 한미의학, 2018, p.556

013 다음과 같은 증상을 보이는 질환으로 옳은 것은?

> • 화농성균 및 그 산물이 혈중에 들어가서 고열이 나고, 신체의 방어기전이 부분적으로 마비된 상태를 보인다.

① 균혈증　　　　　② 농혈증　　　　　③ 패혈증

④ 출혈증　　　　　⑤ 비브리오혈증

☑ 정답 ③

☑ 문헌 박희진 외, Paramedics 기초의학, 에듀팩토리, 2019, p.140

☑ 해설

▸ 농혈증 : 화농성 세균이나 그 산물이 혈류에 들어가서 많은 농양을 만드는 경우.

균혈증 : 세균이 순환혈액내에 들어가는 경우이며 그람음성균혈증은 치명적이다.

독혈증 : 세균감염에서 세균이 낸 독소가 순환하여 여러 증상을 나타내는 것.

014 매개체가 이(louse)와 진드기인 감염질환으로 옳은 것은?

① 묘소병　　　　　② 재귀열　　　　　③ 앵무새병

④ 렙토스피라병　　　⑤ 쯔쯔가무시병

☑ 정답 ②

☑ 문헌 박희진 외, Paramedics 기초의학, 에듀팩토리, 2019, p.137

☑ 해설

▸ 묘소병 : 고양이

앵무새병 : 조류

렙토스피라병 : 가축 등의 뇨

쯔쯔가무시병 : 들쥐

015 츠츠가무시병의 매개자로 옳은 것은?

① 세균   ② 진균   ③ 리케차

④ 진드기   ⑤ 바이러스

☑ 정답 ④

☑ 문헌 박희진 외, Paramedics 기초의학, 에듀팩토리, 2019, p.132

☑ 해설

▸ 츠츠가무시병의 감염원은 들쥐이며 매개자는 진드기이다.

016 감염경로가 같은 것은?

① A형 간염과 폐렴   ② A형 간염과 AIDS

③ C형 간염과 AIDS   ④ C형 간염과 대상포진

⑤ 대상포진과 단순포진

☑ 정답 ③

☑ 문헌 박희진 외, Paramedics 기초의학, 에듀팩토리, 2019, p.111

☑ 해설

▸ HIV가 가장 높은 농도로 존재하는 곳은 환자의 혈액, 정액, 질분비물 등이며 C형 간염은 혈액투석, 성교 등에 의해 많이 감염된다.

017 Neisseria gonorrhoeae세균에 의해 감염된 생식기계통 질환으로 옳은 것은?

① 임질   ② 매독   ③ 트리코모나스증

④ 생식기 사마귀   ⑤ 후천성면역결핍증

☑ 정답 ①

☑ 문헌 전국응급구조학과교수협의회, 내과전문응급처치학, 도서출판 한미의학, 2018, p.564

☑ 해설

▸ 임질은 성교에 의해 Neisseria gonorrhoeae세균이 감염되어 발생하는 질병이다.

018 보건의료인에게 가장 많이 발생하는 감염경로로 옳은 것은?

① 접촉감염   ② 공기감염   ③ 비말감염

④ 체액감염   ⑤ 매개감염

☑ 정답 ①

☑ 문헌 이용덕 외, 알기쉬운 인체병리학, 학지사메디컬, 2018. p.134

☑ 해설

▶ 보건의료인의 경우 직접감염인 접촉감염의 경우가 가장 많다.

019 감염성립의 숙주요인으로 옳지 않은 것은?

① 연령   ② 운동량   ③ 기회감염

④ 생활습관   ⑤ 유전적요인

☑ 정답 ②

☑ 문헌 이용덕 외, 알기쉬운 인체병리학, 학지사메디컬, 2018. p.136

☑ 해설

▶ 감염성립의 숙주요인 : 연령, 기회감염, 생활습관, 유전적요인

020 Penicillin의 약물 작용기전으로 옳은 것은?

① 세균을 직접적으로 사멸시킨다.

② 세균의 세포분열을 차단시킨다.

③ 세균의 핵 내 DNA합성을 방해한다.

④ 세균 내 mitochondria대사방해로 ATP생산을 억제시킨다.

⑤ 세균의 세포벽 성분 중 mucopeptide의 합성을 방해한다.

☑ 정답 ⑤

☑ 문헌 범진필, 임상약리학, 청구문화사, 2016. p.89

☑ 해설

▶ Penicillin은 세균의 세포벽 성분 중 mucopeptide의 합성을 방해한다.

021 후두기관지염(croup) 환자에게 투여되는 라세믹 에피네프린(racemic epinephrine)의 투여방법으로 적절한 것은?

① 흡입   ② 경구투여   ③ 피하주사

④ 근육주사   ⑤ 정맥내 투여

☑ 정답 ①

☑ 문헌 전국응급구조학과교수협의회, 기본 응급약리학, 도서출판 한미의학, 2014. p.228

☑ 해설

▶ 표준용량은 식염액에 희석된(2.25%) 약물 0.25～0.75mL이며 소형 네블라이져로 흡입투여한다. 후두덮개염의 치료에는 사용해서는 안된다.

022 1:1000농도의 에피네프린 투여경로로 가장 적절한 것은?

① 피내   ② 피하   ③ 근육   ④ 정맥   ⑤ 심장

☑ 정답 ②

☑ 문헌 박희진 외, Paramedics 기초의학, 에듀팩토리, 2019. p.549

☑ 해설

▶ 피하주사는 피부아래 근육을 덮고 있는 지방성피하조직으로 주사하는 것으로 에피네프린 1:1000은 항상 피하로 투여해야한다.

023 정맥선이 확보되지 않은 6세 이하의 소아에게 응급약물을 투여하기에 적절한 경로는?

① 기관   ② 설하   ③ 심장   ④ 골내   ⑤ 배꼽

☑ 정답 ④

☑ 문헌 전국응급구조학과교수협의회, 기본 응급약리학, 도서출판 한미의학, 2014. p.53

☑ 해설

▶ 골내(뼈속)투여는 근위경골의 전면에 주사침을 위치하여 투여한다.

024 일부세균 포자만 제외하고 미생물을 박멸시킬 수 있는 살균법으로 기관지내시경 등에 활용되는 소독법으로 옳은 것은?

① 멸균   ② 자비   ③ 낮은 수준의 소독

④ 중간 수준의 소독   ⑤ 높은 수준의 소독

☑ 정답 ⑤

☑ 문헌 전국응급구조학과교수협의회, 내과전문응급처치학, 도서출판 한미의학, 2018, p.529

☑ 해설

▸ 높은 수준의 소독 : EPA에 등록된 멸균액에 10~45초 담그거나 80~100℃에 30분동안 담근다.

025 광범위항생제를 투여하는 환자에게 질병을 유발할 수 있는 미생물로 옳은 것은?

① 곰팡이   ② 바이러스   ③ 리케치아

④ 포도상균   ⑤ 인플루엔자

☑ 정답 ①

☑ 문헌 전국응급구조학과교수협의회, 내과전문응급처치학, 도서출판 한미의학, 2018, p.515

☑ 해설

▸ 광범위항생제를 투여하게 되면 항생제가 세균을 죽일 때 곰팡이는 억제되지 않고 성장할 수 있기 때문이다.

Section III

인체의 기관계통

Chapter 4

근골격계통

1. 근육계통의 구조

1) 근육의 발생(Development of muscles)

• 특수감각기에 있는 일부 근육을 제외하고는 중배엽에서 발생

2) 근육의 특징

• 근세포, 근섬유가 모여 형성되어 있다.

• 하나의 근육은 근육 바깥막에 의해 싸여있다.

• 힘줄에 의해 뼈와 연결되어 있다.

• 인체의 운동을 일으키는 조직으로, 자극을 받아 활동전위를 발생한다. 흥분하면서 수축을 하는 근조직은 구조와 수축방식에 따라 다음과 같이 나뉜다.

■ 구조적 특징

(1) 가로무늬근(횡문근 striated muscle)

• 뼈대근(골격근 skeletal muscle)

• 심장근(cardiac muscle)

(2) 민무늬근(평활근 smooth muscle)

• 다단위 민무늬근(평활근 multi – unit smooth muscle)

• 내장민무늬근(평활근 visceral smooth muscle)

■ 수축 형태

(1) 수의근(voluntary muscle) : 뼈대근(골격근 skeletal m.), 뼈에 붙어 관절, 표정 및 씹기 등의 운동에 관여한다.

(2) 불수의근(involuntary muscle) : 가로무늬근(횡문근 striated m.)으로 대표적인 근육은 심근(cardiac m.)이다. 내장벽에 분포하고 심장에 국한되어 존재한다.

3) 근육의 구조(Structure of muscle)

■ 근원섬유마디(근절 sarcomere)

Z선과 Z선 사이의 근 전섬유 부분. 근 세포의 구조상, 기능상 단위

■ 뼈대근(골격근)의 미세구조

• 한 개의 근섬유는 수백에서 수천개의 근원섬유(myofibril)로 구성되어 있다.

• 근원섬유는 근육원섬유마디(근절 sarcomere)라는 단위가 세로로 나란히 배열되어 있는데 이 근절이 근육수축의 기능적 단위이다.

• 한 개의 근육원섬유마디는 두꺼운 근 필라멘트(thick filament)와 가느다란 근 필라멘트(thin filament)로 구성되어 있다.

• 꺼운 근 필라멘트(thick filament)는 미오신(myosin)이라는 단백질로 되어 있으며 가느다란 근 필라멘트(thin filament)는 액틴(actin)이라는 단백질로 되어 있다.

■ 심장근(cardiac muscle)

• 이완성, 전도성, 율동성, 수축성이 있다.

• 심근을 이루는 근세포는 뼈대근 보다 짧고($100\sim150\,\mu$), 가늘며(지름 $9\sim12\,\mu$), 대체로 원주상이다.

• 가로무늬는 뼈대근과 비슷하며 Z선도 있다.

• 다수의 길다란 사립체가 근원섬유와 밀접하게 접촉되어있다.

• 핵은 근세포 중앙부에 보통 1개씩 있으며, 근육세포질, 사립체, 당원과립 등이 뼈대근 보다 많다.

• 근원섬유는 뼈대근과 같이 명대와 암대가 교대로 배열되어 가로무늬를 이루나 심근은 우리의 뜻대로 조절하지 못하는 가로무늬불수의근(striated involuntary muscle)이다.

• 심근 세포가 이어지는 경계는 계단상으로 되어 있어 이를 사이원반(윤반 intercalated discs)이라고 한다.

■ 가로무늬근(횡문근 striated muscle)

• 뼈대근(골격근 skeletal muscle)

• 심장근(cardiac muscle)

■ 민무늬근(평활근 smooth muscle)

• 근 세포의 크기가 일정치 않으며 배열의 방추상이다.

• 핵은 중앙에 1개씩 있으며 가로무늬가 보이지 않기 때문에 민무늬근이라고 한다.

• 근원섬유를 구성하는 필라멘트의 수가 적고 배열이 불규칙하기 때문에 수축경과가 느리고 수축벽이 약하다.

• 가로무늬가 없으며 액틴과 미오신이 있고 이들이 서로 미끄러져 수축을 일으킨다.

• 트로포미오신은 있으나 트로포닌은 없고 근소포체가 있으나 잘 발달되어 있지 않다.

• 사립체의 수가 적으며 대사는 해당에 크게 의존한다.

• 내장민무늬근(평활근 visceral smooth muscle)과 다단위 민무늬근(평활근 multiunit smooth muscle)으로 나뉘는데 내장 민무늬근은 주로 내장벽에서 관찰되고 다단위 민무늬근은 눈의 홍채 같은 정교한 구조에서 관찰된다.

(1) 내장민무늬근(내장평활근 visceral smooth muscle)

• 막전위가 불안정하며 신경지배에 관계없이 지속적이고 불규칙적인 수축을 한다.

• 근소포체가 발달되어 있지 않으며 수축을 유발하는 세포내 칼슘은 세포외액으로부터 유입되어 증가한다.

• 수축과 이완은 다음과 같은 기전으로 일어난다.

• 무스카린성 수용체에 아세틸콜린 결합

■ 세포안으로 Ca^{++} 유입증가

■ 미오신의 활성화

■ 미오신 ATPase 활성의 증가, 미오신과 액틴의 결합

■ 수축

■ 미오신의 탈인산화

■ 이완 또는 지속적인 수축

4) 근육의 부속기(Accessory organs of muscles)

■ 근막(fascia)

피부밑에 있는 작은 근을 제외한 모든 근들을 싸고 있는 질긴 섬유막으로서 3종이 있다.

(1) 피부밑근막(피하근막 subcutaneous fascia) : 피부와 근 사이에서 많은 근을 한꺼번에 전체를 싸는 것

(2) 심근막(deep fascia) : 근을 받치고 있는 막

(3) 근육사이 중격(intermuscular septum) : 서로 작용이 뚜렷이 다른 근들을 경계 짓고 있는 근막

■ 윤활주머니(bursa)

근 또는 힘줄과 뼈 사이에 끼어 있는 결합조직성 주머니로 윤활액이 들어 있어, 근육의 마찰을 감소시키고 근육운동을 원활히 해준다.

■ 도르래(trochlea)

급히 방향을 바꿀 때 힘줄을 그 자리에 고정시키고 그 속에서 운동하기 쉽게 하는 섬유성 구조.

예 안근 : 위빗근

■ 건(tendon)

뼈대근의 양 끝을 이루는 조밀한 결합조직으로 뼈막에 부착되며 주머니 모양의 힘줄 윤활막에 의해 보호되어 있다.

예 무릎 인대, Achilles tendon

5) 인체의 근육

■ 머리부위의 근육(muscles of the head)

(1) 눈의 외래근육(extrinsic muscles of eye)

눈알을 움직이는 6개의 근육과 눈꺼풀을 올리는 근육으로 이루어져 있다.

• 위곧은근(상직근 superior rectus) : 눈돌림신경이 지배하고 눈알을 위로 당기거나 안쪽돌림

- 안쪽곧은근(내측직근 medial rectus) : 눈돌림신경이 지배하고 눈알의 안쪽 돌림
- 아래곧은근(하직근 inferior rectus) : 눈돌림신경이 지배하고 눈알을 밑으로 당기거나 안쪽 및 가쪽 돌림
- 가쪽곧은근(외측직근 lateral rectus) : 갓돌림신경이 지배하고 눈알을 가쪽 돌림
- 위빗근(상사근 superior oblique) : 도르래신경이 지배하고 눈알을 밑으로 당기거나 안쪽 및 가쪽 돌림
- 아래빗근(하사근 inferior oblique) : 눈돌림신경이 지배하고 눈알을 위로 당기거나 안쪽 및 가쪽 돌림
- 위눈꺼풀올림근(상안검거근 levator palpebrae superioris) : 눈돌림신경이 지배하고 눈꺼풀을 위로 당긴다.

(2) 얼굴표정근(안면표정근 muscles of facial expression)

머리피부와 얼굴의 피부 밑에 위치하고 약 30개의 작은 근육으로 대부분 얼굴표정에 작용한다.

(3) 씹기근(저작근 mastication muscle)

턱 관절을 움직이며 씹기에 관여하는 근육

- 깨물근(교근 masseter) : 아래턱신경의 지배를 받고 아래턱뼈를 위앞부분으로 당긴다.
- 관자근(측두근 temporal muscle) : 아래턱신경의 지배를 받고 아래턱뼈을 위아래로 당긴다.
- 안쪽날개근(내측익돌근 internal pterygoid) : 아래턱신경의 지배를 받고 아래턱뼈를 위앞으로 당긴다.
- 가쪽날개근(외측익돌근 external pterygoid) : 아래턱신경의 지배를 받고 아래턱뼈를 아래앞으로 당기거나 왼쪽과 오른쪽으로 움직인다.

■ 입부위의 근육

(1) 입을 여는데 관여하는 근

- 큰광대근(대관골근 zygomaticus major) : 입꼬리를 위로 당겨 웃을 때 작용
- 입꼬리내림근(구각하체근 depressor anguli oris) : 입꼬리를 밑으로 당겨 슬플 때의 표정을 짓게 한다.
- 작은광대근(소관골근 zygomaticus minor)

- 위입술올림근(상순거상근 levator labii superioris) : 뒷입술에 주름을 잡아 부정적인 표현을 할 때
- 입꼬리당김근(소근 risorius) : 입을 옆으로 웃을 때 이를 모이게 하고 보조개(dimple)
- 위입술콧방울올림근(상순 비익거근 levator labii superioris alaeque nasi)

(2) 입을 다무는데 관여하는 근
- 입둘레근(구윤근 orbicularis oris)
- 볼근(협근 buccinator)

■ 목부위의 근육(muscles of the neck)

(1) 목뿔뼈를 움직이는 근육
- 목뿔위근(설골상근 suprahyoid m.)
- 목뿔뼈와 아래턱뼈 사이에 걸쳐 있는 4개의 근
- 두힘살근, 붓목뿔근, 턱목뿔근, 턱끝목뿔근(이설골근) : 삼킴운동에 중요한 역할, 특히 턱목뿔근은 입안의 바닥을 이룸
- 목뿔아래근(설골하근 infrahyoid m.)
- 혀를 받치고 있는 목뿔뼈 및 복장뼈, 어깨뼈 사이를 잇는 작은 근(목신경지배)

(2) 머리부위와 목을 움직이는 근
- 척추앞근(전추골근 prevertebral muscle)
  - 목긴근(경장근) : 머리의 굽힘과 돌림
  - 머리가장긴근(두장근) : 머리의 굽힘과 돌림
  - 앞머리곧은근(전두직근) : 머리의 굽힘과 돌림
  - 가쪽머리곧은근(외측두직근) : 머리의 가쪽굽힘
- 척추뒤근(후추골근 postvertebral muscle)
  - 목뼈 뒷면에 위치하고 몇몇 근육은 목의 근이며 다른 근육은 심배근 위부위에 연결되어 있다.
  - 위머리빗근(상두사근) : 머리의 폄
  - 아래머리빗근(하두사근) : 머리의 폄과 돌림
  - 큰뒤머리곧은근(대후두직근) : 머리의 폄과 돌림
  - 작은뒤머리곧은근(소후두직근) : 머리의 폄

- 머리판상근(두판상근) : 머리와 목의 폄과 돌림
- 목판상근(경판상근) : 머리의 폄과 가쪽굽힘
- 가쪽척추근(외측추골근 lateral vertebral muscle)
  - 어깨올림근(견갑거근) 앞쪽에 있는 3개의 근
  - 목빗근(흉쇄유돌근 sternocleidomastoideus muscle) : 한 측면으로는 머리의 굽힘과 돌림, 양측면으로는 머리의 굽힘
  - 앞목갈비근(전사각근 anterior scalene muscle) : 제1갈비뼈를 위로 당기거나 목의 가쪽굽힘
  - 중간목갈비근(중사각근 middle scalene muscle) : 제1, 2갈비뼈를 위로 당기거나 가쪽굽힘
  - 뒤목갈비근(후사각근 posterior scalene muscle) : 제2갈비뼈를 위로 당기거나 목의 가쪽굽힘

■ 가슴부위의 근육(muscles of the thorax)

가슴우리에 붙어있는 근으로서 가슴안의 용적을 증감시켜 호흡에 관여하는 구실을 한다.
- 얕은층가슴근
  - 호흡곤란이나 인공호흡 때는 이 근육들이 호흡근 역할을 한다.
- 큰가슴근(대흉근 pectoralis major) : 부채꼴 모양으로 앞가슴벽, 피부밑에 있다. 유방은 이 근육의 근막 표면에 붙어 있는 일종의 피부샘이다.
- 작은가슴근(소흉근 pectoralis minor) : 큰가슴근 아래층에 있고 어깨뼈를 앞방향과 아래쪽으로 잡아당기는 작용을 한다.
- 앞톱니근(전거근 serratus anterior) : 어깨뼈를 가슴막쪽으로 당기는 작용을 하며 호흡근으로도 중요하다.
- 빗장밑근(쇄골하근 subclavius)
- 깊은층 가슴근
  - 직접 호흡운동에 관여
  - 가슴우리에 붙어서 가슴우리를 수직적으로 확장 및 수축
  - 허파로 공기의 출입상태 조절
- 가로막(횡격막 diaphragm)

- 가슴안과 배안 사이에 펼쳐있는 호흡근
- 가로막에는 3군데의 구멍이 있다.
- 대동맥구멍: 아래대동맥, 기정맥, 가슴관, 교감신경 통과
- 대정맥구멍: 아래대정맥과 오른가로막신경 가지가 지나감
- 식도구멍: 식도와 왼쪽과 오른쪽 미주신경이 지나가며 가로막탈장이 잘 일어나는 부위
- 갈비사이근(늑간근 intercostales) : 왼쪽과 오른쪽 11쌍의 갈비사이근을 메우는 가슴근으로 가슴안의 용적을 증감시킨다.
- 바깥갈비사이근(외늑간근) : 들숨운동에 작용하는 근육

■ 배부위의 근육(muscles of the abdomen)
- 배곧은근(복직근 rectus abdominis)
  - 정중선 양측을 종주하는 한 쌍의 장사변형의 판상근육
- 배바깥빗근(외복사근 obliquus externus abdominis)
  - 가장 가쪽의 사주근으로 수축 시 배벽을 긴장시켜 배안의 내용물을 압박하게 된다.
- 배안쪽빗근(내복사근 obliquus internus abdominis)
- 배바깥빗근(외복사근) 아래쪽에 있고 갈비사이신경 및 허리신경얼기의 가지가 분포한다.
- 배가로근(복횡근 transversus abdominus)
  - 가쪽 측복부의 가장 내층을 횡주하는 근육으로 늑간신경 및 요신경총의 가지가 분포한다.
- 허리네모근(요방형근 quadratus lumborum)
- 배안의 뒤벽이 되는 판상의 근육으로 허리뼈의 가쪽굽힘에 관여한다.
- 배곧은근집(복직근초)과 샅고랑인대(서혜인대 rectus sheath and inguinal ligament)
- 배곧은근집(복직근초 rectus sheath)은 배곧은근을 싸는 결합조직성 집(초, sheath)이고 샅고랑인대(서혜인대 inguinal ligament)는 배바깥빗근의 널힘줄(건막) 아래끝 일부가 비후한 것이다.
- 백색선(백선 linea alba)
  - 두덩뼈에서 널힘줄의 결합을 나타내는 배부의 정중선에서 배부 널힘줄 앞면 부분
  - 양쪽 배곧은근이 맞닿는 정중선에 해당된다.
  - 칼돌기와 두덩결합을 잇는 선

■ 등부위의 근육(muscles of the back)

• 목빗근(흉쇄유돌근 sternocleidomastoid)

　머리를 옆으로 돌리는데 관여한다.

• 등세모근(승모근 trapezius)

　－ 왼쪽과 오른쪽 어깨뼈를 척주 쪽으로 움직여서 가슴을 펴게 한다.

　－ 이 근육의 윗부분만 수축하면 어깨뼈가 올라간다.

• 넓은등근(광배근 latissimus dorsi)

　－ 위팔의 모음과 안쪽돌림을 하게 한다.

• 마름근(능형근 rhomboidei)

　－ 등세모근의 아래층에 있고 어깨뼈를 안쪽위로 끌어당기는 작용을 한다.

• 어깨올림근(견갑거근 levator scapulae)

　－ 목의 뒤 가쪽부위에서 등세모근에 덮여 있다.

• 널판근(판상근 splenius)

　－ 한쪽이 수축하면 머리 목부위는 그쪽으로 돌게 되고 이 작용은 반대쪽의 목빗근과 협력
　　하여 일어난다.

• 척주세움근(척주기립근 erector spinae)

　－ 척주 양측을 따라 길게 종주하는 엉덩갈비근, 가장긴근, 가시근을 총칭한 것이다.

■ 팔의 근육(muscles of the upper limb)

(1) 척추와 팔을 잇는 근육

• 등세모근(승모근 trapezius)

• 작은마름근(소능형근 rhomboideus minor)

• 어깨올림근(견갑거근 levator scapulae)

• 큰마름근(대능형근 rhomboideus major)

• 넓은등근(광배근 latissimus dorsi)

(2) 가슴벽과 팔을 잇는 근육

• 큰가슴근(대흉근 pectoralis major)

• 빗장밑근(쇄골하근 subclavius)

• 작은가슴근(소흉근 pectoralis minor)

- 앞톱니근(전거근 serratus anterior)

(3) 어깨부위의 근육(muscle of shoulder)

- 가시위근(극상근 supraspinatus) : 작지만 어깨세모근의 작용을 보조하는 위팔벌림근의 하나이다.
- 가시아래근(극하근 infraspinatus) : 작은원근과 협동하여 위팔의 모음과 가쪽돌림에 작용한다.
- 어깨밑근(견갑하근 subscapularis) : 큰원근의 협동근으로 위팔의 모음과 안쪽돌림에 작용한다.
- 작은원근(소원근 teres minor) : 가시아래근의 협동근으로 모음과 가쪽돌림을 하며 겨드랑신경의 지배를 받는다.
- 큰원근(대원근 teres major) : 어깨밑근과 함께 위팔의 모음과 안쪽돌림에 작용한다.
- 어깨세모근(삼각근 deltoideus) : 어깨를 둥그스름하게 만들며 위팔의 벌림과 안가쪽돌림을 시키는 주요 근육이다. 어깨부위 근육 중 근육주사 부위로 적합하다.

(4) 위팔의 근육(muscle of upper arm)

- 굽힘근육군(굴근군 flexors)
  - 부리위팔근(오훼완근 coracobrachialis) : 위팔의 모음과 굽힘을 시키며 근피신경의 지배를 받는다.
  - 위팔두갈래근(상완이두근, 알통형성근 biceps brachii) : 팔을 굽혀 알통을 이루는 근육으로 주작용은 아래팔의 굽힘이며 위팔의 모음과 벌림에 관여한다.
  - 위팔근(상완근 brachialis) : 아래팔을 굽힐 때 작용하며 근피신경의 지배를 받는다
- 폄근군(신근군 extensors)
- 위팔세갈래근(상완삼두근 triceps brachii) : 아래팔을 펼 때 작용한다.

(5) 아래팔의 근육(muscle of forearm)

- 굽힘근육군(굴근군 flexors)
  - 원엎침근(원회내근 pronator teres) : 아래팔의 엎침운동에 작용하며 정중신경의 지배를 받는다.
  - 노쪽손목굽힘근(요측수근굴근 flexor carpi radialis) : 손목을 굽히거나 외향시키는 작용을 한다. 종건 바로 가쪽에 노동맥이 주행하므로 맥박이 촉지된다. 정중신경의 지배를 받는다.

- 긴손바닥근(장장근 palmaris longus) : 손목을 굽히는 동시에 손바닥 피부를 긴장시키는데 작용하고 정중신경의 지배를 받는다.
- 가쪽손목굽힘근(척측수근굴근 flexor carpi ulnaris) : 손목을 굽히는 동시에 손의 모음 운동을 돕고 자신경의 지배를 받는다.
- 얕은손가락굽힘근(천지굴근 flexor digitorum superficialis) : 손목을 굽히는 동시에 제2~5지의 중간마디를 굽히는 작용을 한다.
- 깊은손가락굽힘근(심지굴근 flexor digitorum profundus) : 손가락의 끝마디를 굽히는 작용을 한다.
- 긴엄지굽힘근(장무지굴근 flexor pollicis longus) : 엄지의 첫마디와 끝마디를 굽히며 정중신경의 지배를 받는다.
- 네모엎침근(방형회내근 pronator quadratus) : 정중신경의 지배를 받는다.
- 폄근군(신근군 extensors)
  - 위팔노근(완요골근 brachioradialis) : 팔꿈치를 굽히는데 돕는다. 아래팔의 회내, 회외, 회전운동에 관여하고 노신경의 지배를 받는다.
  - 긴노쪽손목폄근(장요측수근신근 extensor carpi radialis longus) : 손목의 폄과 벌림에 관여하고 노신경의 지배를 받는다.
  - 짧은노쪽손목폄근(단요측수근신근 extensor carpi radialis brevis) : 긴 노쪽 손목폄근과 협동작용으로 손목의 폄과 벌림에 관여하고 노신경의 지배를 받는다.
  - 뒤침근(회외근 supinator) : 아래팔의 회외운동에 관여한다.
  - 자쪽손목폄근(척측수근신근 extensor carpi ulnaris) : 손목의 폄과 모음에 관여하고 노신경의 지배를 받는다.
  - 총손가락폄근(총지신근 extensor digitorum communis) : 제2~5지를 펴고 손목의 폄에 관여하고 노신경의 지배를 받는다.
  - 새끼폄근(소지신근 extensor digiti minimi) : 제5지를 펴고 노신경의 지배를 받는다.
  - 집게폄근(시지신근 extensor indicis) : 제2지를 펴고 노신경의 지배를 받는다.
  - 긴엄지폄근(장무지신근 extensor pollicis longus) : 엄지를 신전과 외전시키고 노신경의 지배를 받는다.
  - 짧은엄지폄근(단무지신근 extensor pollicis brevis) : 엄지 첫마디의 폄과 벌림에 관여하고 노신경의 지배를 받는다.

– 짧은엄지벌림근(단무지외전근 abductor pollicis longus) : 엄지를 외전 시키고 노신경의 지배를 받는다.

■ 손의 근육

• 엄지두덩근(무지구근 thenar muscles)

– 짧은엄지벌림근(단무지외전근 abductor pollicis brevis) : 엄지의 모음

– 짧은엄지굽힘근(단무지굴근 flexor pollicis brevis) : 엄지의 굽힘

– 엄지맞섬근(무지대립근 opponens pollicis) : 엄지의 맞섬

– 엄지모음근(무지내전근 adductor pollicis) : 엄지의 모음

• 새끼두덩근(소지구근 hypothenar muscles)

– 새끼벌림근(소지외전근 abductor digiti minimi) : 제5지의 벌림

– 짧은새끼굽힘근(단소지굴근 flexor digiti minimi brevis) : 제5지의 굽힘

– 새끼맞섬근(소지대립근 opponens digiti minimi) : 제5지의 맞섬

• 손허리근(중수근 intermediate muscles)

– 벌레근(충양근 lumbricales) : 끝마디뼈의 폄

– 손바닥뼈사이근(장측골간근 interossei palmares) : 제3지의 손허리손가락 관절쪽으로 모음

– 등쪽뼈사이근(배측골간근 interossei dorsales) : 제3지의 손허리손가락 관절쪽으로 벌림

■ 다리의 근육(muscles of the lower limb)

(1) 엉덩이의 근육(muscles of hip)

• 근육주사는 위가쪽 1/4부위가 적합하다.

• 앞엉덩이근(전둔부근 anterior hip muscles)

– 엉덩근(장골근 iliacus) : 넙다리의 굽힘, 가쪽돌림, 대퇴의 굽힘 시는 척주의 굽힘

– 큰허리근(대요근 psoas major) : 넙다리의 굽힘, 가쪽돌림, 넙다리의 굽힘 시는 척주의 굽힘

– 작은허리근(소요근 psoas minor) : 척주의 굽힘

• 뒤엉덩이근(후둔부근 posterior hip muscles)

– 큰볼기근(대둔근 gluteus maximus) : 넙다리의 폄과 가쪽돌림

- 중간볼기근(중둔근 gluteus medius) : 넙다리의 벌림, 앞부분은 넙다리 안쪽돌림, 뒷부분은 넙다리의 가쪽돌림
- 작은볼기근(소둔근 gluteus minimus) : 넙다리의 벌림과 안쪽돌림
- 넙다리근막긴장근(대퇴근막장근 tensor fasciae latae) : 넙다리의 굽힘과 안쪽돌림의 보조
- 궁둥구멍근(이상근 piriformis) : 넙다리의 가쪽돌림
- 위쌍둥이근(상쌍자근 superior gemillus) : 넙다리의 벌림과 가쪽돌림
- 속폐쇄근(내폐쇄근 obturator internus) : 넙다리의 벌림과 가쪽돌림
- 아래쌍둥이근(하쌍자근 inferior gemillus) : 넙다리의 벌림과 가쪽돌림
- 넙다리네모근(대퇴방형근 quadratus femoris) : 넙다리의 가쪽돌림
- 바깥폐쇄근(외폐쇄근 obturator externus) : 넙다리의 가쪽돌림

(2) 넙다리앞면(대퇴전면부근 muscles of anterior compartment of thigh)
- 넙다리네갈래근(대퇴사두근 quadriceps femoris) : 넙다리의 굽힘과 아래다리의 폄
- 넙다리곧은근(대퇴직근 rectus femoris) : 아래다리의 폄
- 가쪽넓은근(외측광근 vastus lateralis) : 아래다리의 폄
- 중간넓은근(중간광근 vastus intermedius) : 아래다리의 폄
- 안쪽넓은근(내측광근 vastus medialis) : 아래다리의 폄
- 넙다리빗근(봉공근 sartorius) : 넙다리와 아래다리의 굽힘

(3) 넙다리의 안쪽면부위 근육(muscles of medial compartment of thigh)
- 두덩근(치골근 pectineus) : 넙다리의 모음, 굽힘, 가쪽돌림
- 짧은모음근(단내전근 adductor brevis) : 넙다리의 모음, 굽힘, 가쪽돌림
- 긴모음근(장내전근 adductor longus) : 넙다리의 모음, 굽힘, 가쪽돌림
- 큰모음근(대내전근 adductor magnus) : 위부위는 넙다리의 굽힘, 아래부위는 넙다리의 폄
- 두덩정강근(박근 gracilis) : 넙다리의 모음, 굽힘, 가쪽돌림

(4) 넙다리의 뒤부위 근육(muscles of posterior compartment of thigh)
- 넙다리두갈래근(대퇴이두근 biceps femoris) : 넙다리의 폄, 아래다리의 굽힘, 가쪽돌림
- 반힘줄근(반건양근 semitendinosus) : 넙다리의 폄, 아래다리의 굽힘, 안쪽돌림
- 반막모양근(반막양근 semimembranosus) : 넙다리의 굽힘, 아래다리의 굽힘, 안쪽돌림

(5) 아래다리의 앞 및 바깥부위 근육(muscles of anterior and lateral compartment of leg)

- 앞면부위 근육(anterior compartment)
  - 정강뼈앞근육(전경골근 tibialis anterior)
  - 긴발가락펴짐근(장지신근 extensor digitorum longus)
  - 긴엄지폄근(장무지신근 extensor hallucis longus)
  - 셋째종아리근(제3비골근 peroneus tertius)
- 바깥부위 근육(lateral compartment)
  - 긴종아리근(장비골근 peroneus longus)
  - 짧은종아리근(단비골근 peroneus brevis)

(6) 아래다리 뒤부위(하퇴의 후면부) 근육(muscles of posterior compartment of leg)

- 얕은층근(천군근 superficial group) : 아킬레스건(Achilles tendon)과 연결되는 근육
  - 장딴지근(비복근 gastrocnemius) : 장딴지를 이루는 근육
  - 가자미근(soleus)
  - 장딴지빗근(족척근 plantaris)
- 깊은층근(deep group)
  - 오금근(슬와근 popliteus)
  - 긴발가락굽힘근(장지굴근 flexor digitorum longus)
  - 긴엄지굽힘근(장무지굴근 flexor hallucis longus)
  - 정강뼈뒤근육(후경골근 tibialis posterior)

(7) 발의 고유 근육(intrinsic muscles of foot)

- 발등(dorsal)
  - 짧은발가락폄근(단지신근 extensor digitorum brevis)
  - 제1족 아래층(plantar 1st layer)
  - 엄지벌린근(무지외전근 abductor hallucis)
  - 짧은발가락굽힘근(단지굴근 flexor digitorum brevis)
  - 새끼벌림근(소지외전근 abductor digiti minimi)
- 제2족 아래층(plantar 2nd layer)
  - 발바닥네모근(족척방형근 quadratus plantae)
  - 벌레근(충양근 lumbricales)
- 제3족 아래층(plantar 3rd layer)

- 짧은엄지굽힘근(단무지굴근 flexor hallucis brevis)
- 엄지모음근(무지내전근 adductor hallucis)
- 제4족 저층(plantar 4th layer)
  - 발바닥뼈사이근(족저골간근 plantar interossei)
  - 등쪽뼈사이근(배측골간근 dorsal interossei)

2. 근육계통의 기능

1) 근수축 기전
■ A. F. Huxley(영)의 활주설(sliding theory)

근수축 시에는 가느다란 엑틴 필라멘트가 굵은 마이오신 필라멘트 사이로 미끄러져 들어가서 인접한 엑틴 필라멘트의 길이가 단축되어 중복된다. 따라서 근육이 이완될 때는 엑틴 필라멘트가 미끄러져 나오고 수축할 때는 반대 방향으로 미끄러져 들어간 다음 서로 떨어진다. 이러한 작용에 필요한 중요한 에너지원은 ATP이다.

- 가느다란 엑틴 필라멘트와 굵은 마이오신 필라멘트를 연결하는 돌기를 교차교량체(cross bridge)라고 하는데 이 교차교량체는 마이오신 분자의 일부이며 마이오신 필라멘트쪽에 붙어있는 부분은 고정되어 있다.
- 가느다란 엑틴 필라멘트는 트로포닌(troponin), 트로포마이오신(tropomyosin)이라는 조절 단백질로 구성되는데 이들 단백질은 마이오신의 교차교량체와 액틴 필라멘트가 결합하는 것을 억제한다. 즉 이 두 개의 조절단백질 때문에 근수축이 억제된다.
- 트로포닌에는 Ca^{++} 결합부위가 있는데 여기에 Ca^{++}이 결합하게 되면 트로포닌(troponin)-트로포마 이오신(tropomyosin)의 억제작용이 소실하게 된다. 따라서 마이오신의 교차교량체와 엑틴 필라멘트가 결합하게 되어 근수축이 일어난다.

2) 뼈대근의 수축과 이완
■ 수축기전
- 운동뉴런의 신경흥분이 신경·근 접합부에 도달되면 신경말단에서 아세틸콜린(acetylcholine)이 유리되어 근섬유 세포막에 있는 감수체와 결합한다.

- 활동전압이 근세포막과 trans세관을 따라 전도된다.
- 근형질세망의 terminal cisternae로부터 Ca^{++}이 유리
- Ca^{++}이 troponin과 결합
- Actin 부위를 덮고 있던 tropomyosin이 이동되어 actin의 결합부위가 노출된다.
- 고에너지 myosin head가 actin과 결합
- 고에너지 myosin head에 저장된 에너지에 의해 가느다란 필라멘트가 당겨진다.
- 고에너지 myosin head와 ATP가 결합하면 myosin은 actin과 분리된다.
- ATP → ADP + pi로 되고 고에너지 myosin이 다시 생성되어 고에너지 myosin head가 actin과 결합하고 고에너지 myosin head에 저장된 에너지에 의해 가느다란 필라멘트가 당겨지는 과정이 반복된다.
- Ca^{++}은 근형질세망의 terminal cisternae로 능동 수송되어 되돌아간다.
- Tropomyosin은 원래 위치로 돌아가고 고에너지 myosin과 actin의 상호작용도 끝난다.
- 근수축은 멈추고 근섬유는 이완된다.

■ 이완과정
- Ca^{++}이 근소포체로 능동수송
- Ca^{++}이 트로포닌으로부터 유리
- 엑틴과 미오신의 결합이 끊어짐

■ 근수축 에너지원
- 근수축에 이용되는 직접적인 에너지는 ATP로서 사용되는 경우는 다음과 같다.
  - 수축과정에 있어서 교차교량체의 운동
  - 이완과정에 있어서 근소포체로 Ca^{++}의 회수
  - 교차교량체와 엑틴의 결합유지 및 주기적 분리과정
- 근수축에 이용되는 에너지의 생성은 다음과 같은 과정으로 합성된다.
  - 크레아틴 인산(phosphocreatine)과 ADP로부터 합성
  - 글리코겐이 포도당에서 피루브산(pyruvic acid)을 거쳐 젖산(lactic acid)으로 되는 해당 과정에서 생성
  - 미토콘드리아 속에서 이루어지는 산화적 인산화(oxidative phosphorylation) 과정에서

합성

- 혈장속 유리지방산(free fatty acid)의 b – 산화 과정에서 합성
- 근육운동 시 ATP가 소모되고 젖산, CO_2, 무기인산염 등이 축적된다.

■ 근수축 종류

(1) 연축(twitch)

- 신경 – 근 연접의 표본 신경섬유 위에 문턱(역치) 이상의 자극을 가했을 때 근육은 급속한 하나의 수축을 일으킨다. 이것을 근연축이라 한다.
- 연축의 시간적 변동을 기록한 곡선을 연축곡선(twitch curve)이라 하며 잠복기, 수축기, 이완기로 나눌 수 있다.
- 뼈대근의 1회 연축에 소요되는 시간은 약 0.1초 정도이다.

(2) 강축(tetanus)

- 근육에 계속적인 자극을 주어 긴장 상태에 있는 것으로 완전강축과 불완전강축이 있다. 수축기에는 ATP가 소모된다.
- 완전강축: 자극과 자극사이의 간격이 아주 짧다.
- 불완전강축: 연속 자극을 주되 자극과 자극사이에 여유가 있는 것

(3) 긴장(tonus)

근육의 덩어리는 운동신경으로부터 부분적으로 자극을 계속하여 받고 있기 때문에 근육의 부분적인 수축을 지속하고 있다. 중추신경으로부터 오는 흥분충동으로 인한 지속적인 약한 수축상태를 긴장이라고 한다.

(4) 구축(강직 contracture)

- 뼈대근은 병적 상태에서 활동전위가 유발되지 않고서도 강축을 일으킬 때가 있는데 이것을 구축이라고 한다.
- 유발원인: 저칼슘혈증
- 부갑상선을 제거하면, 혈중 칼슘 농도는 저하되고, 인 농도는 증가하여 강직이 발생한다.
- 구축(강축)은 가역적인 강한 수축현상인데 반해 강직은 비가역적인 구축현상이다.
- 사후 → 근육 내에는 ATP도 없고 활동전위도 없다 → 경직(이것을 사후강직: rigor mortis)라 한다.
- 사후강직에 의한 수축은 매우 강력하며 팔이 안 펴진다. 사후강직은 심장, 목, 팔, 다리 순

으로 일어나고 영양상태, 운동상태에 따라 시간이 흐르면 풀린다. 풀리는 순서는 팔, 다리, 목, 심장 순으로 이것으로 사망시간을 추정할 수도 있다.

(5) 경직(rigor)

불가역적인 지속적 수축이다. 엑틴과 마이오신이 결합한 복합체를 경직복합체(rigor complex)라고 한다. 여기에 ATP가 결합하면 복합체는 해리되고 이완하며 ATP가 고갈되면 경직이 지속된다.

■ 근육의 열 발생

체내에서 열을 가장 많이 생산하는 부위는 뼈대근이며 고에너지 인산결합, 열 등으로 나타난다.

■ 신경 – 근 사이의 흥분전달

(1) 전달물질

- 운동신경의 섬유가 근 섬유에 가까워지면 마이엘린 껍질(myelin sheath)이 없어지고 근 섬유의 표면에 인접하게 되면 신경섬유의 끝이 약간 부풀어 올라 커진다. 이것을 신경종말이라고 하며 신경종말이 접촉하는 근섬유의 근막은 약간 함몰되어 종판을 이룬다. 신경종말과 종판의 연결을 신경 – 근 연접이라 하고 이 부위로 아세틸콜린(acetylcholine)이 분비되어 자극을 전달하게 된다.
- 신경근의 신경종말에서 분비되는 전달체는 아세틸콜린이다.

(2) 기전(mechanism)

- 운동신경 섬유가 근섬유에 가까워지면 수초(myelin sheath)가 없어지고 신경섬유 끝은 약간 부푼다(신경종말).
- 신경섬유가 접촉하는 근섬유 부분은 약간 함몰한다(종판).
- 신경종말과 종판 사이의 간격은 약 500Å이고 이곳을 신경근 연접(neuromuscular junction)이라 한다.
- 신경종말에는 아세틸콜린(acetylcholine)이 저장되어 있다.
- 접합부로 아세틸콜린(acetylcholine)이 분비된다(receptor – ach. complex).
- 막의 탈분극이 발생하여 흥분한다.
- 한편, acetylcholinesterase가 작용하여 acetylcholine complex를 가수분해한다.

- 그러므로 acetylcholine의 작용은 약 2 msec이내에 완료되고 3~5 msec후에는 정상으로 회복된다.

- Acetylcholine $\xrightarrow{\text{acetylcholinesterase}}$ choline + acetic acid

- Acetic acid + Co A $\xrightarrow{\text{acetylkinase}}$ acetyl Co A+ H_2O

- Choline + acetyl Co A $\xrightarrow{\text{choline acetylase}}$ acetylcholine+ Co A

■ 근육의 활동전압과 수축(action potential & contraction)

- 세포막의 탈분극이 수축을 일으키는데는 세포질그물(형질내세망)과 Ca^{++}이 주된 역할을 한다.
- 뼈대근 수축 시 직접적인 에너지원은 ATP이다.

(1) 에너지와 산소부채

- 근수축에 쓰이는 에너지는 ATP, glycogen, 산소, 고에너지 인산염 등이고 근수축 결과 생성되는 물질은 젖산, 이산화탄소, 무기인산염 등이다.
- 근수축 에너지를 직접 공급하는 것은 주로 고에너지 인산염이다.
- 그러므로 산소가 부족한 곳에서 근육을 자극하면 쉽게 피로해진다.

(2) 기전(mechanism)

- ATP $\xrightarrow{\text{ATPase}}$ ADP + pi + 에너지(근수축에 직접 이용된다)
- Phosphocreatine $\dashrightarrow$ creatine + pi + 에너지*
- ADP $\xrightarrow{\text{에너지*}}$ ATP 재합성에 쓰인다.
- Phosphocreatine + ADP ↔ creatine + ATP

  이때 ATP가 재합성되기 위해서는 phosphocreatine이 계속 재합성되어야 한다. 이때 또 ATP가 필요하다.

- 필요한 ATP는 glucose 젖산 + 에너지에서 얻는다.
- 1/5 젖산 + O_2→ CO_2 + H_2O + 에너지
- 4/5 젖산 $\xrightarrow{\text{에너지}}$ glucose
- 그러므로 산소가 부족하면 젖산의 산화가 적어 glycogen 재합성이 안되고 젖산만 쌓이게

되어 피로감을 느낀다.

(3) 근피로 (muscle fatigue)

• 뼈대근육의 수축을 더 이상 지속할 수 없는 상태로 원인은 다음과 같다.

 – 에너지원의 고갈

 – 체액의 K^+농도 감소

 – 체액의 H^+ 농도 증가

 – 젖산의 근육 축적

 – 탈수

 – 아세틸콜린의 고갈

3) 심장근육

■ 전기적 특성

• 포유류의 심장근 세포의 안정막 전위는 약 − 90 mV이며 자극이 주어지면 활동전위가 전파되어 수축을 일으킨다.

• 탈분극은 약 2 ms 정도 지속되고 고평부(plateau)기와 재분극은 200 ms 이상 지속된다.

• Na^+농도의 변화는 심장근에서 안정막 전위에 영향을 주는 반면 세포외 Na^+의 농도변화는 활동전위의 크기에 영향을 미친다.

(1) 전위의 변화

• 1기 : 초기의 빠른 재분극은 Na^+ 통로가 닫혀 일어난다.

• 2기 : 이어 나타나는 고평부는 다소 느린 전압 – gated 칼슘통로가 지속적으로 열리기 때문이다.

• 3기 : 마지막으로 재분극은 Ca^{++}통로가 닫히고 K^+내부 정류기 통로를 통한 K 유출이 일어나 나타난다.

• 4기 : 안정전위의 회복

■ 기계적 특성

• 심장근의 수축반응은 탈분극이 시작한 후 바로 시작하여 활동전위기간의 약 1.5배 지속된다.

• 심장근은 일반적으로 느리고 비교적 ATPase 활성도가 낮다.

- 심장근에서 초기섬유의 길이와 총 장력간의 관계는 뼈대근과 비슷하다. 즉 안정 길이에서 자극 시 발생하는 장력은 최대이다.
- 심장근 섬유의 길이와 장력과의 관계는 Starling의 법칙이 작용한다.
  - 몸안에서 초기섬유의 길이는 심장의 이완기 충만 정도에 의해 결정되며 심실에서 발생되는 압력은 발생된 총 장력에 비례한다는 법칙

3. 골격계통의 구조

성인의 인체 뼈대는 206개의 뼈로 이루어져 있는데 몸통뼈대와 팔다리뼈대의 2군으로 나뉜다.

1) 미세구조(Microscopic structure)와 조성(Composition)

■ 발생양식(중배엽에서 발생)

- 막성뼈(membranous bone) : 막 자체나 뼈막으로 남는다. 결합조직에서 뼈조직이 발생하는 것
- 머리뼈관은 태생기에 중배엽에서 직접 발생되는 막성뼈이다.
- 중배엽 조직이 증식 → 뼈가 될 부분에 결합조직의 막이 생김 → 뼈모세포(osteoblast)로 분화 → 뼈바탕질 형성 → bone

  예 Scapula, frontal, parietal bone 등

- 연골성 뼈(cartilage bone) : 연골로서 뼈의 원형이 만들어진 후 뼈화되기 시작하여 → 점차 뼈로 치환하여 임신 3개월만에 완전히 형성

  예 long bone → 연골 model이 만들어지고 → 뼈몸통에 1차 뼈화 중심이 나타남 → 2차 뼈화 중심 출현 → 1차 골화 중심사이에 연골이 남아 있는 것을 성장판이라 한다.

- 뼈끝선 : 성인에서는 골단판을 이루고 있던 연골이 흡수되어 하나의 선으로 남으며 성장판(growth zone)이 빨리 없어지면 난장이증(왜소증 dwarfism)이 나타난다.

■ 뼈의 세포(bone cells)

- 뼈모세포(골모세포 osteoblast) : 뼈의 바탕질인 유기물과 아교섬유(교원섬유)의 전단계로

물질을 분비하여 뼈의 형성에 관여

- 뼈세포(골세포 osteocyte) : 뼈모세포가 성장하여 형성되고 뼈가 형성되면서 바탕질에 의해 둘러 싸여 있으며 성숙된 뼈에서 볼 수 있다.
- 뼈파괴세포(파골세포 osteoclast) : 뼈의 흡수에 관여
- 뼈바탕질(골기질 bone matrix) : 아교섬유와 무기질이 침착되어 있다.
  - 아교섬유(교원섬유 collagen fiber) : 탄력성 (예) 귀바퀴뼈
  - 무기질(mineral) : 뼈의 견고성 유지, 뼈 중량의 2/3, 85% 인산칼슘(calcium phosphate), 10% 탄산칼슘(calcium carbonate)
  - 유기질: 뼈 중량의 1/3
- 치밀뼈(compact bone or substance) : 긴뼈, 뼈몸통, 조밀하고 딱딱한 부분
  - 하버스 관(Haversian canal) : 뼈장축에 평행하고 혈관, 림프관, 신경들이 통과
  - 뼈방(골소강 bone lacuna) : 뼈세포들이 들어 있고 모든 방향으로 뼈세관(bone canaliculi)이 나와 가지를 내어 이웃 방(소강)이 세관들과 문합
  - 하버스계(Haversian system) : 하버스관(H관) 주위의 10~15겹으로 된 하버스층판
  - 하버스층판(Haversian lamellae) : 뼈방(골소강) 안의 뼈세포, 뼈세관, 하버스관 그 안의 혈관, 뼈층판으로 구성
  - 폴크만 관(Volkmann's canal) : 하버스관 속의 혈관에 의해 서로 연결된다.
- 갯솜뼈(해면골 sponge bone) : 긴뼈 뼈끝, 기둥(골소주 trabecula)들이 얽히어 망상을 이루고 그 안에 골수가 들어 있음

■ 뼈 형성과 성장의 조절

비타민 A · B · C · D, 성장 hormone, 갑상샘 hormone, 발정 hormone(estrogen), 남성 hormone(androgen)은 뼈의 형성 및 성장에 관여한다.

■ 연골
- 연골은 모세혈관을 볼 수 없다.

(1) 유리연골(초자연골 hyaline cartilage) : 바탕질은 주로 미세한 아교섬유로 되어 있고 가장 일반적이며 널리 분포된 연골이다. 갈비연골, 관절연골, 기관지연골, 방패연골 등이 있다.

(2) 섬유연골(fibrous cartilage) : 바탕질내에 결합조직 섬유가 많고 연골세포는 극히 적다.

척추사이원반, 두덩뼈 사이원반 등에서 볼 수 있다.

(3) **탄성연골**(elastic cartilage) : 바탕질내에 탄성섬유가 많다. 귀바퀴연골, 후두덮개 연골에서 볼 수 있다.

■ 종자뼈

힘줄과 뼈의 마찰을 줄이는데 유용한 구조물로 손바닥, 발바닥, 무릎관절 등이 있다.

2) 부위와 형태

■ 부위

(1) 몸통뼈대(몸통골격 axial skeleton)

- 머리뼈(두개골 skull)
  - 뇌머리뼈(뇌두개골 cranium)
  - 얼굴뼈(안면골 facial bone)
  - 귓속뼈(이소골 auditory ossicle)
  - 목뿔뼈(설골 hyoid bone)
- 척추뼈(척추골 vertebrae)
- 갈비뼈(늑골 ribs)
- 복장뼈(흉골 sternum)

(2) 팔다리뼈대(사지골격 appendicular skeleton)

- 팔뼈(상지골 bones of upper limb)
- 다리뼈(하지골 bones of lower limb)
- Total 206개

■ 형태

(1) 긴뼈(장골 long bones) : 주로 팔다리에 있으며 대체로 원주상

- 위팔뼈(상완골 humerus), 자뼈(척골 ulna), 노뼈(요골 radius)
- 넓적다리(thigh)와 다리(leg) : 넙다리뼈(대퇴골 femur), 정강뼈(경골 tibia), 종아리뼈(비골 fibula)
- 손가락(finger)과 발가락(toes) : 손 · 발가락뼈(지골 phalanges)

(2) 짧은뼈(단골 short bones) : 손목(wrist)과 발목(ankle), 손목뼈와 발목뼈(bones carpals and tarsals)

(3) 납작뼈(편평골 flat bones) : 머리뼈(두개골 cranium ; 이마뼈 frontal & 마루뼈 parietal), 갈비뼈(ribs), 어깨뼈(scapula)

(4) 불규칙뼈(irregular bones) : 모양이 복잡 다양하며 bones of spinal column(vertebreae, sacrum, coccyx), skull의 일부 bone(sphenoid bone, ethmoid) 등이 있다.

(5) 함기골(air – containing bone) : 위턱뼈(상악골 maxillary bone), 이마뼈(전두골 frontal bone), 나비뼈(접형골 sphenoid bone), 공기뼈(pneumatic bone), 벌집뼈(사골 ethmoid bone)

(6) 종자뼈(sesamoid bone) : 힘줄과 뼈의 마찰을 줄이는데 유용한 구조물

   예 손바닥, 발바닥, 무릎관절(patella)

■ 기능(function)

• 지지(support) : 인체의 기본적인 고형구조

• 보호(protection) : 인체의 장기보호

• 운동(movement) : 근육에 대한 지렛대

• 무기물의 저장창고(reservoir) : 무기염류(인산, 칼슘)이 주성분

• 조혈(hemopoiesis) : process of forming blood cells

3) 뼈의 구조(Structure of bone)

• 반드시 뼈막(골막 periosteum)으로 덮여 있다.

• 겉층은 치밀질, 깊은층은 해면질로 되어있다.

• 긴뼈는 신경과 혈관이 통과하는 중심관(하버스관 Haversian canal)이 있다.

• 줄기에 해당되는 부분을 뼈몸통(골간 diaphysis)이라고 한다.

■ 뼈의 표식(bone markings)

(1) 관절돌출부(articular projections)

• 머리(두 head) : 몸통으로부터 구분되는 관절돌출부로 둥글고 그 아래 목(경부 neck)이 형성된다.

- 관절융기(과 condyle) : 몸통에 직접 형성된 커다란 관절 돌출부

(2) 돌출부(nonarticular projection)

- 융기(eminence) : 표면이 튀어나오는 것
- 돌기(process) : 일반적으로 근 부착 부위로 사용되는 돌출부
- 전자(trochanter) : 매우 크고 둔한 돌기(넓적다리뼈 목부 밑에 있는 두 돌기)
- 거친면(조면 tuberosity) : 크고 둔하며 거친 돌기
- 결절(tubercle) : 작고 거친 돌기(뼈에서 튀어나와 있는 구조물로 근육이나 힘줄이 부착하는 곳)
- 위관절융기(상과 epicondyle) : 관절융기(과 condyle)위에 있는 뼈의 돌출부
- 가시(극 spine) : 돌출부에 극점을 이루는 부분
- 도르래(활차 trochlea) : 도르래 모양의 돌출부
- 갈고리(구 hamulus) : 갈고리 모양의 돌출부
- 능(crest) : 능선과 같은 융기
- 선(line) : 낮은 능선

(3) 함몰부, 공동 및 구멍(depressions, cavities and holes)

- 오목(와 fossa) : 뼈의 얕은 함몰부(비교적 넓은 부위를 차지하는 둥글게 패인 뼈의 부분)
- 고랑(구 sulcus) : 뼈에 홈이 파이거나 깊은 함몰부
- 굴(동 sinus) : 속이 텅 빈 넓은 공간을 갖는 구조로 뼈 안에 공기, 혈액, 림프액이 들어있다.
- 관(canal) : 기관속을 지나는 긴 관
- 공동(강 cavity) : 몸안에 있는 넓은 공간
- 실(antrum) : 큰 규모의 동(공간이나 방을 나타내는 말)
- 구멍(공 foramen) : 뼈에 신경이나 혈관들이 지나가는 구멍
- 틈새(열 fissure) : 갈라진 좁은 틈
- 길(도 meatus) : 짧고 넓은 관

■ 골수(bone marrow)
- 골수에서 조혈이 이루어지고 있을 때는 적혈구의 수가 가장 많기 때문에 골수조직이 붉게 보인다. 이러한 골수를 적골수라 하고 생후 골수조직에 지방세포가 점점 증가되어 육안으로 황색으로 보이는 경우를 황색골수라고 한다.

(1) 적골수(red bone marrow) : 조혈기능, 태생후기 때 기능이 왕성하다. 적골수는 긴뼈의 뼈끝부위, 납작뼈, 짧은뼈에 남는다.

(2) 황골수(yellow bone marrow) : 조혈기능이 상실되고 대부분 지방조직으로 대치

• 빈혈 시에는: 황골수 → 적골수로 전환하여 조혈을 기도한다.

4) 인체의 뼈대

■ 머리뼈(skull)

• 목뿔뼈를 포함하여 15종 23개의 뼈로 구성되어 있고 턱관절을 제외하고 모두 봉합으로 연결되어 있다.

• 성인은 얼굴면과 뇌머리뼈가 거의 같지만,

– 출생 시는 안면 머리뼈의 폭은 성인의 1/3

– 노인은 치아의 탈락 위턱뼈, 아래턱뼈의 위축에 의해 얼굴이 전체적으로 작아진다.

– 여성의 머리뼈는 남성에 비하여 약 10% 정도 작다.

(1) 뇌머리뼈(두개골 cranial bone) : 6종 8개

• 이마뼈(전두골 frontal bone)

– 1개이며 커다란 굽이(만곡)의 뼈로 세로부분과 가로부분으로 형성된다.

– 세로부분은 두 개 지붕의 앞면과 이마를 형성하고 가로부분은 눈확 윗부분과 코 안을 형성한다.

• 마루뼈(두정골 parietal bone)

– 1쌍의 장방형 뼈로 머리뼈관의 양 가쪽부분과 위면을 형성하며 전형적인 납작뼈이다.

• 뒤통수뼈(후두골 occipital bone)

– 1개의 사다리꼴 모양이며 비늘부위와 바닥부분을 이룬다.

– 비늘부위는 머리뼈관 뒷면을 형성하고 바닥부분은 머리뼈 바닥을 이룬다.

– 큰구멍(대공 foramen magnum)이라는 큰 구멍이 있는데 이곳으로 척수가 지나간다.

• 관자뼈(측두골 temporal bone)

– 불규칙한 1쌍의 뼈로 머리뼈관의 양 가쪽과 머리뼈바닥을 형성하는데 비늘부위, 꼭지돌기부위, 고실부위, 바위부위로 이루어진다.

• 나비뼈(접형골 sphenoidal bone)

– 1개이며 머리뼈바닥의 가운데에 있는 뼈로 입체적인 나비모양이다.

- 중심에는 나비뼈몸통이 있고 쌍으로 된 큰날개 및 작은날개가 나비뼈 몸통으로부터 가쪽으로 뻗어있고 1쌍의 날개돌기는 나비뼈몸통 아래로 뻗어 있다.
- 나비뼈몸통 윗면에는 터어키안(Turkish saddle)이라는 함몰부가 있는데 이곳에 뇌하수체가 수용된다.

• 벌집뼈(사골 ethmoidal bone)
- 작고 섬세한 1개의 뼈로 양쪽 눈확 사이에서 머리뼈 안바닥을 이룬다.
- 벌집체판과 수직판 그리고 양측에 수많은 작은 구멍이 뚫려 있다.

(2) 얼굴뼈(안면골 facial bones) : 9종 15개

• 외부얼굴뼈(외부안면골 external facial bones)
- 코뼈(비골 nasal bone) : 2개의 작은 장방형 뼈로 콧등 윗부분을 형성한다.
- 위턱뼈(상악골 maxilla)
  2개의 뼈로 턱 윗부분을 형성하며 단단입천장의 대부분과 눈확, 코안을 이룬다.
  4개의 돌기가 있고 위턱뼈몸통은 척추뼈몸통 모양으로써 공기를 함유한 위턱굴이 있다.
- 광대뼈(관골 zygomatic bone) : 협골이라고도 하며 2개의 입방형 뼈로 뺨을 형성한다. 광대돌기는 광대뼈라 불리우며 얼굴 가쪽에서 피부를 통해 촉지된다.
- 아래턱뼈(하악골 mandible) : 턱을 형성하는 크고 단단한 뼈로 1개이며 얼굴뼈 중 유일하게 움직이는 뼈이다. U자 모양의 가로로 형성된 아래턱몸통과 2개의 수직 아래턱뼈가지가 있는데 아래턱뼈가지와 아래턱뼈몸통이 만나는 곳은 아래턱의 둥글게 튀어나온 부분으로 아래턱뼈각(하악각 mandibular angle)이라고 한다.
- 눈물뼈(누골 lacrimal bone) : 작은 장방형 뼈로 2개이며 눈확의 안쪽벽을 이루고 있으며 눈물관을 형성하고 고랑이 있어서 눈물을 눈확에서 코안으로 흘려 보낸다.

• 내부얼굴뼈(내부안면골 internal facial bones)
- 입천장뼈(구개골 palatine bone) : L자 모양의 2개 뼈로 위턱뼈 뒤 공간에 붙어 있다.
- 아래코선반(하비갑개 inferior nasal conchae) : 사골미로 바로 아래에 붙어있는 2개의 뼈로 코안 가쪽벽에서 조개껍질 모양으로 돌출되어 코안 안쪽을 향하고 있다.
- 목뿔뼈(설골 hyoid bone) : U자 모양으로 목부위의 앞부분에 있는 후두와 아래턱각 사이에 1개가 있으며 두 개의 뼈들과 관절하지 않고 관자뼈의 붓돌기와 이어진 붓돌목뿔뼈인대(경돌목뿔뼈인대 styloid ligaments)에 연결되어 있다.

목뿔뼈(설골)는 신체 세로선 중에서 제3목뼈높이에 있으며 움직이거나 말을 하거나 삼킴작

용을 할 때 필요한 근육들의 부착부위가 된다.

- 보습뼈(서골 vomer bone) : 얇고 납작한 쟁기모양으로 1개가 있으며 코 안에 위치하고 코중격(nasal septum) 아래부위를 형성한다.

(3) 귓속뼈(이소골 auditory ossicles) : 3종 6개

- 망치뼈(추골 malleus)
  - 2개의 뼈로 고막의 속부위에 부착되어 있다.
- 모루뼈(침골 incus)
  - 2개의 뼈로 망치뼈와 등자뼈 사이를 연결한다.
- 등자뼈(등골 stapes)
  - 2개의 뼈로 안뜰창(난원창 oval window)에 붙어 있다.

(4) 숫구멍(천문 fontanelles)

- 출생 시에는 아직 뼈화가 되지 않아 뼈가 없는 부분이 있는데 이곳을 숫구멍(천문 fontanelle)이라 한다.
- 유아의 건강상태를 검사하는데 이용한다.
  - 심한 설사 등으로 탈수(dehydration)가 되었을 때는 숫구멍이 내려앉게 된다.
  - 수분이 체내에 많거나 머리뼈안의 병변으로 머리뼈안내 압력이 올라가면 숫구멍이 부풀게 된다.
- 생후 2년 내에 완전히 뼈로 덮이게 된다.
- 앞숫구멍(대천문 anterior fontanelle)
  - 가장 크고 마름모꼴이며 '관상봉합 + 시상봉합'이다.
  - 생후 18개월~2년에 뼈화된다.
- 뒤숫구멍(소천문 posterior fontanelle)
  - 뒤통수뼈(후두골)와 2개의 마루뼈(두정골 parietal) 사이에 있는 삼각형의 숫구멍으로 '시상봉합 + 시옷봉합(인자봉합)'이다.
  - 생후 2개월에 폐쇄
- 앞가쪽숫구멍(전측두천문 sphenoid fontanelle)
  - 양측에 있는 사각형의 숫구멍으로 이마뼈, 마루뼈, 관자뼈 및 나비뼈 사이에 있다.
  - 마루뼈(두정골 parietal)의 앞아래 각에 형성 생후 3개월에 폐쇄
- 뒤가쪽숫구멍(후측두천문 mastoid fontanelle)

- 양측에 있고 마루뼈, 뒤통수뼈, 관자뼈 사이에 있다.
- 마루뼈(두정골 parietal)의 뒤아래각, 생후 수개월에 폐쇄되나 완전히 뼈화되는 데는 1~1.5년이 걸린다.

(5) 가쪽면(외측면 lateral aspect)

- 관자뼈(측두골 temporal bone)
  - 불규칙한 1쌍의 뼈로 머리뼈의 양 가쪽과 머리뼈바닥를을 형성하고 비늘부위, 꼭지돌기 부위, 고실부위, 바위부위로 이루어진다.
- 광대뼈활(협골궁 zygomatic arch)
  - 관자돌기가 관자뼈의 광대뼈돌기와 관절하여 이루는 부분
- 바깥귀길(외이도 external auditory meatus)
  - 귀바퀴부터 고막까지이며 관자뼈 속에 있고 S자 모양으로 굽혀져 있다.
  - 길이는 성인의 경우 3~3.5 cm이다.
- 아래턱오목(하악와 mandibular fossa)
  - 아래턱뼈의 관절돌기(condylar process)
- 꼭지돌기(유양돌기 mastoid process)
  - 바위부위의 앞 아래끝 돌기

(6) 윗면(상면 superior aspect) : 머리뼈관(두개관 Clarvia) 3 suture 봉합선

- 관상봉합(coronal suture)
  - 이마뼈(전두골)와 마루뼈(두정골 parietal) 사이
- 시옷봉합(인자봉합 lambdoid suture)
  - 마루뼈(두정골 parietal)과 뒤통수뼈 사이에 그리이스 문자인 lambda(l) 모양
- 시상봉합(sagittal suture)
  - 왼쪽과 오른쪽 마루뼈(두정골 parietal) 사이의 정중선
- 비늘봉합(인상봉합 squamous suture)
- 마루뼈(두정골 parietal)와 관자뼈 비늘부위 사이에 형성된 2개의 봉합

(7) 뒷면(후면 posterior aspect)

- 바깥뒤통수융기(외후두 융기 external occipital protuberance)
  - 뒤통수 바깥면 중앙부에 머리 피부겉면에서 촉지 되는 돌출부
- 맨위목덜미선과 위목덜미선(최상항선과 상항선 supreme and superior nuchal lines)

- 아래목덜미선(하항선 inferior nuchal lines)

(8) 아래면(하면 inferior aspect)

- 단단입천장(경구개 hard palate)
- 뒤통수큰구멍(후두대공 foramen magnum)
  - 머리뼈바닥부분에 있으며 뇌와 척수의 교통부위가 된다.
- 뒤통수관절융기(후두과 occipital condyle)
  - 뒤통수큰구멍 양측에 아래공간으로 돌출된 장경 2 cm 정도의 장타원상의 융기
- 붓돌기(경상돌기 styloid process)
  - 붓꼭지돌기구멍 바로 앞에 있는 길고 가느다란 돌기로 인대와 근이 부착한다.
- 목정맥구멍(경정맥공 jugular foramen)
- 속 목정맥(내경정맥 internal jugular vein)
- 목동맥관(경동맥관 carotid canal)
  - 바깥 머리뼈바닥 거의 중앙부에 위치하는 둥근 관

(9) 안쪽면(내면 internal aspect) : 뇌의 바깥 생김새와 비슷

- 앞머리뼈오목(전두개와 anterior cranial fossa)
  - 볏돌기(계관 cristal galli) : 대뇌낫(대뇌겸 falx cerebri)이 부착
  - 벌집체판(사판 cribriform plate) : 볏돌기 둘레의 작은 구멍이 뚫려있는 얇은 뼈체판으로 후신경이 지남
- 중간머리뼈오목(중두개와 middle cranial fossa) : 나비모양의 오목한 중간부
  - 안장(터어키안 sella turcica) : 나비뼈몸통의 뒤면에 있는 안장모양의 홈
  - 뇌하수체오목(hypophysial fossa) : 안장의 오목한 중심부, 뇌하수체 수용
  - 타원구멍(난원공 foramen ovale) : 아래턱신경이 지나가는 길
  - 뇌막동맥구멍(극공 foramen spinosum) : 중간뇌막 동맥이 머리뼈안으로 들어 가는 곳
  - 시각신경관(시신경관 optic canal) : 시신경 교차고랑
  - 위눈확틈새(상안와열 superior orbital fissure) : 눈돌림신경, 도르래신경, 갓돌림신경, 얼굴신경 및 위팔정맥이 지나간다.
- 뒤머리뼈오목(후두개와 posterior cranial fossa) : 소뇌와 뒤통수뼈를 수용
  - 큰구멍(대공 foramen magnum) : 척수와 척추뼈 굴정맥이 지나간다. 큰구멍의 앞공간은 비스듬틀이다.

– 목정맥구멍(경정맥공 jugular foramen) : 속목정맥과 혀인두신경, 미주신경, 더부신경이 지나간다.

– 속귀길구멍(내이공 internal acoustic meatus) : 바위부위(petrous pare)의 뒷면 중앙부에 있으며 속귀신경, 얼굴신경, 뇌로 가는 혈관이 통과

– 비스듬틀(clivus) : 큰구멍 앞 공간으로 다리뇌와 숨길이 위치한다.

■ 머리뼈의 분리뼈(individual bones of skull)

(1) 이마뼈(전두골 frontal bone)

이마부위에 있는 조개 껍데기 모양의 뼈로 그 대부분을 차지하고 있는 이마뼈비늘과 아래 중앙의 코부위와 코곁 양측에 있는 눈확의 위벽을 이루고 있는 눈확부위로 구분된다.

(2) 마루뼈(두정골 parietal bone)

머리뼈(두개골)의 위벽을 이루고 있는 사각모양의 납작뼈로 4모서리와 4각이 구별되며 앞연은 이마뼈와 관절하고 뒤엽은 뒤통수뼈와 관절하여 시옷봉합을 이룬다.

(3) 뒤통수뼈(후두골 occipital bone)

두통수부위에 나뭇잎 모양으로 된 뼈로 앞아래부위에 큰뒤통수뼈구멍이 있고 이의 뒤 위부분에 뒤통수뼈비늘이 있으며 그 가쪽부위에는 뒤통수뼈 관절융기가 있다.

(4) 관자뼈(측두골 temporal bone)

머리뼈 가쪽면 중앙에 자리하며 이의 가쪽면 약간 아래에 바깥귀길이 있으며 그 위에 비늘부위, 아래부위에 바위부위가 있고 그 안쪽에는 척추몸통으로 되어 있다. 바깥귀길의 주위를 고실부위라고 한다.

(5) 나비뼈(접형골 sphenoid bone)

나비모양으로 머리뼈바닥에 위치하고 중앙부의 몸통과 왼쪽과 오른쪽으로 돌출한 1쌍의 큰날개와 작은날개가 있다. 아래부위로는 한 쌍의 날개돌기가 돌출해 있는데 그 끝이 갈라져 가쪽 및 안쪽 날개돌기를 이룬다. 나비뼈의 안장(터어키안 Sella turcica)안에 뇌하수체가 수용되어 있다.

(6) 벌집뼈(사골 ethmoid bone)

코안의 천장을 이루며 나비뼈의 앞쪽이마뼈의 뒤아래부분에 있다. 이것은 벌집체판(사판 cribriform plate), 수직판 및 벌집뼈굴의 3부로 구분된다. 벌집체판 위로 볏돌기가 돋아 있는데 뇌수막이 붙는 곳이다.

(7) 위턱뼈(상악골 maxilla)

위턱부위를 차지하는 뼈로 몸체, 이마돌기, 광대돌기, 이틀돌기, 입천장돌기의 5부로 나뉜다. 몸통부 중앙에는 위턱뼈굴(상악동 maxillary sinus)이라는 커다란 빈공간이 있다.

- 몸통의 앞면에는 눈확모서리의 아래부위에 눈확아래구멍이 있고 안쪽모서리에는 코패임이 있어 반대측 것과 함께 이상구를 둘러싸고 있다.
- 이마돌기에서 이마뼈와 광대돌기는 광대뼈와 각각 관절하고 있으며 이들은 눈확과 코안을 형성하는데 참여하고 있다.
- 입천장돌기는 반대쪽 위턱뼈의 입천장돌기와 결합하여 코안바닥과 단단입천장 앞부분을 형성한다.

(8) 아래턱뼈(하악골 mandible)

아래턱부위를 차지하는 말굽모양의 뼈로 아래턱의 지주를 이룬다. 아래턱가지 윗면에는 근돌기(coronoid process)와 관절돌기(condylar process)라는 두개의 돌기가 있는데 근돌기는 씹기근의 부착부가 되며 관절돌기는 관자뼈의 아래턱오목과 관절하여 턱관절을 이룬다.

■ 척주(vertebral column)
- 성인의 경우 71~75 cm 정도 크기이며 척추뼈(추골 vertebrae)와 척추사이원반(추간원판 intervertebral disc)으로 구성된다.

(1) 척주의 굽이(curvature of the vertebral column)
- 1차 굽이(primary curve) : 태아(fetus)에 있어서 등, 엉치굽이
- 2차 굽이(secondary curve) : 체중을 지탱하면서부터 즉, 생후 3개월이 지나면서부터 목굽이(경부만곡)가 일어나며 생후 18개월 이후에는 허리굽이가 일어난다.
  - 목굽이(경부만곡 cervical curvature) : 성장하여 머리를 세울 때 앞쪽으로 구부러진다.
  - 허리굽이(요부만곡 lumbar curvature) : 어린이가 걷기 시작할 때 나타나며 앞쪽으로 심하게 나타나면 척추굽음증(전만증 swayback)이라 한다.
  - 등굽이(흉부만곡 thoracic curvature) : 신생아 때의 1차 만곡이 그대로 남아있어 뒤로 등굽이가 나타난다. 이것이 심하면 곱사등이(후만증 hunchback)라 한다. 옆으로 구부러지면 척추옆굽음증(측만증 scoliosis)이라 하며 앉는 자세가 나쁠 때 일어난다.
  - 엉덩굽이(천부만곡 sacral curvature)

(2) 척추관(Vertebral canal)

척추뼈의 결합으로 척추뼈구멍이 연결된 기관이며 척수(cerebral fluid)를 수용하고 있다.

(3) 척추사이구멍(추간공 intervertebral foramen)

척추뼈고리 근부사이에 있는 29쌍의 구멍으로 척추 신경의 통로이다.

■ 척추이상

• 척추의 정상적인 굽이(만곡)외에 병적으로 굽어진 상태

 – 척추옆굽음증(측굴 scoliosis) : 옆으로 구부러진 상태

 – 척추뒤굽음증(후굴 kyphosis) : 뒤로 구부러진 상태

 – 척추앞굽음증(전굴 lordosis) : 앞으로 구부러진 상태

 – 척추갈림증(척추이분증 spina bifida) : 척추가 분리된 상태

(1) 척추(vertebra)

• 32~35개의 척추뼈와 척추뼈사이의 원반으로 구성되어 있다.

• 목뼈, 등뼈, 허리뼈, 엉치뼈, 꼬리뼈로 구성되어 있다.

• 척추사이의 구멍은 척수와 혈관이 통과한다.

• 제7목뼈를 융추라고도 한다.

• 태아의 척주는 5가지의 형태로 분류되는 33개의 척추뼈로 이루어지며 성인의 경우는 엉치 뼈와 꼬리뼈는 융합되어 1개의 엉치뼈와 1개의 꼬리뼈로 된다. 그래서 성인의 척주는 26 개의 척추뼈로 이루어진다고 본다.

• Skeleton의 longitudinal axis로서 중추신경의 일부인 척수가 지난다.

 – 목뼈(경추 cervical vertebrae) 7개

 – 등뼈(흉추 thoracic vertebrae) 12개

 – 허리뼈(요추 lumbar vertebrae) 5개

 – 엉치뼈(천골 sacrum) 5개

 – 꼬리뼈(미골 coccyx) 4개

• 척추뼈는 척추뼈몸통(추체 vertebral body)과 척추뼈고리(추궁 vertebral arch)로 되며 그 사이에 척추뼈구멍(추공 vertebral foramen)이 있다.

 – 척추뼈고리(추궁 vertebral arch)는 1쌍의 가로돌기, 가시돌기, 1쌍의 위관절돌기와 1쌍 의 아래관절돌기 등 7개의 돌기가 나온다.

(2) 목뼈(경추 cervical vertebrae)

- 7개
- 척추뼈 동맥이 통과하는 가로돌기구멍(횡돌기공 transverse foramen)이 있는 것이 특징
- 제1목뼈를 고리뼈(환추 atlas), 제2목뼈를 중쇠뼈(축추 axis), 제7목뼈를 융뼈(융추 vertebrae prominens)라 한다.

  – 제1목뼈:
  - 위관절오목(상관절와 superior articular)이 있어 뒤통수뼈의 뒤통수관절융기와 관절한다.
  - 머리를 앞뒤로 움직이게 한다.
  - 척추뼈몸통(추체 vertebral body)이 없다.
  - 머리뼈를 고정 : 위관절융기(상관절와 superior articular facet of atlas)
    - 제2목뼈 : 윗부분으로 치아돌기(dens)가 돌출하고 있다.
    - 제3목뼈 : 낙상이나 추락으로 호흡곤란을 일으키면 제3목뼈 손상을 의심할 수 있다.
    - 제5목뼈 : 목뼈에 대한 신체검진 시 가장 쉽게 촉지되며 척추뼈의 높이를 측정하는데 기준이 되는 목뼈.
    - 제7목뼈(경추 vertebrae prominens) : 가시돌기가 이분되지 않고 장대하여 목덜미에서 촉지된다.

(3) 등뼈(흉추 thoracic vertebrae)

- 12개
- 늑골과 2곳에서 관절
  - 갈비뼈면(늑골와 costal facet) : 척추뼈몸통의 바깥쪽에서 갈비뼈머리와 관절
  - 가로돌기갈비뼈면(횡돌늑골와 transverse costal facet) : 갈비뼈 결절과 관절
- 제8등뼈가 가장 발달

(4) 허리뼈(요추 lumbar vertebrae)

- 5개
- 가로돌기구멍이나 갈비뼈면이 없어 목뼈, 등뼈등과 쉽게 구별된다.
- 허리뼈에서 가로돌기를 갈비뼈돌기라 하고 덧돌기와 젖꼭지돌기를 갖고 있는 것이 특징이다.
- 다른 척추뼈에 비해 크고 무겁다.

(5) 엉치뼈(천골 sacrum)

- 5개

- 5개의 엉치뼈(천추 sacral vertebrae)가 청년기까지 연골결합을 하고 있으나 성인이 되어 하나로 융합
- 뒷면에는 가시돌기가 유합한 정중엉치뼈능선, 관절돌기가 유합한 중간엉치뼈능선, 가로돌기가 유합한 가쪽엉치뼈능선이라는 3종 5선의 세로 융기가 있다.
- 내부에는 척추뼈구멍(추공)이 연결된 엉치뼈관(천골관 sacral canal)이 있고 관의 앞면과 뒷면에 각각 4쌍의 앞엉치뼈구멍(전천골공 anterior sacral foramen)과 뒤엉치뼈구멍(후천골공 posterior sacral foramen)이 밖으로 개구하고 있어 엉치신경의 앞가지와 뒤가지가 나오게 된다.

(6)꼬리뼈(미골 coccyx)

4개의 꼬리뼈가 융합하여 성인에서는 1개의 꼬리뼈가 된다.

■ 가슴우리(thorax)

- 등뼈 12개, 갈비뼈 12쌍, 1개의 복장뼈(sternum)로 구성된 바구니모양이며 호흡곤란을 호소하는 만성폐색성 폐질환 환자는 술통모양의 가슴을 보인다.
- 내용물: 심장, 허파, 큰 혈관

(1) 갈비뼈(늑골 ribs)

- 복장뼈(흉골 sternum)과 등뼈(흉추 thoracic vertebrae)를 잇는 12쌍의 뼈로 뒷부분의 갈비뼈경골(늑경골 costal bone)과 갈비뼈연골(늑연골 costal cartilage)로 이루어진다. 갈비뼈는 갈비뼈머리(늑골두 head), 갈비뼈목(늑골경 neck), 몸통(체 body)으로 구별한다.
  – 참갈비뼈(진늑골 1~7번: true rib) : 위의 7쌍으로서 갈비연골이 직접 복장뼈와 관절한다.
  – 거짓갈비뼈(가늑골 8~10번: false rib) : 갈비연골이 직접 복장뼈와 관절하지 않고 제7갈비연골에 계속 이어진다.
  – 갈비뼈 중 가장 긴 것은 제8갈비뼈이다.
  – 뜬갈비뼈(부유늑골 11~12번: floating rib) : 갈비뼈 앞쪽 끝이 관절하지 않고 떠 있다.

(2) 갈비연골(늑연골 costal cartilage)

유리연골로 이루어져 있고 앞쪽에서 갈비뼈와 연결되어 가슴우리을 튼튼하게 하고 동시에 연골이기 때문에 잘 구부러져 호흡할 때 가슴우리를 늘어나게 할 수 있다.

(3) 복장뼈(흉골 sternum)

- 복장뼈자루(흉골병 manubrium)

- 가장 위부분으로 폭이 넓다.
- 복장뼈몸통(흉골체 body)
  - 가운데의 긴 부분으로 자루관절융기몸통이 결합하는 부위가 앞으로 나와 복장뼈 각을 이루며 연골결합을 하고 있어 호흡 시 다소 변화가 있다.
- 칼돌기(검상돌기 xiphoid process)
  - 아래끝의 돌출부로 청년기까지는 연골이나 성인이 되면 뼈화된다.
- 빗장뼈패임(쇄골절흔 clavicular notch)
  - 자루관절융기몸통의 가쪽으로 빗장뼈와 관절하는 부위
- 갈비뼈패임(늑골절흔 costal notch)
  - 자루관절융기몸통의 가쪽면으로 7쌍이 있으며 갈비뼈와 관절하는 관절면을 이룬다.
- 복장뼈각(흉골각 sternal angle)
  - 제2갈비뼈의 높이에서 복장뼈자루(흉골병 manubrium)와 몸통(body)이 연결되는 부위

■ 팔뼈(상지골 Upper limb)
- 팔이음뼈(상지대 shoulder girdle)
  - 빗장뼈(쇄골 clavicle) 2개
  - 어깨뼈(견갑골 scapula) 2개
- 팔(arm)
  - 위팔(상완 upper arm) : 위팔뼈(상완골 humerus) 2개혼
  - 아래팔(전완 forearm) :

■ 자뼈(척골 ulna) 2개
■ 노뼈(요골 radius) 2개
  - 손목뼈(수근골 carpal bone) : 손배뼈(주상골), 반달뼈(월상골), 세모뼈(삼각골), 콩알뼈(두상골), 큰마름뼈(대능형골), 작은마름뼈(소능형골), 알머리뼈(유두골), 갈고리뼈(유구골) 등 16개
  - 손(hand)

■ 손허리뼈(중수골 metacarpal bone) : 10개

■ 손가락뼈(지골 phalanges) : 첫마디뼈(기절골), 중간마디뼈(중절골), 끝마디뼈(말절골) 등 28개

(1) 빗장뼈(쇄골 clavicle)
- 복장뼈와 어깨뼈 사이 연결, 인체에서 가장 먼저 골화
- 인체의 골화 완성시기: 20~26세
- 복장뼈끝(흉골단 sternal end) : 안쪽끝으로 복장뼈변과 관절
- 어깨봉우리끝(견봉단 acromial end) : 가쪽끝 어깨뼈(scapula)의 봉우리와 관절

(2) 어깨뼈(견갑골 scapula)
- 역 삼각형의 납작뼈로 등의 위가쪽(가슴우리 뒤벽 제2~7갈비뼈 사이에 위치)
- 2개의 면
  - 아래면(갈비뼈면) : 오목하고 가슴벽 쪽을 향하며 크고 얕은 함몰부를 형성하는데 이를 어깨밑오목(견갑하와 subscapular fossa)이라 한다.
  - 뒤면: 불룩하고 어깨가시(견갑극 scapular spine)에 의해 위아래 두 부분으로 나뉘는데 어깨가시 위쪽은 작고 얕은 함몰부로 가시위오목(극상와 supraspinatus fossa)라 하고 아래쪽은 크고 깊은 함몰부로 가시아래오목(극하와 infraspinatus fossa)라 한다.
- 3개의 모서리
  - 위모서리(상연 superior border)
  - 안쪽모서리(내측연 medial border)
  - 가쪽모서리(외측연 lateral border)
- 3개의 각
  - 위각(superior angle)
  - 아래각(inferior angle) : 어깨뼈를 바깥쪽이나 위쪽으로 돌렸을 때 쉽게 촉지된다.
  - 가쪽각(외측각 lateral angle) : 작고 얕은 함몰부가 있는데 이를 관절오목(glenoid fossa)이라 한다.
- 등쪽면(배측면 dorsal surface)
  - 어깨가시에 의해 가시위오목(supraspinatus fossa)와 가시아래오목(infraspinatus fossa)로 나누어진다.

- 어깨가시의 가쪽끝은 크고 넓적하여 봉우리(acromion)
- 가쪽각은 타원형의 얕은 면을 이루며 관절강(glenoid cavity)
- 위관절 결절(supraglenoid tubercle) : 관절오목 위에 융기된 부분
- 아래관절 결절(infraglenoid tubercle) : 관절오목 아래 두드러진 부분
- 부리돌기(오훼돌기 coracoid process) : 근육 인대 부착

- 갈비뼈면(늑골면 costal surface)
- 어깨뼈아래오목(견갑하와 subscapular fossa)

(3) 위팔뼈(상완골 humerus)

- 위팔(arm)을 이루고 있는 뼈로 팔에서 가장 길고 큰 뼈이다.
- 어깨관절(articulatio humeri)은 관절머리와 관절오목이 모두 반구상으로 운동이 자유롭고 다축성 운동을 할 수 있다.
- 위끝(상단 upper end)
  - 위팔뼈머리(상완골두 head) : 어깨뼈의 관절안과 어깨관절
  - 해부 목(anatomical neck) : 위팔머리와 결절사이의 잘룩한 부분
  - 큰결절과 작은결절(greater tubercle, lesser tubercle) : 위팔뼈머리 바로 밑에 두 개의 둥근 돌기
  - 외과 목: 큰결절과 작은 결절 아래에 위치
- 아래단(lower end)
  - 2개의 관절면
  - 위팔뼈작은머리(상완골소두 capitulum) : 바깥에 있으며 노뼈와 관절
  - 위팔도르래(상완 활자 trochlea) : 안쪽에 있으며 자뼈와 관절
  - 가쪽위관절융기(외측상과 lat. epicondyle) : 작은머리(capitulum) 위의 돌기
  - 안쪽위관절융기(내측상과 med. epicondyle) : 도르래(trochlea) 위의 돌기
- 위팔뼈의 몸통 골절시는 노뼈 신경마비를 초래할 수 있다.

(4) 자뼈(척골 ulna)

- 아래팔의 안쪽에 위치하며 가늘고 길며 몸쪽끝이 큰 뼈이다.
- 팔꿈치머리(주두 olecranon)
  - 자뼈몸통(척골체 body)에서 위쪽으로 돌출한 새 주둥이 모양
- 갈고리돌기(구상돌기 coronoid process)

- 도르래패임(활차절흔 trochlear notch)
  - 반달모양의 굽은 면으로 위팔뼈도르래와 관절
- 노패임(요골절흔 radial notch)
  - 갈고리돌기 가쪽에 있는 노뼈머리와 관절하는 반월상의 오목한 면
- 붓돌기(경상돌기 styloid process)
  - 자뼈의 몸쪽끝에 있으며 뒤면을 따라 안쪽아래로 뻗은 돌출부
- 자뼈머리(척골두 head)
  - 노뼈의 자뼈패임과 관절

(5) 노뼈(요골 radius)
- 자뼈의 가쪽에 평행, 노뼈아래끝 부위에서 맥박(puls) 측정
- 노뼈몸통은 손목쪽으로 갈수록 점점 굵어지고 3개의 면과 연을 가지며 자뼈와 마주보는 날카로운 뼈사이모서리는 뼈사이막의 부착부위가 된다.
- 노뼈머리(요골두 head) : 몸쪽끝에 있는 원판 모양, 둘레의 관절면은 자뼈의 노뼈패임과 관절
- 노뼈머리오목(요골두와 fovea of head of radius) : 위팔뼈작은머리(capitulum)의 관절
- 자뼈패임(척골절흔 ulnar notch) : 안쪽면에서 자뼈머리와 관절

(6) 손목뼈(수근골 carpal bones)
- 손목에 있는 짧은 뼈(단골) : 8개
- 몸쪽손목뼈(근위수근골)
  - 손배뼈(주상골 scaphoid bone) : 배 모양
  - 반달뼈(월상골 lunate bone) : 반달 모양
  - 세모뼈(삼각골 triangular bone) : 삼각 모양
  - 콩알뼈(두상골 pisiform bone) : 완두콩 모양
- 먼쪽손목뼈(원위수근골)
  - 큰마름뼈(대능형골 trapezium bone) : 사다리꼴 모양
  - 작음마름뼈(소능형골 trapezoid bone) : 작은 사다리꼴 모양
  - 알머리뼈(유두골 capitate bone) : 작은 머리 모양
  - 갈고리뼈(유구골 hamate bone) : 작은 갈고리 모양

(7) 손허리뼈(중수골 metacarpal bone)

- 손바닥을 이루는 5개의 뼈
- 제 1손허리뼈(중수골) : 가장 굵다.
- 제 2손허리뼈(중수골) : 가장 길다.

(8) 손가락뼈(수지골 phalanges)

- 28개로써 엄지손가락(무지)은 2개 나머지는 3개로 되어 있다.
- 첫마디뼈(기절골 proximal phalanx)
- 중간마디뼈(중절골 middle phalanx) : 엄지손가락에는 없다.
- 끝마디뼈(말절골 distal phalanx)
- 운동경기 중 삠(염좌)이 흔히 일어날 수 있는 관절이다.

■ 다리뼈(하지골 lower limb)

- 다리이음뼈(하지대 pelvic girdle) : 볼기뼈(관골 hip bone), 골반(pelvis)
- 다리(leg)
  - 넙다리(대퇴 thigh) : 넙다리뼈(대퇴골 femur)
  - 아래다리(하퇴 lower leg)

■ 무릎뼈(슬개골 patella)

■ 정강뼈(경골 tibia)

■ 종아리뼈(비골 fibula)

- 발(foot)
  - 발목뼈(족근골 tarsal bone)
  - 발허리뼈(중족골 metatarsal bone)
  - 발가락뼈(지골 phalanges)

(1) 볼기뼈(관골 hip bone)

크고 불규칙하며 중심으로부터 2개의 선풍기 날개 모양으로 퍼져 있다.

- 태생 시 3개의 뼈, 성인에서 하나로 통합
- 볼기뼈는 청춘기까지 엉덩뼈, 두덩뼈, 궁둥뼈로 구별되고 17~18세가 되면 연골부가 결합

해서 서로 융합되어 1개의 볼기뼈로 된다.

(2) 엉덩뼈(장골 ilium)

- 볼기뼈절구(관골구 acetabulum)의 위쪽에 위치하며 2/5를 형성한다.
- 부채모양으로 아랫배(하복부)의 장기보호
- 엉덩뼈능선(장골능 iliac crest) : 엉덩뼈(ilium)의 위면
- 위아래앞엉덩뼈가시(상·하전장골극 superior, inferior, anterior iliac spin) : 엉덩뼈능선(iliac crest)의 앞쪽끝에 있는 돌출구, 뒤쪽끝
- 엉덩뼈오목(장골와 iliac fossa) : 엉덩뼈의 날개에 해당하는 부분으로 오목한 부분
- 귀바퀴면(이상면 auricular surface) : 엉덩뼈내면의 위쪽으로 엉치뼈의 귀바퀴면과 관절
- 큰궁둥패임(대좌골 절흔 greater sciatic notch) : 엉덩뼈와 궁둥뼈의 경계부에 깊숙이 들어간 곳

(3) 두덩뼈(치골 pubis)

- 볼기뼈절구(관골구 acetabulum)의 앞아래에 위치하며 볼기뼈절구의 1/5을 형성하는 두덩뼈몸통과 2개의 두덩뼈가지(rami)가 있다.
- 볼기뼈의 앞부분에 위치
- 두덩결합(치골결합) : 왼오른두덩뼈의 정중선에서 만나는 곳

(4) 궁둥뼈(좌골 ischium)

- 볼기뼈절구(관골구 acetabulum)의 뒤아래에 형성되어 있고 2/5를 형성하는 궁둥뼈몸통(좌골)과 궁둥뼈가지(좌골지 ischialramus)가 있다.
- 볼기뼈(관골)의 뒤아래에 위치
- 궁둥뼈결절(좌골결절 ischial tuberosity) : 크고 거치른 돌기, 앉았을 때 몸무게 지탱
- 궁둥뼈가시(좌골극 ischial spine) : 결절위에 나온 곳

(5) 볼기뼈절구(관골구 acetabulum) : 엉덩뼈, 궁둥뼈, 두덩뼈 3개의 뼈가 서로 만나는 곳, 넙다리뼈와 더불어 볼기관절형성

- 작은궁둥패임(소좌골 절흔 lesser sciatic notch) : 얕은 함몰부로 속음부신경과 혈관 등이 통과한다.
- 폐쇄구멍(폐쇄공 obturator foramen) : 두덩뼈와 궁둥뼈가지의 연으로 폐쇄신경과 혈관 등이 통과한다.

■ 골반(pelvis)

• 엉치뼈(천골 sacrum), 꼬리뼈(미골 coccyx), 왼쪽과 오른쪽 볼기뼈(좌우 관골 hip bone)로 구성되며 분계선(terminal line, promontory arcuate line, superior margin of symphysis pubis)에 의해 거짓골반(대골반)과 참골반(소골반)으로 나뉜다.

  – 거짓골반(major or false pelvis) : 엉덩뼈날개로 구성되며 배벽의 일부를 구성, 배안의 가장 아래부위 구성

  – 참골반(minor or ture pelvis) : 골반안을 이루며 분계선을 이루는 위구멍(superior aperture)과 왼쪽과 오른쪽 궁둥뼈결절을 이루는 아래구멍(inferior aperture)으로 되어 있다.

• 방광, 일부 생식기 및 큰창자의 아래부위를 보호한다.

■ 골반의 크기

(1) 앞뒤직경(전후경 anteroposterior diameter) : 곶(갑각)과 두덩결합과의 거리(남 100.2 mm, 여 109.0 mm)

(2) 협착골반(협골반 contracted pelvis) : 모든 경선이 1.5~2 cm 가량 짧은 작은 골반으로 직경이 9 cm 이하가 되면 분만장애가 있다.

(3) 가로직경(횡경 transverse diameter) : 분계선의 왼쪽과 오른쪽을 있는 가장 넓은 거리(남 108.2 mm, 여 115.8 mm)

(4) 빗직경(사경 oblique diameter) : 엉치 엉덩관절과 반대편의 장기 융기(남 118.5 mm, 여 122 mm)

■ 넙다리뼈(대퇴골 femur)

• 인체에서 가장 길고 강한 뼈

  – 위 : hip joint

  – 아래 : knee joint

• 위끝(상단 upper end)

  – 넙다리뼈머리(대퇴골두 head) : 넙다리뼈머리오목(대퇴골두와 fovea capitis femoris)와 넙다리뼈인대(대퇴골인대 ligament capits femoris)가 부착

  – 넙다리뼈목(대퇴골경 neck)

– 큰돌기(대전자 greater trochanter) : 넙다리뼈위쪽 부분으로 외측상방에 위치

– 작은돌기(소전자 lesser trochanter) : 넙다리뼈 내측후방에 위치

• 몸통(몸체 body)

– 거친선(조선 linea aspera) : 넙다리뼈몸통의 뒤면 가운데서 둘로 갈라져 안가쪽(내외측 융기 medial & lateral supeacondylar ridyes)가 된다.

– 볼기결절(둔근조면 gluteal tuberosity) : 거친선의 위부분으로 큰돌기(greater trochanter) 까지 뻗음

• 아래끝(하단 lower end)

– 왼쪽과 오른쪽(좌우) 2개의 큰 뼈의 돌출부

– 안쪽관절융기(내측과 medial condyle)

– 가쪽관절융기(외측과 lateral condyle)

■ 두 관절융기(과)의 사이에 앞면 : 무릎면(슬개면 pateller surface)

■ 두 관절융기(과)의 사이에 뒷면 : 융기사이오목(과간와 inter condyle fossa)

– 양쪽관절융기(양과)의 위로 돌출한 부분을 각각

■ 가쪽관절위융기(외측상과 lateral epicondyle) 근육과 인대부착

■ 안쪽관절위융기(내측상과 medial epicondyle)

(1) 무릎뼈(슬개골 patella)

• 큰 종자뼈(sesamoid)로 넙다리세갈래근의 힘줄(tendon)안에서 발달하여 무릎관절(슬관절 knee joint) 교차를 하는 곳에 있다.

• 역삼각형으로 표재성이므로 골절이 잘된다.

(2) 정강뼈(경골 tibia)

• 아래다리(하퇴)를 이루는 뼈

• 안쪽관절융기(내측과 medial condyle)

• 가쪽관절융기(외측과 lateral condyle)

• 관절융기사이융기(과간융기 intercondylar eminence) : 인대부착

- 정강뼈결절(경골조면 tuberosity of tibia) : 인대부착, 근육부착
- 안쪽복사(내과 medial malleolus) : 발목관절 형성
- 종아리뼈패임(비골절흔 fibular notch) : 종아리뼈아래끝과 결합
- 정강뼈몸통(경골체) : 삼각형이고 3개의 모서리와 3개의 면으로 되어있는데 정강뼈의 앞 모서리는 날카롭고 표재성이므로 쉽게 타박상을 입는다.
- 낙상으로 정강뼈가 과다하게 앞쪽으로 돌출되면 앞십자인대의 손상을 일으킬 수 있다.

(3) 종아리뼈(비골 fibula)

- 매우 가느다랗고 아래다리부위 가쪽에 위치한다.
- 팔의 자뼈에 해당하며 넙다리뼈와는 관절하지 않고 체중을 받지 않는다.
- 종아리뼈의 몸끝은 둔한 피라미드 모양의 종아리뼈머리를 형성하며 근육 부착부위로 작용한다.
- 종아리뼈몸통은 가늘고 약간 틀어진 날카로운 삼각형으로 정강뼈처럼 3모서리와 3면이 있다.

(4) 발뼈(족근골 tarsal bone)

- 발목을 이루는 7개의 뼈
- 몸쪽발목뼈(근위족근골)
  - 목말뼈(거골 talus) : L자 모양으로 발목관절의 구성에 관여한다.
  - 발꿈치뼈(종골 calcaneus) : 긴 타원형의 뼈로 발뒤축의 융기를 형성하고 목말뼈를 지지한다.
  - 발배뼈(주상골 navicular bone) : 발의 내측에 있고 목말뼈의 앞끝과 관절한다.
- 먼쪽발목뼈(원위족근골)
  - 제1 쐐기뼈(설상골 1st cuneiform bone)
  - 제2 쐐기뼈(설상골 2nd cuneiform bone)
  - 제3 쐐기뼈(설상골 3rd cuneiform bone)
  - 입방뼈(입방골 cuboid bone)

(5) 발바닥활(족척궁 arches of foot)

- 안쪽세로활(내측종족척궁 medial longitudinal arch)
  - 목말뼈(talus), 발배뼈(navicular bone), 1 – 3 쐐기뼈(cuneiform bone), 1 – 3 발허리뼈(metatarsal bone)

- 가쪽세로활(외측종족척궁 lateral longitudinal arch)
  - 발꿈치뼈(calcaneus), 입방뼈(cuboid bone), 4-5 발허리뼈(metatarsal bone)
- 가로활(횡족척궁 transverse arch)
  - 1-3 쐐기뼈(cuneiform bone), 입방뼈(cuboid bone)
- 평발(편평족 flat foot)
  - 종족궁(longitudinal arch)이 없는 발

■ 관절(articular)
- 2개 이상의 뼈가 기능적으로 서로 연결되어 있는 것
- 각각의 골이 연결되어 관절을 이루는데 관절을 연결하는 재료에 따라서, 관절의 운동에 따라서 분류할 수 있다.

(1) 섬유성 관절(fibrous joint)
- 부동관절(synarthrosis)
- 뼈들이 섬유결합조직에 의해 단단히 연결된 관절로 뼈끝 사이에는 거의 다른 물질이 없고 거의 움직일 수 없다.
- 봉합(suture)과 인대결합(syndesmosis) 등이 있다.

(2) 연골성 관절(cartilaginous joint)
- 반(半)관절(amphiarthrosis)
- 뼈가 연골에 의해 연결되며 기능적으로 섬유관절(부동관절)이다.
- 연골결합(synchondrosis)과 섬유연골결합(symphysis)의 두가지 형태가 있다.

(3) 윤활관절(활막성 관절 synovial joint)
- 움직관절(가동관절 diarthrosis)
- 인체 대부분의 관절이 이에 속하고 자유롭게 움직일 수 있다.
- 관절연골(articular cartilage), 관절주머니(관절낭 articular capsule), 윤활막(활막 synovial membrane) 그리고 윤활액(활액 synovial fluid)으로 구성된다.

■ 몸통 관절(joint of trunk)
(1) 턱관절(악관절 temporomandibular joint)
- 아래턱뼈(하악골)의 관절돌기(condylar process)와 관자뼈의 아래턱오목(하악와

mandibular fossa)이 이루는 평면 및 타원관절로 관절원반(aticular disk)이 보강하고 있다.

• 가끔 관절돌기가 아래턱오목을 벗어나 앞으로 이동하는 탈구가 일어난다.

(2) 척추사이원반(추간원판 intervertebral disc)

각 척추뼈몸통 사이로 섬유결합을 하며 굽힘, 폄, 젖힘, 돌림운동을 한다.

(3) 척추뼈고리(추궁 vertebral arches) 관절

위아래의 관절돌기 사이로 굽힘, 폄, 젖힘, 돌림운동을 한다.

(4) 고리뒤통수관절(환추후두관절 atlantooccipital)

뒤통수뼈 뒤통수관절융기와 고리뼈 사이로 굽힘, 폄운동을 한다.

(5) 고리중쇠관절(환축관절 atlantoaxial)

중쇠관절로 회전운동을 한다.

■ 팔 관절(joint of upper limb)

(1) 어깨관절(견관절 shoulder joint)

• 어깨뼈(견갑골 scapula) + 위팔뼈(상단골 humerus) 인체의 관절 중 가장 운동범위가 넓다.

• 절구관절로 올림, 내림, 모음, 벌림, 안가쪽돌림, 휘돌림 등을 할 수 있다.

(2) 팔꿈치관절(주관절 elbow joint)

• 위팔자뼈관절(완척관절 humeroulnar joint) + 위팔노뼈관절(완요관절 humeroradial joint)

• 굽힘, 폄운동을 한다.

• 경첩관절

(3) 복장빗장뼈관절(흉쇄관절 sternoclavicular joint)

Sternum + clavicle로 경첩관절이며 올림, 내림, 전진, 후퇴, 돌림 등의 운동을 한다.

(4) 봉우리빗장관절(견봉쇄골관절 acromioclavicular joint)

Scapula + clavicle로 약간의 운동성이 있다.

(5) 노자관절(요척관절 radioulnar joint)

Radius + ulna로 엎침, 뒤침운동을 한다.

(6) 손목(노손목)관절(수근관절 wrist joint or radiocarpal joint)

Ulna + radius + carpal bone으로 굽힘, 폄, 안쪽벌림, 약간의 운동성이 있다.

■ 다리 관절(joint of lower limb)

(1) 엉덩관절(고관절 hip joint)

• 견고하고 운동범위가 넓다. 볼기뼈(hip bone) + 넙다리(femur)

• 굽힘, 폄, 안쪽벌림, 안가쪽돌림, 순환 등의 운동성이 있다.

(2) 무릎관절(슬관절 knee joint)

• 넙다리(femur) + 정강뼈(tibia) + 무릎뼈(patella)로 구성되고 두 개의 십자인대가 있다.

• 굽힘, 폄, 회전 등의 운동이 가능하고 체중지탱의 지렛대 역할을 한다.

• 경첩관절(접번관절 hinge joint)

(3) 정강종아리관절(경비관절 tibiofibular joint)

• 정강뼈(tibia) + 종아리뼈(fibula)로 약간의 운동성이 있다.

(4) 발목관절(거퇴관절 ankle joint)

• 정강뼈(경골 tibia) + 종아리뼈(비골 fibula) + 발뼈(거골 tarsal bone)로 구성되어 있으며 등
  쪽굽힘, 발바닥쪽굽힘이 가능하다.

• 접번관절.

(5) 발목사이관절(족근간관절 intertasal joint)

• 발목뼈사이로 약간의 운동성이 있다.

4. 골격계통의 기능

1) 뼈의 기능
■ 지주기능
■ 보호기능
■ 운동기능
■ 조혈기능
■ 무기질 저장 기능

2) 관절의 기능
• 관절은 뼈대계통을 이어주고 뼈의 성장을 가능하게 하며 뼈대근육의 수축에 의한 다양한

운동을 가능하게 한다.
- 섬유관절은 수많은 아교섬유다발로 이루어진 치밀결합조직에 의해 뼈들이 단단히 결합된다.

5. 근골격계통 약물의 작용

1) Danthrolene(Dantrium) 골격근 이완제

근소포체로부터의 칼슘 유리를 억제하여 근이완을 일으킨다. 척수손상, 뇌졸중, 뇌성마비 등 만성질환에 의한 근강직치료에 이용한다.

- 용법 및 용량 : 성인 1회 25 mg부터 시작하고 1회 1~4 capsule씩 1일 2~4회로 증가하며 1회 8 capsule씩 1일 4회 투여하는 것을 최대용량으로 한다.
- 주의 : 치명적인 간질환을 야기할 수 있으므로 환자는 규칙적인 간기능 검사를 해야하며 급성 간질환자는 금기이다.

2) Pancuronium bromide(Pavulon) 신경근 차단제

콜린성 수용체 부위에 결합하여 신경자극전달을 억제하며 아세틸콜린에 대해 길항작용을 한다. 뇌신경외과, 일반외과, 소아외과, 산부인과 등에서 수술 시 근이완제로 사용하며 기관내 삽관을 용이하게 하기 위해 근이완을 일으키기 위해 투여한다. 효력은 tubocurarine 보다 5배 정도 강력하며 히스타민 유리작용이나 신경절 차단작용은 없다.

- 용법 및 용량 : 최초 0.08 mg/kg을 정주하고 필요시 0.02~0.04 mg을 추가한다. 신생아는 비탈분극성 근신경 차단제에 예민하므로 0.02 mg/kg의 시험용량을 투여한 후 반응결과를 보고 사용한다.
- 주의 : 서맥, 빈맥, 호흡억압, 청색증, 골격근이완, 발진, 소양증 등이 나타날 수 있으므로 주의하고 신장이나 간장애 환자는 금기이다. 중증 근무력증 환자는 금기이다.

3) Papaverine 평활근 이완제

아편(opium)의 알카로이드(alkaloid)이나 벤질이소퀴놀린(benzylisoquinoline) 구조를 가지고 있으며 마약이 아니고 의존성도 안 생긴다. 주 약리작용은 평활근의 이완작용이며 약간의 퀴니딘같은 심근 억제작용이 있고 관상동맥 확장작용도 있다. 동맥경색이나 폐혈전, 뇌혈관 혈전 등에 의한 혈관연축에 널리 사용된다.

- 용법 및 용량 : 경구 투여나 주사가 가능하며 용량은 100 mg이다. 경구투여 시 성인은 1일 3～5회 100～200 mg씩 사용하고, 근주나 정주 시는 성인 1일 3～5회 30～120 mg씩 사용한다.
- 주의 : 정맥내 주사 시 심장억제 작용으로 급사할 수 있으므로 주의한다. 녹내장환자는 주의하고 복통, 변비, 설사, 두통, 어지러움, 발한, 심장 억제작용 등의 부작용이 우려된다.

4) Succinylcholine chloride 탈분극성 신경근 차단제

두 분자의 acetylcholine이 결합되어 있는 형태의 화합물이다. 혈장 cholinesterase에 의해 가수분해되는데 환자에 따라 유전적으로 cholinesterase의 활성이 낮은 경우 지속적인 무호흡을 일으킨다. 정맥내 투여시 약 1분 후에 작용이 발현되고 근육이완은 약 2분간 지속되며 8～10분 내에 정상으로 회복되는데 점적 투여로 주입율을 조절하여 근육이완을 유지할 수 있다. 근육내 투여 시는 약 2～3분후에 작용이 나타난다. 주로 마취 시 근육이완이나 기도내에 관을 삽입할 때, 골절이나 탈골시 정상화할 때, 후두경련 시 근이완을 목적으로 할 때 이용한다. Lidocaine, Procainamide, 황산마그네슘, 차단제 등은 작용을 증강시킨다.

- 용법 및 용량 : 소아는 1～2 mg/kg, 성인은 10～60 mg을 투여하고 지속적인 근육이완을 위해서는 처음 투여한 반응을 근거로 계산하여 반복량을 투여한다. 지속 점적 투여 시는 2.5 mg/min의 비율로 1～2 mg/mL을 투여한다.
- 주의 : 호흡억제, 무호흡, 서맥 등의 부작용이 우려되므로 심장혈관계, 신장장애, 심한 화상환자, 과칼륨증 환자는 주의한다.

5) Vecuronium bromide(Norcuron) 비탈분극형 근신경 차단제

Pancuronium유도체로 기관내 삽관을 용이하게 하기 위해 근이완을 일으키기 위하여 사용한다. pancuronium과 작용기전이 비슷하나 효력은 1/3 정도이고 작용지속도 짧다. 이것은 근신경 접합부 후막의 콜린성 수용체 부위에 acetylcholine과 경쟁한다. 따라서 근신경 접합부에서 근섬유의 마비를 초래할 수 있다. 효과는 2.5～3분내에 삽관하는데 적당하다.

- 용법 및 용량 : 성인은 0.08～0.1 mg/kg을 정주하고 근신경 차단은 25～30분간 지속된다.
- 주의 : 호흡마비의 부작용이 있으므로 중증의 근무력증이나 근무력 증후군 환자, 신경근질 환자, 임부는 주의하고 과민성환자는 금기이다.

001 뼈대근(골격근)의 무늬-조절방식-신경조절 등이 옳은 것은?

① 민무늬근(평활근)-수의적-운동신경

② 민무늬근(평활근)-불수의적-자율신경

③ 가로무늬근(횡문근)-수의적-운동신경

④ 가로무늬근(횡문근)-불수의적-자율신경

⑤ 가로무늬근(횡문근)-불수의적-운동신경

☑ 정답 ③

☑ 문헌 한국해부생리학교수협의회, 인체해부학(제4판), 현문사, 2017. p.137

☑ 해설

▶ 뼈대근(골격근)의 운동표적기관은 뼈 및 관절이며, 가로무늬근(횡문근)으로 수의운동을 하고 운동신경의 지배를 받는다.

002 근섬유(근세포)에 존재하는 단백질로 옳지 않은 것은?

① 액틴(actin)

② 미오신(myosin)

③ 액틴(actin)

④ 트립토판(tryptophan)

⑤ 트로포미오신(tropomyosin)

☑ 정답 ④

☑ 문헌 한국해부생리학교수협의회, 인체해부학(제4판), 현문사, 2017. p.137

☑ 해설

근섬유(근세포)에만 존재하는 단백질 4가지 : 액틴(actin), 미오신(myosin), 액틴(actin), 트로포미오신(tropomyosin) 이들 단백질은 근수축에 관여한다.

003 근원섬유의 굵은 근세사에 존재하는 단백질로 옳은 것은?

① 액틴(actin)　　　　② 미오신(myosin)　　　　③ 트로포닌(troponin)

④ 트립토판(tryptophan)　　⑤ 트로포미오신(tropomyosin)

☑ 정답 ②

☑ 문헌 한국해부생리학교수협의회, 인체해부학(제4판), 현문사, 2017. p.138

☑ 해설

▶ 굵은 근세사는 모두 미오신 분자로 되어있다.

　굵은 근세사에 존재하는 단백질은 트로포미오신(tropomyosin), 액틴(actin), 트로포닌
　(troponin) 등이다.

004 목뿔뼈(설골)와 후두를 움직이는 근육으로 옳은 것은?

① 목뿔위근, 목뿔아래근　　② 목뿔위근, 뒤척추근　　③ 앞척추근, 가쪽척추근

④ 앞척추근, 목뿔아래근　　⑤ 목뿔위근, 가쪽척추근

☑ 정답 ①

☑ 문헌 한국해부생리학교수협의회, 인체해부학(제4판), 현문사, 2017. p.145

☑ 해설

▶ 목뿔뼈(설골)와 후두를 움직이는 근육 : 목뿔위근육(설골상근) - 두힘살근, 턱목뿔근, 턱끝
　목뿔근, 붓목뿔근 목뿔아래근육(설골하근) - 어깨목뿔근, 복장목뿔근, 복장방패근, 방패목
　뿔근

005 앞척추근육으로 옳은 것은?

① 붓목뿔근　　② 두힘살근　　③ 머리긴근　　④ 목널판근　　⑤ 어깨올림근

☑ 정답 ③

☑ 문헌 한국해부생리학교수협의회, 인체해부학(제4판), 현문사, 2017. p.147

☑ 해설

▶ 머리긴근(두장근) : 제3~6경추의 횡돌기에서 기시하여 후두골저부의 하면에 정지하고 두부의

굴곡에 관여한다.

▸ 붓목뿔근, 두힘살근 : 목뿔위근

▸ 목널판근 : 뒤척추근

▸ 어깨올림근 : 가쪽척추근

006 가슴부위 근육으로 옳은 것은?

① 돌림근   ② 목널판근   ③ 앞목갈비근

④ 반가시근   ⑤ 속갈비사이근

☑ 정답 ⑤

☑ 문헌 한국해부생리학교수협의회, 인체해부학(제4판), 현문사, 2017. p.154

☑ 해설

▸ 돌림근, 반가시근 : 깊은등근육

▸ 목널판근 : 뒤척추근

▸ 앞목갈비근 : 가쪽척추근

▸ 속갈비사이근(내늑간근) : 각 늑골 상연에서 기시하여 바로 위에 있는 늑골의 하연에 정지
한다.

007 배(복부)근육으로 옳은 것은?

① 배곧은근   ② 갈비밑근   ③ 목널판근

④ 반가시근   ⑤ 가슴가로근

☑ 정답 ①

☑ 문헌 한국해부생리학교수협의회, 인체해부학(제4판), 현문사, 2017. p.156

☑ 해설

▸ 배곧은근(복직근) : 백선 양쪽에서 세로로 배열된 근육

▸ 가슴가로근, 갈비밑근 : 가슴근

▸ 목널판근 : 뒤척추근

▸ 반가시근 : 깊은등근육

008 골반근육으로 옳은 것은?

① 배속빗근   ② 반가시근   ③ 큰허리근

④ 항문올림근   ⑤ 작은마름근

☑ 정답 ④

☑ 문헌 한국해부생리학교수협의회, 인체해부학(제4판), 현문사, 2017. p.157

☑ 해설

▸ 배속빗근, 큰허리근 : 복부근

▸ 반가시근 : 깊은등근

▸ 항문올림근(항문거근) : 치골미골근과 장골미골근으로 이루어져 있는 넓고 얇은 근육

▸ 작은마름근 : 얕은등근

009 어깨근육으로 옳은 것은?

① 앞톱니근   ② 빗장밑근   ③ 큰가슴근

④ 작은원근   ⑤ 어깨올림근

☑ 정답 ④

☑ 문헌 한국해부생리학교수협의회, 인체해부학(제4판), 현문사, 2017. p.159

☑ 해설

▸ 앞톱니근, 빗장밑근, 큰가슴근 : 얕은가슴근

▸ 어깨올림근 : 얕은등근

▸ 작은원근(소원근) : 견갑골 후면과 외측연에서 기시하여 상완골의 대결절에 정지한다.

010 위팔근육으로 옳은 것은?

① 부리위팔근   ② 어깨세모근   ③ 가시아래근

④ 어깨세모근   ⑤ 네모엎침근

☑ 정답 ①

☑ 문헌 한국해부생리학교수협의회, 인체해부학(제4판), 현문사, 2017. p.161

☑ 해설

▸ 부리위팔근(오훼완근) : 대흉근과 삼각근의 심부에 있으며 주된 근복은 상지에 두고 있으나 기능적으로 상완의 굴곡과 내전운동에 관여한다.

▸ 어깨세모근, 가시아래근, 어깨세모근 : 어깨근

▸ 네모엎침근 : 아래팔 앞칸근

011 볼기근육으로 옳은 것은?

① 속폐쇄근   ② 큰모음근   ③ 긴모음근

④ 엉덩허리근   ⑤ 네모엎침근

☑ 정답 ①

☑ 문헌 해부학편찬위원회, 사람해부학, 범문에듀케이션, 2019. p.305

☑ 해설

▸ 속폐쇄근(내폐쇄근) : 궁둥뼈가지, 두덩뼈아래가지, 작은골반앞 안쪽면에서 기시하여 넙다리뼈 큰돌기(대전자)에 닿는 근육

▸ 큰모음근, 긴모음근, 엉덩허리근 : 넙다리근

▸ 네모엎침근 : 아래팔 앞칸근

012 넙다리근육으로 옳은 것은?

① 위쌍둥이근   ② 바깥폐쇄근   ③ 작은볼기근

④ 엉덩허리근   ⑤ 넙다리네모근

☑ 정답 ④

☑ 문헌 대한해부학회, 알기쉬운 사람해부학, 현문사, 2019. p.147

☑ 해설

▸ 위쌍둥이근, 넙다리네모근, 바깥폐쇄근, 작은볼기근 : 볼기근

▸ 엉덩허리근은 강력한 넓적다리 굽힘근이다.

013 장딴지근육(비복근)의 기시부로 옳은 것은?

① 정강뼈   ② 넙다리뼈   ③ 종아리뼈

④ 발꿈치뼈   ⑤ 발허리뼈

☑ 정답 ②

☑ 문헌 대한해부학회, 알기쉬운 사람해부학, 현문사, 2019. p.172

☑ 해설

▸ 넙다리뼈에서 기시(origin)하여 발꿈치뼈에 닿는다(insertion)

014 근육의 건 속에 형성된 참깨모양의 작은 뼈로 건의 수축 방향을 바꾸는 기능을 하는 구조물은?

① 단골   ② 불규칙골   ③ 편평골

④ 종자뼈(종자골)   ⑤ 공기뼈(함기골)

☑ 정답 ④

☑ 문헌 한국해부생리학 교수협의회, 인체해부학, 현문사, 2007, p.76

☑ 해설

▸ 무릎뼈(슬개골) 등은 종바뼈(종자골)이다.

015 관절융기(과, condyle)의 해부학적 용어설명이 옳은 것은?

① 길이를 가진 돌출부위

② 꺼칠꺼칠한 면을 가진 부위

③ 관절하는 부위에 둥글고 원형으로 튀어나온 부위

④ 뼈나 뼈의 경계에서 튀어나와 능선을 이루는 부위

⑤ 뼈에서 튀어나와 있는 구조물로 근육이나 힘줄이 부착하는 부위

☑ 정답 ③

☑ 문헌 박희진 외, Paramedics 기초의학, 에듀팩토리, 2019, p.201

☑ 해설

▸ 결절(tubercle) : 뼈에서 튀어나와 있는 구조물로 근육이나 힘줄이 부착하는 부위

▸ 조면(tuberosity) : 꺼칠꺼칠한 면을 가진 부위

▸ 능(crest) : 뼈나 뼈의 경계에서 튀어나와 능선을 이루는 부위

▸ 돌기(process) : 길이를 가진 돌출부위

016 절구관절(구상관절)을 이루는 관절은?

① 무릎관절(슬관절)

② 팔꿈관절(주관절)

③ 어깨관절(견관절)

④ 손목관절(요골수근관절)

⑤ 척추사이관절(추간관절)

☑ 정답 ③

☑ 문헌 박희진 외, Paramedics 기초의학, 에듀팩토리, 2019, p.241

☑ 해설

▸ 절구관절(구상관절) : 관절두와 관절와가 모두 반구상이며 운동이 자유롭고 다축성이다.
   예) 어깨관절(견관절), 엉덩관절(고관절) 등.

▸ 돌쩌귀관절(접번관절) : 두 관절면이 원주면과 원통면 접촉을 하는 관절. 마치 여닫이문의
   돌쩌귀(접번)모양으로 한 방향으로만 운동을 할 수 있다. 예) 무릎관절(슬관절), 팔꿈관절
   (주관절), 발목관절(거퇴관절), 마디뼈사이관절(지절간관절) 등.

▸ 안장관절(안상관절) ; 두 관절면이 말안장처럼 생긴 관절로 서로 직각방향으로 움직이는 2
   축성관절이다. 예) 손목손허리관절(수근중수관절) 등.

▸ 타원관절(과상관절) : 두 관절면이 타원상을 이루고 그 운동은 타원의 장ㆍ단축에 해당하는
   2축성 관절. 예) 손목관절(요골수근관절) 등

▸ 중쇠관절(차축관절) : 관절두가 완전히 원형이며 관절와내를 차륜과 같이 1축성으로 회전
   운동을 하는 관절. 예) 가까운쪽ㆍ먼쪽노자관절(상ㆍ하요척관절) 등

▸ 평면관절 : 관절면이 평면에 가까운 상태로 약간 미끄럼운동으로 움직일 뿐이다. 예) 손목
   뼈사이관절(수근간관절), 척추사이관절(추간관절) 등

017 무릎관절(슬관절)에서 볼 수 있는 관절의 형태는?

① 평면관절   ② 절구관절(구상관절)   ③ 안장관절(안상관절)

④ 타원관절(과상관절)   ⑤ 돌쩌귀관절(접번관절)

☑ 정답 ⑤

☑ 문헌 박희진 외, Paramedics 기초의학, 에듀팩토리, 2019, p.245

☑ 해설

▸ 무릎관절(슬관절)은 돌쩌귀관절(접번관절, 경첩관절)로 굴곡, 신전 등의 운동이 가능하다.

018 뼈의 세포바깥 바탕질에 존재하는 섬유로 옳은 것은?

① 케라틴(keratin)   ② 비멘틴(vimentin)   ③ 튜불린(tubulin)

④ 콜라겐(collagen)   ⑤ 라미닌(laminin)

☑ 정답 ④

☑ 문헌 이영돈 외, 해부생리학, 라이프사이언스, 2007, p. 99

☑ 해설

▸ 뼈의 세포바깥 바탕질에는 콜라겐(collagen)섬유가 존재한다.

019 몸통뼈대를 이루는 뼈로 옳지 않은 것은?

① 머리뼈   ② 복장뼈   ③ 갈비뼈   ④ 척추   ⑤ 발뼈

☑ 정답 ⑤

☑ 문헌 대한해부학회, 알기쉬운 사람해부학, 현문사, 2019. p.55

☑ 해설

▸ 몸통 뼈대 : 머리뼈(두개골), 복장뼈(흉골), 갈비뼈(늑골), 척추

020 머리뼈(두개골)에 속하는 뼈로 옳지 않은 것은?

① 콩알뼈(두상골)   ② 나비뼈(접형골)   ③ 벌집뼈(사골)

④ 광대뼈(권골)   ⑤ 마루뼈(두정골)

☑ 정답 ①

☑ 문헌 박희진 외, Paramedics 기초의학, 에듀팩토리, 2019, p.202

☑ 해설

▶ 콩알뼈(pisiform bone, 두상골)는 몸쪽 손목뼈로 세모뼈 손바닥쪽에서 이 뼈와 관절을 이루며 위팔뼈(상지골)에 속한다.

021 **다리관절에 속하는 것으로 옳은 것은?**

① 엉덩관절(고관절) ② 노자관절(요척관절)

③ 팔꿈관절(주관절) ④ 봉우리빗장관절(견쇄관절)

⑤ 복장빗장관절(흉쇄관절)

☑ 정답 ①

☑ 문헌 박희진 외, Paramedics 기초의학, 에듀팩토리, 2019, p.245

☑ 해설

▶ 다리관절 : 엉덩관절, 무릎관절, 정강종아리관절, 발목관절, 발목사이관절

022 **아래팔뼈에 속하는 뼈로 옳은 것은?**

① 자뼈, 노뼈 ② 어깨뼈, 자뼈 ③ 빗장뼈, 어깨뼈

④ 빗장뼈, 자뼈 ⑤ 어깨뼈, 노뼈

☑ 정답 ①

☑ 문헌 박희진 외, Paramedics 기초의학, 에듀팩토리, 2019, p.223

☑ 해설

▶ 빗장뼈(clavicle, 쇄골) : 가슴위쪽 좌우에 있는 한 쌍의 뼈.

▶ 어깨뼈(scapula, 견갑골) : 두 팔이 몸통에 연결되는 골격의 일부를 이루는 뼈.

▶ 노뼈(radius, 요골) : 아래팔의 바깥쪽에 있는 뼈.

▶ 자뼈(ulna, 척골) : 팔의 아랫마디에 있는 두 뼈 가운데 안쪽에 있는 뼈.

023 뼈에 관한 설명으로 옳지 않은 것은?

① 뼈모세관을 통해 영양을 공급받는다.

② 하버스계(Haversian system)가 있다.

③ 박판(라멜라, lamellae)층으로 형성되어있다.

④ 뼈모세포(조골세포)는 골소강 사이에 끼어있다.

⑤ 뼈의 구성성분으로 가장 많은 것은 탄산칼슘이다.

☑ 정답 ⑤

☑ 문헌 이인모 외, Basic Medicine 기초의학, 학지사메디컬, 2019. p.30

▸ 하버스계(Haversian system) : 뼈조직의 원형구역으로 뼈세포의 동심성 고리와 중심 혈관 주위의 뼈층판으로 구성되어있다.

▸ 영양은 세포로부터 혈관까지 뻗어있는 뼈모세관(canaliculi)을 통해 공급받는다.

▸ 뼈의 2/3는 무기질이며, 이 중 85%는 인산칼슘이고 10%는 탄산칼슘이다.

024 근육조직의 기능으로 볼 수 없는 것은?

① 운동성   ② 안정성   ③ 열생성   ④ 당조절   ⑤ 전해질균형

☑ 정답 ⑤

☑ 문헌 해부학편찬위원회, 사람해부학, 범문에듀케이션, 2019. p.235

☑ 해설

▸ 근육조직의 기능 : 운동성, 안정성, 몸의 출구와 통로의 조절, 당조절, 열생성

025 상피조직의 기능으로 옳지 않은 것은?

① 보호   ② 분비   ③ 배설   ④ 흡수   ⑤ 성장

☑ 정답 ⑤

☑ 문헌 해부학편찬위원회, 사람해부학, 범문에듀케이션, 2019. p.56

☑ 해설

▸ 경우에 따라서는 감각기능이나 수축기능도 한다.

026 외부환경의 유해한 물질에 대한 노출로 세포가 죽더라도 점액을 분비하여 기저막을 보호할 필요가 있는 부위에 가장 적절한 상피종류는?

① 이행상피   ② 중층편평상피   ③ 단층원주상피

④ 단층편평상피   ⑤ 거짓중층원주상피

☑ 정답 ⑤

☑ 문헌 최명애 외, 인체의 구조와 기능, 현문사, 2017. p.96

☑ 해설

▶ 거짓중층원주상피 : 기관과 큰 기관지의 벽에 많으며 점액을 분비하고 이동시켜 외부에서 들어온 불순물을 거른다.

027 심한 마찰에 노출되는 부위에 가장 적절한 상피종류는?

① 이행상피   ② 중층편평상피   ③ 단층원주상피

④ 단층편평상피   ⑤ 거짓중층원주상피

☑ 정답 ②

☑ 문헌 최명애 외, 인체의 구조와 기능, 현문사, 2017. p.96

☑ 해설

▶ 각질중층편평상피는 외부의 물리적 자극이 커지면 더욱 두꺼워진다.

028 3가지 연골을 설명한 내용이다. (A), (B), (C)에 해당하는 연골로 옳은 것은?

- (A)연골은 관절을 이루고 있는 뼈의 관절면을 덮고 있는 조직이다.
- (B)연골은 척추뼈의 몸통 사이에 있는 척추사이 원판에서 볼 수 있다.
- (C)연골은 바깥귀의 귓바퀴 속에서 볼 수 있다.

	①	②	③	④	⑤
A	탄력	섬유	유리	유리	섬유
B	섬유	탄력	섬유	탄력	유리
C	유리	유리	탄력	섬유	탄력

☑ 정답 ③

☑ 문헌 해부학편찬위원회, 사람해부학, 범문에듀케이션, 2019. p.69

☑ 해설

▸ 유리연골은 비교적 적은 양의 섬유를 가지고 있으며, 섬유연골은 척추에 전달되 는 충격을 흡수하는 역할을 한다. 탄력연골은 연골바탕질에 탄력섬유를 많이 가지고 있다.

029 특정한 기능을 수행할 수 있도록 모인 유사한 세포들의 집단으로 옳은 것은?

① 조직   ② 기관   ③ 계통

④ 소기관   ⑤ 기관계

☑ 정답 ①

☑ 문헌 해부학편찬위원회, 사람해부학, 범문에듀케이션, 2019. p.54

☑ 해설

▸ 세포가 모여 조직이 되고 조직은 기관을 형성한다. 기관은 기관계를 형성하고 여러 기관계 가 모여 하나의 개체를 이룬다.

030 골격근의 해부학적 구조이다. 외부에서 내부의 순서로 올바른 것은?

가. 근섬유속	나. 근섬유	다. 근원섬유	라. 필라멘트

① 가→나→다→라   ② 가→나→라→다   ③ 나→가→다→라

④ 나→가→라→다   ⑤ 다→가→나→라

☑ 정답 ①

☑ 문헌 한국해부생리학교수협의회 편, 사람해부학, 현문사, 2012, p.142

☑ 해설

▸ 외부로부터 근막, 골격근, 근섬유속, 근내막, 근섬유, 근원섬유, 필라멘트 순으로 구성되어 있다.

031 운동시 골격근에서 생성된 젖산 일부가 간에서 당신생을 통해 포도당으로 변하는 경로는?

① TCA 회로

② 구연산회로

③ 코리회로(Cori cycle)

④ 시크렙스회로(Krebs cycle)

⑤ 트르산회로(citric acid cycle)

☑ 정답 ③

☑ 문헌 이강이 외, 인체생리학, 현문사, 2019. p.71

☑ 해설

▶ 구연산회로, 크렙스회로, TCA회로, 시트르산회로는 같은 의미이다.

032 체내에서 열을 가장 많이 생산하는 기관으로 옳은 것은?

① 비장

② 췌장

③ 심근

④ 골격근

⑤ 내장근

☑ 정답 ④

☑ 문헌 한국해부학교수협의회 편, 생리학, 정담미디어, 2005, p.75

☑ 해설

▶ 체내에서 열을 가장 많이 생산하는 기관은 골격근과 간이지만, 이들이 특별히 온도가 높지 않고 신체 각 부위가 거의 같은 온도를 유지할 수 있는 것은 생성된 열이 혈액에 의하여 신체 각 부위로 분산되기 때문이다.

033 성인의 목뼈(경추)–등뼈(흉추)–허리뼈(요추)–엉치뼈(천골)–꼬리뼈(미골)을 구성하는 (A)와 (B)의 수로 옳은 것은?

•7 – (A) – (B) – 1 – 1

	①	②	③	④	⑤
A	8	10	12	12	14
B	3	5	5	6	6

☑ 정답 ③

☑ 문헌 한국해부생리학교수협의회 편, 사람해부학, 현문사, 2012, p.56

☑ 해설

▶ 성인의 목뼈(경추)-등뼈(흉추)-허리뼈(요추)-엉치뼈(천골)-꼬리뼈(미골)을 구성하는 뼈의 수는 7-12-5-1-1이다.

034 뺨 부위에 있는 뼈로 옳은 것은?
① 광대뼈(관골)　　　　② 위턱뼈(상악골)　　　　③ 눈물뼈(누골)
④ 관자뼈(측두골)　　　⑤ 벌집뼈(사골)

☑ 정답 ①

☑ 문헌 대한해부학회, 알기쉬운 사람해부학, 현문사, 2019. p.79

☑ 해설

▶ 광대뼈(관골)는 볼(뺨)의 윗부분을 이룬다.

035 입천장의 앞부분을 이루는 뼈로 옳은 것은?
① 광대뼈(관골)　　　　② 위턱뼈(상악골)　　　　③ 눈물뼈(누골)
④ 관자뼈(측두골)　　　⑤ 벌집뼈(사골)

☑ 정답 ②

☑ 문헌 대한해부학회, 알기쉬운 사람해부학, 현문사, 2019. p.78
☑ 해설

▶ 위턱뼈(상악골)는 단단한 입천장의 앞부분을 이루며 위쪽 치아가 박혀있다.

036 뼈곁굴(부비동)을 갖고 있지 않는 뼈로 옳은 것은?

① 나비뼈(접형골)

② 이마뼈(전두골)

③ 아래턱뼈(하악골)

④ 위턱뼈(상악골)

⑤ 벌집뼈(사골)

☑ 정답 ③

☑ 문헌 대한해부학회, 알기쉬운 사람해부학, 현문사, 2019. p.79

☑ 해설

▶ 아래턱뼈(하악골)는 아래쪽 치아가 박혀있다.

037 인체에서 흔히 이용되는 다리근육주사 부위로 옳은 것은?

① 큰원근(대원근)

② 큰볼기근(대둔근)

③ 넓은등근(광배근)

④ 위팔두갈래근(상완이두근)

⑤ 넙다리네갈래근(대퇴사두근)

☑ 정답 ②

☑ 문헌 한국해부생리학교수협의회 편, 사람해부학, 현문사, 2012, p.178

☑ 해설

▶큰볼기근(대둔근)은 엉덩뼈(장골)의 뒤쪽에서 기시하여 넙다리뼈(대퇴골)의 뒤쪽에 이르고 엉덩관절(고관절)의 폄과 가쪽 돌림작용을 한다.

038 뼈를 지나 혈관과 신경이 통하는 둥근 구멍의 명칭으로 옳은 것은?

① 길   ② 구멍   ③ 틈새   ④ 오목   ⑤ 돌기

☑ 정답 ②

☑ 문헌 대한해부학회, 알기쉬운 사람해부학, 현문사, 2019. p.11

☑ 해설

▸ 뼈를 가로지르는 구멍은 둥글게 뼈를 뚫고 있는 부위이다.

039 뼈의 혈액공급 경로이다. A에 해당되는 혈관으로 옳은 것은?

• 영양동맥 → (A) → 모세혈관망 → 골막정맥

① 볼크만관   ② 하버스관

③ 골수동맥   ④ 빗장밑동맥(쇄골하동맥)

⑤ 동굴모세혈관(동양혈관)

☑ 정답 ③

☑ 문헌 이성호 외, 인체해부학, 현문사, 2005, p 69

☑ 해설

▸ 뼈에 관계되는 가장 큰 동맥은 영양동맥이며 골외막에서 가지를 내어 골간에 있는 영양공으로 들어가 여러개의 골수동맥으로 나뉜다.

040 뼈의 기능으로 옳지 않은 것은?

① 지지   ② 보호   ③ 조혈   ④ 근부착   ⑤ 호르몬 생산

☑ 정답 ⑤

☑ 문헌 한국해부생리학교수협의회, 인체해부학(제4판), 현문사, 2017. p.54

☑ 해설

▸ 뼈는 지지, 보호, 조혈, 무기질 저장, 근부착 등의 작용을 한다.

041 장골의 연골내골화 단계이다. 순서대로 나열된 것은?

> 가. 골수강의 형성   나. 해면골 형성에 의한 내강의 침입
> 다. 초자연골의 내강형성   라. 골막환 형성

① 가→나→다→라   ② 가→나→라→다   ③ 나→가→다→라

④ 다→라→가→나   ⑤ 라→다→나→가

☑ 정답 ⑤

☑ 문헌 이성호 외, 인체해부학, 현문사, 2005, p 73

☑ 해설

> ▶ 1단계 : 초자연골 형태를 둘러싸는 골막환의 형성
>
> 2단계 : 연골형태 안에 있는 초자연골의 내강형성
>
> 3단계 : 골막아와 해면골 형성에 의한 내강의 침입
>
> 4단계 : 골화가 계속되는 동안 골수강의 형성
>
> 5단계 : 골단의 골화

042 골절 후 손상된 뼈의 재생과정이다. (A)와 (B)의 과정으로 옳은 것은?

> • 골절부위에 혈병 형성 → (A) → 연골성경결 → (B) → 골절의 골결합

	①	②	③	④	⑤
A	상피조직	상피조직	섬유결합조직	섬유결합조직	해면조직
B	연골	해면골	연골	해면골	연골

☑ 정답 ④

☑ 문헌 이성호 외, 인체해부학, 현문사, 2005, p 76

☑ 해설

> ▶ 골절 후 손상된 혈관으로부터 나온 혈액은 골절부위에서 혈병을 형성한다. 혈병에 모세혈관
> 과 결합조직세포가 들어가 혈병을 섬유결합조직으로 전환시키고, 다음에 연골성경결이라는
> 연골덩어리로 전환시킨다. 이 후 골원세포들이 연골성경결로 들어가서 연골을 해면골로 대
> 치시킨다. 이후 골절부위의 골결합이 이루어진다.

043 크고 둔하며 거친 뼈의 돌출부 용어로 옳은 것은?

① 돌기   ② 전자   ③ 결절

④ 거친면(조면)   ⑤ 위관절융기(상과)

☑ 정답 ④

☑ 문헌 한국해부생리학교수협의회, 인체해부학(제4판), 현문사, 2017. p.6

☑ 해설

▶ 크고 둔하며 거친 돌기를 거친면(조면)이라고 한다.

044 뼈에 신경이나 혈관들이 지나가는 구멍의 해부학적 용어로 옳은 것은?

① 와   ② 구   ③ 동   ④ 공   ⑤ 열

☑ 정답 ④

☑ 문헌 한국해부생리학교수협의회, 인체해부학(제4판), 현문사, 2017. p.6

☑ 해설

▶ 와 : 뼈의 얕은 함몰부

구 : 뼈에 홈이 패이거나 깊은 함몰부

동 : 뼈 안에 공기가 들어있는 공간

열 : 갈라진 좁은 틈

045 얼굴뼈(안면골)를 이루는 뼈로 옳은 것은?

① 목뿔뼈(설골)   ② 관자뼈(측두골)   ③ 마루뼈(두정골)

④ 나비뼈(접형골)   ⑤ 이마뼈(전두골)

☑ 정답 ①

☑ 문헌 대한해부학회, 알기쉬운 사람해부학, 현문사, 2019. p.80

☑ 해설

▶ 이마뼈(전두골), 관자뼈(측두골)(1쌍), 마루뼈(두정골)(1쌍), 뒤통수뼈(후두골), 나비뼈(접형골), 벌집뼈(사골) 등 8개는 뇌머리뼈(뇌두개골)이다.

046 쌍을 이루는 뼈로 옳은 것은?

① 이마뼈(전두골)　　　　② 관자뼈(측두골)　　　　③ 벌집뼈(사골)

④ 나비뼈(접형골)　　　　⑤ 뒤통수뼈(후두골)

☑ 정답 ②

☑ 문헌 대한해부학회, 알기쉬운 사람해부학, 현문사, 2019. p.73

☑ 해설

▶ 뇌머리뼈(뇌두개골) 중 관자뼈(측두골)와 마루뼈(두정골)는 1쌍으로 되어있다.

047 다음과 같은 해부학적 특징이 있는 뇌머리뼈(뇌두개골)로 옳은 것은?

• 입체적인 나비모양이다.
• 터키안이라는 함몰부가 있다.
• 큰날개(대익) 및 작은날개(소익)가 쌍으로 외측으로 뻗어있다.

---

① 벌집뼈(사골)　　　　② 관자뼈(측두골)　　　　③ 마루뼈(두정골)

④ 나비뼈(접형골)　　　　⑤ 뒤통수뼈(후두골)

☑ 정답 ④

☑ 문헌 대한해부학회, 알기쉬운 사람해부학, 현문사, 2019. p.73

☑ 해설

▶ 나비뼈(접형골)는 두개저 가운데 있으며 입체적인 나비모양이다.

048 다음과 같은 해부학적 특징이 있는 얼굴머리뼈(안면골)로 옳은 것은?

• 말을 하거나 연하작용을 할 때 필요한 근육의 부착부위이다.
• U자 모양으로 목부(경부)의 전방에 있는 후두와 턱뼈각(하악각) 사이에 있다.

---

① 코뼈(비골)　　　　② 광대뼈(협골)　　　　③ 보습뼈(서골)

④ 목뿔뼈(설골)　　　　⑤ 입천장뼈(구개골)

☑ 정답 ④

☑ 문헌 대한해부학회, 알기쉬운 사람해부학, 현문사, 2019. p.80

☑ 해설

▶ 목뿔뼈(설골)는 두개의 뼈들과 관절하지 않고 관자뼈(측두골)의 붓돌기(경상돌기)와 이어진 경상골설골인대에 연결되어 있다.

049 앞숫구멍(대천문)의 해부학적 위치로 옳은 것은?

① 나비뼈(접형골)와 광대뼈(협골) 사이

② 이마뼈(전두골)와 마루뼈(두정골) 사이

③ 이마뼈(전두골)와 관자뼈(측두골) 사이

④ 뒤통수뼈(후두골)와 마루뼈(두정골) 사이

⑤ 뒤통수뼈(후두골)와 관자뼈(측두골) 사이

☑ 정답 ②

☑ 문헌 대한해부학회, 알기쉬운 사람해부학, 현문사, 2019. p.66

☑ 해설

▶ 큰(앞)숫구멍(대천문)은 좌우로 갈라진 이마뼈(전두골)와 마루뼈(두정골) 사이에 큰 다이아몬드 모양으로 생긴 부분이다.

050 뒤숫구멍(소천문)의 해부학적 위치로 옳은 것은?

① 나비뼈(접형골)와 광대뼈(협골) 사이

② 이마뼈(전두골)와 마루뼈(두정골) 사이

③ 이마뼈(전두골)와 관자뼈(측두골) 사이

④ 뒤통수뼈(후두골)와 마루뼈(두정골) 사이

⑤ 뒤통수뼈(후두골)와 관자뼈(측두골) 사이

☑ 정답 ④

☑ 문헌 대한해부학회, 알기쉬운 사람해부학, 현문사, 2019. p.66

☑ 해설

▶ 뒤숫구멍(소천문)은 뒤통수뼈(후두골)와 마루뼈(두정골) 사이에 작은 삼각형 모양으로 생긴 부분이며 출생 후 2~3개월에 폐쇄된다.

051 다음과 같은 해부학적 특징이 있는 척추뼈(추골)로 옳은 것은?

> • 7개로 구성되어있으며 척주 중 가장 작은 척추뼈(추골)로 이루어졌다.
> • 고리뼈(환추), 중쇠뼈(축추), 솟을뼈(융추)라고 하는 척추뼈(추골)들이 있다.

① 목뼈(경추)   ② 등뼈(흉추)

③ 허리등뼈(요추)   ④ 엉치등뼈(천골)

⑤ 꽁무니뼈(미골)

☑ 정답 ①

☑ 문헌 대한해부학회, 알기쉬운 사람해부학, 현문사, 2019. p.58

☑ 해설

▶ 대부분의 목뼈(경추)는 작은 척추뼈몸통(추체)과 이분된 가시돌기(극돌기), 삼각형의 척추
  뼈구멍(추공), 척추동맥(추골동맥)이 통과하는 가로돌기구멍(횡돌기공)을 가진 가로돌기(횡
  돌기)가 있다.

052 복장뼈자루(흉골병), 복장뼈몸통(흉골체), 칼돌기(검상돌기) 등으로 이루어진 뼈는?

① 복장뼈(흉골)

② 허리뼈(요추)

③ 뒷머리뼈(후두개)

④ 갈비뼈(늑골)

⑤ 중간머리뼈(중두개)

☑ 정답 ①

☑ 문헌 대한해부학회, 알기쉬운 사람해부학, 현문사, 2019. p.61

☑ 해설

▶ 복장뼈(흉골)는 납작한 칼 모양의 뼈로 전흉벽 중앙에 위치하고, 상부의 복장뼈자(흉골병),
  중간에 길게 늘어난 복장뼈몸통(흉골체), 하부의 뾰족한 칼돌기(검상돌기)의 3부분으로 되
  어있다.

053 복장뼈(흉골)와 직접 관절하는 참갈비뼈(진늑골, 척주흉골늑골)로 옳은 것은?

① 제1~5갈비뼈(늑골)　　　　　　② 제1~6갈비뼈(늑골)

③ 제1~7갈비뼈(늑골)　　　　　　④ 제1~8갈비뼈(늑골)

⑤ 제1~9갈비뼈(늑골)

☑ 정답 ③

☑ 문헌 대한해부학회, 알기쉬운 사람해부학, 현문사, 2019. p.61

☑ 해설

▶ 위쪽 7쌍의 갈비뼈(늑골)는 복장뼈(흉골)와 직접 관절한다.

054 뜬갈비뼈(부유늑골)에 해당하는 갈비뼈(늑골)로 옳은 것은?

① 제8~10갈비뼈(늑골)　　　　　② 제9~11갈비뼈(늑골)

③ 제10~12갈비뼈(늑골)　　　　　④ 제11~12갈비뼈(늑골)

⑤ 제12갈비뼈(늑골)

☑ 정답 ④

☑ 문헌 대한해부학회, 알기쉬운 사람해부학, 현문사, 2019. p.64

☑ 해설

▶ 제11~12갈비뼈(늑골)는 갈비뼈(늑골) 앞쪽 끝이 아무 곳에도 관절하지 않고 떠있다.

055 어깨뼈(견갑골) 외측각의 관절오목(관절와 glenoid fossa)과 관절하는 뼈로 옳은 것은?

① 복장뼈(흉골)　　　② 빗장뼈(쇄골)외측단　　　③ 제1갈비뼈(늑골)

④ 빗장뼈(쇄골)내측단　　　⑤ 위팔뼈머리(상완골두)

☑ 정답 ⑤

☑ 문헌 대한해부학회, 알기쉬운 사람해부학, 현문사, 2019. p.84

☑ 해설

▶ 관절오목(관절와)에는 위팔뼈머리(상완골두)가 관절된다.

056 자뼈(척골)와 노뼈(요골)의 해부학적 위치를 설명한 것이다. (A)와 (B)의 위치로 옳은 것은?

> • 자뼈(척골)는 아래팔(전완)의 (A)에 위치하고, 노뼈(요골)는 아래팔(전완)의 (B)에 위치한다.

	①	②	③	④	⑤
A	내측	내측	외측	외측	중앙
B	외측	중앙	내측	중앙	외측

☑ 정답 ①

☑ 문헌 대한해부학회, 알기쉬운 사람해부학, 현문사, 2019. p.87

☑ 해설

▶ 자뼈(척골)는 아래팔(전완)의 내측에 위치하여 가늘고 길며 몸쪽끝(근위단)이 크고, 노뼈(요골)는 아래팔(전완)의 외측에 위치하여 길고 가는 뼈로 먼쪽끝(원위단)이다.

057 손목을 이루는 손목뼈(수근골)의 갯수로 옳은 것은?

① 6개   ② 7개   ③ 8개   ④ 9개   ⑤ 10개

☑ 정답 ③

☑ 문헌 대한해부학회, 알기쉬운 사람해부학, 현문사, 2019. p.87

☑ 해설

▶ 8개의 작은 뼈(골)로 각각 4개씩 2열로 배열되어 있다.

058 다음과 같은 해부학적 특징이 있는 하지뼈로 옳은 것은?

> • 인체뼈 중 가장 길고 크다.
> • 노인들의 뼈줄기(골경)는 골절이 잘되며 뼈줄기(골경) 아래는 큰대퇴돌기(대전자)와 작은대퇴돌기(소전자)가 있다.

① 골반   ② 정강뼈(경골)   ③ 무릎뼈(슬개골)

④ 종아리뼈(비골)   ⑤ 넙다리뼈(대퇴골)

☑ 정답 ⑤

☑ 문헌 박희진 외, Paramedics 기초의학, 에듀팩토리, 2019, p.234

☑ 해설

▶ 넙다리뼈(대퇴골)의 몸쪽끝(근위단)은 공 모양의 큰 넙다리뼈머리(대퇴골두)를 이루고 있으며, 볼기뼈(관골)의 절구(관골구)와 관절한다.

059 정강뼈(경골)와 종아리뼈(비골)의 해부학적 위치를 설명한 것이다. (A)와 (B)의 위치로 옳은 것은?

> • 정장뼈(경골)는 종아리(하퇴)의 (A)에 위치하고, 종아리뼈(비골)는 종아리(하퇴)의 (B)에 위치한다.

	①	②	③	④	⑤
A	내측	내측	외측	외측	중앙
B	외측	중앙	내측	중앙	외측

☑ 정답 ①

☑ 문헌 박희진 외, Paramedics 기초의학, 에듀팩토리, 2019, p.235

☑ 해설

▶ 정강뼈(경골)는 무겁고 종아리(하퇴)의 내측에 위치하며, 종아리뼈(비골)는 가느다란뼈로 종아리(하퇴) 외측에 위치한다.

060 발목을 이루는 발목뼈(족근골)의 갯수로 옳은 것은?

① 6개 　　　② 7개 　　　③ 8개 　　　④ 9개 　　　⑤10개

☑ 정답 ②

☑ 문헌 박희진 외, Paramedics 기초의학, 에듀팩토리, 2019, p.236

☑ 해설

▶ 발목뼈(족근골)의 모양은 손목뼈(수근골)의 모양과는 많이 다르다.

061 전후굴곡과 신전운동을 할 수 있는 경첩관절로 되어있는 뼈로 옳은 것은?

① 무릎관절(슬관절)　　　② 노자관절(요척관절)　　　③ 엉덩관절(고관절)

④ 어깨관절(견관절)　　　⑤ 손허리손가락관절(중수지절관절)

☑ 정답 ①

☑ 문헌 박희진 외, Paramedics 기초의학, 에듀팩토리, 2019, p.245

☑ 해설

　▶ 팔꿈관절(주관절), 마디뼈사이관절(지절간관절) 등이 있다.

062 다리(하지)에 있는 관절로 옳은 것은?

① 어깨관절(견관절)　　　② 위팔자관절(완척관절)　　　③ 노자관절(요척관절)

④ 손목관절(요골수근관절)　⑤ 정강종아리관절(경비관절)

☑ 정답 ⑤

☑ 문헌 박희진 외, Paramedics 기초의학, 에듀팩토리, 2019, p.245

☑ 해설

　▶ 어깨관절(견관절), 위팔자관절(완척관절), 노자관절(요척관절), 손목관절(요골수근관절) 등
　　은 팔 관절이다.

063 다리이음뼈(골반)에 있는 관절로 옳은 것은?

① 어깨관절(견관절)　　　　　　② 엉덩관절(고관절)

③ 정강종아리관절(경비관절)　　　④ 엉치엉덩관절(천장관절)

⑤ 가운데노자관절(중요척관절)

☑ 정답 ④

☑ 문헌 대한해부학회, 알기쉬운 사람해부학, 현문사, 2019. p.92

☑ 해설

　▶ 엉치엉덩관절(천장관절) : 엉치뼈(천골)와 엉덩뼈(장골)의 이상면 사이에 이루어진인대결합
　　및 섬유결합

064 머리(두부)와 목(경부)을 움직이는 근육으로 옳지 않은 것은?

① 작은마름근(소능형근) ② 머리가장긴근(두장근)

③ 목가장긴근(경장근) ④ 앞머리곧은근(전두직근)

⑤ 가쪽머리곧은근(외측두직근)

☑ 정답 ①

☑ 문헌 대한해부학회, 알기쉬운 사람해부학, 현문사, 2019. p.140

☑ 해설

▶ 앞머리곧은근(전두직근), 머리가장긴근(두장근), 목가장긴근(경장근), 가쪽머리곧은 근(외측두직근)등은 머리(두부)와 목(경부)를 움직이는 척추앞근육(전추골근)에 속하는 근육이다.

065 장딴지를 이루는 근육으로 옳은 것은?

① 앞톱니근(전거근) ② 큰볼기근(이두박근) ③ 장딴지근(비복근)

④ 넙다리빗근(봉공근) ⑤ 가쪽넓은근(외측광근)

☑ 정답 ③

☑ 문헌 대한해부학회, 알기쉬운 사람해부학, 현문사, 2019. p.169

☑ 해설

▶ 장딴지근(비복근)은 넙다리뼈(대퇴골)의 안쪽위관절융기(내측상과)와 가쪽위관절융기(외측상과)에서 기시한다.

066 후두융기(adam's apple)를 이루는 연골로 옳은 것은?

① 쐐기연골(설상연골) ② 방패연골(갑상연골)

③ 모뿔연골(피열연골) ④ 반지연골(윤상연골)

⑤ 후두덮개연골(후두개연골)

☑ 정답 ②

☑ 문헌 대한해부학회, 알기쉬운 사람해부학, 현문사, 2019. p.307

☑ 해설

▶ 후두연골 중 방패연골(갑상연골)은 좌·우판이 앞쪽 정중선에서 만나 목에서 튀어나와 있어 후두융기를 이룬다.

067 넙다리뼈몸통(대퇴골체) 상단부 외측상방에 있는 돌출부 명으로 옳은 것은?

① 큰돌기(대전자)

② 꼭지돌기(유양돌기)

③ 엉덩뼈능선(장골능)

④ 작은돌기(소전자)

⑤ 엉치뼈곶(천골곶)

☑ 정답 ①

☑ 문헌 대한해부학회, 알기쉬운 사람해부학, 현문사, 2019. p.95

☑ 해설

▶ 넙다리뼈몸통(대퇴골체) 상단부 외측상방은 큰돌기(대전자), 내측후방에는 작은돌기(소전자)가 돌출되어 있는데, 이곳은 많은 근육이 부착하는 곳이다.

068 칼돌기(검상돌기) 평면과 해부학적으로 거의 같은 높이에 해당되는 부위는?

① 제3목뼈(경추)

② 제5목뼈(경추)

③ 제2등뼈(흉추)

④ 제4등뼈(흉추)

⑤ 제9등뼈(흉추)

☑ 정답 ⑤

☑ 문헌 대한해부학회, 알기쉬운 사람해부학, 현문사, 2019. p.59

☑ 해설

▶ 칼돌기(검상돌기) 평면은 복장뼈몸체(흉골체)와 칼돌기(검상돌기)의 결합부를 지나는 높이이며, 제9등뼈(흉추) 높이에 해당한다.

069 목덜미(후경부)의 위치를 설명한 것으로 옳은 것은?

① 복장뼈(흉골) 상연에 패인 부위

② 목빗근(흉쇄유돌근)의 외측부와 주변

③ 방패연골(갑상연골)의 후두융기 부위

④ 뒤통수부위(후두부) 아래 중앙부 전체

⑤ 꼭지돌기(유양돌기)와 봉우리(견봉)를 연결하는 선 뒤쪽

☑ 정답 ⑤

☑ 문헌 대한해부학회, 알기쉬운 사람해부학, 현문사, 2019. p.15

☑ 해설

▶ 피부 아래쪽에는 등세모근(승모근)이 있다.

070 겨드랑부위(액와부)의 앞쪽과 뒤쪽의 근육으로 옳은 것은?

① 큰가슴근(대흉근), 작은가슴근(소흉근)

② 작은가슴근(소흉근), 앞톱니근(전거근)

③ 큰가슴근(대흉근), 어깨세모근(삼각근)

④ 큰가슴근(대흉근), 넓은근(광배근)

⑤ 어깨세모근(삼각근), 앞톱니근(전거근)

☑ 정답 ④

☑ 문헌 대한해부학회, 알기쉬운 사람해부학, 현문사, 2019. p.141

☑ 해설

▶ 겨드랑부위(액와부)는 큰가슴근(대흉근)과 넓은근(광배근)으로 둘러싸인 함몰부이다.

071 위배부위(상복부)에 있는 부위로 옳은 것은?

① 외측복부   ② 배꼽부위(제부)   ③ 샅굴부위(서혜부)

④ 두덩부위(치골부)   ⑤ 아래갈비부(하늑부)

☑ 정답 ⑤

☑ 문헌 한국해부생리학 교수협의회, 인체해부학, 현문사, 2007. p.27

☑ 해설

▶ 위배부위(상복부)에는 상위부(명치부)와 왼쪽·오른쪽아래갈비부(좌·우하늑부)가 있다.

072 가로막(횡격막)의 위치로 옳은 것은?

① 배안(복강)과 심막강 사이

② 가슴안(흉강)과 심막강 사이

③ 가슴안(흉강)과 배안(복강) 사이

④ 머리안(두개강)과 척수강 사이

⑤ 머리안(두개강)과 가슴안(흉강) 사이

☑ 정답 ③

☑ 문헌 대한해부학회, 알기쉬운 사람해부학, 현문사, 2019. p.144

☑ 해설

▶ 가로막(횡격막)은 가슴안(흉강)과 배안(복강) 사이에 위치한다.

073 머리뼈(두개골)를 형성하는 22개의 뼈를 옳게 분류한 것은?

	①	②	③	④	⑤
뇌머리(뇌두개)	4종 8개	4종 10개	6종 8개	6종 10개	8종 8개
얼굴뼈(안면골)	6종 14개	6종 12개	8종 14개	8종 12개	10종 14개

☑ 정답 ③

☑ 문헌 대한해부학회, 알기쉬운 사람해부학, 현문사, 2019. p.64

☑ 해설

▶ 머리뼈(두개골)는 뇌머리(뇌두개) 6종 8개와 얼굴뼈(안면골) 8종 14개, 모두 22개의 뼈로 구성되어있다.

074 나비뼈(접형골)의 원형구멍(정원공)으로 통과하는 신경으로 옳은 것은?

① 삼차신경 ② 눈신경(안신경)

③ 벌림신경(외전신경) ④ 눈돌림신경(동안신경)

⑤ 도르래신경(활차신경)

☑ 정답 ①

☑ 문헌 한국해부생리학 교수협의회, 인체해부학, 현문사, 2007. p.88

☑ 해설

▶ 나비뼈(접형골)의 위눈확틈새(상안와열)로 통과 : 눈돌림신경(동안신경), 도르래신

경(활차신경), 벌림신경(외전신경), 눈신경(안신경), 눈정맥(안정맥)

나비뼈(접형골)의 원형구멍(정원공)으로 통과 : 삼차신경의 위턱가지(상악지)

나비뼈(접형골)의 타원구멍(난원공)으로 통과 : 삼차신경의 아래턱가지(하악지)

나비뼈(접형골)의 뇌막동맥구멍(극공)으로 통과 : 중경막혈관

075 다음과 같은 특징을 나타내는 얼굴뼈(안면골)로 옳은 것은?

• 턱끝구멍(이공)이 있다. • 상연은 아랫니를 수용한다. • U자 모양으로 얼굴뼈(안면골) 중 가장 크다.

① 보습뼈(서골) ② 광대뼈(관골)

③ 아래턱뼈(하악골) ④ 입천장뼈(구개골)

⑤ 아래코선반(하비갑개)

☑ 정답 ③

☑ 문헌 대한해부학회, 알기쉬운 사람해부학, 현문사, 2019. p.79

☑ 해설

▶ 아래턱뼈(하악골)는 턱을 구성하는 턱뼈몸통(하악체)과 뒤쪽 상방으로 돌출된 턱뼈가지(하

악지)로 구분된다.

076 시옷봉합(인자봉합)의 해부학적 위치로 옳은 것은?

① 좌우 마루뼈(두정골) 사이

② 마루뼈(두정골)와 관자뼈(측두골) 사이

③ 이마뼈(전두골)와 관자뼈(측두골) 사이

④ 이마뼈(전두골)와 마루뼈(두정골) 사이

⑤ 마루뼈(두정골)와 뒤통수뼈(후두골) 사이

☑ 정답 ⑤

☑ 문헌 한국해부생리학교수협의회, 인체해부학(제4판), 현문사, 2017. p.63

☑ 해설

▶ 시옷봉합(인자봉합) : 마루뼈(두정골)와 뒤통수뼈(후두골) 사이

077 관상봉합의 해부학적 위치로 옳은 것은?

① 좌우 마루뼈(두정골) 사이

② 마루뼈(두정골)와 관자뼈(측두골) 사이

③ 이마뼈(전두골)와 관자뼈(측두골) 사이

④ 이마뼈(전두골)와 마루뼈(두정골) 사이

⑤ 마루뼈(두정골)와 뒤통수뼈(후두골) 사이

☑ 정답 ④

☑ 문헌 한국해부생리학교수협의회, 인체해부학(제4판), 현문사, 2017. p.63

☑ 해설

▶ 관상봉합 : 이마뼈(전두골)와 마루뼈(두정골) 사이

078 '고리뼈(환추)'라고 불리는 목뼈(경추)는?

① 제1목뼈(경추)　　　　　　② 제2목뼈(경추)

③ 제3목뼈(경추)　　　　　　④ 제4목뼈(경추)

⑤ 제5목뼈(경추)

☑ 정답 ①

☑ 문헌 대한해부학회, 알기쉬운 사람해부학, 현문사, 2019. p.58

☑ 해설

▶ 제1목뼈(경추) : 고리뼈(환추)

제2목뼈(경추) : 척추(축추)

제7목뼈(경추) : 솟을뼈(융추)

079 칼돌기(검상돌기)를 볼 수 있는 뼈로 옳은 것은?

① 꼬리뼈(미골) ② 엉치뼈(천골) ③ 복장뼈(흉골)

④ 갈비뼈(늑골) ⑤ 빗장뼈(쇄골)

☑ 정답 ③

☑ 문헌 대한해부학회, 알기쉬운 사람해부학, 현문사, 2019. p.61

☑ 해설

▶ 칼돌기(검상돌기)는 청년기까지는 유리연골(초자연골)로 되어있고 복장뼈(흉골)의 하부를 이룬다.

080 다음과 같은 해부학적 특징을 갖는 뼈로 옳은 것은?

- 가느다란 막대 모양이다.
- 복장뼈(흉골)와 어깨뼈(견갑골)를 연결한다.
- 가슴우리(흉곽)의 앞 상단 제1갈비뼈(늑골) 바로 위에 수평하게 위치한다.

① 노뼈(요골) ② 자뼈(척골) ③ 위팔뼈(상완골)

④ 갈비뼈(늑골) ⑤ 빗장뼈(쇄골)

☑ 정답 ⑤

☑ 문헌 대한해부학회, 알기쉬운 사람해부학, 현문사, 2019. p.84

☑ 해설

▶ 빗장뼈(쇄골)는 인체에서 가장 먼저 골화가 진행된다.

081 다음과 같은 해부학적 특징을 갖는 뼈로 옳은 것은?

> • 2면, 3연, 3각과 2돌기로 구성된다.
> • 전면은 갈비뼈(늑골)와 접하고 매끈하고 오목하다.
> • 가슴우리(흉곽) 후면 제2~7갈비뼈(늑골) 사이에 위치한 편평한 삼각형 모양이다.

① 위팔뼈(상완골)　　　　　　② 어깨뼈(견갑골)

③ 빗장뼈(쇄골)　　　　　　　④ 복장뼈(흉골)

⑤ 갈비뼈(늑골)

☑ 정답 ②

☑ 문헌 대한해부학회, 알기쉬운 사람해부학, 현문사, 2019. p.84

☑ 해설

▶ 어깨뼈(견갑골)의 뒷면은 가로로 솟아오른 어깨뼈가시(견갑극)에 의해 위쪽의 가시위오목
(극상와), 아래쪽의 가시아래오목(극하와)으로 구분된다.

082 다음과 같은 해부학적 특징을 갖는 뼈로 옳은 것은?

> • 팔뼈(상지골)에서 가장 길다.
> • 골체의 상반부는 원주상이고 하반부는 삼각주형이다.
> • 상단 내측에는 반구상의 뼈머리(골두)가 있어 어깨뼈(견갑골)와 관절 한다.

① 위팔뼈(상완골)　　　　　　② 어깨뼈(견갑골)

③ 빗장뼈(쇄골)　　　　　　　④ 복장뼈(흉골)

⑤ 갈비뼈(늑골)

☑ 정답 ①

☑ 문헌 대한해부학회, 알기쉬운 사람해부학, 현문사, 2019. p.84

☑ 해설

▶ 위팔뼈(상완골)는 팔뼈(상지골)에서 가장 길고 상단, 골체, 하단으로 구분한다.

083 다음과 같은 해부학적 특징을 갖는 뼈로 옳은 것은?

> - 골반을 구성하는 뼈 중 가장 크고 좌우 1쌍이 있다.
> - 앞쪽에서 두덩뼈결합(치골결합)으로 관절하고 뒤쪽은 엉치뼈(천골)와 관절한다.
> - 외측면의 볼기뼈절구(관골구)는 넙다리뼈머리(대퇴골두)와 엉덩관절(고관절)을 이룬다.

① 볼기뼈(관골)   ② 정강뼈(경골)   ③ 종아리뼈(비골)

④ 무릎뼈(슬개골)   ⑤ 넙다리뼈(대퇴골)

☑ 정답 ①

☑ 문헌 대한해부학회, 알기쉬운 사람해부학, 현문사, 2019. p.90

☑ 해설

▶ 볼기뼈(관골)는 척주와 자유다리뼈(자유하지골)를 연결시키는 뼈이다.

084 다음과 같은 해부학적 특징을 갖는 뼈로 옳은 것은?

> - 밤 모양의 편평골이다.
> - 전면은 다소 거칠고 후면은 매끄럽다.
> - 무릎 전면에 있는 인체에서 가장 큰 종자뼈(종자골)이다.

① 정강뼈(경골)   ② 발목뼈(족근골)   ③ 무릎뼈(슬개골)

④ 종아리뼈(비골)   ⑤ 넙다리뼈(대퇴골)

☑ 정답 ③

☑ 문헌 대한해부학회, 알기쉬운 사람해부학, 현문사, 2019. p.97

☑ 해설

▶ 뼈의 상단은 넓어지고, 하단은 뾰족해서 첨이라고 한다.

085 가슴우리(흉곽)를 이루는 복장뼈(흉골)−갈비뼈(늑골)−등뼈(흉추)의 갯수로 옳은 것은?

① 1−12−10   ② 1−18−12   ③ 1−24−12   ④ 2−12−12   ⑤ 2−24−14

☑ 정답 ③

☑ 문헌 한국해부생리학 교수협의회, 인체해부학, 현문사, 2007. p.145

☑ 해설

▶ 가슴우리(흉곽)는 1개의 복장뼈(흉골)와 24개(12쌍)의 갈비뼈(늑골), 그리고 12개의 등뼈(흉추)로 되어있다.

086 근육의 부착부위를 설명한 것이다. (A)와 (B)의 내용으로 옳은 것은?

> • 운동이 한 방향으로만 가능하고 근육이 수축할 때 움직임이 없거나 적은 부착부위를 (A)라 하고, 움직임이 많은 부착부위는 (B)라고 한다.

	①	②	③	④	⑤
A	이는곳(기시부)	기시부	정지부	정지부	운동부
B	정지부	운동부	기시부	운동부	정지부

☑ 정답 ①

☑ 문헌 대한해부학회, 알기쉬운 사람해부학, 현문사, 2019. p.132

☑ 해설

▶ 운동이 두 방향 이상으로 되는 근육은 이는곳(기시부)과 정지부가 바뀌는 경우가 있다.

087 눈알(안구)을 위로 당기거나 모음(내전) 및 안쪽돌림(내측회전)에 관여하는 눈의 바깥눈근육(외안근)으로 옳은 것은?

① 위곧은근(상직근) ② 아래곧은근(하직근) ③ 안쪽곧은근(내측직근)

④ 아래빗근(하사근) ⑤ 위빗근(상사근)

☑ 정답 ①

☑ 문헌 대한해부학회, 알기쉬운 사람해부학, 현문사, 2019. p.232

☑ 해설

▶ 위곧은근(상직근)은 눈돌림신경(동안신경)의 지배로 눈알(안구)을 위로 당기거나 모음(내전) 및 안쪽돌림(내측회전)에 관여한다.

088 다음과 같은 특징이 있는 골반외측근으로 옳은 것은?

> • 가장 표면에 있는 사각형의 두꺼운 근육이다.
> • 다리(하지)의 근육 주사 부위로 흔히 이용된다.
> • 넙다리(대퇴)를 신전시키고 외측회전을 보조한다.
> • 앉을 때 궁둥뼈거친면(좌골조면)에 대한 쿠션역할을 하고 보행 시 몸을 세워준다.

① 큰볼기근(대둔근)　　② 중간볼기근(중둔근)　　③ 작은볼기근(소둔근)

④ 위쌍둥이근(상쌍자근)　　⑤ 넙다리네모근(대퇴방형근)

☑ 정답 ①

☑ 문헌 대한해부학회, 알기쉬운 사람해부학, 현문사, 2019. p.165

☑ 해설

▶ 넙다리근(대퇴근)은 뒤볼기근선(후둔근선), 엉치뼈(천골) 및 꼬리뼈(미골)의 후면에서 일어 (기시하여) 넙다리뼈(대퇴골)의 볼기근거친면(둔근조면)과 장경인대에 정지한다.

089 힘줄(건 tendon)의 해부학적 구조로 옳은 것은?

① 근육과 근육을 부착시키는 섬유삭　　② 근육을 뼈에 부착시키는 섬유삭

③ 뼈와 뼈를 부착시키는 섬유삭　　④ 근육을 장벽에 부착시키는 섬유삭

⑤ 뼈를 장벽에 부착시키는 섬유삭

☑ 정답 ②

☑ 문헌 대한해부학회, 알기쉬운 사람해부학, 현문사, 2019. p.132

☑ 해설

▶ 힘줄 : 근육을 뼈에 부착시키는 섬유삭

090 골격근의 특징으로 옳은 것은?

① 수의적이다.　　　　　　② 괄약근을 형성한다.

③ 평활근이라고도 한다.　　④ 소화관을 형성한다.

⑤ 근섬유에 횡문이 없다.

☑ 정답 ①

☑ 문헌 한국해부생리학교수협의회, 인체해부학(제4판), 현문사, 2017. p.134

☑ 해설

▶ 수의적으로 조절할 수 있는 뼈에 부착된 근육으로 횡문근이라고도 한다.

091 뼈몸통(골간)과 뼈끝(골단)사이에 위치하며 뼈의 길이성장에 관여하는 부위로 옳은 것은?

① 골내막   ② 뼈속질(골수)

③ 뼈끝판(골단판)   ④ 뼈속질공간(골수강)

뼈막(골외막)

☑ 정답 ③

☑ 문헌 한국해부생리학교수협의회, 인체해부학(제4판), 현문사, 2017. p.59

☑ 해설

▶ 뼈끝판(골단판)은 뼈의 길이성장에 관여하고, 뼈의 성장이 끝나면 뼈끝판(골단판)이 골단선으로 바뀌고 골단과 골간사이에 마지막 골화가 일어난다.

092 뼈를 보호하고 뼈의 둘레 성장 및 재생에 관여하며, 근육의 부착부위로 옳은 것은?

① 골내막   ② 뼈속질(골수)

③ 뼈막(골외막)   ④ 뼈끝판(골단판)

⑤ 뼈속질공간(골수강)

☑ 정답 ③

☑ 문헌 대한해부학회, 알기쉬운 사람해부학, 현문사, 2019. p.51

☑ 해설

▶ 뼈막(골외막)에는 혈관과 신경이 많이 분포하며 뼈막(골외막)이 뼈에서 분리되지 않게 접착시켜주고 있는 샤페이 섬유(Sharpey's fiber)에 의해 부착되어있다.

093 샤페이 섬유(Sharpey's fiber)의 해부학적 위치로 옳은 것은?

① 뼈막(골외막)과 뼈사이

② 뼈속질(골수)과 뼈사이

③ 뼈와 뼈속질공간(골수강)사이

④ 뼈막(골외막)과 뼈막(골외막)사이

⑤ 뼈속질(골수)과 뼈속질공간(골수강)사이

☑ 정답 ①

☑ 문헌 대한해부학회, 알기쉬운 사람해부학, 현문사, 2019. p.51

☑ 해설

▶ 샤페이 섬유(Sharpey's fiber)는 뼈막(골외막)이 뼈에서 분리되지 않게 접착시켜주고 있는 섬유이다.

094 뼈에서 조혈작용이 일어나는 부위로 옳은 것은?

① 골수   ② 뼈끝(골단)   ③ 하버스관

④ 뼈막(골외막)   ⑤ 뼈속질공간(골수강)

☑ 정답 ①

☑ 문헌 대한해부학회, 알기쉬운 사람해부학, 현문사, 2019. p.51

☑ 해설

▶ 적색골수에서 생성된 혈액 중 성숙된 것은 골수혈관을 따라 혈류속으로 방출된다.

095 다음과 같은 특징을 갖는 뼈세포(골세포)로 옳은 것은?

• 골기질의 생산   • 뼈형성에 관여   • 신생되는 뼈 표면에 풍부하다

① 골기질   ② 뼈세포(골세포)

③ 유리연골(초자연골)   ④ 뼈형성세포(골모세포)

⑤ 뼈파괴세포(파골세포)

☑ 정답 ④

☑ 문헌 대한해부학회, 알기쉬운 사람해부학, 현문사, 2019. p.53

☑ 해설

▶ 뼈형성세포(골모세포)는 골기질을 생산하여 뼈형성에 관여하는 세포로서 신생되는 뼈 표면에 풍부하다.

096 긴뼈(장골)로 분류할 수 있는 뼈로 옳은 것은?

① 손목뼈(수근골)

② 발목뼈(족근골)

③ 머리뼈(두개골)

④ 넙다리뼈(대퇴골)

⑤ 어깨뼈(견갑골)

☑ 정답 ④

☑ 문헌 대한해부학회, 알기쉬운 사람해부학, 현문사, 2019. p.94

☑ 해설

▶ 긴뼈(장골) : 넙다리뼈(대퇴골), 정강뼈(경골), 종아리뼈(비골), 위팔뼈(상완골), 자뼈(척골), 노뼈(요골) 등

097 납작뼈(편평골)로 분류할 수 있는 뼈로 옳은 것은?

① 노뼈(요골)

② 발목뼈(족근골)

③ 이마뼈(전두골)

④ 손목뼈(수근골)

⑤ 넙다리뼈(대퇴골)

☑ 정답 ③

☑ 문헌 대한해부학회, 알기쉬운 사람해부학, 현문사, 2019. p.50

☑ 해설

▶ 납작뼈(편평골) : 머리뼈(두개골), 갈비뼈(늑골), 복장뼈(흉골), 어깨뼈(견갑골) 등

098 2개로 구성된 뼈로 옳은 것은?

① 코뼈(비골)　　　　② 이마뼈(전두골)　　　　③ 보습뼈(서골)

④ 벌집뼈(사골)　　　　⑤ 아래턱뼈(하악골)

☑ 정답 ①

☑ 문헌 대한해부학회, 알기쉬운 사람해부학, 현문사, 2019. p.78

☑ 해설

▶ 2개로 구성된 뼈 : 코뼈(비골) 눈물뼈(누골), 아래코선반(하비갑개), 광대뼈(관골), 입천장뼈 (구개골), 관자뼈(측두골), 마루뼈(두정골) 등

099 머리뼈(두개골) 중 얼굴뼈(안면골)에 속하는 것으로 옳은 것은?

① 코뼈(비골)　　　　② 벌집뼈(사골)　　　　③ 마루뼈(두정골)

④ 이마뼈(전두골)　　　　⑤ 관자뼈(측두골)

☑ 정답 ④

☑ 문헌 대한해부학회, 알기쉬운 사람해부학, 현문사, 2019. p.71

☑ 해설

▶ 얼굴뼈(안면골) : 코뼈(비골) 눈물뼈(누골), 아래코선반(하비갑개), 위턱뼈(상악골), 광대뼈 (관골), 입천장뼈(구개골), 보습뼈(서골), 아래턱뼈(하악골) 등

100 다음과 같은 해부학적 특징이 있는 뇌머리뼈(뇌두개골)로 옳은 것은?

> • 마름모꼴이다.
> • 머리뼈(두개골)의 후면과 아랫면의 대부분을 차지한다.
> • 마루뼈(두정골)와 비늘봉합(인상봉합)으로 결합되어있다.

① 벌집뼈(사골)　　　　② 마루뼈(두정골)　　　　③ 관자뼈(측두골)

④ 이마뼈(전두골)　　　　⑤ 뒤통수뼈(후두골)

☑ 정답 ⑤

☑ 문헌 대한해부학회, 알기쉬운 사람해부학, 현문사, 2019. p.71

☑ 해설

▶ 뒤통수뼈(후두골) : 머리를 이루는 사다리모양의 뼈로, 척수가 빠져나가는 대공을 이룬다.

101 다음과 같은 해부학적 특징이 있는 얼굴뼈(안면골)로 옳은 것은?

- 이틀돌기(치조돌기)가 있다.
- 위 치아가 있는 상악을 이룬다.
- 1쌍이며 얼굴의 중심부를 형성한다.

① 코뼈(비골) ② 보습뼈(서골)

③ 아래턱뼈(하악골) ④ 위턱뼈(상악골)

⑤ 입천장뼈(구개골)

☑ 정답 ④

☑ 문헌 대한해부학회, 알기쉬운 사람해부학, 현문사, 2019. p.78

☑ 해설

▶ 위턱뼈(상악골) : 위턱을 형성하는 좌우 1쌍의 뼈. 윗부분은 옆머리뼈에 연결되고 가장 자리에는 윗니가 있다.

102 뒤통수뼈(후두골)를 지나는 통로로 옳은 것은?

① 큰구멍(대공) ② 목동맥관(경동맥관)

③ 뇌막동맥구멍(극공) ④ 날개관(익돌관)

⑤ 붓꼭지구멍(경유돌공)

☑ 정답 ①

☑ 문헌 대한해부학회, 알기쉬운 사람해부학, 현문사, 2019. p.71

☑ 해설

▶ 뒤통수뼈(후두골)를 지나는 통로는 큰구멍(대공)과 혀밑신경관(설하신경관) 등이 있다.

103 코뼈(비골)의 해부학적 위치로 옳은 것은?

① 측면은 비연골이 부착된다.

② 코의 측면을 이루는 2쌍의 뼈이다.

③ 상부는 이마뼈(전두골)의 비부와 부착된다.

④ 하부는 벌집뼈(사골)의 수평면과 결합한다.

⑤ 뒤로는 위턱뼈(상악골)의 이마돌기(전두돌기)와 연결된다.

☑ 정답 ②

☑ 문헌 해부학편찬위원회, 사람해부학, 범문에듀케이션, 2019. p.164

☑ 해설

▶ 코뼈(비골)는 상부는 이마뼈(전두골)의 비부와 부착되고, 측면은 위턱뼈(상악골)의 이마 돌기(전두돌기)와 연결된다. 뒤로는 벌집뼈(사골)의 수평면과 결합한다

104 다음과 같은 해부학적 특징이 있는 골격뼈로 옳은 것은?

> • 후두와 하악각 사이에 위치
> • 다른 뼈와 관절하지 않는 U자모양의 뼈
> • 붓목뿔인대(경돌설골인대)에 연결되어 혀를 지지한다.

① 코뼈(비골)　　　　② 보습뼈(서골)　　　　③ 목뿔뼈(설골)

④ 아래턱뼈(하악골)　　⑤ 입천장뼈(구개골)

☑ 정답 ③

☑ 문헌 해부학편찬위원회, 사람해부학, 범문에듀케이션, 2019, p.165

☑ 해설

▶ 몸체와 두 작은뿔(소각)이 전면부로, 두 개의 큰뿔(대각)이 후면의 붓목뿔인대(경돌설골인대)쪽으로 뻗어있다.

105 망치뼈(추골)과 등자뼈(등골)사이를 연결하는 뼈로 옳은 것은?

① 모루뼈(침골)　　　② 목뿔뼈(설골)　　　③ 보습뼈(서골)

④ 나비뼈(접형골)　　⑤ 눈물뼈(누골)

☑ 정답 ①

☑ 문헌 해부학편찬위원회, 사람해부학, 범문에듀케이션, 2019, p.461

☑ 해설

　▶ 귓속뼈(이소골)는 망치뼈(추골), 모루뼈(침골)와 등자뼈(등골)의 순으로 배열되어 있다.

106 다음과 같은 해부학적 특징이 있는 골격뼈로 옳은 것은?

> • 3~5개의 뼈가 융합되어있다.
> • 사람은 거의 퇴화된 상태이다.
> • 꼬리뼈뿔(미골각)의 외측으로 횡돌기가 보인다.

① 등뼈(흉추　　　　　　 ② 꼬리뼈(미골)

③ 엉치뼈(천골)　　　　　 ④ 보습뼈(서골)

⑤ 허리뼈(요추)

☑ 정답 ②

☑ 문헌 해부학편찬위원회, 사람해부학, 범문에듀케이션, 2019. p.172

☑ 해설

　▶ 꼬리뼈(미골)의 미추 윗부분은 천골첨과 천미관절을 이루고 있다.

107 늑연골에 의해 복장뼈(흉골)에 부착되어있는 참갈비뼈(진늑골)의 수로 옳은 것은?

① 3쌍　　　　　　　　　 ② 5쌍

③ 7쌍　　　　　　　　　 ④ 9쌍

⑤ 12쌍

☑ 정답 ③

☑ 문헌 해부학편찬위원회, 사람해부학, 범문에듀케이션, 2019. p.174

☑ 해설

　▶ 거짓갈비뼈(가늑골)는 5쌍으로, 11과 12번 갈비뼈(늑골)는 흉골에 닿지 않는다.

108 뜬갈비뼈(부유늘골)로 옳은 것은?

① 7과 9번 ② 8과 10번 ③ 9와 10번

④ 10과 12번 ⑤ 11과 12번

☑ 정답 ⑤

☑ 문헌 해부학편찬위원회, 사람해부학, 범문에듀케이션, 2019. p.174

☑ 해설

▶ 거짓갈비뼈(가늑골)중에서 11과 12번 갈비뼈(늑골)는 흉골에 닿지 않는다.

109 상지를 이루는 뼈로 옳은 것은?

① 복장뼈(흉골) ② 두덩뼈(치골)

③ 넙다리뼈(대퇴골) ④ 빗장뼈(쇄골)

⑤ 정강뼈(경골)

☑ 정답 ④

☑ 문헌 해부학편찬위원회, 사람해부학, 범문에듀케이션, 2019. p.183

☑ 해설

▶ 상지를 이루는 뼈는 빗장뼈(쇄골), 어깨뼈(견갑골), 위팔뼈(상완골), 노뼈(요골), 자뼈(척골), 손목뼈(수근골), 손허리뼈(중수골), 손가락뼈(지골) 등이 있다.

110 여성의 두덩뼈(치골)의 하각으로 옳은 것은?

① 〉120° ② 〉90° ③ 〉70°

④ 〉50° ⑤ 〉30°

☑ 정답 ②

☑ 문헌 최인장 외, 인체해부학, 메디컬코리아, 2006, p.120

☑ 해설

▶ 여성은 〉90° 으로 넓고, 남성은 〈90°로 좁다.

111 넙다리뼈(대퇴골)의 해부학적 구조이다. (A)와 (B)로 옳은 것은?

> • 몸쪽(근위부)의 둥근 넙다리뼈머리(대퇴골두)는 (A)과(와) 관절을 이루고, 넙다리뼈머리
> (대퇴골두)중심의 거칠거칠하고 작은 구멍은 (B)이다.

	①	②	③	④	⑤
A	관골구	넙다리뼈머리오목	대전자	소전자	돌기사이능선
B	넙다리뼈머리오목	관골구	돌기사이능선	돌기사이능선	관골구

☑ 정답 ①

☑ 문헌 해부학편찬위원회, 사람해부학, 범문에듀케이션, 2019. p.192

☑ 해설

  ▶ 몸쪽(근위부)의 둥근 넙다리뼈머리(대퇴골두)는 관골구와 관절을 이루고, 넙다리뼈머리(대
   퇴골두)중심의 거칠거칠하고 작은 구멍은 넙다리뼈머리오목(대퇴골두와)이다.

112 체중을 받치는 주기능을 하는 뼈로 옳은 것은?

① 족궁

② 발허리뼈(중족골)

③ 발목뼈(족근골)

④ 종아리뼈(비골)

⑤ 발가락뼈(지절골)

☑ 정답 ①

☑ 문헌 대한해부학회, 알기쉬운 사람해부학, 현문사, 2019. p.99

☑ 해설

  ▶ 족궁은 체중을 받치기 위해 활모양으로 휘어져있다.

113 절구관절(구상관절)로 옳은 것은?

① 어깨관절(견관절)　　　　　　② 복장빗장관절(흉쇄관절)

③ 손목관절(수근관절)　　　　　④ 손가락뼈사이관절(지절간관절)

⑤ 손목손허리관절(수근중수관절)

☑ 정답 ①

☑ 문헌 대한해부학회, 알기쉬운 사람해부학, 현문사, 2019. p.108

☑ 해설
　▶ 절구관절(구상관절)은 관절머리가 공모양이고 여러 방향으로 운동이 자유롭다.

114 타원관절(과상관절)로 옳은 것은?

① 손목관절(수근관절)

② 복장빗장관절(흉쇄관절)

③ 어깨관절(견관절)

④ 손가락뼈사이관절(지절간관절)

⑤ 손목손허리관절(수근중수관절)

☑ 정답 ①

☑ 문헌 대한해부학회, 알기쉬운 사람해부학, 현문사, 2019. p.108

☑ 해설
　▶ 타원관절(과상관절)은 관절머리가 타원형이고 관절와는 얕은 타원의 소켓모양이다.

115 심장근육의 횡문과 횡문사이에 끼어있는 부분으로 옳은 것은?

① 근절　　　　　　② 교차다리　　　　　　③ 사이원반

④ 백색근육　　　　⑤ 필라멘트

☑ 정답 ③

☑ 문헌 기초의학 교재편찬연구회, 인체생리학, 에듀팩토리. 2017, p.86

☑ 해설

▶ 심장근육의 횡문과 횡문사이에 끼어있는 부분을 사이원반(intercalated disc)이라고 하고 사이원반 끝에는 간극연접(틈새이음)이라는 세포간연결이 존재하여 이온들의 이동 및 전기적 흥분전달 부위로 이용되고 있다.

116 뼈에 있는 무기물 중 가장 풍부한 성분으로 옳은 것은?

① 인산염

② 불소염

③ 황산염

④ 인산칼슘

⑤ 수산화마그네슘

☑ 정답 ④

☑ 문헌 대한해부학회, 알기쉬운 사람해부학, 현문사, 2019. p.53

☑ 해설

▶ 인산칼슘[$Ca_3(PO_4)_2 \cdot (OH)_2$]과 탄산칼슘($CaCO_3$)이 가장 풍부하고 수산화마그네슘, 불소염, 황산염 등은 소량 존재한다.

117 환자가 사망하자 근육섬유에 있는 ATP와 포스포릴크레아틴(phosphorylcreatine)이 완전히 고갈되었다. 이 사망자에서 나타나는 근육상태로 옳은 것은?

① 마비   ② 이완   ③ 강축

④ 강직   ⑤ 수축

☑ 정답 ④

☑ 문헌 박희진 외, Paramedics 기초의학, 에듀팩토리, 2019, p.191

☑ 해설

▶ 근육섬유에 있는 ATP와 포스포릴크레아틴(phosphorylcreatine)이 완전히 고갈되면 근육은 강직상태가 된다. 이 강직은 사후에 나타나는데 이를 사후 강직(rigor)이라고 한다.

118 보툴리누스 독소(botulinum toxin)에 의해 분비가 차단되어 근육마비를 일으키게 되는 근섬유 자극물질은?

① 히스타민(histamine)

② 아세틸콜린(acetylcholine)

③ 에피네프린(epinephrine)

④ 카테콜아민(catecholamine)

⑤ 노르에피네프린(norepinephrine)

☑ 정답 ②

☑ 문헌 박인국 외, 생리학, 라이프사이언스, 2003, p.234

☑ 해설

▶ Clostridium botulinum 세균으로부터 생성되는 보툴리누스 독소(botulinum toxin)는 아세틸콜린(acetylcholine)분비를 억제하여 근육을 마비시킨다.

119 근육세포의 수축과정이다. 단계별로 순서가 옳은 것은?

가. 미오신과 액틴의 결합	나. 미오신 머리의 젖힘
다. 액틴과 미오신의 분리	라. ATP분해

① 가→나→다→라　　　② 가→나→라→다

③ 나→가→다→라　　　④ 나→가→라→다

⑤ 다→라→가→나

☑ 정답 ①

☑ 문헌 최명애 외, 인체의 구조와 기능, 현문사, 2017. p.192

☑ 해설

▶ 근육세포의 수축과정 : 안정상태 → 미오신과 액틴의 결합 → 미오신 머리의 젖힘 → 액틴과 미오신의 분리 → ATP의 분해

120 근세포가 자극을 받아 수축할 때 근형질내에 증가하는 이온으로 옳은 것은?

① Na$^+$ ② Cl$^-$ ③ K$^+$

④ Ca^{2+} ⑤ P$^-$

☑ 정답 ④

☑ 문헌 최명애 외, 인체의 구조와 기능, 현문사, 2017. p.193

☑ 해설

▸ 이완된 근육에서의 Ca^{2+} 농도는 매우 낮으며, Ca^{2+} 농도가 10-6M이상일 때 근수축이 일어난다.

121 근 이완 시 Ca^{2+}의 근형질세망 복귀에 필요한 에너지원으로 옳은 것은?

① AMP   ② ADP   ③ ATP

④ 단백질   ⑤ 크레아틴 인산

☑ 정답 ③

☑ 문헌 최명애 외, 인체의 구조와 기능, 현문사, 2017. p.194

☑ 해설

▸ Ca^{2+}의 근형질세망 복귀에는 능동수송이 필요하고 ATP의 가수분해가 필요하다.

122 근수축의 세기와 관련이 없는 인자는?

① 근섬유의 수   ② 자극의 빈도

③ 근섬유의 두께   ④ 근섬유의 처음길이

⑤ 근 섬유에 함유된 단백질 량

☑ 정답 ⑤

☑ 문헌 이강이 외, 인체생리학, 현문사, 2019. p.257

☑ 해설

▸ 근섬유의 세기는 다양한 인자에 의해 영향을 받는데, 근섬유의 수, 자극의 빈도, 각 근섬유의 두께와 안정 시 근섬유의 처음길이 등이 포함된다.

123 손상을 받았을 때 재생이 안 되는 세포로 옳은 것은?

① 골격세포   ② 상피세포   ③ 거대세포

④ 후각세포   ⑤ 심장근육세포

☑ 정답 ⑤

☑ 문헌 대한해부학회, 알기쉬운 사람해부학, 현문사, 2019, p.132

☑ 해설

    ▸ 심장근육세포는 한번 손상을 받으면 거의 재생이 안된다.

124 교차신전반사(교차폄반사)에 관한 예이다. (A), (B), (C), (D)에 알맞은 내용은?

> • 오른발로 압정을 밟으면 오른발 신근의 (A)과 굴근의 (B)으로 발을 움츠리게 된다. 반
> 대로 왼발은 움추림반사가 일어나면서 전신을 지지하기 위해 굴근이 (C)하고 신근은
> (도) (D)한다.

	①	②	③	④	⑤
A	이완	이완	이완	수축	수축
B	수축	수축	이완	이완	이완
C	이완	수축	수축	이완	수축
D	수축	이완	수축	수축	이완

☑ 정답 ①

☑ 문헌 이강이 외, 인체생리학, 현문사, 2019. p.290

☑ 해설

    ▸ 오른발로 압정을 밟으면 오른발 신근(폄근)의 이완과 굴근(굽힘근)의 수축으로 발
      을 움츠리게 된다.

125 주로 저단백혈증에 의해 일어나는 부종은?

① 기계적 부종   ② 염증성 부종   ③ 신성 부종

④ 악액질성 부종   ⑤ 화학적 부종

☑ 정답 ④

☑ 문헌 이강이 외, 인체생리학, 현문사, 2019. p.81

☑ 해설

▶ 소모성 부종이라고도 한다.

126 다음과 같은 특징을 보이는 골종양으로 옳은 것은?

> • 어린이나 20세 이하의 청장년기에 발생한다.
> • 원시신경 외배엽성 종양과 가까운 관계에 있다고 사료된다.
> • 조직학적으로 원형핵과 세포질이 결여된 소형원형세포가 증식한다.

① 골육종 ② 척삭종 ③ 연골육종

④ 골거대세포증 ⑤ 유잉종양(Ewing's sarcoma)

☑ 정답 ⑤

☑ 문헌 변영순 외, 병태생리학, 정담미디어, 2014. p.381

☑ 해설

▶ 세포질은 PAS(Periodic acid-Schiff, 과요오드산 쉬프반응)염색으로 양성의 당원질을 가지고 있다.

127 다음과 같은 특징을 보이는 관절의 대사장애로 옳은 것은?

> • 중년남자에 호발하고 심한 동통발작을 일으킨다.
> • 요산염이 침착되면 이물육아를 만들어 결절로 촉지된다.
> • 퓨린(purine)대사로 생긴 요산 결정체가 관절조직에 침착한다.

① 통풍 ② 연골육종 ③ 변형성 관절증

④ 골거대 세포증 ⑤ 추간원판 헤르니아

☑ 정답 ①

☑ 문헌 전국응급구조학과교수협의회, 내과전문응급처치학, 도서출판 한미의학, 2018, p.648

☑ 해설

▶ 침착된 요산염이 이물육아를 만들어 결절로 촉지되는 것을 통풍결절이라고 한다.

128 골연화증과 관련이 있는 비타민으로 옳은 것은?

① A의 과다   ② B의 결핍   ③ C의 과다

④ D의 결핍   ⑤ E의 과다

☑ 정답 ④

☑ 문헌 변영순 외, 병태생리학, 정답미디어, 2014. p.531

☑ 해설

   ▶ 골연화증은 비타민 D의 결핍 때문에 광석화가 감소된 것이다. 뼈의 광석화는 금속물질처럼 딱딱하게 되는 것이다.

129 류마티스성 관절염의 설명으로 옳은 것은?

① 퇴행성 과정이다.

② 뼈돌기가 새로 발생한다.

③ 스포츠 외상 등도 한 원인이다.

④ 자가 면역기전의 장애에 의한다.

⑤ 자주 사용하는 관절에서 빈발한다.

☑ 정답 ④

☑ 문헌 전국응급구조학과교수협의회, 내과전문응급처치학, 도서출판 한미의학, 2018, p.646

☑ 해설

   ▶ 골관절염과 류마티스성관절염이 크게 다른 점은 손 관절에서 알 수 있다.

      골관절염 : 손 관절(주로 손가락뼈 사이 관절)에 영향을 끼쳐 붓거나 통증을 유발하고,

      류마티스성관절염 : 손의 모든 관절에 영향을 미치고 중수지관절의 변형과 손상이 눈에 띤다.

130 통풍을 유발하는 물질로 옳은 것은?

① 요소   ② 요산   ③ 질소

④ 탄산   ⑤ 암모니아

☑ 정답 ②

☑ 문헌 전국응급구조학과교수협의회, 내과전문응급처치학, 도서출판 한미의학, 2018, p.648

☑ 해설

▸ 특정 단백질 분해과정에서 생성된 요산결정체가 관절에 쌓여 통증을 유발한다.

131 다음과 같은 병인과 특징을 나타내는 근골격계 질환으로 옳은 것은?

- 입을 벌릴 수 없는 강직이 발생하기도 한다.
- Clostridium tetani에 의해 만들어진 독소에 의해 발병한다.
- 독소는 근육을 지배하는 신경에 자용하여 근수축을 일으킨다.

① 통풍   ② 파상풍

③ 결절종   ④ 근위축

⑤ 근육퇴행위축

☑ 정답 ②

☑ 문헌 전국응급구조학과교수협의회, 내과전문응급처치학, 도서출판 한미의학, 2018, p.561

☑ 해설

▸ 파상풍은 턱잠김(lockjaw)이라고도 하며, 식도근육, 목 등 팔과 다리에도 경직을 일으킨다.

132 어린이에게서 흔한 불완전골절로 옳은 것은?

① 압박골절   ② 감입골절

③ 약목골절   ④ 건열골절

⑤ 종선골절

☑ 정답 ③

☑ 문헌 변영순 외, 병태생리학, 정담미디어, 2014. p.388

☑ 해설

▸ 수액으로 차있는 푸른 나무처럼 부분적으로 부러진 것이 나타나기 때문이다.

133 골격근 이완제의 적용증으로 옳지 않은 것은?

① 근염좌   ② 근좌상   ③ 근육종

④ 활액낭염   ⑤ 긴장성 두통

☑ 정답 ③

☑ 문헌 범진필, 임상약리학, 청구문화사, 2016. p.265

☑ 해설

▶ 골격근 이완제의 적용증 : 근염좌, 활액낭염, 긴장성 두통, 근좌상, 관절염, 요추증후군, 경추 증후군, 뇌성마비 등

134 중추성 근이완제의 부작용으로 옳지 않은 것은?

① 오심   ② 구토   ③ 졸리움

④ 현기증   ⑤ 안면마비

☑ 정답 ⑤

☑ 문헌 범진필, 임상약리학, 청구문화사, 2016, p.267

☑ 해설

▶ 중추성 근이완제의 대표적인 부작용은 졸리움, 현기증, 오심, 구토 등의 위장장애가 있다.

135 통풍 치료제의 약리작용으로 옳지 않은 것은?

① 배설기계의 진통   ② 요산배설 촉진

③ 요산생성 억제   ④ 과립구 이동억제

⑤ 요산 재흡수 저해

☑ 정답 ①

☑ 문헌 범진필, 임상약리학, 청구문화사, 2016, p.333

☑ 해설

▶ probenecid등은 세뇨관에 작용하여 요산의 재흡수는 저해하고 배설을 촉진한다.

136 근이완제의 과다사용으로 인한 부작용으로 옳은 것은?

① 구토, 경련

② 구토, 호흡마비

③ 경련, 저산소증

④ 피부발진, 가려움

⑤ 저산소증, 호흡마비

☑ 정답 ⑤

☑ 문헌 범진필, 임상약리학, 청구문화사, 2016, p.265

☑ 해설

▸ 과다사용 시에는 호흡억제에 의한 저산소증과 호흡마비가 일어난다.

137 말초성 근이완제의 작용기전으로 옳은 것은?

① 근원섬유를 이완시킨다.

② 운동신경축삭을 이완시킨다.

③ 아드레날린(adrenaline)작용을 차단 한다.

④ 아세틸콜린(acetylcholine)작용을 차단 한다.

⑤ 근종판의 미토콘드리아(mitochondria)분비를 활성시킨다.

☑ 정답 ④

☑ 문헌 범진필, 임상약리학, 청구문화사, 2016, p.266

☑ 해설

▸ 말초성 근이완제는 근종판의 콜린수용체와 결합하여 아세틸콜린(acetylcholine)의 작용을
차단한다.

138 디아제팜(diazepam)의 적응증으로 옳지 않은 것은?

① 운동성 발작   ② 골격근 이완   ③ 급성 불안상태

④ 전간중적 상태   ⑤ 류마티스 관절염

☑ 정답 ⑤

☑ 문헌 범진필, 임상약리학, 청구문화사, 2016, p.203

☑ 해설

  ▶ 디아제팜(diazepam)의 적응증 :

    - 운동성 발작, 전간중적 상태, 골격근 이완, 급성 불안상태, 심전위시 전처리 약물

139 다음과 같은 약리작용을 하는 근육이완약으로 옳은 것은?

> • 점적 IV로 근유이완을 조절 가능
> • 내시경이나 기도삽관 시 근 이완 목적으로 사용
> • 초단시간형 탈분극성 근신경차단제로 투여 후 1분 정도에 작용 발현

① halothane   ② isoflurane   ③ naltrexone

④ naloxone   ⑤ succinylcholine

☑ 정답 ⑤

☑ 문헌 범진필, 임상약리학, 청구문화사, 2016, p.267

☑ 해설

  ▶ succinylcholine은 초단시간형 탈분극성 근신경차단제로 투여 후 1분 정도에 작용 발현되고

    근육이완은 2분정도 지속되며 10분 이내에 정상 회복이 가능하다.

  ▶ halothane, isoflurane : 흡입마취약 naltrexone, naloxone : morphine 길항약

Chapter 5

순환계통
Circulatory system

01 순환계통 응급질환의 기초

1. 순환계통의 구조

1) 혈관(Blood vessel)

■ 순환경로

대동맥(aorta) → 소동맥(small artery) → 세동맥(arteriole) → 모세혈관(capillary) → 세정맥(venule) → 소정맥(small vein) → 대정맥(vena cava)

■ 굵기에 따라

동맥(artery)	대동맥(aorta)
	소동맥(small artery)
	세동맥(arterioles) → 모세혈관(capillary)으로 갈라진다.
정맥(vein)	세정맥(venules)
	소정맥(small vein)
	대정맥(vena cava)

- 일반적으로 모세혈관에서 동맥과 정맥이 연결되어 있으나 다음과 같은 경우도 있다.
  - 문합 : 세동맥이나 세정맥의 가지끼리 연결되는 것
  - 가쪽순환(측부순환) : 보다 굵은 혈관끼리 이어지는 것
  - 동정맥문합 : 순환장애가 있을 때 세동맥과 세정맥이 바로 이어지는 것
  - 종동맥 : 문합이 거의 없거나 또는 극히 적은 동맥이 분포하는 영역이나 기관
  - 종동맥에 순환장애가 발생하면 그 부위에서 말초부위에 있는 조직에 혈액 공급이 차단되어 심한 장애가 발생한다.

■ 혈관의 영역

• 심장의 pump 작용에 의하여 심장에서 출발하여 심장으로 되돌아오는 폐쇄된 관계이다.

• 동맥(artery)영역

   – 심장에서 → 모세혈관(capillary)까지 혈액운반

• 정맥(vein)영역

   – 모세혈관 → 심장으로 혈액운반

• 모세혈관(blood capillary) 영역

   – 조직내에서 그물모양으로 분포하고 그 속을 흐르는 혈액과 바깥 조직사이의 물질 교환을 하는 미세혈관으로 동맥과 정맥을 연결한다.

■ 동맥과 정맥의 비교

	동 맥	정 맥
속막	발달	미약
중간막	두껍다.	얇다.
바깥막		중간막보다 두껍다.
정맥판막		2 mm 이하에서 정맥판막
관 두께	두껍다.	얇다.

■ 동맥(artery)

• 탄성혈관계로 심장에서 혈액을 내보내는 혈관

• 체내혈관 중 동맥계가 함유하고 있는 혈액량은 25%정도이다.

• 벽이 두텁고 탄력성이 있어서 높은 혈압에도 견딜 수 있는 구조

• 3층의 막구조(속막, 중간막, 바깥막)로 되어 있고 중간막은 가장 두터운 층으로 탄력섬유와 민무늬섬유로 구성되어 있으며 혈압조절이 가능하다.

• 교감신경은 혈관수축 작용으로 혈압을 상승시키고 부교감신경은 혈관이완 작용으로 혈압을 하강시킨다.

(1) 속막(내막 intima tunica)

• 내피(endothelium) : 가장 안쪽에 단층편평 상피로 되어 있는 것. 섬세한 결합조직으로 받쳐져 있다.

- 속탄력막(internal elastic membrane): 내피 바깥쪽에 탄력섬유로 되어 있고 중간막과의 경계를 짓고 있다.

(2) 중간막(중막 media tunica)

윤상으로 달리는 민무늬근(평활근)으로 되어 있고, 탄력섬유가 발달되어 있다.

(3) 바깥막(외막 adventitia tunica)

주로 세로로 놓여있는 결합조직 섬유들로 형성되고 중간막과의 사이에 바깥탄력막(external elastic membrane)이 있으나 속탄력막보다 발달이 미약하다.

■ 소동맥(arteriole)
- 저항혈관계라고도 한다.
- 동맥이 심장에서 멀어지면서 총 단면적이 증가되며 여러 개의 가지로 갈라지는 혈관
- 혈압은 점점 감소한다.
- 혈관저항을 변동시켜 조직에 공급하는 혈액량을 조절

■ 모세혈관(capillary)
- 조직세포와 산소교환이 이루어지므로 교환혈관계라고도 한다.
- 직경 : 내피 세포로만 된 약 8 μm
- 한 층의 내피세포와 그 바깥쪽의 주피세포로 구성된다.
- 혈액과 조직사이에 물질교환
- 구조 : network(그물망)
- 조직의 활동이 없을 때에는 직통로를 제외하고는 닫혀 있는데 이러한 현상은 전 모세혈관 괄약근의 작용에 의해서 일어난다.
- 연골은 모세혈관의 분포를 볼 수 없다.

■ 정맥(vein)
- 혈액의 분포가 가장 많기 때문에 용량혈관계라고도 한다.
- 벽이 얇고 신축성이 크므로 혈관내강이 쉽게 확장된다.
- 정맥벽에는 교감신경 종말이 분포되어 있기 때문에 충혈시에는 신경의 작용에 의해 정맥이 수축된다.

• 정맥판막이 있어 중력을 거슬러 올라가는 혈액이 아래쪽으로 역류되는 것을 방지한다.

2) 전신 동맥(Systemic arteries)

■ 대동맥(aorta) : 직경 3 cm정도의 몸순환의 시작 혈관으로 왼심실에서 기시하여 동맥혈을 신체 각부로 보낸다.

(1) 오름대동맥(상행대동맥 ascending aorta)

왼심실에서 기시하여 대동맥활로 이어지는 직경 2~3 cm, 길이 5 cm정도의 혈관으로 대부분 심장막안(pericardial cavity) 속에 들어 있다.

(2) 대동맥활(aortic arch)

오른쪽 둘째 복장갈비관절 높이에서 오른허파동맥 및 왼기관지를 넘어 위로 볼록한 모양의 혈관으로 허파동맥 위를 활모양으로 넘어서 왼쪽으로 나가 넷째 등뼈몸통 왼쪽에서 가슴대동맥이 된다. 오른쪽으로부터 차례로 팔머리동맥(완두동맥간 brachiocephalic trunk), 왼온목동맥(좌총경동맥 left common carotid artery), 왼빗장밑동맥(좌쇄골하동맥 left subclarvian artery)의 3개의 큰 가지가 나와 있다.

(3) 팔머리동맥(완두동맥간 brachiocephalic trunk)

대동맥활 세 가지 중 가장 굵고 오른 온목동맥(우총경동맥 right common carotod artery)과 오른빗장밑동맥(우쇄골하동맥 right subclavian artery)으로 갈라진다.

(4) 왼온목동맥(좌총경동맥 left common carotid artery)

대동맥활에서 나온 세 가지 중 가운데 위치하며 대동맥활에서 직접 기시하므로 오른온목동맥(우총경동맥)보다 더 길다.

(5) 왼빗장밑동맥(좌쇄골하동맥 left subclavian artery)

대동맥활에서 기시하며 오른쪽 것보다 길다.

■ 머리 · 목동맥

(1) 속목동맥(내경동맥 internal carotid artery)

온목동맥에서 갈라져 인두 옆을 따라 올라가 머리뼈 바닥의 목동맥관(경동맥관 carotid canal)속을 통과하여 머리뼈속으로 들어가며 목부분, 목동맥관부분, 해면정맥굴 부분, 뇌부분 4부위로 구분된다.

(2) 바깥목동맥(외경동맥 external carotid artery)

속목동맥과 갈라져 아래턱뼈 가지의 속을 올라가 턱관절근처에서 위턱동맥(상악동맥 maxillary artery)과 같은 얕은관자동맥(얕은측두동맥 superficial temporal artery)으로 갈라진다.

바깥목동맥은 뇌와 시각기를 제외한 머리피부와 얼굴, 치아, 뇌경질막, 목부분 등에 분포하여 위갑상동맥(상갑상선동맥 superior tyroid artery), 오름인두동맥(상인두동맥 ascending pharyngeal artery), 혀동맥(설동맥 ligual artery), 얼굴동맥(안면동맥 facial artery), 뒤통수동맥(후두동맥 occipital artery), 뒤귓바퀴동맥(posterior auricular artery), 얕은관자동맥(천측두동맥 superficial temporal artery), 위턱동맥(상악동맥 maxillary artery) 등 8개의 분지로 나뉘어진다.

(3) 대뇌동맥고리(circle of Willis)

□뇌의 기저부에 있는 동맥들이 고리모양으로 연결된 혈관망으로 앞대뇌동맥(anterior cerebral artery), 뒤대뇌동맥(posterior cerebral artery), 중간대뇌동맥(middle cerebral artery), 앞교통동맥(anterior communicating artery), 뒤교통동맥(posterior communicating artery), 뇌바닥동맥(basilar artery) 등으로 구성되어있다.

□뇌혈전이 잘 발생하는 부위

■팔동맥
(1) 위팔동맥(상완동맥 brachial artery)
(2) 빗장밑동맥(쇄골하동맥 subclavian artery)
(3) 자동맥(척골동맥 ulnar artery)과 노동맥(요골동맥 radial artery)
(4) 겨드랑동맥(액와동맥 axillary artery)

■몸통동맥
(1) 가슴대동맥(흉대동맥 thoracic aorta)
(2) 배대동맥(복대동맥 abdominal aorta)
(3) 정중엉치동맥(정중천골동맥 median sacral artery)
(4) 온엉덩동맥(총장골동맥 common iliac arteries)

3) 전신 모세혈관(Systemic capillaries)
• 지름이 7~9 μ되는 매우 가늘고 얇은 혈관

- 단층의 내피세포와 이를 지지해 주는 바닥막(기저막 basal lamina)으로 구성되어 있고
- 대부분의 경우의 많은 돌기가 나와 있는 납작한 바깥막세포(외막 pericyte or advential cell)로 싸여 있다.

4) 전신 정맥(Systemic veins)

- 몸순환정맥은 심장정맥굴지류(관상정맥동지류 tributaries of the coronary sinus), 대정맥지류(tributaries of the vena cava) 그리고 문정맥지류(tributaries of the portal vein)로 나눌 수 있다.
- 정맥은 동맥보다 얇고 연하다.
- 속막(내막 intima tunica) : 내피 밑에 결합조직이 받치고 있으나 속탄력막의 발달 미약
- 중간막(media tunica) : 동맥보다 매우 얇고 주로 윤상으로 달리는 민무늬근으로 되어 있다.
    - 바깥막(외막 adventitia tunica): 잘 발달되어 중간막 보다 오히려 더 두껍다.
    - 팔다리에 분포된 정맥에는 심장으로 흐르는 혈액이 역류되는 것을 방지하는 정맥판(venous valve)이 있다.

■ 심장정맥굴지류(관상정맥동지류 tributaries of the coronary sinus)
심장의 심근에서 회수되는 넓은 정맥으로 오른심방으로 개구한다.

■ 위대정맥지류(상대정맥지류 tributaries of the superior vena cava)
대동맥에 상응하는 두 개의 큰 전신정맥으로 위대정맥(상대정맥 superior vena cava)과 아래대정맥(하대정맥 inferior vena cava)이 있다. 위대정맥은 큰정맥간으로 세로칸(종격) 위부위에 위치하고 오름대동맥 및 대동맥중에 상응하는 것이다. 위대정맥의 지류는 왼·오른팔머리동맥(좌·우 완두정맥 right and brachiocephalic vein)과 홀정맥(기정맥 azygos vein)이다.

■ 아래대정맥지류(하대정맥지류 tributaries of the inferior vena cava)
인체에서 가장 큰 정맥으로 배안속의 제5허리뼈 높이에서 시작하여 대동맥의 오른쪽 척주를 따라 오름한다.

■ 온엉덩정맥(총장골정맥 common iliac veins)

엉치엉덩관절(천장관절 sacroiliac joint) 앞에서 속·바깥엉덩정맥(내·외장골정맥 interior and external iliac veins)이 합해진 혈관

■ 간문맥계(hepatic portal system)

문정맥(portal vein)과 그의 지류로 이루어진 혈 관으로 소화관과 이자로부터 혈액을 회수하여 간으로 보낸다.

5) 심장(Heart)의 구조

- 길이 14 cm, 폭 10 cm, 두께 8 cm, 무게 250~300 g정도의 크기로 심방과 심실중격에 의해 왼쪽과 오른쪽으로 나뉜다.
- 방실 판막은 혈액이 심실에서 심방으로 역류하는 것을 방지한다.
- 심장막안에는 소량의 심장막액이 들어있어 심방박동에 따른 주위 조직과의 마찰을 방지한다.
- 심장은 두겹의 심장막(pericardium)에 싸여 가슴안내에 있는 근육으로 된 hollow organ이다.
- 왼허파와 오른허파 사이에 위치해 있고 가로막 위에 얹혀 있다.
- 정면에서는 외심실이 많이 보이고, 우심방에는 타원오목이 있다.
- 위치 : 왼, 오른허파 사이와 가로막 위의 중간세로칸에 위치 정중선에서 2/3는 왼쪽, 1/3은 오른쪽
- 수축과 이완작용(펌프작용)에 의하여 혈액을 밀어내어 혈액을 순환시키는 기관이다.
- 심근은 뼈대근과 달리 자동성이다(불수의근).
- 심장은 4개의 방으로 구성된다.
    - 2심방 ┌ 오른심방(Rt. atrium)
           └ 왼심방(Lt. atrium)
    - 2심실 ┌ 오른심실(Rt. ventricle)
           └ 왼심실(Lt. ventricle)
- 방실판(atrio-ventricular valve)과 반달첨판(반월판 semilunar valve)
- 심방과 심실사이의 판막 → 혈액의 역류 작용 방지

- Tricuspid valve(삼첨판): 오른심에 있는 판막 → 판막 조각이 3개 이므로 삼첨판
- Bicuspid valve(승모판, 이첨판): 왼심에 있는 판막으로 2장이므로 승모판, 이첨판
- Pulmonary valve(허파동맥판): 반달첨판(반월판) (semilunar valve)
- Aortic valve(대동맥판)

• 판막의 기능
- 방실구(우측 삼첨판, 좌측 이첨판)(승모판)와 동맥구(허파동맥판, 대동맥판)에는 판막이 있어 혈액의 역류를 방지하고 있다. 판막이 염증 등으로 인해 변형되어서 결합이 나빠지든지, 상호유착하면 폐쇄부전 또는 협착을 일으키고, 혈행 역학적 능률이 떨어지며 심근에 과도한 부담이 주어진다. 이것이 판막장애이다.

• 심방(atrium)
- 왼심방 : 산화 혈액, 즉 동맥혈이 들어 있는 허파정맥(pulmonary veins)과 연결되어 있다.
- 오른심방 : 위대정맥(superior vena cava)과 아래대정맥(inferior vena cava)이 연결되어 있다.
- 심방의 벽은 심실벽에 비해 얇다.

• 심실(ventricle) : 전혈관에 혈액을 수송하기 위하여 혈압을 높이려면 벽이 심방보다 두터워야 한다.
- 몸순환의 왼심실은 산소로 충만된 혈액을 전신으로 보내는 순환계이다.

• 심장꼭대기(심첨 apex) : 심장의 맨끝. 심장은 중심선에서 2/3가 왼쪽으로 치우쳐 있으므로 심장 꼭대기는 왼쪽에 있다. 5번째 갈비뼈위에 심장꼭대기가 자리 잡고 있다.

• 심낭 : 심장을 둘러싼 주머니. 심장과 심장사이의 층으로 심낭액이 들어 있다.

■ 심장벽(heart wall)

• 심장바깥막(심외막 epicardium) : 심장벽에서 관상동맥의 부위.

• 심장막(pericardium) : 얇고 투명한 장막(serous membrane)으로 심장의 가장 표면을 덮고 있다.

• 심장근육층(myocardium): muscle fiber로 구성
- 심장근(heart muscle)으로 이루어진 두꺼운 층으로 심방과 심실을 나선상 또는 윤상으로 복잡하게 싸고 있다.

• 심장내막(endocardium): 심장의 내면을 덮는 얇은 막

– 단층편평상피인 내피와 이를 받치고 있는 결합조직으로 되어 있다.

■ 심장막(pericardium)
• 심장을 싸고 있는 두 겹의 주머니
   – 섬유성 심막(fibrous pericardium): 벽쪽 심장막
   – 장막성 심막(serous pericardium): 내장쪽 심장막
■ 심장막안(pericardial space)

떨어져 있고 심장막안에는 심장박동에 따른 주위조직과의 마찰을 방지하기 위한 소량의 심장막액(pericardial fluid)이 있다.

■ 심장의 외부(external structure of heart)
• 혈액을 받아들이는 왼, 오른심방(left & right atrium)
• 혈액을 내보내는 왼, 오른심실(left & right ventricle)
• 심장바닥(심저 base): 위쪽의 넓은 부분
• 심장꼭대기(심첨 apex): 아래쪽의 뾰족한 부분
• 앞면 : 복장갈비면(흉늑면 sternocostal surface)
• 아래면 : 가로막면(횡격면 diaphragmatic surface)
• 심장의 위쪽 1/3부위에 가로로 달리는 윤상의 고랑을 심장동맥고랑(관상구 coronary groove)라 한다(심실과 심방의 경계를 이루며 심장동맥이 지나감).
• 복장갈비면(흉늑면 sternocostal surface)과 가로막면(횡격면 diaphragmatic surface) 사이를 세로로 달리는 도랑이 있는데 이를 앞심실과 뒤심실사이고랑(전실 및 후실간구 anterior and posterior interventricular groove)라 한다. 왼 · 오른심실의 경계를 이루고 혈관도 지나간다.

■ 심장의 내부(internal structure of heart)
4개의 구획 : 2심방, 2심실
(1) 오른심방(우심방 right atrium)
• 신체의 모든 정맥을 받아들이는 곳.
• 심장의 바닥부위 오른쪽 뒤위쪽에 있으며 얇은 벽으로 구성

- 위벽 : 위대정맥(상대정맥 superior vena cava)이 있고 신체의 정맥을 받아들임
- 아래벽: 아래대정맥(하대정맥 inferior vena cava)이 개구
- 심방사이중격(방간중격 interatrial septum)에 태아 순환 시 왼심방과 오른심방을 교통하던 타원구멍이 폐쇄된 타원오목(난원와 fossa ovalis)이 있다.
  - 타원구멍 : 태아순환에서 심방중격에 뚫려있는 구멍으로 이상 시에는 청색아 (bluebaby)가 될 수 있다.
- 삼첨판막(tricuspid valve), 오른방실판막(right atrioventricular valve)
  - 오른심방과 오른심실사이의 3개의 판막 : 심실 → 심방으로 혈액 역류 방지

(2) 오른심실(우심실 right ventricle)

- 심장의 오른쪽앞 에 위치
- 오른심방에서 들어온 혈액을 허파동맥으로 내어 보내는 구실
- 허파동맥판막(pulmonary valve) : 허파동맥에 개구하는 허파동맥고랑에 있는 3개의 반달 판막(반월판 semilunar valve)(혈관에서 심실로 역류방지)
- 왼심실과는 대부분이 비교적 두꺼운 심실사이막(실간중격 interventricular septum)으로 경계가 되어 있다.

(3) 왼심방(좌심방 left atrium)

- 심장의 왼쪽 뒤 위부위에 위치
- 허파정맥을 통해 운반되는 동맥혈을 수용하며 왼심실로 보내는 역할
- 이첨판막(bicuspid valve), 왼방실판막(좌방실판 left atrioventricular valve)
  - 왼심방과 왼심실 사이의 2개의 판막

(4) 왼심실(좌심실 left ventricle)

- 왼심방에서 들어온 동맥혈을 대동맥으로 유출시켜 전신에 보내는 역할
- 대동맥판막(aortic valve) : 대동맥구의 3개의 반달판막(혈관 → 심실로 역류방지)
- 대동맥활에서 분지되는 혈관은 왼온목동맥, 오른온목동맥, 왼빗장밑동맥, 팔머리동맥 등 이 있다.

(5) 심장의 판막(valve of heart)

- 심장에는 혈액을 항상 일정한 방향으로 흐르게 하기 위하여 4곳에 판막이 있다.
  - 삼첨판막(tricuspid valve) : 오른심방과 오른심실사이 3개의 판막
  - 이첨판막(bicuspid valve) : 왼심방과 왼심실사이 2개의 판막

– 허파동맥판막(폐동맥판 pulmonary valve) : 허파동맥굴의 3개의 반달판막(semilunar valve)

– 대동맥판(aortic valve) : 대동맥고랑의 3개의 반달판막

■ 심장의 동맥

동맥에서 맥박을 촉지할 수 있는 이유는 심장에서 신체 각 부위로 혈액을 보내기 때문이다.

(1) 오름대동맥(상행대동맥 ascending aorta)

• 왼심장동맥(좌관상동맥 left coronary artery): 심장을 싸고 있는 가장 큰 동맥으로 작은 투과성 세동맥을 통해 심근에 혈액을 공급한다. 오름대동맥에서 분지하여 심장꼭대기로 내려가는 앞심실사이동맥으로 되어 심장의 복장갈비면에 분포.

• 오른심장동맥(우관상동맥 right coronary artery): 심장의 오른쪽으로 돌아 뒤 심실사이동맥으로 되어 주로 가로막면에 분포

(2) 아래대동맥(하행대동맥 descending aorta)

• 가슴대동맥(흉대동맥)

• 배대동맥(복대동맥)

■ 심장의 정맥

심근에 있는 정맥혈관은 큰심장정맥(great cardiac vein), 중간심장정맥(middle cardiac vein), 작은심장정맥(small cardiac vein) 등이다.

6) 림프관과 림프절(Lymphatic duct & node)

• 정맥과 비슷한 구조를 가지며 관벽에는 얇고 많은 판이 있다.

• 모세림프관은 다른 모세림프관과 합류하여 두터워지며 도중에 많은 림프절을 경유하여 림프관이 된다.

• 림프절은 림프관이 경유하는 완두콩 모양의 실질장기로서 그물조직으로 되어있으며, 그 돌출부에는 몇 개의 수입림프관이 들어가며 림프절문으로부터 1~2개의 수출림프관이 나온다.

• 겉질과 속질로 나뉘며 겉질은 가슴샘(흉선) 의존성 방겉질 영역 및 가슴샘(흉선) 비의존성의 배중심으로 구성된다. 속질은 주로 림프굴로 구성된다.

2. 순환계통의 기능

물질의 운반 : nutrient, oxygen, hormone, 물질대사 중간물(waste product)

1) 순환(Circulation)

- 혈액이 혈관속을 순환하는 동안 혈액성분과 전신의 조직사이에 이루어지는 물질교환 과정으로 모세혈관의 내피세포(endothelial cell)를 통하여 이루어진다.
- 온몸순환(체순환, 대순환 systemic circulation)
  - 왼심실(좌심실) → 대동맥 → 동맥 → 세동맥 → 모세혈관 → 전신 → 세정맥 → 정맥 → 대정맥 → 오른심방(우심방)
- 허파순환(폐순환, 소순환 pulmonary circulation)
  - 오른심실 → 허파동맥(폐동맥) → 허파(폐) → 허파정맥(폐정맥) → 왼심방(좌심방)
- 문맥순환 : 창자에서 소화한 양분을 흡수하여 간에 glycogen으로 저장하는 순환이며 일부는 심장으로 간다.
  - 문맥 : 창자에서 양분을 흡수하여 간으로 들어가는 정맥의 일종이며 양분이 가장 많은 곳이다.

2) 혈액(Blood)

- 폐쇄된 순환기계통 내에 유동하는 액체의 조직
- 전신을 순환함으로써 각 조직, 기관의 조직액을 연락 교류시켜 과잉물질을 외부에서 보충하여 전신의 체액성분을 균등하게 하는 작용을 한다.

■ 혈액의 기능
- $O_2 \cdot CO_2$운반 및 교환
- 영양물질의 운반
- 노폐물의 운반
- 항체에 의한 면역작용
- 생체의 수분조절 작용
- 체온조절

□Hormone 운반

□교질, 삼투압 조절

□체액 조절

□산·염기의 평형조절

□혈압조절 작용

■ 혈액량

체액 중 혈액이 차지하는 비율은 약 5%이다. 체중의 약 8~8.5%(1/12~1/13)차지, 즉 60 kg 인 정상 성인의 혈액량은 약 5 L이다.

(1) 적혈구용적율(hematocrit, Hct)

• 혈액을 3,000 rpm에서 15분 동안 원심분리하여 침전된 적혈구의 전체 혈액에 대한 백분율 로 정상치는 약 45%이다.

• 20% 이하이면 빈혈을 의심할 수 있으며 65% 이상이면 혈구과다증을 의심할 수 있다.

(2) 총 혈액량

• 혈관 계통 전체에 있는 전혈액량은 70~100 mL/kg, 체중의 약 8%(1/13)이며 누워있을 때 는 혈장의 감소와 더불어 전혈액량이 감소하며 운동 시는 증가한다.

• 임신 중에는 초기부터 전혈액량이 증가하고 말기에는 32%까지 증가하며 분만 후에는 약 1 주일간에 걸쳐 정상 값으로 회복한다.

• 출혈 시에는 혈관수축, 혈액저장소에서의 혈액의 공급, 조직액의 혈관이행 등이 일어나며 혈압과 전혈액량의 회복이 기도됨으로써 천천히 일어나는 출혈에서는 전 혈액량의 1/2을 잃어도 생명을 유지할 수 있으나 전 혈액량의 1/3을 급속히 잃어버리면 혈압이 하강하고 순환장애를 일으켜 생명이 위험해진다.

■ 혈액의 분포

• 심장 : 250 mL(5%)

• 허파(폐) : 1,300 mL(25%)

• 동맥 : 600 mL(11%)

• 모세혈관 : 300 mL(6%)

• 정맥 : 2,200 mL(42%)

• 간, 지라 등에 저장된 량: 550 mL(10%)

■ 출혈

• 천천히 일어나는 출혈 : 전 혈액량의 1/2을 잃어도 생명 유지

• 급속히 일어나는 출혈 : 전 혈액량의 1/3을 잃으면 → 혈압하강와 순환장애로 인해 → 생명 위험

■ 혈류역학(hemodynamics)

혈관벽과 혈액 흐름의 상관관계, 즉 혈압, 혈관저항, 혈류량과의 관계

(1) 압력과 흐름

• 압력경사(pressure gradient) → 혈압의 차이(고 → 저)

• 정수압(hydrostatic pressure) → 액체에 미치는 중력의 크기

(2) 저항과 흐름

• 혈류 V, 혈압차 P, 흐름에 대한 저항 R사이에는 이론적으로 V = P / R의 관계식이 성립한다. 즉 혈압 P = V × R이다.

• 혈액의 흐름과 반대방향으로 작용하는 힘

• 저항의 크기는 혈관의 길이, 혈관의 구경, 혈액의 점성도와 비례 관계

3) 혈압(Blood pressure)

• 심장에서 박출된 혈액의 흐름에 의해서 혈관내에 생기는 압력으로 혈압은 심장과 가까울수록 높고 대동맥, 동맥, 소동맥, 모세혈관, 소정맥, 정맥순으로 낮아지며 대정맥에서는 거의 0에 가깝다.

• 보통 혈압이라고 할 때는 큰 동맥내의 압력, 즉 동맥혈압을 말한다.

• 심한 출혈을 하고 있는 환자의 혈압 변화는 심장 귀환량이 적어 수축기, 이완기의 혈압이 떨어지고 콩팥의 순환혈액량도 떨어진다.

■ 수축기와 이완기 혈압

• 혈압이 가장 높을 때 : 수축기 혈압, 최고 혈압

• 혈압이 가장 낮을 때 : 확장기 혈압, 최저 혈압

- 순환기계에서 수축기압이 가장 낮은 부위는 오른심방이다.
- 수축기 혈압과 이완기 혈압의 차이가 클수록 맥압은 높아진다.
- 안정시의 정상혈압 : 수축기 120 mmHg, 이완기 80 mmHg(120/80)
- 수축기와 이완기의 혈압차인 40 mmHg이 맥압(pulse pressure)이며, 최고혈압과 최저혈압의 차이가 클수록 맥압은 높다.
- 1회 심박동기간 동안의 모든 순간 혈압을 평균한 것을 평균혈압(mean blood pressure)라고 한다. 임상적으로는 평균혈압 = 맥압 / 3 + 최소혈압의 공식으로 구해지며 성인 남자의 정상치는 90~110 mmHg이고 여자의 경우는 80~110 mmHg이다.
- 고령자는 최저혈압이 낮아진다.
- 박동수가 증가하면 최저혈압이 높아진다.

4) 혈압조절

■ 혈압조절 기전

(1) 신경성 조절로 혈관의 구경 변동

- 신경을 통한 혈압조절은 신체의 여러 가지 상황에 따라 혈관을 축소 또는 확장시켜서 혈관저항을 바꾸거나 심장의 박출량을 증가 또는 감소시켜서 혈압을 조절한다.
- 이러한 신경성 조절중추는 숨뇌에 있는 심장조절중추와 혈관운동중추이다.
- 혈압조절중추에 직접적으로 작용하는 인자는 혈액내 탄산가스와 산소의 함량이다.
- 혈액내 CO_2 농도가 증가하면 숨뇌의 혈관운동중추가 흥분되고 반대로 낮아지면 억제된다.

(2) 액성조절

- 콩팥과 부신겉질에서 분비되는 호르몬에 의해 혈압이 조절되는 것을 말한다.
- 콩팥의 혈류량이 감소되면 요세관으로부터 레닌(renin)이라는 호르몬이 분비되는데 이것은 혈장내 안지오텐시노겐(angiotensinogen)에 작용하여 안지오텐신 I을 생성시킨다.
- 안지오텐신 I은 효소작용에 의해 안지오텐신 II로 전환되는데 이것이 혈압을 상승시키는 작용을 한다.
- 부신겉질에서 분비되는 염류겉질호르몬인 코티졸(cortisol), 코티존(cortisone), 코티코스테론(corticosterone), 데옥시코티코스테론(deoxy corticosterone) 및 알도스테론(aldosterone) 등은 콩팥에서 Na+의 재흡수를 촉진시키기 때문에 삼투농도가 높아져 혈

압이 상승한다.

■혈압의 생리적 동요

•자세 •측정부위 •체격 •성별 •시차 •운동 •정신작용 •식사 •목욕 •기온

5) 림프

■특성

• 동맥에 의해서 전신으로 퍼진 혈액성분은 그 일부가 모세혈관에서 조직으로 들어가서 조직의 대사물과 혼합되어 조직액을 형성한다. 조직액은 다시 모세혈관에 흡수되어 정맥으로 수송되며 일부는 림프관으로 운반되는데 이 액체를 림프라고 한다.

• 조직에 침입한 세균, 이물질은 림프에 의하여 림프절에 운반되며 여기에 억류된 세균은 림프절에서 그물내피계 세포의 포식작용에 의하여 처분된다.

• 세균이 림프절을 통과해서 혈액 중으로 이행하면 폐혈증(sepsis)을 일으킨다.

■림프순환

• 림프액은 모세혈관에서 조직으로 삼출된 무색 투명한 액체이다.

• 혈액과 조직 세포 사이에서 물질대사 매개역할을 한다.

• 림프관에는 림프의 역류를 방지하기 위해 판막이 있다.

• 림프관을 따라 곳곳에 림프절이 있어 림프구를 형성하고 림프를 거른다.

• 가슴샘은 나이가 듦에 따라 점점 퇴화된다.

• 체액의 순환 : 조직액의 배수

• 림프액의 조성 : 식후에 작은창자에서 흡수되는 지방은 점막세포 안에서 암죽미립(chyromicron)의 형태로 바꾸어 림프관으로 들어가기 때문에 림프액은 유액상태가 된다.

• 림프절(Lymph node)의 기능 : 대식세포에 의한 식균작용, 항체생산과 면역반응, 혈액량과 간질액의 조절, 혈장단백질의 흡수 등

6) 골수

• 태생기 때는 혈구세포가 간이나 지라에서 생성되지만 성인의 혈구 및 혈소판은 골수에서 만들어진다.

- 소아의 혈구세포는 모든 뼈조직의 골수공간에서 활발하게 생성되나 20세가 되면 위팔뼈와 넙다리뼈를 제외한 엉덩뼈의 골수공간은 불활성화가 된다.
- 활성이 왕성한 골수를 적색골수(red marrow), 지방이 침윤되어 불활성화된 골수를 황색골수(yellow marrow)라 한다.

7) 유형성분

■ 적혈구(RBC, erythrocyte)

(1) 특성

- 무핵, 원반상이고 평균 직경이 6~8.5μm의 세포
- 중심부는 양측에서 약간 함몰되어 있다.
- 혈색소(hemoglobin, Hb)를 함유하며 귤색(orange color)이다.
- 혈액 $1mm^3$에 대하여
    - 성인남자 : 평균 450만~600만개
    - 성인여자 : 평균 480만(400만~550만)
    - 신생아에게는 많고 아동기에서는 적다.
- 수명 : 약 3~4개월(120일)
- 파괴장소 : 간, 지라(비장)
- 순환혈 중의 적혈구가 너무 많으면 생성은 억제되고 적혈구가 너무 적으면 생성은 촉진된다.
- 혈액에서 적혈구가 차지하는 용적을 적혈구용적율(hematocrit, Hct)이라 한다.
- 적혈구용적율(hematocrit, Hct)이 약 45% 이상이면 혈구과다증, 이하이면 빈혈이 나타나며, 정상범위는 남자는 약 47%, 여자는 약 42%정도이다.

(2) 생성과 성숙

- 생성장소 : 골수

  20세까지 : 골수

  20세 이후 : 적골수 : 납작뼈(편평골), 엉덩뼈(장골)의 뼈끝(골선단)
- RBC 생성 조혈 자극 hormone: erythropoietin(콩팥에서 분비되는 적혈구생성 호르몬)
- Hemoglobin(혈색소)을 가지고 있다.

  Porphyrin ring 4개 → heme 분자

Heme분자 4개 → hemoglobin

• Hb량은 15 mg/혈액량 100 mL 정도이고 1 mg의 Hb은 1.34 mL의 산소와 결합한다.

(3) 조혈과정

• 붉은 골수에 있는 그물세포(세망세포 reticulum cell) → 혈구모세포(hemocytoblast) → 호염기적혈모구(basophil erythroblast) → 뭇색듬적혈모구(poly chromatophil erythroblast) → 정상적혈모구(normoblast) → 그물적혈구(reticulocyte) → 적혈구(erythrocytes)

• 적혈구가 감소되는 경우

– Hb 함량의 이상

– 요독중

– 각종 내분비 장애

– 염산, 피리독신, Fe의 결핍 때

• 심한 근 작업, 신경홍분의 산소결핍에 의하여 생리적으로 증가한다.

• 급속히 일어나는 적혈구 증가는 → 비장, 기타 혈액 저장소에서 공급된 것이다.

• 지속적인 산소결핍(고산지 거주)때의 증가는 → 골수기능 항진에 의한 것이다.

■ 혈색소(hemoglobin, Hb)

– Porphyrin ring 4개가 하나의 heme 분자를 이룬다.

– Heme 분자 4개가 하나의 hemoglobin을 이룬다.

• 기능

– O_2운반(산소와 쉽게 결합)

• 용혈(hemolysis): 적혈구 중의 혈색소가 세포 밖으로 나오는 현상이며 용혈되면 혈장이 붉어진다.

• 정상적인 사람의 Hb양은 혈액 100 mL속에 15g정도이며 하나의 Hb은 1.34mL의 산소와 결합할 수 있다.

■ 백혈구(WBC, leucocyte)

(1) 특성

• 말초혈액 1 mm³중에 4,500~9,000개(평균 6,000~7,000개)가 있지만 개인차가 있고 소아는 성인에 비해서 많으며 분류별로는 성인은 중성백혈구가 소아는 림프구가 비교적 많다.

- 일주변동은 오전은 오후에 비해서 적고 근육운동, 소화, 임신, 분만, 세균감염 등에 의해서 증가한다.
- 핵이 있으며 적혈구보다 크고 직경이 1~1.25배
- 수명: 매우 다양하다. 수시간~수개월
    - 과립성 백혈구: 평균 12시간(세균 등 감염 시 탐식 후 죽으므로 짧을 수도 있다)
    - 단핵구 : 수주~수개월
    - 림프구 : 100~200일

(2) 생성과 성숙

- 과립성 백혈구, 단핵구는 골수에서 생성
- 과립세포는 골수중에 있는 모세포에서, 림프구와 단핵세포는 주로 림프조직(림프절, 지라, 가슴샘, 편도샘, 작은창자의 Peyer판)에서 생성되며 소수는 골수에서 생성된다. 수명은 2~3일 정도이며 지라, 간장 기타의 세망내피계에서 파괴된다. 세망내피계에 속하는 세포를 조직구라 하며 일명 대식세포라고도 한다.
- 림프구는 대부분 림프조직(림프샘, 지라, 편도선, 가슴샘에서 생성 → 가슴림프관을 통해 혈관으로 이동, 소수는 골수에서 생성

(3) 분류

표 5-1 백혈구의 분류

Type	Size(μ)	Cell 수	구성비(%)	기능
호중성구	10~15	3,000~7,000	54~62	포식 작용
호산성구	10~15	50~500	1~3	알레르기 반응
호염기성구	20~25	0~50	0~1	히스타민 방출
단핵구	20~25	100~600	3~7	식균 작용
림프구	10~20	1,000~3,000	25~33	• T-림프구 : 세포매개성 면역 • B-림프구 : 체액성 면역 • 형질세포 : 항체생산

- 백혈구의 포식작용(식균작용) 기전
- 이물질 침입이나 파괴된 자체조직이 발견되면 그 주위에 질소물질인 leukotaxine,

necrosin 등이 발생한다.

- 이물질은 모세혈관벽의 투과성을 촉진한다. 그러므로 백혈구가 쉽게 누출된다.
- 이물질의 농도가 높은 쪽으로 백혈구가 이동한다.
- 세균이나 이물질의 막전위는 +이고 백혈구의 막전위는 - 이므로 서로 부착한다.
- 세균이 식작용에 대해 감수성을 갖도록 하는 항체인 opsonin, tropin, agglutinin 등의 물질이 백혈구막에 작용하여 막을 약화시킨다.
- 포음작용(음세포작용 pinocytosis)이 발생하여 이물질이 백혈구 내로 이동한다.
- 백혈구 내에 있는 myeloperoxidase에 의해 분해된다.
- 한계점에 도달하면 백혈구 자신도 파괴되는데 이를 고름(pus)이라고 한다.

■ 혈소판(platelet, thrombocyte)

(1) 특성

- 거대핵세포(megakaryocyte)에서 유래한 작은 파편으로 1mm³당 20~30만개
- 혈액이 체외로 유출시에 맨 먼저 파괴됨
- 골수에 있는 거대핵세포의 파편
- 크기 : 2~4 μ 정도
- 핵이 없다.
- 수 : 20만~50만개/mm³

(2) 기능

- 모세혈관 투과성의 억제작용
- Thrombocyte의 정착작용, 집합작용, 응집작용
- Thrombocyte는 혈관응고 촉진
- Thrombocyte blood clots를 수축
- 혈관 밖으로 나왔을 때 혈액응고에 필요한 thromboplastin생성에 관여하는 혈소판 인자를 만들어낸다.

(3) 혈액응고에 관여하는 효소

- Thromboplastin 존재
- 보통 염색으로는 청자색에 짙게 염색되고 소량의 과립을 갖는다.
- 파괴되기 쉬운 성질을 갖고 다량의 세로토닌(serotonin) 외에 catecholamine, ATP,

ribonucleoprotein, histamine을 함유

- 혈관벽에 교착해서 serotonin을 유지하고 serotonin은 혈관을 수축시킨다. 이때 혈소판에서 thromboplastin도 유리하고 혈액응고를 도와서 손상을 받은 혈관벽을 수복하고 출혈 시에 지혈을 촉진한다.

■ 혈전

- 혈액의 응고작용에 의해 생성된 핏덩어리를 말한다.
- 혈관이 상처를 입게 되면 상처부위에 혈소판이 모이게 되며, 이것을 피브린이라는 섬유소가 포위하여 응고를 하면서 출혈을 감소시킨다. 이 혈액응고제가 제 임무를 마친 후에는 다시 용해되어야 하는데 미처 용해되지 못하고 혈액속에 남게 되면 '혈전'이 되어 혈관속을 떠돌아다니게 된다.
- 뇌와 심장의 관상동맥에 혈전이 들어가면 뇌졸중, 성인병, 각종 순환기 질환을 일으킨다.

■ 혈장(plasma)

(1) 특성

- 체중의 약 5%에 해당되므로 60 kg인 사람의 경우는 약 3,000 mL 정도이다.
- 혈액의 50~60%로 혈장의 90%는 수분이다.
- 성분 : 혈장 단백질 – 혈장의 7% 차지

  기타 – Na, Cl, HCO, CO, HPO, SO, K 등의 수많은 이온 및 무기분자
- 특히 K^+은 환자가 대사성 산중일 때 혈액내에 많이 증가하는 전해질이다.
- 혈장은 방치해 두면 바로 응고된다.
- 기능
  - 세포에 단백질을 공급한다.
  - 혈액의 점성도를 일정하게 유지하여 혈류를 원활하게 한다.
  - 피브리노겐, 프로트롬빈이 있어서 실혈 시 혈액 응고에 관여한다.
  - 혈장 단백질은 주로 간에서 만들어진다.

■ 혈장단백질의 특성 및 생리작용

(1) 특성

- 혈장 단백질중의 albumin, fibrinogen은 간장에서 합성되고 globulin은 그물내피계 세포, 림프조직, 기타에서 합성된다.
- 이들 혈장단백질은 침전법, 전기영동법, 초원심법 등에 의하여 albumin, globulin, fibrinogen의 세분획(fraction)으로 나눌 수 있다. 이 중에서 albumin과 Globulin의 양적비를 A/G비(ratio)라 하고 보통 1.0~1.5 범위이다.

(2) 생리작용

- 조직 단백질과 혈장 단백질 사이에 교환성이 있어 예비 단백질 결핍 시에 이용하고 혈장 단백질이 정상보다 적어진 상태를 저단백증이라 한다.
- 혈장단백질에 의한 삼투압을 혈장콜로이드삼투압(colloid osmotic pressure: 25~30 mmHg)이라 하고 주로 albumin에 의해서 유지되고 있으며 혈압에 역행해서 혈관내의 수분을 보존하고 혈중 단백질 감소시에는 혈장수분이 조직에 나와 부종(edema)을 일으킨다.
- 완충물질로서 혈액의 산염기평형을 유지하며 혈액에 점성을 부여하여 동맥혈압을 유지하게 하는 작용을 한다.
- 혈액응고에 관계하는 인자(fibrin을 석출하는 fibrinogen)를 갖고 있으며 면역물질은 γ–globulin이나 일부는 β–globulin에 있다.
- 혈액성분 중에 예를 들면 빌리루빈은 α–globulin과 철은 β–globulin과, 사이록신, 콜레스테롤, 인지질, 비타민 A, 스테로이드 hormone은 globulin과 결합해서 존재하고 있다.
- Albumin과 globulin의 양(A/G)비가 커지면 적혈구 침강속도가 빨라진다.

8) 심장주기

심장주기의 각 시기	길이(초)
심방수축기	0.11
심실수축기	0.27
심실확장기	0.42

9) 심박출량(Cardiac output)

- 심장이 1분간 동맥계로 밀어내는 혈액량(박출량)
- 심장박출량 = 1회 박출량 × 심박수(맥박수, 박동수)

= (60~70 mL/1회) × (70~80회/min) ≒ 5 L/min (여자는 이보다 약10% 가량 적다.)
- 맥박수(heart rate) : 심장은 주로 자율신경인 교감신경과 부교감신경에 의해 조절
- 맥박수의 증가 : 교감신경에서 분비되는 epinephrine과 norepinephrine에 의해 증가 → 체온증가, O_2 감소, CO_2 증가, 혈중 pH 감소, 정서 및 감정의 변화, 심한 신체 운동 시에는 매분 박출량이 20~38 L에 달한다.
- 맥박수의 감소 : 부교감신경의 acetylcholine에 의한다. → 저온

■ 심박출량에 영향을 미치는 요인

	조건 및 인자
변동 없음	수면, 중증도의 온도변화
증가	불안 및 흥분, 식이, 운동, 고온, 임신
감소	와위에서 좌위 및 체위변동, 빠른 빈맥, 심질환

■ 프랑크 – 스탈링의 심장법칙(Frank-Starling's heart law)

확장기에 심실로 유입되는 혈액량이 증가하여 심실로 혈액량이 충만됨으로써 심실벽이 늘어나고 그 충만도에 대응하여 심실근의 수축력도 증가하여 심실내의 혈액을 남김없이 밀어낸다. 이와 같이 심실의 충만도에 따라서 심실근의 수축력이 증가하는 것을 프랑크 – 스탈링의 법칙이라 한다. 즉 혈액의 심장박출량은 심근섬유의 초기길이에 비례한다.

■ 맥박수(heart rate)
- 심장은 주로 자율신경인 교감신경과 부교감신경에 의해 조절
- 맥박수의 증가 : 교감신경에서 분비되는 epinephrine과 norepinephrine에 의해 증가
- 맥박수의 감소 : 부교감신경이 acetylcholine에 의한다.

■ 심박수, 심장의 조율
(1) 심박수
- 심박수를 증가시키는 요인
  - 동맥혈압 하강
  - 정맥 환류량 증가

- 교감신경 활동 증진
- 정상인의 심장박동의 조율은 굴(동)결절의 자동성 리듬에 일치하고 대략 규칙적이다. 심박수는 정상치보다 높은 때(90/min 이상)를 빠른맥(빠른박동), 이상으로 낮은 때(50/min 이하)를 느린맥(느린박동)이라고 한다.
- 운동, 목욕, 정신감동시의 빠른맥은 생리적 반응이고, 수면 중에는 느린맥에 가까워진다.
- 심박수가 들숨 시에 증가하고 날숨 시에 감소하는 것을 호흡성 부정맥이라고 한다.
- 맥이 아주 불규칙한 때를 심박잔떨림(심박세동 artrial fibrillation) 또는 절대성 부정맥 (arrhythmia absoluta)이라 하고 이것들은 심전도로서 정확하게 진단된다.

(2) 심박수 조절요인
- 안정 시는 70회/min
- 온도
  - 굴심방결절에 작용하여 효과가 나타난다. 온도가 상승하면 심박수가 증가하고 하강하면 감소한다.
- 화학물질
- Epinephrine은 심박수를 증가시키고 acetylcholine은 감소시킨다.
- 신경성 효과
- 교감신경이 흥분하면 심박수가 증가하고 부교감신경이 흥분하면 감소한다. 숨뇌에서 조절한다.

(3) 심장기능 조절요인
- 온도
- Na^+ ion과 Ca^{2+} ion
- Epinephrine
- 자율신경계

■ 교감신경과 부교감신경이 심장에 미치는 영향
- 심장의 작용을 억제하는 부교감신경인 미주신경
- 심박동을 촉진하는 교감신경 등의 자율신경이 분포
(1)교감신경이 흥분하면
- 심장의 박동수 증가

- 심장에서의 흥분전도가 빨라진다.
- 심근 수축력이 강화
- 관상혈류(심장에 분포된 혈관)가 증가하여 심장에 산소와 영양분 공급이 증가한다.
- 척수손상에 의해 교감신경이 손상되면 음경의 지속발기증(priapism)이 나타난다.

(2)부교감신경이 흥분하면

- 심장의 박동수 감소
- 심근 수축력의 약화
- 심장의 흥분전도가 느려지고
- 혈류가 감소

■심장의 전도계(impulse conducting system)

(1) 전도과정

굴심방결절(동방결절 sinoatrial node: S − A node) → 방실결절(atrioventricular node: A − V node) → 방실다발(방실속 atrioventricular bundle: A − V bundle) → 심장전도근육섬유(퍼킨제 섬유 Purkinje's fibers)

(2) 심장박동의 자동능

심장은 신경을 절단하거나 체외로 적출해도 적당한 환경만 주어지면 한동안은 일정한 리듬을 유지하면서 박동을 계속하는데 이를 심장박동의 자동능(automatism)이라고 한다.

(3) 심장주기(cardiac cycle)

- 심방의 수축개시부터 심실의 수축은 끝나고 대동맥판과 허파동맥판이 닫힐 때까지를 수축기라 하고 심장의 수축기와 그 다음의 확장기를 통틀어 심장주기라 한다.
- 정상인의 심장주기는 약 0.8초이며 그 중 수축기가 약 0.3초, 확장기가 약 0.5초이다. 심장주기는 심방의 수축, 심실의 수축, 심실의 확장 등 3기로 나눈다.

> 왼오른심방의 수축기 → 왼오른심실의 수축기 → 심방심실의 이완기
> (0.11초)   +   (0.27초)   +   (0.42초)   =   0.8초

- 심장주기 중 좌심실압력이 증가되는 시기는 심실등장성 수축기이다.
- 나트륨의 혈청 전해질 농도가 상승하면 심장의 흥분 간격이 단축된다.
- 심장주기를 심실을 기본으로 하여 수축기, 확장기의 2기로 나눌 때는 심방수축기를 심실

확장기내에 포함시킨다.

(4) 심전도(electrocardiogram, ECG)

- 1903년 독일의 Einthoven이 고안한 것으로 심장에서 발생되는 미약한 전기적 변동을 심전 계로 받아들인 후 증폭하여 기록한 것.
- P파 : 굴심방결절(동방결절)이 흥분된 직후에 시작하여 왼오른심방으로 퍼져서 심방전체 에 퍼지면 끝난다. 이때 심방근이 수축하여 혈액을 심실로 보낸다.
- QRS파 : 심실이 탈분극할 때 나타나는 전기적 변동으로 흥분이 방실결절 → 방실다발 → 왼, 오른갈래 → 심장전도근육섬유 → 심실근에 전달되는 과정이다.
- T파 : 탈분극한 심실근이 재분극될 때 그려지는 것

10) 지라(Spleen)

■ 기능

- 인체에서 가장 큰 림프기관으로 타원형 구조이며 림프조직이 풍부하고 백수와 적수로 나 뉜다.
- 지라(비장)정맥은 위창자사이막정맥과 합쳐 하나의 큰 정맥인 문맥을 형성하는 정맥이다.
- 배안 왼위부위에 있는 약 200 g 정도의 실질 장기이다.
- 적혈구파괴, 항체생산과 면역반응, 혈액저장, 식작용, 철분대사 등이다.
- 구형 적혈구와 다른 비정상적인 적혈구를 제거하는 중요한 혈액여과기이다.
- 많은 혈소판을 포함하고 있으며 면역계에서도 중요한 역할을 한다.

■ 지라의 순환

빠른 구간은 주로 영양공급 기능을 담당하며 혈액은 혈관내에 머물러 있고, 느린 구간은 지 라굴에 들어가기 전에 혈액이 동맥 밖으로 나와 많은 포식세포와 림프구를 통하여 삼출된 후 다시 일반 순환계로 되돌아간다. 이 과정에서 포식세포는 세균을 제거하고 면역반응을 시작한 다.

11) 산소 해리곡선(Oxygen dissociation curve)

- 헤모글로빈과 산소의 결합은 heme이 가지고 있는 철에 의해서 이루어지기 때문에 그 결 합도는 산소분압에 따라서 변한다. 이러한 헤모글로빈과 산소결합도(%)와의 관계를 나타

내는 곡선을 산소결합곡선 또는 산소해리곡선이라고 한다.

- 혈액의 산소분압이 증가하면 산소와 결합하는 헤모글로빈의 양이 증가하고 산소분압이 감소하면 산소와 결합하는 헤모글로빈의 양이 감소하기 때문에 이 곡선은 완만한 S자형 곡선을 형성하게 된다.
- CO_2의 분압이 증가할수록 Hb의 산소포화도는 감소하고 해리도는 증가한다.
- 조직 세포속에 CO_2나 젖산의 농도가 증가할수록 Hb의 산소포화도는 감소하고 해리도는 증가한다.
- pH가 낮을수록 Hb의 산소포화도는 감소하고 해리도는 증가한다.
- 온도가 높을수록 Hb의 산소포화도는 감소하고 해리도는 증가한다.
- 해발이 높을수록 Hb의 산소포화도는 감소하고 해리도는 증가한다.

12) 지혈(Hemostasis)

■ 지혈의 3단계
- 국소적 혈관수축작용
- 손상부위로 혈소판 집합
- 혈액응고 기전에 의한 혈액응고

■ Morawitz의 혈액응고설

■ 혈액 응고 방지법
- 수산화나트륨(수산염), 구연산나트륨(구연산염), 헤파린, 히루딘 등은 혈액응고 억제 물질이다.
- 수산화나트륨 첨가 : Ca^{2+}을 침전시킨다.

- 구연산나트륨 첨가 : Ca^{2+}을 침전시킨다.
- 저온상태 유지 – 효소 작용억제
- Hirudin이나 heparin을 가한다 : 트롬빈을 침전시킨다.
- 저어준다 : 피브린을 제거한다.

■ 항응고 기전(anticlotting mechanism)
- 혈액은 응고를 촉진하는 향응고제(procoagulant)와 항응고제(anticoagulant)사이에 평형을 이루고 있다.
- Thromboxane A2는 혈소판 응집을 촉진하고, 혈관수축을 촉진한다.
  Prostacyclin은 혈소판 응집을 방지하고, 혈액응고를 억제한다.
- 정상시: 항응고제 작용 〉 향응고제 작용
  혈관 파손 시 : 항응고제 작용 〈 향응고제 작용

13) 혈액형

■ ABO식 혈액형
- 사람의 적혈구막에는 응집원이라는 여러 가지 항원이 있다. 그 중에서도 가장 중요한 것이 A와 B라는 응집원이다. 그리고 혈장 중에는 a와 b라는 응집소가 있다(표 5 – 2).

*사람의 ABO식 혈액형

혈액형	응집원(적혈구)	응집소(혈청)	한국인의 혈액형(%)
A	A	β(anti – B)	32.6
B	B	α(anti – A)	27.3
AB	AB	–	10.9
O	–	αβ	29.1

- 혈액내에 있는 응집원과 응집소의 종류와 그 유무에 따라 일반적으로 사람의 혈액형을 네 가지, 즉 A, B, O, AB형으로 나눌 수 있다.
- AB형은 적혈구막에는 A와 B응집원이 있고, 혈청에는 α와 β라는 응집소가 없다.

■ Rh식 혈액형

• Macacus rhesus 원숭이의 혈구와 사람의 혈구사이에 공통적으로 존재하는 물질이다.

• Rhesus 원숭이의 혈구로 면역된 토끼의 혈청을 사람의 적혈구에 적용시키면 응집하는 경우와 응집하지 않는 경우가 있다. 응집하는 경우는 Rh인자를 가지고 있기 때문에 Rh(+)라고 표현하고 응집이 일어나지 않으면 Rh인자를 가지고 있지 않기 때문에 Rh(-)라고 표현한다.

• Rh(-)의 출현빈도는 백인의 경우 13~15%로 높으며 동양인의 경우는 0~2%로 매우 낮다.

■ 태아적모구증(태아적아구증)

• Rh(-)인 모친이 Rh(+)인 태아를 임신하게 되면 태아에 대해 항 Rh(+)항체를 생산한다. 두번째의 임신에서는 항체생산이 증대되고 항체는 태반을 통과해서 태아혈구를 파괴하여 17%에서 용혈성 질환이 일어난다.

• 태아는 황달과 빈혈, 미숙한 적혈구의 출현을 수반한 태아적모구증이 된다.

• 맨 처음의 출산 후에 항 Rh(+)항체를 주사하여 수동면역을 부여하면 항체생산을 방지할 수 있다.

■ 수혈(transfusion)

• 30~40%의 혈액 손실이 있을 때 혈압유지가 어렵고 쇼크가 우려되면 수혈을 한다.

• 수혈액 내의 적혈구에 대한 응집소를 가지고 있는 환자에게 혈액을 공급하면 치명적인 수혈반응이 일어난다.

• 혈액형이 AB형인 사람은 응집소가 없어 ABO 부적합성으로 인한 수혈반응을 유발하지 않고 어떤 형의 혈액도 수혈 받을 수 있으므로 '만능수혈자(universal recipient)'라고 한다.

• 혈액형이 O형인 사람은 적혈구에 A, B항원이 모두 없어 ABO 부적합성으로 인한 수혈반응을 유발하지 않고 누구에게나 수혈할 수 있으므로 '만능공혈자(universal donor)'라고 한다.

• 수혈효과를 얻기 위한 조건
  – 수혈시기, 수혈속도, 수혈량, 수액종류
– 시기 : 실혈성 shock에 빠지기 전

- 속도 : 긴급시는 50~100 mL/min

　　　　보통 때는 50~100 mL/hr
- 양 : 실혈량 보다 많게

14) 혈당

- 혈액에 함유되어 있는 포도당을 혈당(blood sugar)이라 하며 공복 시 정상치는 80~120 mg/dL 정도이다.
- 혈장 중에는 약80 mg/dL가 있고 환원능의 계측에 의하여 정량하면 당 이외의 환원물질이 소량 함유되어 있음을 알 수 있다.
- 정상인은 식후 당질이 흡수되어도 혈당값은 150 mg/dL를 넘는 수가 없고 혈당값이 증가하면 간이 이것을 글리코겐으로 저장하여 과도한 증가를 막는다.
- 일단 조직에서 혈당을 소비하면 간에 저장된 글리코겐은 분해되어 혈중에 방출되고 대략 일정한 혈당수준을 유지한다.
- 혈당조정 기능은 간에서 이루어진다.
- 질식하면 저장된 간의 당질은 수 일 내에 거의 소비되고 그 후는 주로 간에 있는 단백질에서 포도당의 생성이 이루어진다. 이 경우에 정상보다 낮은 혈당수준이 유지된다(저혈당) 반대로 혈당값이 180 mg/dL를 넘으면 고혈당이 되고 오줌에 당분이 나온다(당뇨).

3. 순환계통의 병태생리

1) 적혈구의 이상

- 생리적 과다증(physiological polycythemia)
- 평지생활을 하다 4,500 m 정도의 고산지대 생활을 할 때 600~800만/1 mm³로 증가
- 탈수 때

- 악성 적혈구 과다증(polycythemic vera)
- 1,100만/1 mm³로 증가
- Hematocrit가 80%로 증가

- 적혈구 수가 비정상적으로 2배 이상 증가하고 산소는 상대적으로 감소하여 청색증이 나타난다.

■ 빈혈(Anemia)
- 적혈구의 수효가 적거나 헤모글로빈 농도가 작은 경우로 산소의 운반 능력이 감소된다.
- RBC의 수: 400만개/mm³ 이하
- Hemoglobin: 10~12 gm% 이하(정상 15 gm%)
- Hematocrit: 30% 이하(적혈구 용적비: 45%)일 때

(1) 빈혈의 종류
- 출혈성 빈혈(출혈에 의해 철 성분 소실로 빈혈이 초래된다)
- 재생불량성 빈혈
- 용혈성 빈혈
- 성숙 부전빈혈(maturation failure anemia)

(2) 증상
아찔한 감, 혈색이 좋지 않음, 숨차고, 쉽게 지친다

(3) 예방
철분(Fe) 1 mg/1일 섭취

2) 백혈구의 이상
- 백혈구 증다증(leucocytosis) : 10,000개/mm³ 이상
- 골수나 림프절의 이상적인 증식 → 백혈병(leukemia)
  - Leukemia(백혈병) : 조혈기의 진행성 악성 질환으로 혈액과 골수에 백혈구 및 아구가 비정상적으로 증가하는 것.
- 막창자꼬리염(충수염)의 경우는 2만 이상 증가
  - 급성폐렴의 경우는 10만 이상 증가
- 백혈구 감소증(leucopenia) : 4,000개/mm³ 이하
  - 골수, 림프조직 기능저하, 영양부족 등 여러 가지 원인으로 인한다.

3) 혈소판 장애

혈소판의 수가 감소하면 혈병퇴축(clot retraction)이 결손되며 파열된 혈관의 수축이 지연된다. 그 결과 쉽게 타박상이 생기며 다발성 피하출혈을 특징으로 하는 혈소판 감소형 자반증(thrombocytopenic purpura)이 초래되다.

- 혈소판의 수가 증가되면 혈전증(thrombosis)이 생기기 쉽다.
- 초자기구 표면에 잘 붙는다.

■ 지혈이상

- 지혈의 이상은 혈관이 손상을 입었을 때 혈액응고가 지연되는 혈액상실증(실혈병 hemorrhagic disease)과 혈관 내에서 쉽게 혈액응고가 일어나는 혈전증(thrombosis)이다.
- 혈액상실증은 혈장 Ca의 부족, 혈액응고인자(factor VII, IX 및 X)의 결핍 및 혈소판 수의 감소 등으로 생긴다.
- 응고인자 VIII의 결핍으로 야기되는 혈액상실증의 대표적인 것이 혈우병 A(hemophilia A)이다.

4) 부종(Edema)

부종은 세포와 세포사이의 수분, 즉 사이질액이 비정상적으로 증가하거나 인체의 빈공간, 즉 몸안에 수분이 저류되어 있는 것을 의미한다.

■ 부종의 발생기전(pathogenesis of edema)

(1) 정맥 정수압의 증가

(2) 혈장콜로이드 삼투압의 감소

(3) 나트륨의 정체(sodium retension)

(4) 림프계의 폐쇄

(5) 혈관의 투과성 항진

■ 전신부종(systemic edema)

- 주로 심장이나 콩팥의 기능저하 및 단백결핍성 영양실조로 인해 발생한다.

(1) 심성부종(cardiac edema)

- 울혈성 심부전이 대표적인데 이것은 심박출량의 저하나 전신 정맥쪽으로 혈액이 흘러 넘침(backward failure)으로써 다음과 같은 기전으로 생긴 부종이다.

(2) 콩팥성부종(renal edema)

- 토리를 침범하는 여러 병변 및 세뇨관 상피손상으로 인해 발생한다.
- 혈정단백에 대한 토리의 투과력이 증가하여 다량의 단백뇨가 배설되고 결국 혈청의 알부민이 감소된다.
- 저알부민 혈증으로 인해 삼투압이 떨어짐에 따라 수분이 혈관내에서 사이질내로 이동하며 부종이 발생한다.
- 특히 얼굴 눈꺼풀 주위에 생긴다.

(3) 국소부종

정맥폐쇄성 부종, 염증성 부종, 림프관성 부종, 복수, 뇌부종, 폐부종, 심낭수종 등이 있다.

5) 혈액 순환장애

■ 허혈(ischemia)

- 신체 한 부분에 혈액공급이 감소되거나 단절된 상태로 산소와 영양공급이 감소되며 유해한 대사산물이 축적된다.
- 원인
    - 동맥경화증, 동맥염 등에 의해 내강이 좁아지거나 혈전증, 색전증에 의한 혈관 폐쇄, 종양 등에 의함
- 관상동맥 혈류차단으로 심근허혈이 유발된 환자의 심근세포 변화
    - 사립체(mitochondria)가 가장 먼저 손상된다.
    - 글리코겐을 이용하여 에너지원을 생산한다.
    - 유산(lactic acid)이 축적된다.
    - 세포종창이 유발된다.

■ 충혈(hyperemia)

- 발생기전 : 교감신경 자극 또는 염증시에 유리되는 혈관 활성물질에 의한다.
- 조직이나 장기로 유입되는 국소혈관이 확대되어 그 부위에 혈액량이 증가되는 상태로 세동맥이나 모세혈관의 확대가 주된 변화이다.

- 충혈을 일으키는 부위는 산소함량이 많은 혈액이 증가하므로 선홍색이며 온도가 상승되어 맥박을 인식할 수 있다.

■ 울혈(congestion)
- 정맥혈의 배출이 장애를 받아 조직내에 혈액이 증가되어 정체된 현상으로 산소함량이 감소하여 청색증이 나타난다.
- 수동적인 과정을 거치며 정맥에 잘 발생한다.
- 좌심실부전에서는 허파(폐)에서만 울혈이 나타나고 우심실부전에서는 허파는 정상이지만 전신적으로 울혈이 나타난다.
- 침범된 장기는 암적색으로 변하며 심부전으로 인해 전신에 울혈이 오며 이때는 부종이 잘 동반된다.
- 국소적 울혈은 정맥이 외부로부터 압박을 받거나 혈전, 정맥염 등으로 내강이 좁아지거나 눌리는 경우에 발생한다.
- 전신적 울혈은 심장과 허파질환이 있을 때 동반되는데 순환하는 모든 혈액은 이 장기를 거쳐야 하기 때문이다.
- 만성 울혈 시에는 장기가 커지고 섬유화로 굳어진다.

■ 혈전증(thrombosis)
- 혈관이나 심장내에는 항상 혈액이 응고되지 않은 상태로 흐르고 있다. 심장이나 혈관내에 혈액이 응고되어 덩어리를 형성하는 것을 혈전증이라 하며 응혈괴를 혈전(thrombus)이라 한다.
- 혈전 형성에 영향을 미치는 소인
  - 혈관내피의 손상
  - 혈류의 변화
  - 혈액응고 인자의 변화
- 혈전의 성분: 섬유소, 혈소판, 적혈구, 백혈구 등
- 혈전의 형태
  - 백색혈전 : 혈관벽에 먼저 혈소판의 유착이 일어나고 그 위에 백혈구가 부착되어 층상 구조를 이룬다.

- 적색혈전 : 혈액응고 같은 기전에 의해 일어나고 석출된 섬유소망 중에 다수의 혈구가 엉겨있다.
- 혼합혈전
- 호발부위는 심방, 심실, 동맥, 정맥, 모세혈관 등 심혈관계의 어느 곳이나 생길 수 있다.
  - 정맥혈전증 : 대부분 폐쇄성이며 다리의 표재정맥이나 심부정맥에서 잘 발생한다.
  - 동맥혈전증 : 심근경색증, 심한 죽상경화증이나 대동맥 및 기타 동맥의 동맥류성 확장이 있는 환자에게서 잘 발생한다.
- 혈전의 운명(4가지 과정 중 한 과정을 거친다)
  - 증식(propagation) : 점진적으로 커져서 결국 중요한 혈관을 폐쇄한다.
  - 혈전색전(thromboembolism) : 색전성 물질 일부가 떨어져서 색전을 형성하여 발생부위로부터 멀리 떨어져 나간다.
  - 용해(resolution) : 섬유소 용해 작용에 의해 제거된다.
  - 기질화(organization) : 혈전 내부에 다시 구멍이 뚫려 혈액소통이 가능하게 된다.

■ 색전증(embolism)
- 색전은 혈관내에 떨어져 나온 고형물질, 액체성분 또는 기체성분으로 구성된 덩어리이며 이는 처음 생겼던 장소에서 떨어져 나와 다른 장소로 이동되어진다.
- 색전증의 99% 이상은 혈전색전이며 지방, 이물질, 공기 방울, 질소, 뼈조각, 종양조직편 등이 있다.

(1) 폐색전증(pulmonary embolism)
- 95% 이상은 정맥성 혈전에 의해 발생되는데, 특히 오금정맥, 넙다리정맥, 엉덩뼈정맥 등의 수술부위나 압박부위 등에서 형성된 혈전에 의해 발생되는 경우가 많다.
- 작은 색전들이 허파동맥을 따라 분지로 운반되어 폐쇄될 경우에는 허파 경색증이 발생되고 중등정도의 허파동맥이 폐쇄되면 경색보다도 허파출혈이 일어날 수도 있다.

(2) 전신성 색전증(systemic embolism)
- 좌심방, 좌심실, 대동맥, 중동맥 등에서 형성되는 어떤 물질에 의해 발생되며 심장내의 혈전의 원인은 주로 심근경색이나 류머티스성 심내막염에 의해 형성된다.
- 주로 다리, 뇌, 배 내의 각종 장기, 팔 등에서 발생한다.

(3) 공기색전증(air embolism)

- 혈관내에 공기나 질소가스가 있어서 혈행장애를 일으키는 경우로 해녀들에서 많이 볼 수 있으며 수술이나 외상 때 손상을 받아 다량의 공기가 유입되어 발생하기도 한다.
- 무릎관절 등에 심한 통증이 있다.
- 적은 양의 공기는 흡수되지만 100 cc이상의 공기는 색전을 형성하여 허파나 뇌혈관 등을 폐쇄할 수 있다.

(4) 양수색전증(amniotic fluid embolism)
- 분만중이나 분만직후에 양수가 산모의 정맥내로 유입되어 발생한다.
- 갑작스런 호흡곤란과 청색증을 보이다가 심혈관계쇼크, 발작과 함께 혼수에 빠지기도 한다.

(5) 지방색전증(fat embolism)
- 황색골수로 된 뼈의 골절이나 지방조직의 심한 외상 후에 점진적인 허파부전증, 정신력 저하와 함께 신부전증을 초래하는 것이다.

■ 경색증(infarction)
- 경색은 동맥혈의 공급이나 정맥혈의 순환이 갑자기 장애를 받아 장기나 조직이 일부에 허혈성 괴사를 일으킨 것을 의미한다.
- 경색의 원인은 대부분이 혈전증이나 색전증이며 동맥혈이 차단된 경우가 더 많다.
- 경색을 잘 일으키는 장기는 지라, 콩팥, 허파, 심장 및 뇌 등이다.
- 유발인자
    - 혈중 산소분압의 저하
    - 동맥혈 공급의 유형
    - 동맥폐쇄가 일어나는 속도
    - 저산소증에 대한 조직의 취약성

(1) 백색경색증(white infarction)(=빈혈성)의 특성
- 혈소판이 혈관벽에 유착되어 주로 동맥상류부의 폐쇄에 의해 발생한다.
- 고형조직에서 동맥 순환이 차단될 때 일시적으로 충혈되었다가 회백색 경색을 보인다.
- 고체(충실)조직(solid tissue)에 발생된다.
- 잘 침범되는 장기는 심장, 지라, 콩팥 등이다.

(2) 적색경색증(red infarction)(=출혈성)의 특성

- 정맥의 폐쇄로 생기며

- 소성조직(loose tissue)에 발생되며

- 혈액이 이중으로 공급되는 장기에 호발하고

- 경색전에 울혈되어 있는 조직에 생긴다.

- 잘 생기는 장소는 폐장이며, 가끔 작은창자에서도 발생한다.

(3) 패혈성 경색

- 경색이 있는 병소에 세균이 존재하는 것으로 허혈성 괴사가 발생하기 전에 이 병소에 세균 감염이 있었음을 뜻한다.

(4) 무균성 경색

- 경색 병소내에 세균이 존재하지 않는 경우

6) 쇼크(Shock)

■ 발생기전

- 혈액량의 감소

- 심박출량의 감소

- 혈액 재분포의 이상 등으로 초래되어 순환혈액이 충분치 못하게 된 상태

- 이로 인해 세포와 조직의 혈액공급에 이상이 온 것이다.

■ 쇼크의 병태생리학적 분류

(1) 심인성 쇼크

심근자체의 손상, 외압 혹은 유출로 폐쇄에 의한 심근 펌프기능 부전

(심근 경색증, 심장 파열, 부정맥, 심장 탐포나데)

(2) 저체액성 쇼크

화상이나 심한 구토, 설사 등으로 다량의 체액이 소실되거나 혈장량 부족과 전해질 불균형을 초래할 때 발생

(3) 출혈성 쇼크

심한 출혈에 의한 쇼크

(4) 패혈성 쇼크

말초혈관 확장 및 혈액저류, 세포막 상해, 내피세포 상해 및 파종성 혈관내 응고

(심한 세균 감염, 그람음성균 패혈증, 그람양성균 패혈증)

(5) 신경성 쇼크

• 약물치료와 척수마취가 원인일 수 있다.

• 전반적인 혈관확장으로 발생

• 혈관수축제와 같은 약물치료를 한다.

■ 쇼크의 임상적 경과

• 발생 초기에는 환자의 뇌 및 심장의 변화가 중요하며 이후에는 대사성 산증에 빠지게 되고 전해질의 장애가 오며 호흡곤란이 동반된다.

• 이 시기가 지난 환자는 임상적으로 위험한 2단계에 들어가는데 이는 주로 콩팥의 기능장애이다.

• 보통 2~6일 사이에 소변감소증(핍뇨 oliguria)이 출현되며 이는 수일~수주 동안 지속된다.

• 3단계에 들어서면 1일 3 L정도의 소변이 나오게 된다. 이 시기에는 외부로부터 감염이 잘 된다.

• 쇼크는 원인에 따라 예후가 달라서 저혈량성 쇼크와 신경성 쇼크는 예후가 좋아 사망률이 10% 정도이며, 심인성 쇼크는 사망률이 30~60% 정도이며, 패혈성 쇼크는 40~50%의 사망률을 나타낸다.

• 벌에 쏘인 경우와 같은 과민성 쇼크의 혈관계 반응은 혈관확장에 의해 순환용량이 증가하고 모세혈관의 투과도가 증가한다.

7) 심장(Heart)의 질환

■ 심 부정맥(arrhythmia)

(1) 정상 심박수

• 정상인에서 심박동은 굴심방결절에서 유래되는데 이를 정상 굴율동(normal sinus rhythm, NSR)이라고 한다.

• 안정시 심박수는 약 70회/분이며 수면 중에는 느려지고(느린맥 bradycardia) 정서적인 흥분, 운동, 발열상태에서는 증가된다(빠른맥 tachycardia).

(2) 비정상 심장박동조율기

• 비정상적인 상황에서 방실결절 및 심전도계의 다른 부위는 심장박동조율기가 될 수 있다.

- 심방과 심실 사이의 전도가 완전히 차단되었을 때 완전 또는 3도 방실차단(complete or third degree heart block)이 발생하고 심실은 심방과는 독립적으로 낮은 속도로 박동한다. 이를 심실고유율동(idioventricular rhythm)이라고 한다.
- 전도차단은 방실결절의 이상(AV nodal block)에 의하거나 결절 아래쪽 심전도계의 이상 (infranodal block)에 의할 수 있다.

(3) 심방성 빠른맥(빈맥 atrial tachycardia)
- 심방의 이소성 발화점이 규칙적으로 흥분하거나 재진입성 흥분이 심방 수축 빈도를 분당 220회까지 올릴 때 발생한다.
- 디지탈리스(digitalis)를 투여한 환자에 있어서 한 종류의 방실차단이 빠른맥과 연관되어 나타날 수 있다.

(4) 심방된떨림(심방조동 atrial flutter)
- 심방 수축 빈도가 분당 200~350회에 달하는 경우
- 정상 방실결절은 긴불응기를 가지고 있어서 성인에서는 전도가 분당 230회를 넘지 못하기 때문에 심방된떨림(조동)은 항상 2 : 1이상의 방실차단을 동반한다.

(5) 심방잔떨림(심방세동 atrial fibrillation)
- 심방은 완전히 불규칙적인 형태로 분당 300~500회의 매우 빠른 속도로 수축한다.
- 원인은 잘 알려져 있지 않지만 심방근에서 다발성이고 동시성으로 순환하는 재진입성 흥분파가 작용하는 것 같다.

(6) 심실성 부정맥(ventricular arrhythmia)
- 발작성 심실빠른맥(발작성 심실빈맥 paroxysmal ventricular tachycardia) 심실을 포함한 원운동에 의한 일련의 빠르고 규칙적인 심실의 탈분극현상
- 심실잔떨림(심실세동 ventricular fibrillation)
- 다발성으로 심실 이소성 발화점의 매우 빠른 흥분이나 원운동 때문에 심근섬유는 완전히 불규칙적이고 비효율적인 방법으로 수축한다.
- 잔떨림중인 심방과 마찬가지로 자루속의 벌레가 꿈틀거리는 것 같은 모습으로 전율한다.
- 심근경색 환자에서 가장 많은 급사망 원인이 바로 심실잔떨림이다.

■ 선천성 심질환(congenital heart disease)
출생 시부터 있던 심장의 형태학적 또는 기능적 이상을 말하며 크게 폐쇄성 심장기형과 단락

성 심장질환으로 구분할 수 있고 청색증을 수반한다.

(1) 팔로 4징후(tetralogy of fallot, TOF)

청색증을 동반하는 선천성 심질환 중에서 가장 흔하다. 고위 심실중격결손이 있고, 허파동맥 (폐동맥)협착이 있으며, 대동맥의 우방전위와 우심실 비대를 가진다.

(2) 심방중격 결손(atrial septal defect, ASD)

태생기 제4주에 심방에서 막성의 구조가 심방벽에서 자라는데 이것이 난원형으로 개방된 채 완전히 막히지 않는 상태로 좌심방의 혈액이 우심방으로 계속 통하게 되면 우심은 과로에 의한 확장이 오고 허파동맥도 확장된다. 청색증(cyanosis)은 나타나지 않는다.

(3) 심실중격 결손(ventricular septal defect, VSD)

- 좌우의 심실을 경계하는 심실중격 일부에 결손된 구멍이 있다.
- 결손된 구멍의 크기는 직경 1 cm 이하의 아주 작은 것부터 중격의 대부분을 함유하고 있을 정도로 큰 것도 있다.
- 결손된 구멍을 통해 처음에는 좌심실 130 mmHg, 우심실 20 mmHg의 압력차가 있기 때문에 좌심실의 혈액이 우심실로 흐른다(좌 → 우 단락성 심질환, left-to-right shunt).
- 결국 우심실에서 허파동맥(폐동맥)으로 많은 혈액이 유입되어 폐고혈압이 된다.
- 허파동맥 분지에는 고혈압성 병변이 발생하고 내강이 좁아지며 혈류저항이 상승되어 폐고 혈압은 더욱 악화된다.
- 이렇게 되면 우심실 압력이 높아져 반대로 우심실에서 좌심실로 혈액이 흐르게 된다(우 → 좌 단락성 심질환, right-to-left shunt) 이 상태를 Eisenmenger증후군이라고 한다.

(4) 방실중격 결손(atrioventricular septal defect, AVSD)

- 일차공결손, 공통방실관, 심내막상결손 이라도 한다.
- 심방중격 전하방의 결손과 함께 방실판막의 기형 및 심실중격 결손이 동반된다.

(5) 동맥관 개존(patent ductus arteriosus, PDA)

- 태생기의 동맥관이 생후에도 닫히지 않는 기형으로 대동맥 압력이 높고 허파동맥 압력이 낮기 때문에 대동맥에서 허파동맥으로 향하는 단락이 일어나고 심박동주기와 관계없는 연속성 잡음이 들린다.

■ 울혈성 심부전(congestive heart failure, CHF)

- 신체의 조직이나 기관에서 필요한 만큼의 혈액을 공급할 수 없을 정도로 심장기능이 저하

된 병태 생리학적 상태를 말한다.

- 울혈성 심부전은 심근의 수축력이 감소되거나 과도한 압력이나 양적인 부담이 심장에 주어질 때 생긴다.
- 수축력 감소는 허혈성 심근손상 시 흔히 볼 수 있는 것으로 수축기의 기능부전이 오며, 압력 부피 과부담은 고혈압, 판막질환, 선천적 좌우 단락이 있을 경우 온다.
- 울혈성 심부전이 발생하면서 여러 가지 대상성 변화가 오는데 심실확장, 근섬유의 비대, 빈맥 등이 온다. 그러나 이러한 대상성 변화는 결국 심장기능에 부담을 주게 되어 일차적인 심장질환과 함께 확장을 유도하여 울혈성 심부전의 악화를 가져오게 된다.
- 좌측 심부전 : 주요한 원인은 허혈성 심질환, 고혈압, 대동맥판이나 승모판질환, 심근질환 등이다.
- 우측 심부전 : 대부분 좌측 심부전시 동반하는 허파(폐)의 혈압상승 결과로 생기며 순수한 우측 심부전은 폐성심에서 잘 일어난다.

■ 허혈성 심질환(ischemic heart disease)
- 심근의 산소공급과 수요의 불균형으로 인하여 오는 심장질환으로서 관상동맥 경화증, 혈관 경련, 혈전증 등에 의한 관상동맥 혈류의 감소, 빈맥이나 심근비대시 혈액공급을 초과하는 심근 수요의 증가, 심한 빈혈, 허파질환, 선천성 심질환, 일산화탄소 중독, 흡연 등에 의한 산소이동의 감소에 의해 초래된다.

(1) 협심증(angina pectoris)
- 관상동맥 장애로 일시적으로 심근이 허혈상태가 되어 흉골 뒤쪽 부근에 중압감, 작열감이 유발되나 경색은 동반되지 않는다.
- 전형적(안정성)협심증, 프린쯔메탈 이형협심증, 점강성(불안정성) 협심증 등 세 가지 유형이 있다.
- 전형적협심증은 가장 흔하며 좌심실 심내막하심근의 허혈 때문에 발생한다. 프린쯔메탈 이형협심증은 휴식상태에서도 돌발적으로 발생하며 관상동맥의 수축으로 일어나고 심전도상 ST부의 함요를 보인다. 점강성 협심증은 휴식상태나 경한 운동 중에도 발생하며 심근경색의 바로 전단계라고 할 수 있다.

(2) 심근경색증(myocardial infarction)
- 심근의 일부로 가는 혈류가 차단되어 심근에는 심근세포의 비가역적인 변화가 유발되고

세포가 죽게 되는 현상

- 관상동맥의 폐색내지 협착에 의해 심근이 1cm 이상 허혈성 괴사에 빠져 빈혈성 경색을 일으킨다.
- 육안적으로 경색 심근소에 괴사가 나타나는 것은 경색 후 4~5시간부터이고 초기의 경색부는 정상부위보다 건조하고 창백하며 드물게는 출혈을 동반해 암적색으로 보인다.
- 심근경색후의 후유증으로 전도장애, 심부전증, 심인성 쇼크, 심장파열, 유두근파열, 중격천공 등이 나타날 수 있다.
- 심근경색 후 괴사한 심근으로부터 혈액으로 유리되는 혈청효소는 크레아틴키나제, lactic dehydrogenase, myoglobin, troponin 등이다.
- 심전도는 심근경색을 진단하고 경색부위를 찾는데 아주 유용하다.
- 급성 심근경색의 중요한 증거는 경색 부위에 위치한 심전도 유도에서 ST분절의 상승이다.
- 심근경색 후 수일 내지 수주가 지나면 ST분절의 변동은 사라진다.

* 급성 심근경색에서 심전도 변화를 일으키는 3가지 주된 병리 기전

경색 세포에서의 결함	전류의 방향	경색부위상에 위치한 전극에서 나타나는 심전도 변화
급속한 재분극	경색부위에서 멀어짐	ST분절의 상승
안정막 전위의 상승	경색부위로 향함	TQ분절의 하강
탈분극의 지연	경색부위에서 멀어짐	ST분절의 상승

(3) 만성 허혈성 심질환(chronic ischemic heart disease)

- 심근경색에 의한 심부전이나 서서히 진행되는 심근의 허혈성 변성에 의해서 생길 수 있다. 육안적 변화는 심장 크기의 감소나 갈색변화, 중증도 또는 고도의 관상동맥의 동맥경화증을 볼 수 있다.

(4) 급성 심장사(sudden cardiac death)

- 증상이 나타난지 1시간 이내에 예기치 않은 사망이 일어나는 경우를 말한다. 이 질환의 원인은 관상동맥의 심한 동맥경화증에 의한 허혈성 심질환 때문인 것으로 생각된다.

■심장의 종양

(1) 점액종(myxoma)

• 심장의 양성종양으로 상대적 발생빈도가 높으며(30.5%), 심내막에서 발생하고 심낭내로 자라는데 주로 좌심방중격에서 발생한다.

• 현미경적 구조는 별모양, 구형의 점액종세포, 내피세포, 평활근섬유세포 등으로 구성되어 있고 산성 뮤코다당체의 기질로 구성되어있다.

(2) 횡문근종(rhabdomyoma)

• 심근층에서 발생하며(발생빈도 8.5%) 주위와 경계가 뚜렷한 회백색 종양이다. 거미모양의 세포(spider cell)가 특징이다.

• 유아와 소아에서 흔하고 판막이나 심방의 폐쇄로 생후 1년내에 발견된다.

(3) 심낭의 중피종(mesothelioma of pericardium)

악성 중피종이 발생하며 주로 상피형만으로 된 것이 많다.

(4) 전이성 종양

혈행성 종양이 심근이나 심내막, 심외막 하에서 발생한다.

■심장의 염증

(1) 심내막염(endocarditis)

• 세균성 심내막염

패혈증이나 균혈증 등이 있을 때 일어나고 대부분 병원균이 혈행성으로 운반된다.

• 류머티스성 심내막염(rheumatic endocarditis)

  - 승모판의 심방쪽, 대동맥판의 심실쪽에 호발하고 승모판은 전체에 대동맥판은 증례의 1/2이 침범된다.

  - 판막에 혈전이 부착되고 기질화해서 작은 융기를 형성한다.

• 비정형성 우상성 심내막염(atypical verrucous endocarditis)

병변은 승모판에 많고 판막의 폐쇄면이나 표면, 판막부착부의 이면에 오디 모양의 백색 사마귀가 불규칙적으로 형성된다.

(2) 심근염(myocarditis)

• 바이러스성 심근염(viral myocarditis)

Coxackie – B군 바이러스에 의한 감염이 가장 유명하며 감염초기에는 심근은 창백해서 혼탁

종창을 일으킨다.

- 류머티스성 심근염

류머티스열에 의해 일어나며 초기에는 간질의 부종이나 교원섬유의 유섬유소성 변성이 나타난다.

(3) **유육종증**(sarcoidosis)

- 40세 이상의 여자에 많고 이들 중 거의가 심장 유육종증으로 사망한다.
- 병변은 좌심실, 중격, 특히 심실중격후방에 호발하고 중격 전체로부터 후벽, 전벽과 불규칙하게 또는 연속성으로 넓어진다.

(4) **특발성 심근염**(idiopathic myocarditis)

Virus에 의한 것으로 추정되며 비특이성 확산형과 육아종 거대세포형으로 분류한다.

(5) **실질성 심근염**(parenchymatous myocarditis)

- 열성 감염증이나 중독시에 나타나고 심근이 혼탁종양하여 변성을 일으킨다.
- 디프테리아에 의한 밀랍형 변성이 유명하다.

(6) **간질성 심근염**(interstitial myocarditis)

- 발진티프스, 성홍열, 인플루엔자 등의 감염증이나 약물중독에 의해 일어난다.
- 간질에 조직구나 림프구, 형질세포 또는 호산구의 침윤이 나타난다.

(7) **심막염**(pricarditis)

- 급성 심외막염(acute pericarditis)
  - 염증, 교원병, 외상, 종양 등에서 볼 수 있다.
  - 섬유소성 심막염은 요독증, 대부분의 교원병에서 나타나고 심낭에 충혈, 부종과 함께 섬유소의 부착이 초래된다.
  - 섬유소가 많은 경우에는 두꺼운 회백색의 층을 형성하여 융모심장이라고 한다.
- 만성 심막염(chronic pericarditis)
  - 결핵, 요독증, 방사선 등에 의해 나타나며 심장막공간(심막강)은 소실되거나 주머니 모양의 심막강을 남긴다.
  - 반흔화해서 석회화를 동반하여 심장이 석고로 둘러싸인 것같이 보이며 이 상태에서는 심장의 움직임 자체에는 영향이 없다.

■ 심판막증(valvular disease)

(1) 승모판막 폐쇄부전증(mitral insufficiency, MI)

- 승모판막 역류증이라고도 하며 판막증중 가장 흔하다.
- 혈액은 좌심실 수축 시 좌심방으로 역류해서 심방은 확장되며 좌심실은 확장기에 대량의 혈액이 유입되어 확장된다.
- 수축기에 혈액은 심방으로 역류해서 대동맥으로 혈액을 충분히 방출하지 못하기 때문에 좌심실은 대상성으로 비대해진다.
- 대량의 혈액이 좌심방에 저류해서 폐순환계는 울혈을 일으키고 우심에도 부하가 미쳐 결국 울혈성 심부전이 초래되고 부종, 청색증을 야기시킨다.

(2) 승모판막 협착증(mitral stenosis, MS)

- 폐쇄부전을 동반하는 경우가 많으며 판막구가 좁기 때문에 좌심실의 확장 때 좌심방에서 좌심실로 혈액이 충분히 흐르지 않아 혈액이 좌심방에 저류해서 좌심방은 비대해지고 확장된다
- 결국 폐순환계에 울혈을 일으키고 우심의 비대 및 확장과 우심방의 확장을 가져온다.

8) 변성과 대사이상

■ 변성

심근에는 각종 변성이 일어나기 쉬운데 주로 급성 감염증, 약물중독에 의해 일어난다.

■ 당원 저장질환

일명 Pompe's disease라고도 하며 심근에 다량의 당원이 축적되어 구형의 심장종대로 2년 이내에 심폐기능 부전을 초래한다.

■ 위축(atrophy)

생리적인 노인성 위축과 만성질환 등에 의한 병적 위축이 있다. 정상적인 심장의 무게는 350 g 정도인데 위축 시에는 250 g 이하로 되며, 육안적으로는 갈색일 경우가 많아 갈색위축(brown atrophy)라고도 한다.

■ 혈관(blood vessels)의 질환

(1) 동맥경화증(artriosclerosis)

- 동맥벽(내막)에 지방이 침착되어 일어나고, 당뇨합병증으로도 온다.
- 동맥벽이 두터워져서 벽의 탄력성이 소실되는 질환을 말한다.
- 죽상동맥경화증: 죽상판이나 섬유지방판을 형성하여 혈관의 내강을 좁히고 중막을 약화시켜 합병증을 유발시킨다. 대동맥, 관상동맥, 대뇌동맥 등에 흔하고 심근경색이나 대뇌경색 등을 유발한다.
- Monckeberg 중막 석회화성 경화증: 50세 이상 환자의 상하지에 있는 중등도 동맥에서 주로 발생하며 중막에 석회화를 초래한다.
- 세동맥경화증: 고혈압이나 당뇨병 등에서 흔히 합병된다.

(2) 동맥류(aneurysm)

- 동맥의 일부가 국한성, 전신성으로 낭상, 방추상으로 확장된 것
- 동맥류 부분이 동맥 고유의 3층의 벽에 있는 것을 진성동맥류, 고유의 벽에 없는 것을 가성동맥류라 하며 동맥벽이 해리되어 혈액이 그 속으로 들어가 있는 것을 해리성 대동맥류라 한다.

(3) 동맥염(arteritis)

- 결절성 다발성 동맥염
- 폐쇄성 혈전성 혈관염
- 과민성 혈관염
- 거대세포 동맥염
- 가와사키병(kawasaki disease) : 급성열증 피부점막 림프절 증후군이라고도 하며, 주로 소아에서 발생한다.
  - 피부나 점막의 발진과 함께 림프절 종양이 일어나며, 혈관염, 특히 관상동맥이나 장골동맥에 염증이 나타난다.
  - 동맥벽은 부종성으로 비후되며, 내막과 중막의 유섬유소 병변이 있고 림프구가 전층에 침윤되어 있다.
  - 동맥류나 혈전을 형성하여 관상동맥의 폐색을 일으켜 사망하는 수가 있다.

(4) 정맥류(varices)

- 정맥의 내압이 증가하여 낭상이나 뱀모양으로 확장되는 것으로 정맥혈의 역류가 장해되

어 일어나며 50세 이후에 잘 발생한다.

- 서서 일하는 사람의 하지피하정맥에 많고 비만인 사람도 피하부에 지방축적이 많아 지지조직이 약해서 정맥류의 발생빈도가 높다.
- 이외에 정맥 혈전증, 간정맥 혈전증, 상대정맥 및 하대정맥 증후군 등이 있다.

■ 조혈계 및 림프망내계(hematopoietic and lymphoreticular system)

(1) 호즈킨병 또는 호즈킨 림프종(Hodgkin's disease)

- 병리학적으로 리드 – 스턴버그 세포(Reed-Sternberg cell)라는 독특한 종양 거대세포가 여러 종류의 염증세포들과 혼재되어 발생한다.
- 생물학적으로는 감염질환에서처럼 발열 등의 전신증상이 나타나고 대다수가 림프절에서 원발하며 인접한 림프절로 확산하고 병의 말기에는 비호즈킨 림프종과는 달리 백혈병성 전환을 일으키지 않는다.

(2) 백혈병(leukemia)

- 소아에서 일어나는 악성종양 중 가장 많다.
- 대표적인 환경적 발병요인은 방사선이라 할 수 있다.
- 조혈세포, 특히 백혈구계의 종양으로 말초혈액 중에 많은 종양세포가 출현한다.
- 골수아구로의 분화를 나타내는 골수성 백혈병과 림프구로의 분화를 나타내는 림프성 백혈병이 있다.

■ 가와사키병(Kawasaki's disease)

- 급성 열성 피부점막 림프절 증후군(mucocutaneous lymphnode syndrome, MCLS)이라고도 한다.
- 3세 이하의 유아에게서 잘 발생하는 원인 불명의 급성열성발진성질환
- 10일 내외의 지속적인 발열, 손과 발바닥의 미만성 홍반, 발진, 안구점막충혈, 입안인후점막의 미만성 발적, 혀유두의 종대, 손발의 부종 등이 나타난다.
- 주 증상은 손과 발가락 끝의 막양낙설(膜樣落屑)이 나타나는 것이다.
- 병리학적으로 결절성 동맥염유아형과 동일하다고 본다.

9) 심폐소생술(Cardiopulmonary resuscitation, CPR)

- 심장잔떨림이 있거나 심박동이 정지된 사람은 심장마사지(cardiac massage)에 의해 심박출과 관상동맥의 관류를 어느 정도 유지시킬 수 있다.
- 심장 마사지는 양유두선 사이에 한 손의 뒷꿈치를 놓고 다른 손을 그 위에 얹고 복장뼈가 척추쪽으로 5 cm 이상 똑바로 압박되도록 압박을 가한다.
- 압박은 분당 80~100회 반복한다.
- 심장 마사지와 인공호흡을 교대로 30회의 가슴압박에 2회 환기의 비율로 시행한다.

4. 순환계통 약물의 작용

1) Adenosine(Adenocard) 항부정맥제, 핵산구성성분

체세포에 존재하는 천연물질로 방실결절(atrioventricular node)을 통한 방실전도를 느리게 하여 발작성 심실상성 빈맥을 효과적으로 종식시키므로 발작성 심실상성 빈맥치료 과정에서 최초로 투여하는 약물이다. 주로 방실결절에만 작용하므로 방실결절을 통하지 않는 상심실성빈맥에는 투여하지 않는다. 반감기가 5초 정도로 짧고 효과가 10~40초 정도이므로 투여 후 1~2분내에 빈맥치료가 안되면 즉시 반복투여 한다. 작용발현이 빠르므로 발작성 심실상성 빈맥을 정상적 동성 리듬으로 전환시키는데 효과적이다. 발작성 심실빈박중 말기에 유효하고 작용기전은 K+을 활성화시켜 세포외로 방출시킴으로써 과분극을 일으켜 S – A node의 탈분극을 감소시킨다.

- 용법 및 용량 : 초회량은 1~2초에 걸쳐 6 mg을 빠른 정맥내 농축괴(bolus)로 투여하고 투여 후 즉시 식염수 관류(saline flush)를 행해야 한다. 만일 초회량이 1~2분 이내에 발작성 심실상성 빈맥의 전환을 가져오지 못하면 12 mg을 빠른 bolus로 투여하는데 필요시 2회 반복 가능하나 12 mg 이상의 용량을 투여해서는 안된다.
- 주의 : 2, 3도의 심장 블록, 심한 동성 증상을 보이는 환자나 이 약물에 대해 과민성이 있는 환자에게는 금기이다. 안면 홍조, 두통, 짧은 호흡, 호흡곤란, 흉통, 현기증을 유발할 수 있다.

2) Amiodarone 항부정맥제

Na, Ca, K통로와 α, β 교감신경의 차단작용을 하는 항부정맥제로 퍼킨제(Purkinje)섬유 및 심실근 세포의 활동전압기간과 유효불응기를 현저히 연장시키므로, 즉 재분극을 연장시키므로 재돌입 부정맥을 차단할 수 있고 일부 베타 아드레날린(β-adrenaline) 길항작용 때문에 자동능을 감소시킬 수도 있다. 혈관의 평활근을 이완시키며 경구투여 시는 흡수가 느리고 좋지 않다. 경구 투여후 최고 혈장 농도는 5~6시간에 도달하고 조직결합이 광범위하고 간대사도 느리다.

- ■ 용법 및 용량 : oral(200 mg/정), 1일 3정씩 8~10일간 투여하고 증상에 따라 1일 4~5정으로 증량한다.
- ■ 주의 : 반감기가 길고 치명적인 부작용이 있으므로 심전도 감시하의 입원환자에서 재발성 심실세동 또는 지속적인 불안정 심실빈맥 치료에만 사용한다. 환자의 10~15%에서 폐독성을 보이고 이중 약 10%가 사망하므로 주의한다. 이 외에도 각막의 미세 침착, 피부의 광과민반응, 청색피부증 등의 부작용이 나타날 수 있다.

3) Amrinone 강심배당체, 포스포디에스테라제 억제제

작용 발현이 빠른 변력성 약물이며 포스포디에스테라제(phosphodiesterase)억제제로서 아드레날린성 수용체에는 작용하지 않는다. 심근수축력과 단축속도를 증가시키며 혈관 및 기관 평활근을 이완시킨다. 정맥 주사시 작용이 즉각적으로 심장박출량을 증가시키며 경구투여 시 최고효과가 1~3시간에 나타난다. 디지털리스(digitalis) 투여 중인 심부전환자에게 투여하면 심장계수 및 심박 출량을 신속히 증가시키며 좌심실 확장기말압, 쐐기압(wedge pressure) 및 전신혈관 저항을 감소시키고 동박동수와 전신동맥압에는 적은 변화를 일으킨다. 미국에서는 digitalis, 이뇨제 또는 혈관확장제에 반응이 없는 울혈성 심부전의 단기간 치료용으로 사용되고 있다.

- ■ 용법 및 용량 : 0.75 mg/kg을 2~3분간에 걸쳐 투여하고 이어서 분당 5~10 μg/kg을 계속 주입한다. 권장 최대 1일 용량은 10 mg/kg이고 정상인에서 배설 반감기는 3~4시간이나 심부전 환자에서는 약 6시간으로 길어진다. 정맥주사를 할 때는 포도당 용액과는 섞이지 않으므로 생리식염수와 섞어서 투여한다.
- ■ 주의 : 심근경색 후에 발생하는 울혈성 심부전증의 경우에는 사용될 수 없고 위장 장해, 간독성, 발열, 부정맥, 저혈압, 오심, 구토 등을 일으킬 수 있으며 20% 정도의 환자에서 가역성인 혈소판 감소증이 나타나므로 주의한다. 또한 다른 변력성 약물처럼 혈압, 맥박 및 EKG를 지속적으로 모니터해야 한다. 이 약물을 투여하는 정맥로 안으로 퓨로세마이드(furosemide)를 투여하면 화학적 반응이 일어나 정맥내에 침전이 생길 수 있으므로 주의

한다.

4) Amyl nitrite 관상혈관 확장제

자주 남용되는 흡입 마취제로 유리알에 들어있어 급할 때 유리를 깨고 0.2 mL를 흡입하는데 냄새가 불쾌하고 피부혈관이완, 현저한 혈압강하 등을 일으키는 경향이 있다. 폐에서의 흡수는 매우 신속하며 작용시간도 약 5분간으로 매우 짧다. 시안화물 중독시 흡입시키거나 급성발작 치료에 사용하며 선천성 심장질환 등에서는 본 제제를 투여하면 질환의 종류에 따라 심잡음의 증가나 감소가 일어나기 때문에 이것이 진단의 기초가 되기도 한다.

- 용법 및 용량 : 0.2 mL를 흡입
- 주의 : 투여 후 혈압강하를 감시한다.

5) Antihistamines 항히스타민제

히스타민(histamine) 수용체에서 히스타민의 작용을 상경적으로 억제하며 H1과 H2수용체 길항약으로 분류한다. 보통 항히스타민이라고 하는 것은 H1수용체 길항약을 말하며 기관지와 위장관 평활근에 대한 히스타민의 작용을 차단한다. H1수용체 차단제는 히스타민에 의해 혈관 투과성 항진, 혈관평활근의 이완, 기관지 평활근 및 소화관 평활근의 수축을 억제한다. 그러나 위산의 분비는 H2수용체가 관여하고 있기 때문에 억제하지 않는다. 히스타민은 병태생리학적 으로 염증에 깊이 관여하고 있기 때문에 H1수용체 차단제는 담마진 등과 같은 알레르기성 질 환인 경우에 혈관투과성 항진에 의해 일어나므로 담마진 등의 알레르기 치료에 이용된다. 감 기로 인한 콧물분비의 항진과 기도분비의 항진에도 사용되지만 객담의 정도를 높게 하여 그 객 출을 곤란하게 하므로 환자의 증상을 보고 투여하는게 좋다. 또한 H1수용체 차단제는 진정작 용이 있으므로 배멀미 등의 예방에도 이용된다. H2수용체와 관련이 있는 히스타민의 작용에는 위액분비와 심장기능의 항진 등이 있다. H2수용체 차단제는 히스타민에 의한 위산 및 펩신분 비의 증가를 억제할 뿐만 아니라 이들의 기초분비까지 저하시킨다. 중독 시의 증상은 산동, 안 면홍조, 구갈, 비인두의 건조, 요저류, 발열, 빈맥, 고혈압, 혼미, 혼수 등을 보이며 특히 소아의 경우는 흥분, 진전, 환각, 경련 등의 중추신경계 자극증상을 보이는 반면 성인은 중추억제, 긴 장성 혼미가 흔히 나타난다.

- 용법 및 용량 : 항히스타민제의 약제가 다양하므로 용법과 용량이 다르나 6~12세의 소아 에게는 성인의 1/2량을 투여하고 6세 이하의 어린이는 주의한다.

■주의 : 디펜하이드라민(diphenhydramine)의 경구치사량은 20~40 mg/kg 정도 이므로 투여 시 주의하고 어린이는 성인에 비해 항히스타민제의 독성작용에 민감하므로 투여 시 주의한다.

6) Atenolol 항부정맥제, 항고혈압제, β1 선택성차단제

혈관 평활근내에서 β1 – 아드레날린 수용체 차단제로 작용하며 부분적 효능제 효과는 거의 없고 약한 막안정성을 갖는다. 방실결절의 전도를 느리게 하고 심박동수를 감소시키며 심근층에서의 산소소모량을 감소시킨다. 경구 투여 시 불완전하게 흡수되어 대부분 요중에 변하지 않고 그대로 배설되며 항고 혈압 효과는 상당히 오랫동안 지속되므로 하루에 한번 투여한다. 과투여 시 불면, 현기증, 환상, 우울, 발기부전, 발진, 이상한 몽상, 허혈성 대장염, 기관지경련 등을 일으킬 수 있다.

- ■용법 및 용량 : 고혈압 시에는 1일 1회 50 mg을 단독 또는 이뇨제와 병용 투여하고 협심증을 보일 때는 1일 100 mg을 1~2회 분복 투여한다. 1일 최대용량은 100 mg.
- ■주의 : 과투여 시 피로와 우울증상을 보이므로 주의하고 협심증 환자에서의 갑작스런 투여 중지는 심근경색과 심실성부정맥을 야기시킬 수 있다. 당뇨병 환자에서는 저혈당 상태가 연장될 수 있으며 과도한 서맥을 피하기 위해서는 정맥 투여 시 천천히 또는 atropin과 함께 투여한다.

7) Bretylium Tosylate(Bretylol) 항부정맥제

Purkinje섬유 및 심실근 세포의 활동전압 기간과 유효불응기를 연장하며 교감신경말단에서 노르에피네피린(norepinephrine)의 방출을 억제하나 급속히 비경구 투여를 하면 신경말단으로부터 노르에피네피린을 방출시켜 교감신경 자극효과가 나타나는 수가 있다. 또한 교감신경 자극과 암페타민 및 간접 작용 교감신경 모방제에 대한 반응을 억제하여 체위성 저혈압을 일으킬 수가 있다. 브레틸리움의 1회 투여로 조직내 카터콜아민(catecholamine)의 농도를 조금밖에 감소시키지 못하나 반복 투여했을 때는 조직에서 카터콜아민이 고갈된다. 근육주사 시 거의 대부분이 대사를 하지 않은 상태로 소변으로 배설되는데 배설 반감기는 약 9시간이다.

- ■용법 및 용량 : 5 mg/kg의 용량으로 투여하고 부정맥이 계속 존재하면 10 mg/kg의 후속 용량을 5분 간격으로 투여할 수 있다. 총용량은 30 mg/kg을 넘지 말아야 한다.
- ■주의 : 환자의 약 50%에서 체위성 저혈압이 일어날 수 있으므로 환자를 앙와위로 유지시

킨다. 위장관 흡수가 나쁘므로 정맥이나 근육주사를 한다.

8) Captopril 항고혈압제

불활성인 angiotensin I 이 angiotensin II로 전환되는 것을 막으므로 그 결과 동맥과 정맥혈관을 이완시킨다. 인체에 소량투여 시 angiotensin II의 승압작용을 2시간 이상 억제하며 50% 회복되는 데는 약 4시간이 소요된다. Captopril은 각종 고혈압에 있어서 전신소동맥 저항 및 평균이완기 그리고 수축기 혈압을 낮춘다. 원발성 aldosteronism을 제외한 대부분의 고혈압에서 혈압을 낮추는 작용을 한다. 전신 소동맥을 확장하는 외에도 큰 동맥들의 이완도 증가시켜 전신혈압 강하에 기여한다. 이 약물은 부작용이 적어 사용에 불편함이 없다.

- 용법 및 용량 : 경구투여 시 신속히 흡수되며 생체 이용도는 평균 65%이다. 식전 1시간에 투여하고 초기 1일 1회 50 mg 또는 25 mg을 2회 투여한다.
- 주의 : 신기능이 저하되어 있는 환자는 배설이 느리므로 감량하여 투여하고 이뇨제를 투여 중인 고혈압 환자는 급격한 혈압 강하가 나타날 수 있다. 고열, 오한, 발기부전, 혈관부종, 다뇨, 핍뇨, 과칼륨혈증 등의 부작용이 나타날 수 있다.

9) Digitalis 심부전증 치료제

모든 세포에서 필수적으로 일어나는 이온의 이동을 강력히 억제하며 심근수축 증가 작용이 있다. 가장 중요한 약력학적 특성은 심근의 수축력을 증가시키는 것이며 혈관저항과 용량을 변화시키는 것이다. 심근에 직접 작용하여 수축기 수축력을 용량에 비례하여 증가시키며, 수축기간을 단축시키고 세포막에 존재하는 Na+, K+, ATPase를 직접 억압한다. 임상적으로 울혈성 심부전 환자에게 순환을 개선시키는 목적으로 쓰이며, 심방세동 또는 조동환자에게 심실박동을 지연시킬 목적으로 이용된다.

- 용법 및 용량 : 경구투여가 가장 경제적이며 디곡신(digoxin)의 경우는 1.25~1.5 mg을 경구투여하거나 0.75~1.0 mg을 정주한다.
- 주의 : digitalis의 독작용은 발생빈도가 높고 치명적인데 과량 투여시 K+을 투여하여 치료할 수 있다.

10) Digitoxin 강심배당체

Digoxin과 작용이 유사하며 완화한 작용발현, 긴 반감기, 느린 배설작용을 나타낸다.

- 용법 및 용량 : 신생아의 겨우 0.025 mg/kg, 1~2세는 0.04 mg/kg, 유지량은 디기탈리스화 용량의 1/10 정도이다. 성인은 초회량 0.2 mg씩 6~8시간마다 투여하고 유지량은 0.05~ 0.2 mg으로 한다.
- 주의 : 오심, 구토, 시야몽롱 등의 부작용이 있고 심한 경우 시각장애, 부위감각소실, 심실 성 빈맥 등이 나타난다.

11) Digoxin 강심배당체

심장수축력과 심박출량을 증가시키는 작용을 한다. 심판막질환, 고혈압, 허혈성 심질환, 선 천성 심질환, 심방세동, 조동에 의한 빈박, 발작성 심방성 빈박 등의 부정맥, 갑상선기능항진증 및 저하증, 빈박의 예방 및 치료에 쓰이며, 주로 만성심부전 환자에게 효능이 있다. 또한 방실 결절의 전도속도를 느리게 하므로 심방세동, 심방조동으로 심장박동수가 빨라졌을 때 심장박 동수를 조절하기 위해 투여한다.

- 용법 및 용량 : 초회 0.25~0.5 mg을 2~4시간마다 충분한 효과가 나타날 때까지 지속한 다.약물작용이 빠르고 반감기가 비교적 짧다.
- 주의 : digitalis에 대한 과민반응이 있거나 심실세동, 심실빈맥, 경동맥동 증후군환자는 금 기이다.

12) Dobutamine(Dobutrex) 카테콜라민

심장의 β – 1수용체에 작용하여 심근의 수축력을 증가시키고 관상혈류와 심박동수를 증가시 키며, β – 2수용체에 작용하여 말초혈관을 확장하고 말초혈관의 저항을 감소시킨다. 조직적인 심장질환이나 심장수술로 인해 수축력이 저하된 심부전증 환자의 단기치료요법을 위한 심박 출력 목적으로 이용한다.

- 용법 및 용량 : 심박출 증가를 위해 필요한 주입속도는 보통 2.5~10 mcg/kg/min이며 만 족할 효과를 얻기 위해서는 40 mcg/kg/min으로 주입한다.
- 주의 : 불안, 두통, 심장의 작열감, 구토, 빈맥, 조기 심실수축 등의 부작용이 있을 수 있으 므로 임부, 수유부, 소아, 고혈압환자는 주의하고 과민성 환자나 대동맥하부 협착 환자는 금기이다.

13) Dopamine(Intropin) 카테콜라민

효소에 대한 기질이므로 경구 투여하면 효과가 없다. 저농도의 도파민은 신장, 장간막, 관상혈관의 D1 − 도파민 수용체에 작용하며, 소량을 정맥내 주사하면 사구체 여과율, 신혈류 및 Na+배설이 증가한다. 고용량의 도파민은 β1수용체에 작용함으로써 심근에 대하여 양성변력효과를 나타낸다. 투여 시 정맥의 긴장도가 상승하여 중심정맥압이 상승하고 심장으로의 정맥혈 환류량이 증가한다. 수축기압과 맥압을 증가시키지만 이완기 혈압에는 거의 효과가 없거나 경미하게 상승한다. 주로 심근경색, 외상, 패혈증, 수술후 및 신부전으로 인한 쇼크, 울혈성 심부전에 의한 만성 심대상부전증, 핍뇨, 무뇨증, 기타 순환장애에 이용된다.

- 용법 및 용량 : 상용량은 2~5 mcg/kg/min을 정주하고 중증인 경우에는 5~10 mcg/kg/min이나 20~50 mcg/kg/min을 정주한다.
- 주의 : 과량으로 인한 부작용은 일반적으로 과도한 교감신경모방 활성에 기인하며 오심, 구토, 빈맥, 협심통, 부정맥, 고혈압이 나타날 수 있으므로 임부나 수유부, 동맥색전증환자, 말초혈관질환 환자에게는 주의하고 과민 반응자나 심실세동, 갈색세포종환자는 금기이다. 특히 삼환계 항우울제를 사용하고 있는 환자에서는 용량을 주의 깊게 조정하여야 한다.

14) Esmolol(Brevibloc) β1 − 수용체 차단제

응급 시 빈맥치료제로 심방조동과 심방세동을 포함하여 심실상성 빈맥이 있는 환자에게 심박동수를 느리게 하는 등, 심부정맥 치료에 사용되는데 주로 정맥주사로 이용되며 서맥, 심부전증, 저혈압 등의 부작용 때문에 약효를 급속히 제거해야할 필요가 있는 중환자 또는 수술전후 환자에게 사용된다.

- 용법 및 용량 : 저혈압이 발생하면 용량을 감소한다. 최초 1분 동안은 500 μg/kg/min의 용량을 투여함으로써 시작하고 1분 후에는 4분 동안 50 μg/kg/min의 유지량으로 감소한다. 정주를 해야 한다.
- 주의 : 동성서맥, 1도 이상의 심장 블록이나 심인성 쇼크, 울혈성 심부전증을 가진 환자에게는 사용해서는 안된다.

15) Heparin 항혈액응고제

생체내에서는 히스타민과 결합하여 비만세포중에 존재하는데 생체내에서나 시험관내에서 혈액응고 저지작용을 나타낸다. 응고시간을 연장하나 출혈시간에는 영향을 주지 않는다.

Prothrombin에서 thrombin으로의 전환을 억제하여 혈액응고 각 단계에서 작용을 하며 혈중 지질 분해작용도 있다. Heparin은 간에서 파괴되기 때문에 경구투여는 효과가 없다. 주로 신속한 항응고작용이 필요할 때나 혈전색전 질환의 응급 시 투여한다.

- 용법 및 용량 : 정맥주사 초회량은 1,000 unit, 1일 4~6회 5,000~10,000 unit을 투여 한다.
- 주의 : 출혈 촉진작용 이외에는 거의 없고 출혈 시는 투약을 중단하면 된다. 출혈환자나 혈우병, 뇌일혈, 위궤양, 유산, 혈소판 감소증 환자는 금기이다.

16) Hydralazine(Apresoline) 혈관확장제

소동맥 평활근의 직접적인 이완을 일으키며 소동맥을 과분극시키고 칼슘의 이동을 억제하는 작용도 있다. 작용은 대부분 고혈압 치료로 심혈관계에 국한되는데, 말초혈관의 저항을 낮춤으로써 수축기 혈압보다 확장기 혈압을 더 낮추고 보상작용으로 심박동수, 심박출량 등이 증가된다.

- 용법 및 용량 : 경구투여 시 소아는 1일 0.75 mg/kg을 분할 투여하고 7.5 mg까지 증량할 수 있다. 성인은 처음 2~4일은 1일 4회 10 mg씩 투여하고 1주는 1일 4회 25 mg씩, 그 다음은 1일 4회 50 mg씩 투여한다. 정주나 근주 시는 소아는 1일 1.7~3.5 mg/kg을 4~6회 분할 투여하고 성인은 1일 20~40 mg을 필요하면 반복 투여한다.
- 주의 : 약리작용과 관련된 부작용으로 혈관확장에 의한 부작용과 보상작용에 의한 심기능 항진 및 sodium과 물의 체내축적이 있고, 다른 부작용으로는 면역반응이 있다. 또한 루푸스 증후군(lupus syndrome), 혈청병, 용혈성 빈혈, 혈관염, 사구체신염 등의 자가면역 반응이 생기기도 하므로 고령환자나 심장질환자에게는 주의한다.

17) Metaraminol 교감신경 효능제, 저혈압 치료제

거의 저혈압 치료에만 쓰이는 약으로 전체적인 효과는 노르에피네프린 효과와 비슷하다. 이 약물은 중추신경계 흥분효과는 갖지 않으며 경구투여로 흡수된다. 이 약물은 교감신경계 말단으로부터 norepinephrine의 유리를 촉진시킨다.

- 용법 및 용량 : 경구투여는 정주나 근주량보다 5~6배 많은 양을 투여해야 한다. 200 mg의 약물을 500 mL의 D5W에 가하여 0.4 mg/mL의 희석액을 제조한다. 주입속도는 혈압에 따라 조절하며 I.V가 불가능할 때는 근육내로 투여한다. I.M의 최초 성인용량은 5~10 mg이다.

■ 주의 : 혈액 보충이 이루어지지 않고서는 저혈액증에 사용되어서는 안된다. 빠른 주입은 고혈압을 유발할 수 있고 불안, 진전, 현기증, 오심, 구토 등의 부작용이 나타날 수 있고 말초혈관 수축으로 인한 반사로 서맥을 유발할 수 있다.

18) Metoprolol 선택적 β1차단제, 항아드레날린작동제, 고혈압치료제

β1을 선택적으로 차단하는 β길항제로 propranolol과 달리 β1수용체에 대하여 선택성이 있다. 심박동수, 수축기 혈압, 심박출량의 감소 등을 일으키며 특히 심근경색 후에 수반되는 빈맥을 억제한다. 이러한 효과 때문에 심장에 보호적인 것으로 인식되며 급성 심근경색 후의 환자에게 잠재적인 합병증을 감소시키기 위하여 사용된다. Propranolol보다 기관지 수축을 훨씬 덜 일으키며 기도 저항효과가 극히 적어 천식 환자에게도 사용된다.

■ 용법 및 용량 : 급성 심근경색 후에 투여할 때는 5 mg을 bolus로 서서히 정주하고 생명징후가 안정하게 유지되면 2분후에 5 mg의 bolus를 두 번째로 투여한다. 1차 및 2차 bolus가 내성이 있으면 5 mg의 bolus를 3차로 투여하고 총 용량은 15 mg을 넘지 않게 한다.

■ 주의 : 분당 45회 이하의 심박동수, 100 mmHg 이하의 수축기 혈압 또는 울혈성 심부전증을 갖는 환자에게는 금기이다. 병원전 처치에서는 천식이나 기관지 경축중의 병력이 있는 환자에게 투여해서는 안된다. 투여중에는 혈압, 맥박, ECG 등을 계속적으로 모니터해야 한다. 서맥, 저혈압, 기면, 울혈성 심부전증, 호흡곤란, 천명 등의 부작용이 일어날 수 있다.

19) Nadolol 비 선택적 β – 아드레날린성 차단제, 항협심제

비선택적 β-adrenergic수용체 차단인자로 propranolol과 유사한 작용을 한다. 고혈압, 협심증, 심장빈맥성 부정맥, 편두통의 예방, 갑상선중독증 등에 이용되는데 광범위하게 대사되지 않으므로 대체로 뇨중에 변하지 않고 그대로 배설된다.

■ 용법 및 용량 : 1일 1정으로 시작하여 최적반응이 나타날 때까지 1주일 간격으로 증량한다. 협심증, 심장빈맥성 부정맥의 경우는 1일 최대 4정, 편두통의 경우는 1일 1정으로 시작하여 통상 유지량은 1일 2~4정을 투여한다.

■ 주의 : 기관지 경련, 서맥, 저혈압, 흉통, 설사, 구강건조 등의 부작용이 우려되므로 당뇨병 환자, 임부, 신장질환자, 수유부는 주의하고 심부전환자, 기관지 경련성 질환자는 금기이다.

20) Nifedipine(Adalat) 칼슘 채널 차단제

고혈압의 치료에서 응급약물로 널리 사용되는 칼슘채널 차단제이다. 주로 동맥의 말초 혈관을 둘러싼 평활근의 이완을 일으키는데 이 이완작용은 말초혈관 이완, 말초혈관 저항감소와 수축기 및 확장기 혈압을 가져온다. 또한 협심증에서 관상동맥 경축을 감소시키는데 효과적이다. 임신과 관련된 고혈압에서 hydralazine을 사용할 수 없을 때 대신 사용할 수 있다.

■용법 및 용량 : 혀밑에 놓기 전에 10 mg 캡슐에 몇 개의 작은 구멍을 내야 한다. 심한 고혈압일 때는 초회량 20 mg을 경구 또는 설하로만 투여한다.

■주의 : 혈압의 현저한 감소를 가져오므로 저혈압 환자에게 투여하여서는 안되고 과민성이 있는 환자는 금기이다.

21) Nitroglycerin(Nitrostate) 혈관확장제

심한 육체적 운동이나 감정의 격동 등으로 유발된 협심증의 통증이 나타날 때 설하에 투여하거나 구강내에 분무하면 즉시 통증이 멈추는 강력한 평활근 이완제이다. 심근허혈이 발생한 환자에게 투여가능하고, 관상 혈관의 혈류를 증가시키고 허혈 심근의 관류를 개선시키며 혈관벽에 있는 수용체와 결합하여 혈관 평활근을 이완시키므로 정맥이 이완되고 결국 심장의 전부하가 감소된다. 감소된 전부하는 심근의 운동량을 감소시키며 이러한 특징이 관상동맥 확장작용과 함께 협심증을 개선시킨다.

■용법 및 용량 : 통상 협심증에 1정(0.4 mg)을 설하 투여하고, 필요시 3~5분마다 반복할 수 있다. 병원전 처치에서는 3정 이상 투여하지 않으며 증상이 개선되지 않으면 이송한다.

■주의 : 뇌혈관 이완으로 인해 두통이 가장 일반적인 부작용이며 현기증, 피부발적, 구갈, 오심, 구토 등의 부작용이 나타날 수도 있다. 이 약은 일단 개봉하면 빨리 변질되므로 빛을 차단하여 보관하여야 한다. 저혈압이나 뇌압이 증가되어 있는 경우, 쇼크상태의 환자에게는 금기이다.

22) Nitroprusside 혈관이완제

혈관확장제로 고혈압위기에 사용하며 말초동맥과 정맥을 모두 확장시킨다. 동맥이 이완되면 말초혈관 저항이 감소하고, 정맥이 이완되면 심장의 전부하가 감소하고 따라서 후부하도 감소한다. 평활근에 직접 작용하여 강력한 혈관확장을 일으키므로 주로 고혈압성 응급상황에서 사용한다. 투여 즉시 효과가 나타나고 중지하면 효과가 멈추므로 응급상황에 좋다. 외과적 수술시 출혈을 감소시키기 위해 혈압을 급속히 하강시키고자 할 때도 사용한다.

- ■용법 및 용량 : 50 mg을 2~3 mL의 5%수용액에 용해한 후 250~1,000 mL 5% 수용액에 넣어 희석하여 사용한다.
- ■주의 : 광선에 예민하므로 차광하여 주입하고 급격한 혈관확장과 혈압 하강으로 인한 2차적 증상이 나타날 수 있으므로 주의한다.

23) Pindolol 비선택성 β – 아드레날린성 길항제, 항고혈압제

내인성 교감신경 유사활성 때문에 안정상태에서 심박출량과 심박동수 감소가 적어 심장예비가 적거나 심한 서맥에 쉽게 빠질 수 있는 사람에게 좋다. 혈관 평활근내에서 β – adrenergic 수용기의 자극을 차단하며 방실결절의 전도를 느리게 하고 심박동수를 감소시키며 심근층에서의 산소 소모량을 감소시킨다. 동맥성 고혈압, 협심증, 부정맥, 과아드레날린 작동성 심장기능장애에 효과적이다.

- ■용법 및 용량 : 통상 1일 2~6정인데 동맥성 고혈압의 경우는 1일 1회 2~3정 또는 4~6정을 2~3회 분할 투여하고 협심증이나 부정맥의 경우는 1일 2~6정을 3회 분할 투여한다. 과아드레날린 작동성 심장기능 장애시는 1일 2~4정을 투여한다.
- ■주의 : 저혈압, 서맥, 허혈성 장염, 복시, 발기부전 등의 부작용이 우려되므로 임부, 수유부, 당뇨환자, 감상선 질환자 등은 주의하고 폐심증, 칼슘길항제를 투여중인 환자는 금기이다.

24) Procainamide(Pronestyl) 항부정맥제

Procaine과는 달리 ester결합(– CO · O –)이 amide결합(– CO · NH –)으로 바뀐 것으로 심장작용은 quinidine과 매우 비슷하며 불응기의 연장, 흥분성의 저하, 흥분전도속도의 저하가 나타난다. 즉, 심전도 상 QT간격이 연장되고, QRS파의 확장이 관찰된다. 심실 이소성을 억제하는데 효과적이며 lidocaine이 심실성 부정맥을 억제하지 못하는 경우에 효과적이다. 또한 심장내 다양한 심박조율 위치의 자동성을 감소시키며 lidocaine보다 심실내 전도를 훨씬 큰 정도로 느리게 한다. 심근경색 발생 직후인 심실성 부정맥에 대해서도 특효적으로 작용하며 소화관에서의 흡수가 양호하여 주로 내복으로 사용하지만 주사로서 투여하는 경우도 있다.

- ■용법 및 용량 : 경구투여 시 초회량은 1 g, 필요에 따라 0.5~1 g을 4~6시간 간격으로 투여하고 근주 시는 0.5~1 g을 경구치료가 가능할 때까지 6시간마다 반복 투여한다. 정주 시는 100 mg을 5분 동안 직접 정맥내로 투여하고 50 mg/min을 초과해서는 안 된다.

■주의 : 심한 저혈압에 주의한다. 발작성 심실박동 급속이 나타날 수 있다.

25) Propranolol(Indenol) 항고혈압제, 항협심제, 말초성교감신경억제제, β 차단제

심장에 대해서 두 가지 기전으로 작용하는데, 그 하나는 아드레날린 신경섬유에서 유리된 카테콜라민(catecholamine)의 작용을 차단하는 것이고, 다른 하나는 심근에 대한 직접작용으로 확장기 탈분극 속도를 감소시키고 전도속도와 불응기를 감소시키며 심근의 변력작용(inotropic action)을 감퇴시킨다. 부정적인 변력성, 변시성, 변전성의 비율을 가진 비선택적 β−아드레날린성 차단제로 기외수축, 발작성 빈박의 예방, 빈박성 심방세동, 갈색세포종, 동성빈박, 협심증, 고혈압, 국소마취작용, 심근수축력 억제작용 등에 효과적으로 이용된다.

이는 내인성 교감신경의 유사작용이 없으며 세포막 안정효과가 크고 지방 용해도가 큰 β수용체 봉쇄제이다. 편두통 예방제로 좋으며 심장에 대한 아드레날린성 흥분작용을 봉쇄하여 부정맥 치료효과를 나타낸다. 심박동수의 증가를 억제하고 digitalis에 의해 심박 조율기 능력이 항진되었을 때 그 억제 작용이 더욱 현저하다. 또한 항갑상선 약제나 방사성 요오드에 대한 반응을 기다리는 동안 확실하고 신속하게 증상을 완화하는데 효과가 있으며 치명적 합병증인 갑상선위기(thyroid storm)에 대해 대단히 유효하다.

- ■용법 및 용량 : 경구투여시 6시간마다 20~40 mg이지만 환자의 반응에 따라 조절 한다. 고혈압에는 초회량 1일 80 mg을 투여하며 협심증에는 10~20 mg을 1일 3~4회 투여한다. 장기간 치료를 위할 때는 1일 40~80 mg씩 경구 투여한다.
- ■주의 : 위장장애, 두통, 서맥, 심부전 등을 동반할 수 있으므로, 특히 심근경색인 경우에는 주의하고 기관지천식을 악화시킬 수 있으므로 주의하여 투여한다. Propranolol을 복용중인 환자는 epinephrine투여 시 과도한 혈압상승과 서맥이 발생할 수 있다. Propranolol을 과다복용 한 경우에는 glucagon을 투여하여 완화시킨다.

26) Sodium nitroprusside(Nipride) 항고혈압제, 혈관이완제

고혈압 시 사용하여 말초동맥 및 말초정맥을 모두 이완시켜 말초혈압의 신속한 저하를 일으키는데 이 효과는 약물의 투여속도에 비례한다. 특히 정맥확장은 심장의 전부하를 감소시켜 심박출량도 감소시킨다.

- ■용법 및 용량 : 노인은 용량을 감소하고 병원전 단계에서 임신부나 어린이에게 사용해서는

안된다. 50 mg의 약물을 500 mL D5W에 가하여 100 μg/mL의 희석액을 제공한다. 초회량은 0.5 μg/kg/min이고 전형적인 용량범위는 0.5~8.0 μg/kg/min이다. 비경구적으로 투여하지 않으면 안된다.

- 주의 : 강력한 약물이므로 투여중에 혈압, 맥박, 호흡상태 등을 지속적으로 측정한다. 약물은 빛에 노출되면 빠르게 불활성화가 되므로 불투명 알루미늄 호일로 싸 두어야 한다.

27) Verapamil HCl(Isoptin, Calan) 칼슘 길항제

S－A node에 작용하여 심박수를 감소시키므로 빈맥이 일어나지 않는다. 심근과 혈관 평활근 세포의 전기적 및 기계적 성질에 대해서 직접적인 영향을 미치며 시험관이나 배양기 등의 인공환경(in vitro)에서 동방결절의 자동능을 억제한다. 동방결절에서 Ca^{++}과 Na^+의 세포내 이동을 억제하여 심박동조율기(pacemaker)를 억제하고 혈관확장 작용(확장은 오로지 세동맥에서만 일어난다)이 있으며, Purkinje섬유의 자발적인 4기 탈분극 속도를 느리게 하고 digitalis 중독에 의한 지연성 후탈분극과 촉발성 활동도 억제한다. 가장 중요한 효과는 방실 결절의 전도억제와 유효 불응기 연장으로 상심실성빈맥의 예방과 치료효과이다. 고혈압, 허혈성 심질환, 부정맥 등에 이용한다.

- 용법 및 용량 : 성인 1회 5 mg을 1일 3회 서서히 정주하고 정제는 성인 1회 40~80 mg을 1일 3회 경구 투여한다. 총 투여량은 30분에 30 mg을 넘어서는 안된다.

- 주의 : 부종, 울혈성 심부전, 저혈압, 야뇨, 다뇨, 우울, 불면증 등의 부작용이 나타나므로 주의하고 심장블록, 수축기 혈압이 90 mmHg 이하인 경우는 금기이다. 발작성상심실성빈맥환자의 90%이상이 치료되지만, QRS간격이 연장된 빈맥환자는 오히려 BP가 많이 떨어지므로 투여를 금한다.

001 심근의 해부학적 구조로 옳은 것은?

① 섬유다발, 수의근   ② 가로무늬, 수의근   ③ 방추형세포, 수의근

④ 가로무늬, 불수의근   ⑤ 방추형세포, 불수의근

☑ 정답 ④

☑ 문헌 박희진 외, Paramedics 기초의학, 에듀팩토리, 2019, p.162

☑ 해설

▶ 심근은 가로무늬근이며, 골격근과 달리 분리된 불규칙형의 세포로 율동적인 불수의 근이다.

002 허파(폐)로부터 산소를 받아 산화된 혈액이 유입되는 심장부위는?

① 우심실   ② 우심방   ③ 좌심실   ④ 좌심방   ⑤ 대동맥

☑ 정답 ④

☑ 문헌 박희진 외, Paramedics 기초의학, 에듀팩토리, 2019, p.272

☑ 해설

▶ 허파(폐)에서 좌심방으로 유입된 혈액은 좌심실을 통해 대동맥으로 나간다.

003 우심방으로 열려있는 혈관으로 옳은 것은?

① 상대정맥, 하대정맥, 관상정맥동   ② 상대정맥, 하대정맥, 관상동맥

③ 하대정맥, 관상정맥동, 관상동맥   ④ 하대정맥, 관상정맥동, 관상정맥

⑤ 상대정맥, 관상정맥동, 관상동맥

☑ 정답 ①

☑ 문헌 대한해부학회, 알기쉬운 사람해부학, 현문사, 2019, p.265

☑ 해설

▶ 위대정맥(상대정맥) : 상반신으로부터 정맥혈을 받으며 우심방의 후벽상부로 들어가고 아

래대정맥(하대정맥) : 하반신으로부터 정맥혈을 받으며 우심방의 후벽하부로 들어가고 심장

정맥굴(관상정맥동) : 심근으로부터 정맥혈을 받아 방실판과 아래대정맥(하대정맥) 개구부

사이로 들어간다.

004 심장벽의 내적 자극전도계로 옳지 않은 것은?

① 방실속   ② 동방결절   ③ 방실결절

④ 심실중격   ⑤ 퍼킨제섬유

☑ 정답 ④

☑ 문헌 대한해부학회, 알기쉬운 사람해부학, 현문사, 2019, p.271

☑ 해설

▶ 방실다발(방실속) : 심실사이막(심실중격)으로 들어가 좌우로 분지된다.

굴심방결절(동방결절) : 굴심방결절(동방결절)에서의 흥분충동은 양쪽 심방으로 퍼

져나가 심방을 수축한다.

방실결절 : 동방결절의 자극을 방실다발(방실속)에 전달한다.

퍼킨제섬유 : 최종적으로 심근으로 자극을 전도한다.

005 뇌에 혈액을 공급하는 동맥으로 옳은 것은?

① 허리동맥(요동맥), 속목동맥(내경동맥)

② 배대동맥(복대동맥), 허리동맥(요동맥)

③ 허리동맥(요동맥), 척추동맥(추골동맥)

④ 속목동맥(내경동맥), 배대동맥(복대동맥)

⑤ 속목동맥(내경동맥), 척추동맥(추골동맥)

☑ 정답 ⑤

☑ 문헌 대한해부학회, 알기쉬운 사람해부학, 현문사, 2019, p.279

☑ 해설

▶ 속목동맥(내경동맥)과 척추동맥(추골동맥)은 뇌저에서 문합하여 대뇌동맥고리(대뇌동맥륜)

를 이룬다.

006 다음과 같은 위치에 있는 목부위 이름으로 옳은 것은?

> - 턱밑샘(악하선) 아래의 목뿔뼈(설골) 높이
> - 기관 양측에 있는 긴 삼각형으로 패인 곳
> - 중앙에 온목동맥(총경동맥)이 속 · 바깥목동맥(내 · 외경동맥)으로 갈라지는 부위

① 갑상선부   ② 턱밑(악하)삼각

③ 목뿔뼈(설골)부   ④ 목동맥(경동맥)삼각

⑤ 목정맥오목(경정맥와)

☑ 정답 ④

☑ 문헌 한국해부생리학 교수협의회, 인체해부학, 현문사, 2007. p.26

☑ 해설

▶ 목동맥(경동맥)삼각은 중앙에 온목동맥(총경동맥)이 속 · 바깥목동맥(내 · 외경동맥)으로 갈라지는 위치에 해당한다.

007 오른빗장밑동맥(우쇄골하동맥)이 기시하는 동맥으로 옳은 것은?

① 척추동맥(추골동맥)

② 팔머리동맥(완두동맥간)

③ 대동맥활(대동맥궁)

④ 속가슴동맥(내흉동맥)

⑤ 갑상목동맥(갑상경동맥간)

☑ 정답 ②

☑ 문헌 박희진 외, Paramedics 기초의학, 에듀팩토리, 2019, p.257

☑ 해설

▶ 오른빗장밑동맥(우쇄골하동맥)은 팔머리동맥(완두동맥간)에서 기시하고 왼빗장밑 동맥(좌쇄골하동맥)은 대동맥활(대동맥궁)에서 기시한다.

008 왼빗장밑동맥(좌쇄골하동맥)이 기시하는 동맥으로 옳은 것은?

① 척추동맥(추골동맥)　　　　　② 대동맥활(대동맥궁)

③ 갑상목동맥(갑상경동맥간)　　④ 속가슴동맥(내흉동맥)

⑤ 팔머리동맥(완두동맥간)

☑ 정답 ②

☑ 문헌 박희진 외, Paramedics 기초의학, 에듀팩토리, 2019, p.257

☑ 해설

▶ 오른빗장밑동맥(우쇄골하동맥)은 팔머리동맥(완두동맥간)에서 기시하고 왼빗장밑 동맥(좌쇄골하동맥)은 대동맥활(대동맥궁)에서 기시한다.

009 겨드랑동맥(액와동맥)의 가지혈관으로 옳지 않은 것은?

① 어깨밑동맥(견갑하동맥)

② 바깥가슴동맥(외측흉동맥)

③ 갑상목동맥(갑상경동맥간)

④ 위팔휘돌이동맥(상완회선동맥)

⑤ 가슴봉우리동맥(흉견봉동맥)

☑ 정답 ③

☑ 문헌 한국해부생리학교수협의회 편, 사람해부학, 현문사, 2012, p.219

☑ 해설

▶ 가슴봉우리동맥(흉견봉동맥) : 작은가슴근(소흉근)의 위에서 나와 흉복의 상부에 분포 바깥가슴동맥(외측흉동맥) : 작은가슴근(소흉근)의 외측에서 관찰되며 가슴우리(흉곽)의 외측을 따라 내려온다.
어깨밑동맥(견갑하동맥) : 어깨뼈(견갑골)의 외측을 따라 내려와 가슴우리(흉곽)의 뒷부분에 분포한다.
위팔휘돌이동맥(상완회선동맥) : 위팔뼈(상완골)의 외과목(외과경)의 앞과 뒤를 돌아서 위팔(상완)의 외측부위에 분포한다.

010 배대동맥(복대동맥)의 해부학적 위치로 (A)와 (B)에 옳은 것은?

> • 배대동맥(복대동맥)은 가로막(횡격막)의 (A)에서 시작하여 (B)까지 척주 앞으로 하행한다.

	①	②	③	④	⑤
A	대동맥열공	대동맥열공	대동맥열공	복강동맥간	복강동맥간
B	12흉추	1요추	4요추	2천골	4천골

☑ 정답 ③

☑ 문헌 한국해부생리학교수협의회 편, 사람해부학, 현문사, 2012, p.218

☑ 해설

▶ 대동맥구멍(대동맥열공)에서 시작하여 제4허리뼈(요추)까지 하행하며 거기서 두 개의 말단 가지를 낸다.

011 심장전도계통 중 좌우심방 수축이 시작되며 심장 박동율을 조절하는 부위는?

① 퍼킨제섬유(purkinje's fiber) ② 방실결절(atrioventricular node)

③ 굴심방결절(동방결절 sinoatrial node) ④ 방실다발갈래(방실속가지 bundle branches)

⑤ 방실다발(방실속 atrioventricular bundle)

☑ 정답 ③

☑ 문헌 대한해부학회, 알기쉬운 사람해부학, 현문사, 2019, p.272

☑ 해설

▶ 굴심방결절(동방결절 sinoatrial node) : 우심방의 위대정맥(상대정맥) 개구부 근처에 있는 특수심근섬유의 작은 덩어리.

012 심장을 둘러싸고 있는 가장 큰 동맥으로 심근에 혈액을 공급하는 혈관은 ?

① 대동맥 ② 목동맥(경동맥) ③ 위팔동맥(상완동맥)

④ 심장동맥(관상동맥) ⑤ 허파동맥(폐동맥)

☑ 정답 ④

☑ 문헌 대한해부학회, 알기쉬운 사람해부학, 현문사, 2019, p.269

☑ 해설

▶ 왼·오른심장동맥(좌우 관상동맥)은 대동맥 기시부의 대동맥굴(대동맥동)에서 일어나 심저를 윤상으로 돈다.

013 다음과 같은 특징을 갖는 혈관으로 옳은 것은?

- O$_2$의 함유량이 가장 많다.
- 허파(폐)로부터 산소를 좌심방으로 옮겨준다.
- 태아 때는 정맥관이 있으므로 심장으로의 혈류기능을 하지 않는다.

① 대동맥 ② 대정맥 ③ 허파정맥 ④ 허파동맥(폐동맥) ⑤ 콩팥동맥

☑ 정답 ③

☑ 문헌 대한해부학회, 알기쉬운 사람해부학, 현문사, 2019, p.318

☑ 해설

▶ 폐순환에서 혈관이름은 허파동맥(폐동맥), 허파정맥(폐정맥)이지만 실제 내용혈액은 정맥성 혈액과 동맥성 혈액이 들어있다.

014 심장 판막의 해부학적 위치로 옳은 것은?

① 반달판(반월판막) : 심실과 정맥 사이

② 왼방실판막(이첨판막) : 좌심실과 대동맥사이

③ 왼방실판막(이첨판막) : 좌심방과 좌심실사이

④ 오른방실판막(삼첨판막) : 우심실과 좌심실사이

⑤ 오른방실판막(삼첨판막) : 좌심방과 우심방사이

☑ 정답 ③

☑ 문헌 대한해부학회, 알기쉬운 사람해부학, 현문사, 2019, p.263

☑ 해설

▶ 오른방실판막(삼첨판막) : 우심방과 우심실사이

반달판(반월판막) : 좌우의 동맥구에 있는 판막장치

015 간의 혈액순환경로이다. A, B, C에 들어갈 혈관으로 옳은 것은?

> • 간은 문맥과 (A)으로 부터 혈액을 받아 (B)을 통하여 (C)으로 혈액을 보낸다.

	(A)	(B)	(C)
①	하대정맥	간정맥	간동맥
②	간동맥	하대정맥	간정맥
③	간동맥	간정맥	하대정맥
④	간동맥	간정맥	위대정맥(상대정맥)
⑤	상대정맥	간정맥	아래대정맥(하대정맥)

☑ 정답 ③

☑ 문헌 대한해부학회, 알기쉬운 사람해부학, 현문사, 2019, p.291

☑ 해설

▶ 간의 혈관에는 양분과 산소를 공급하는 영양혈관과 소화관에서 오는 영양물질을 많이 함유 한 정맥혈을 운반하는 문맥 등의 기능혈관이 있다.

016 다음과 같은 해부학적 위치에 있는 동맥으로 옳은 것은?

> • 하지에 주로 분포한다.
> • 골반 부위를 지나 넙다리동맥(대퇴동맥)과 직접 연결된다.
> • 골반의 가장자리를 따라 내려와 하복벽동맥과 심장골회선동맥으로 갈라진다.

① 배대동맥(복대동맥)   ② 안엉덩동맥(내장골동맥)

③ 정중엉치동맥(정중천골동맥)   ④ 바깥엉덩동맥(외장골동맥)

⑤ 온엉덩동맥(총장골동맥)

☑ 정답 ④

☑ 문헌 대한해부학회, 알기쉬운 사람해부학, 현문사, 2019, p.285

☑ 해설

▶ 하복벽동맥과 심장골회선동맥은 하복벽의 근육과 피부에 분포한다.

017 다음과 같은 특징이 있는 혈액 구성성분으로 옳은 것은?

> • 아메바운동으로 식세포작용을 한다.
> • 히스타민 같은 화학물질을 방출한다.
> • 세포질 내에 과립이 있는 것도 있다.

① 혈장　　　② 백혈구　　　③ 림프구　　　④ 혈소판　　　⑤ 적혈구

☑ 정답 ②

☑ 문헌 박희진 외, Paramedics 기초의학, 에듀팩토리, 2019, p.292

☑ 해설

▸ 백혈구는 핵이 있으며 식작용을 하고, 염증이나 감염 시에는 증가하고, 결핵환자에서는 5,000개/mm3이하로 감소한다.

018 프랑크–스탈링(Frank–Starling)의 심실수축력에 관한 법칙을 잘 설명한 것은?

① 정맥혈압에 비례한다.　　　　　　② 심장 박동량에 반비례한다.

③ 혈관의 저항력에 비례 한다.　　　④ 심장 박동수에 반비례한다.

⑤ 심근섬유의 초기길이에 비례 한다.

☑ 정답 ⑤

☑ 문헌 박희진 외, Paramedics 기초의학, 에듀팩토리, 2019, p.297

☑ 해설

▸ 심근의 수축에너지는 심근섬유의 초기길이에 비례한다. 심장에 있어 근섬유의 길이는 확장말기 심실용적과 비례한다.

019 적혈구세포와 등장인 생리식염수 NaCl의 농도로 옳은 것은?

① 0.4%　　　② 0.6%　　　③ 0.9%　　　④ 1.2%　　　⑤ 1.5%

☑ 정답 ③

☑ 문헌 박희진 외, Paramedics 기초의학, 에듀팩토리, 2019, p.50

☑ 해설

▸ 적혈구세포의 등장액은 0.85~0.9%이며, 이 보다 높으면 고장액, 낮으면 저장액이라 한다.

020 말벌에 쏘인 5세 된 여자아이의 혈관계 반응이다. A, B, C의 내용으로 옳은 것은?

・모세혈관의 투과성 (A)　・혈장 (B)　・말초혈관 (C)

	①	②	③	④	⑤
A	증가	증가	감소	감소	감소
B	감소	증가	증가	감소	증가
C	확장	수축	확장	수축	수축

☑ 정답 ①

☑ 문헌 전국응급구조학과교수협의회, 내과전문응급처치학, 도서출판 한미의학, 2018, p.342

☑ 해설

▶ 알러젠(allergen)이 순환계에 들어가면 아나필락시스와 관련된 히스타민과 다른 매개물질들이 대량 분비되는데, 히스타민은 광범위한 말초혈관확장과 모세혈관 투과성의 증가를 가져오고 증가된 모세혈관 투과성은 순환계에서 혈장을 유출시켜 뚜렷 혈장 감소를 가져온다.

021 심장기능을 조절하는 요인으로 옳지 않은 것은 ?

① 온도　　　　　　　② 자율신경계　　　　　③ epinephrine

④ Na^+과 Ca^{2+}이온　　⑤ 혈액의 농도

☑ 정답 ⑤

☑ 문헌 박희진 외, Paramedics 기초의학, 에듀팩토리, 2019, p.299

☑ 해설

▶ 온도, Na+이온과 Ca2+이온, epinephrine, 자율신경계의 작용에 의해 반복흥분의 주기가 계속된다.

022 심근의 무늬–조절방식–신경조절 등이 옳은 것은?

① 민무늬근(평활근)–수의적–운동신경

② 민무늬근(평활근)–불수의적–자율신경

③ 가로무늬근(횡문근)–수의적–자율신경

④ 가로무늬근(횡문근)–불수의적–자율신경

⑤ 가로무늬근(횡문근)–불수의적–운동신경

☑ 정답 ④

☑ 문헌 박희진 외, Paramedics 기초의학, 에듀팩토리, 2019, p.292

☑ 해설

▶ 심근의 운동표적기관은 심장이며, 가로무늬근(횡문근)으로 불수의운동을 하고 자율신경의 지배를 받는다.

023 심장의 내부구조에서 가장 두터운 벽으로 옳은 것은?

① 우심방   ② 우심실   ③ 좌심실

④ 좌심방   ⑤ 이첨판막

☑ 정답 ③

☑ 문헌 대한해부학회, 알기쉬운 사람해부학, 현문사, 2019. p.268

☑ 해설

▶ 좌심실(왼심실)벽의 두께는 2cm정도이며 우심실(오른심실)벽 두께의 3배정도이다.

024 대동맥에서 압출되는 혈액이 심실로 역류하는 것을 막는 판막으로 옳은 것은?

① 왼방실판막(이첨판)

② 정맥판막(정맥판)

③ 대동맥판막(대동맥판)

④ 허파동맥판막(폐동맥판)

⑤ 오른방실판막(삼첨판)

☑ 정답 ③

☑ 문헌 대한해부학회, 알기쉬운 사람해부학, 현문사, 2019. p.268

☑ 해설

▶ 좌우의 동맥구에 있다.

025 체순환으로부터 돌아온 혈액의 순환경로이다. (A)와 (B)의 판막으로 옳은 것은?

(A)　　(B)
↓　　　↓
• 온몸 → 대정맥 → 우심방 → 우심실 → 폐동맥간 → 허파동맥(폐동맥)

	①	②	③	④	⑤
A	오른방실판막(삼첨판)	삼첨판	이첨판	대동맥판	이첨판
B	왼방실판막(이첨판)	폐동맥판	대동맥판	삼첨판	폐동맥판

☑ 정답 ②

☑ 문헌 대한해부학회, 알기쉬운 사람해부학, 현문사, 2019. p.269

☑ 해설

▶ 오른방실판막(삼첨판) : 우심방과 우심실사이

허파동맥판막(폐동맥판) : 우심실과 허파동맥(폐동맥)간 사이

026 허파꽈리(폐포) 모세혈관으로부터 돌아온 혈액의 순환경로이다. (A)와 (B)의 판막으로 옳은 것은?

(A)　　(B)
↓　　　↓
• 허파(폐) → 허파정맥(폐정맥) → 좌심방 → 좌심실 → 대동맥 → 체순환

	①	②	③	④	⑤
A	오른방실판막(삼첨판)	삼첨판	승모판막	대동맥판	승모판막
B	왼방실판막(승모판막)	폐동맥판	대동맥판	삼첨판	폐동맥판

☑ 정답 ③

☑ 문헌 대한해부학회, 알기쉬운 사람해부학, 현문사, 2019. p.263

☑ 해설

▶ 왼방실판막(승모판막) : 좌심방과 좌심실 사이

대동맥판막(대동맥판) : 좌심실과 대동맥 사이

027 동맥을 모세혈관에 이어주며 혈관의 수축, 이완으로 모세혈관으로 가는 혈류를 조절해 주는 혈관으로 옳은 것은?

① 동맥   ② 정맥   ③ 소동맥   ④ 소정맥   ⑤ 모세혈관

☑ 정답 ③

☑ 문헌 최명애 외, 인체의 구조와 기능, 현문사, 2017. p.378

☑ 해설

  ▶ 소동맥은 동맥보다 얇으나 3층으로 이루어져 있다.

028 위, 장, 이자(췌장), 지라(비장) 및 쓸개주머니(담낭)의 모세관에서의 정맥혈이 모여 이루어진 단일 정맥으로 옳은 것은?

① 간문맥   ② 홀정맥(기정맥)   ③ 지라정맥(비정맥)

④ 아래대정맥(하대정맥)   ⑤ 큰두덩정맥(대복재정맥)

☑ 정답 ①

☑ 문헌 최명애 외, 인체의 구조와 기능, 현문사, 2017. p.388

☑ 해설

  ▶ 간문맥은 간 안에 있는 모세관인 동굴모세혈관(동양혈관)을 지나 간정맥으로 간 후 아래대정맥(하대정맥)에 이른다.

029 태아심장에서 다음과 같은 특징을 갖는 해부학적 부위명으로 옳은 것은?

> • 태아 심장의 심방사이막(심방중격)에 있다.
> • 판막이 있어 혈액의 역류가 일어나지 않는다.
> • 태아의 우심방으로 들어간 혈액을 좌심방으로 직접 보낸다.

① 동맥관   ② 정맥관   ③ 배꼽정맥(제정맥)   ④ 타원구멍(난원공)   ⑤ 배꼽동맥(제동맥)

☑ 정답 ④

☑ 문헌 최명애 외, 인체의 구조와 기능, 현문사, 2017. p.392

☑ 해설

  ▶ 타원구멍(난원공) : 태아 심장의 오른심방과 왼심방 사이막(심방중격)에 있는 구멍

030 우리 몸에서 직경이 가장 큰 동맥으로 옳은 것은?

① 대동맥　　　　　　　　　② 총목동맥(총경동맥)

③ 바깥목동맥(외경동맥)　　　④ 목갈비동맥(늑경동맥)

⑤ 빗장뼈밑동맥(쇄골하동맥)

☑ 정답 ①

☑ 문헌 최인장 외, 인체해부학, 메디컬코리아, 2006, p.236

☑ 해설

▶ 대동맥은 좌심실에서 나와 위쪽으로 올라가 심장위에서 아치를 그리며 왼쪽으로 내려가 척주의 앞쪽, 왼쪽으로 주행한다.

031 혈액의 정상 수소이온지수(pH)범위는?

① 6.9±0.05　　② 7.1±0.05　　③ 7.3±0.05　　④ 7.5±0.05　　⑤ 7.7±0.05

☑ 정답 ③

☑ 문헌 해부학편찬위원회, 사람해부학, 범문에듀케이션, 2019. p.510

☑ 해설

▶ pH의 감소나 증가를 막기 위해 중탄산염과 탄산이 완충용액 쌍(buffer pair)으로 작용하여 혈액 pH는 7.35~7.45사이를 유지한다.

▶ 동맥혈의 pH가 7.35이하로 떨어질 경우 산증(acidosis)이라하고, 7.45이상일 때는 알칼리증(alkalosis)이라한다.

032 혈액의 수소이온지수(pH)증감에 관여하는 완충용액 쌍은?

① 젖산과 수소　　　　　② 탄산과 염산　　　　　③ 젖산과 유기산

④ 중탄산염과 탄산　　　⑤ 중탄산염과 염산

☑ 정답 ④

☑ 문헌 박인국, 생리학, 라이프사이언스, 2003, p.20

☑ 해설

▸ pH의 감소나 증가를 막기 위해 중탄산염과 탄산이 완충용액 쌍(buffer pair)으로 작용하여 혈액 pH는 7.35~7.45사이를 유지한다.

033 백혈구나 간세포가 허족을 내어 세균 등의 입자를 삼키는 작용은?

① 식작용

② 편모작용

③ 섬모작용

④ 음세포작용

⑤ 수용체-매개 세포내유입

☑ 정답 ①

☑ 문헌 김종연 외, 알기쉬운 인체생리학, 고문사, 2018, p.31

☑ 해설

▸ 음세포작용(pinocytosis) : 세포막이 안으로 함입하여 세포외에 있는 분자를 삼키는 작용

▸ 수용체-매개 세포내유입 : 세포외 분자가 세포막의 특정 수용체 단백질과 결합하는 것

▸ 섬모작용 : 세포의 체표면에 다수가 붙어 운동을 하는 미세소관의 움직임

▸ 편모작용 : 세포의 체표면에 하나 또는 두 개가 붙어 운동을 하는 미세소관의 움직임

034 정상인의 적혈구용적율(헤마토크리트) 값으로 옳은 것은?

	①	②	③	④	⑤
남자	25~32	39~52	42~58	50~58	60~68
여자	30~38	34~48	38~56	42~48	50~58

☑ 정답 ②

☑ 문헌 박희진 외, Paramedics 기초의학, 에듀팩토리, 2019, p.280

☑ 해설

▸ hematocrit : 전체 혈액에 대한 적혈구의 용량비

035 혈소판의 설명으로 옳지 않은 것은?

① 혈액응고에 관여 한다.　　　　　　② 생존기간은 약 5~9일이다.

③ 비장과 간에 의해 파괴된다.　　　　④ 세로토닌(serotonin)을 방출한다.

⑤ 세균에 대해 식균작용을 한다.

☑ 정답 ⑤

☑ 문헌 전국응급구조학과교수협의회, 내과전문응급처치학, 도서출판 한미의학, 2018, p.487

☑ 해설

▶ 혈소판의 생존기간은 약 5~9일이며, 비장과 간에 의해 파괴된다.

혈병에서 서로 결합한 혈소판들은 세로토닌(serotonin)을 방출하여 혈관수축을 자극함으로써 손상부위로의 혈류를 감소시킨다. 또한, 혈액응고에 관여 한다.

036 혈액성분 중 산소운반에 관여하는 것으로 옳은 것은?

① 혈소판　　　　② 적혈구　　　　③ 호염기구　　　　④ 임파구　　　　⑤ 중성구

☑ 정답 ②

☑ 문헌 박희진 외, Paramedics 기초의학, 에듀팩토리, 2019, p.288

☑ 해설

▶ 적혈구의 $Hb + 4O_2 \rightarrow Hb(O_2)_4$

037 백혈구에서 가장 많이 차지하는 형태는?

① 림프구　　　② 단핵구　　　③ 호중성구　　　④ 호산성구　　　⑤ 호염기성구

☑ 정답 ③

☑ 문헌 박희진 외, Paramedics 기초의학, 에듀팩토리, 2019, p.294

☑ 해설

▶ 전체 백혈구에 차지하는 비율은 :

호산구 : 약 1~3%, 호중구 : 약 54~62%, 호염기구 : 약 1% 이하,

단핵구 : 약 3~9%, 림프구 : 약 25~33%

038 조절물질인 사이토카인(cytokine)의 설명으로 옳은 것은?

① 혈액형을 결정

② 적혈구 항원을 형성

③ 혈소판 발달단계를 자극

④ 적혈구 발달단계를 자극

⑤ 백혈구 발달단계를 자극

☑ 정답 ⑤

☑ 문헌 박희진 외, Paramedics 기초의학, 에듀팩토리, 2019, p.113

☑ 해설

▸ 다기능성장인자-1(multipotent growth-1), 인터루킨-1(interleukin-1), 인터루킨 -3(interleukin-3) 등 여러 종류의 사이토카인(cytokine)은 백혈구 발달단계를 자극하는 자가조절물질이다.

039 부모 모두의 표현형이 'A'형인 경우 자녀에서 나타날 수 있는 혈액형은?

① A형 뿐

② O형 뿐

③ AB형 뿐

④ A형과 O형

⑤ A형과 B형

☑ 정답 ④

☑ 문헌 박희진 외, Paramedics 기초의학, 에듀팩토리, 2019, p.308

☑ 해설

▸ 표현형이 'A'형이면 유전자형은 "AA'와 "AO'이므로 A형과 O형의 자녀가 태어날 수 있다.

040 공혈자와 수혈자의 관계가 원만한 경우는?

	①	②	③	④	⑤
공혈자	A	B	AB	O	Rh+
↓	↓	↓	↓	↓	↓
수혈자	B	O	A	AB	Rh−

☑ 정답 ④

☑ 문헌 박희진 외, Paramedics 기초의학, 에듀팩토리, 2019, p.310

☑ 해설

▸ 수혈한 혈장의 양이 적은 경우, O형은 만능공혈자이며 AB형은 만능수혈자이다.

041 혈액응고에 관여하는 활성효소인 트롬빈(thrombin)의 기능으로 옳은 것은?

① Ca^{++}을 침전시킨다.

② 피브리노겐을 피브린으로 전환시킨다.

③ 프로트롬빈(prothrombin)을 활성화시킨다.

④ 트롬보플라스틴(thromboplastin)을 활성화시킨다.

⑤ 피브린(fibrin)을 피브리노겐(fibrinogen)으로 전환시킨다.

☑ 정답 ②

☑ 문헌 박희진 외, Paramedics 기초의학, 에듀팩토리, 2019, p.306

☑ 해설

▸ 불활성효소인 프로트롬빈(prothrombin)이 활성효소인 트롬빈(thrombin)으로 전환되어 가용성 피브리노겐을 피브린 단량체로 전환 시킨다. 이 피브린 단량체들은 서로 결합하여 불용성인 피브린중합체를 형성함으로써 혈소판전색을 지지하는 그물망이 형성된다.

042 산증(acidosis)으로 정의 할 수 있는 동맥혈의 pH범위로 옳은 것은?

① 7.26~7.35　　　② 7.36~7.45　　　③ 7.46~7.55

④ 7.56~7.65　　　⑤ 7.66~7.75

☑ 정답 ①

☑ 문헌 박희진 외, Paramedics 기초의학, 에듀팩토리, 2019, p.21

☑ 해설

▶ 동맥내의 혈장은 pH7.35~7.45로 평균 7.4이다. 혈액의 pH가 7.35이하로 감소하면 pH가 정상 pH보다 산성쪽에 있기 때문에 산증이라 하고, 7.45이상으로 증가하면 정상 pH보다 알칼리쪽에 있기 때문에 알칼리증이라고 한다.

043 알칼리증(alkalosis)으로 정의 할 수 있는 동맥혈의 pH범위로 옳은 것은?

① 7.05~7.14 　　　　　　　　② 7.15~7.24

③ 7.25~7.34 　　　　　　　　④ 7.35~7.44

⑤ 7.45~7.54

☑ 정답 ⑤

☑ 문헌 박희진 외, Paramedics 기초의학, 에듀팩토리, 2019, p.21

☑ 해설

▶ 동맥내의 혈장은 pH7.35~7.45로 평균 7.4이다. 혈액의 pH가 7.35이하로 감소하면 pH가 정상 pH보다 산성쪽에 있기 때문에 산증이라 하고, 7.45이상으로 증가하면 정상 pH보다 알칼리쪽에 있기 때문에 알칼리증이라고 한다.

044 혈액순환 과정에서 폐에서 산화된 혈액이 유입되는 심장부위로 옳은 것은?

① 좌심방 　　　　　　　　② 좌심실

③ 우심방 　　　　　　　　④ 우심실

⑤ 심중격

☑ 정답 ①

☑ 문헌 박희진 외, Paramedics 기초의학, 에듀팩토리, 2019, p.272

☑ 해설

▶ 대정맥→우심방→우심실→폐(산소)→좌심방→좌심실→대동맥

045 심실유입 및 심박정지기에 심실은 어느 정도의 혈액으로 채워지는가?

① 10%　　　　　　　② 30%　　　　　　　③ 50%

④ 70%　　　　　　　⑤ 90%

☑ 정답 ④

☑ 문헌 이영돈 외, 해부생리학, 라이프사이언스, 2006. p.292

☑ 해설

▶ 심실유입기는 심실압이 심방압이하로 떨어질 때 시작되며, 첫 번째 단계는 빠른 심실유입
이 이루어지는 단계이다. 두 번째 단계는 심장이완기이다. 이 단계에서는 모든 심장수축이
멈추고 심장근육이 이완된다. 이 단계가 종료될 때까지 심실로 유입되는 혈액의 70%는 이
와 같은 방식에 의한 것이다.

세 번째 단계는 심방수축기이다.

046 허파순환(=소순환)의 특징으로 옳은 것은?

① 종료부위는 우심방이다　　　　② 폐동맥의 O_2함량이 낮다

③ 시작부위는 우심방이다.　　　　④ 종료부위는 좌심실이다.

⑤ 폐정맥의 CO_2함량이 낮다

☑ 정답 ②

☑ 문헌 이인모 외, Basic Medicine, 학지사메디컬, 2019, p.99

☑ 해설

▶ 폐정맥의 CO_2함량이 높으며, 종료부위는 좌심방이다

047 반월판의 해부학적 위치로 옳은 것은?

① 하대정맥 시작부위　　　　　② 좌심방과 우심방 사이

③ 상대정맥 시작부위　　　　　④ 좌심방과 좌심실 사이

⑤ 폐동맥과 대동맥 시작부위

☑ 정답 ⑤

☑ 문헌 해부학편찬위원회, 사람해부학, 범문에듀케이션, 2019. p.534

☑ 해설

▸ 반월판은 폐동맥과 대동맥 시작부위에 위치하며, 심실수축 시 개방되어 혈액이 폐순환과 체순환으로 들어가게 한다.

048 심장의 활동전위 기원부위로 옳은 것은?

① 방실속   ② 심방중격   ③ 방실결절

④ 동방결절   ⑤ 푸르킨예섬유

☑ 정답 ④

☑ 문헌 박희진 외, Paramedics 기초의학, 에듀팩토리, 2019, p.299

☑ 해설

▸ 동방결절에서 기원하는 활동전위는 근육세포들간의 간극접합을 통해 우심방과 좌심방의 인접 근육세포로 퍼지다.

049 심장의 자극전도에 관여하는 부위이다. 전도 순서로 옳은 것은?

가. 동방결절   나. 방실결절   다. 히스속   라. 푸르킨예섬유

① 가→나→다→라   ② 나→가→다→라   ③ 다→가→나→라

④ 라→가→나→다   ⑤ 라→다→가→나

☑ 정답 ①

☑ 문헌 박희진 외, Paramedics 기초의학, 에듀팩토리, 2019, p.299

☑ 해설

▸ 동방결절의 자극이 심방을 통해 퍼지면 심방중격의 하부에 위치한 방실결절에 전해지고, 이어서 심실중격의 상부에서 시작하는 방실속(=히스속), 심실벽내에 있는 푸르킨예섬유로 계속 전도된다.

050 심근의 탈분극과 수축에 관여하는 이온으로 옳은 것은?

① K^+ ② Mg^{2+} ③ Ca^{2+}

④ Fe^{2+} ⑤ H^+

☑ 정답 ③

☑ 문헌 전국응급구조학과교수협의회, 내과전문응급처치학, 도서출판 한미의학, 2018, p.80

☑ 해설

▸ 심근세포의 탈분극은 근초에 있는 전압조절성 Ca^{2+}채널의 개방을 자극한다. 이것에 의해 Ca^{2+} 이 농도구배에 따라 세포속으로 확산된다.

▸ K^+ : 심근의 재분극에 주역할

051 교감신경의 말단에서 분비되는 노르에피네프린과 부신수질로부터 분비되는 에피네프린의 심장수축력 증가효과에 영향을 미치는 원소는?

① Mg^{2+} ② K^+ ③ Cl^- ④ Na^+ ⑤ Ca^{2+}

☑ 정답 ⑤

☑ 문헌 김종연 외, 알기쉬운 인체생리학, 고문사, 2018, p.149

☑ 해설

▸ 양성 변력성 효과(positive inotropic effect)는 근절에서 이용할 수 있는 Ca^{2+}의 증가에서 기인하다.

052 심장근육의 수축에 관한 내용이다. (A), (B)의 내용으로 옳은 것은?

• 심장근육의 수축력은 세포외액의 (A)농도에 의해 영향을 받게 되며, 고칼슘혈증에서는 심장근육 수축력이 (B)한다.

	①	②	③	④	⑤
A	Ca^{2+}	Ca^{2+}	Na^+	Na^+	K^+
B	감소	증가	감소	증가	증가

☑ 정답 ②

☑ 문헌 김종연 외, 알기쉬운 인체생리학, 고문사, 2018, p.149

☑ 해설

　▸ 고칼슘혈증에서는 심장근육 수축력이 증가하고, 저칼슘혈증에서는 심장근육 수축력이 감
　　소한다.

053 심장 각 부위 가운데 흥분전도 속도가 가장 빠른 곳은 ?

① 심방근육　　　　　　　　　　② 방실결절

③ 히스다발　　　　　　　　　　④ 심실근육

⑤ 푸르킨에섬유

☑ 정답 ⑤

☑ 문헌 김종연 외, 알기쉬운 인체생리학, 고문사, 2018, p.144

☑ 해설

　▸ 심장 각 부위의 흥분전도 속도(m/sec) : 심방근육(1), 방실결절(0.05), 히스다발
　　(1), 심실근육(1), 푸르킨에섬유(4)

054 심전도 기록을 위한 제Ⅱ쌍극지유도의 전극부착위치로 옳은 것은?

① 왼손과 왼발　　　　　　　　② 오른손과 왼발

③ 오른손과 오른발　　　　　　④ 오른손과 왼손

⑤ 왼손과 오른발

☑ 정답 ②

☑ 문헌 박희진 외, Paramedics 기초의학, 에듀팩토리, 2019, p.302

☑ 해설

　▸ 제Ⅰ쌍극지유도 : 오른손과 왼손

　　제Ⅱ쌍극지유도 : 오른손과 왼발

　　제Ⅲ쌍극지유도 : 왼손과 왼발

055 '제5늑간 좌쇄골 중앙선'과의 교차점에 위치하는 단극흉부유도는?

① V1　　　　② V2　　　　③ V3　　　　④ V4　　　　⑤ V5

☑ 정답 ④

☑ 문헌 김종연 외, 알기쉬운 인체생리학, 고문사, 2018, p.155

☑ 해설

▸ V1 : 제4늑간 흉골우연

　V2 : 제4늑간 흉골좌연

　V3 : 제5늑간 흉골좌연

　V4 : 제5늑간 좌쇄골 중앙선과의 교차점

　V5 : 제5늑간 좌전 액와선과의 교차점(V4 좌측)

　V6 : 제5늑간 좌중 액와선과의 교차점

056 QRS파를 형성하는 심장내의 상태는?

① 심실의 과부하　　　　　② 심방의 재분극

③ 심실의 재분극　　　　　④ 심실의 탈분극 확산

⑤ 심방의 탈분극 확산

☑ 정답 ④

☑ 문헌 박희진 외, Paramedics 기초의학, 에듀팩토리, 2019, p.303

☑ 해설

▸ P파 : 심방의 탈분극 확산

　QRS파 : 심실의 탈분극 확산

　T파 : 심실의 재분극

057 동맥혈관이면서 정맥혈액이 흐르는 혈관으로 옳은 것은?

① 대동맥　　　　　　　　② 관상동맥

③ 콩팥동맥(신동맥)　　　　④ 위팔동맥(상완동맥)

⑤ 허파동맥(폐동맥)

☑ 정답 ⑤

☑ 문헌 이인모 외, Basic Medicine, 학지사메디컬, 2019, p.99

☑ 해설

▸ 폐순환에서 혈관의 이름이 폐동맥 또는 폐정맥이지만 실제 내용물은 폐동맥에는 정맥성 혈액, 폐정맥에는 동맥성 혈액이 각각 들어있다.

058 정맥혈관이면서 동맥혈액이 흐르는 혈관으로 옳은 것은?

① 대정맥

② 허파정맥(폐정맥)

③ 콩팥정맥(신정맥)

④ 위대정맥(상대정맥)

⑤ 오름허리정맥(상행요정맥)

☑ 정답 ②

☑ 문헌 이인모 외, Basic Medicine, 학지사메디컬, 2019, p.99

☑ 해설

▸ 폐순환에서 혈관의 이름이 허파동맥(폐동맥) 또는 허파정맥(폐정맥)이지만 실제 내용물은 허파동맥(폐동맥)에는 정맥성 혈액, 허파정맥(폐정맥)에는 동맥성 혈액이 각각 들어있다.

059 단면적이 가장 넓은 혈관은?

① 대동맥　　　　　② 세동맥　　　　　③ 대정맥

④ 세정맥　　　　　⑤ 모세혈관

☑ 정답 ⑤

☑ 문헌 이인모 외, Basic Medicine, 학지사메디컬, 2019, p.98

☑ 해설

▸ 혈관의 단면적은 체내에 가장 많이 분포되어있는 모세혈관이 가장 넓고 세정맥, 세동맥 등의 순이다.

060 심근경색의 경우 경색된 조직에서 방출되는 효소로 옳은 것은?

① 탈수소효소(dehydrogenase)

② 에이티피분해효소(ATPase)

③ 아미노기전이효소(transaminase)

④ 글리코겐합성효소(glycogen synthase)

⑤ 크레아틴 키나아제(creatine kinase)

☑ 정답 ⑤

☑ 문헌 전국응급구조학과교수협의회, 응급환자평가, 도서출판 한미의학, 2018, p.278

☑ 해설

▶ 심근경색의 경우 경색된 조직에서 방출되는 효소의 혈중농도를 측정함으로써 진단이 가능하다. 크레아틴 키나아제(creatine kinase)(전에는 크레아틴포스포키나아제(creatine phosphokinase)라고 했음)농도는 증상시작 후 3~6시간 내에 증가하기 시작하여 24~36시간에 최고치에 도달하고 3일후에는 정상으로 회복된다. 젖산탈수소효소(lactate dehydrogenase)는 증상시작 후 10~12시간에 증가하기시작하여 48~72시간에 최고치에 도달하고 약 11일 동안 증가한 상태로 남는다.

061 심전도의 'P-R간격'을 설명한 것으로 옳지 않은 것은?

① 성인의 정상 시간은 0.12~0.20초이다.

② 방실결절이 손상되면 P-R간격이 길어진다.

③ 탈분극한 심실벽이 재분극될 때 그려지는 간격

④ 심방탈분극 시작과 심실탈분극 시작사이의 시간

⑤ 동방결절에서 시작한 자극이 심실에 도달할 때까지의 시간

☑ 정답 ③

☑ 문헌 박희진 외, Paramedics 기초의학, 에듀팩토리, 2019, p.303

☑ 해설

▶ 심전도의 'P-R간격'은

- 심방탈분극 시작과 심실탈분극 시작사이의 시간

- 성인의 정상 시간은 0.12∼0.20초이다
- 동방결절에서 시작한 자극이 심실에 도달할 때까지의 시간
- 방실결절이 손상되면 P-R간격이 길어지는데 이 상태를 방실결절 차단(AV node block)이라고 한다.

062 성인의 안정 시 분당 심박동수(A)와 1회평균박동량(B)으로 옳은 것은?

	①	②	③	④	⑤
A(회)	50	60	70	80	90
B(mL)	50∼60	60∼70	70∼80	80∼90	90∼100

☑ 정답 ③

☑ 문헌 박희진 외, Paramedics 기초의학, 에듀팩토리, 2019, p.298

☑ 해설

▶ 성인의 안정 시 분당 심박동수와 1회평균박동량을 곱하면 분당 약 5,500mL의 심박출량이 구해진다.

063 심장에 대한 교감신경의 효과로 옳은 것은?

① 심방근 수축력 감소
② 심실근 수축력 감소
③ 방실결절 전도속도 증가
④ 심장의 흥분전도가 느려짐
⑤ 동방결절 확장기 탈분극속도 감소

☑ 정답 ③

☑ 문헌 박희진 외, Paramedics 기초의학, 에듀팩토리, 2019, p.299

☑ 해설

▶ 심장에 대한 교감신경의 효과
  - 방실결절 전도속도 증가, 심방근과 심실근의 수축력 증가
  - 동방결절 확장기 탈분극속도 증가

064 심장에 대한 부교감신경의 효과로 옳은 것은?

① 심장의 박동수 증가

② 심방근 수축력 증가

③ 심실근 수축력 감소

④ 방실결절 전도속도 증가

⑤ 동방결절 확장기 탈분극속도 증가

☑ 정답 ③

☑ 문헌 박희진 외, Paramedics 기초의학, 에듀팩토리, 2019, p.299

☑ 해설

▶ 심장에 대한 부교감신경의 효과

- 방실결절 전도속도 감소, 심방근과 심실근의 수축력 감소

- 동방결절 확장기 탈분극속도 감소

065 심장박출량의 조절변수로 옳지 않은 것은?

① 심실 수축성

② 총 말초저항

③ 평균대동맥압

④ 이완기말 용적

⑤ 방실결절 혈액량

☑ 정답 ⑤

☑ 문헌 강병우 외, 응급구조사 기초의학, 군자출판사, 2014, p.271

☑ 해설

▶ 심장박출량의 조절변수는 확장기의 끝에서 심실의 혈액용적인 이완기말 용적(end-diastolic volume : EDV), 동맥에서 혈류에 대한 마찰저항인 총 말초저항(total peripheral resistance), 심실의 수축성(contractility) 등이다.

066 심장박출량에 영향을 미치는 변수이다. A, B, C에 알맞은 내용은?

> • 심장박출량은 전부하와 (A)하고, 수축성과 (B)하며 총말초저항과 (C)한다.

	①	②	③	④	⑤
A	비례	비례	반비례	반비례	반비례
B	비례	반비례	반비례	비례	비례
C	반비례	반비례	비례	비례	반비례

☑ 정답 ①

☑ 문헌 김종연 외, 알기쉬운 인체생리학, 고문사, 2018, p.171

☑ 해설

▸ 심박동량은 전부하와 수축성에 직접 비례하고, 총 말초저항에는 반비례한다.

067 심장의 프랑크-스탈링(Frank-Starling)법칙을 잘 설명한 것은?

① 심박동량은 호흡량과 관련이 있다.

② 심실수축력은 혈액량과 관련이 있다.

③ 심실수축력은 확장기말 용적에 따라 변한다.

④ 심박동량은 방실결절의 전도속도와 관련이 있다.

⑤ 심실수축력은 액틴(actin)의 밀도와 관련이 있다.

☑ 정답 ③

☑ 문헌 강병우 외, 응급구조사 기초의학, 군자출판사, 2014, p.272

☑ 해설

▸ 확장기말 용적(end-diastolic volume : EDV), 심실의 수축력, 박동량 간의 관계는 심근의 고
유성질이며 심장의 프랑크-스탈링법칙(Frank-Starling law of the heart)으로 알려져 있다.

068 혈액의 pH가 증가될 때의 산-염기의 반응식으로 옳은 것은?

① $H_2SO_4 \rightarrow 2H^+ + SO_4^-$

② $2H^+ + SO_4^- \rightarrow H_2SO_4$

③ $H^+ + HCO_3^- \rightleftharpoons H_2CO_3$

④ $H^+ + HCO_3^- \rightarrow H_2CO_3$

⑤ $H_2CO_3 \rightarrow H^+ + HCO_3^-$

☑ 정답 ⑤

☑ 문헌 박희진 외, Paramedics 기초의학, 에듀팩토리, 2019, p.22

☑ 해설

▶ 혈액속의 유리수소농도가 감소되면 혈액 pH가 증가할 수 있다.

069 정맥환류에 영향을 미치는 요인으로 옳지 않은 것은 ?

① 동맥압   ② 정맥압   ③ 혈액량

④ 교감신경자극   ⑤ 음성 흉강내압

☑ 정답 ①

☑ 문헌 강병우 외, 응급구조사 기초의학, 군자출판사, 2014, p.277

☑ 해설

▶ 정맥환류에 영향을 미치는 요인 :

  - 요량과 조직액량에 따른 혈액량

  - 호흡에 의한 음성 흉강내압

  - 정맥수축과 골격근 펌프에 의한 정맥압

070 모세혈관의 세동맥측 말단의 정수압이 37mmHg이고, 모세혈관 밖의 조직액 정수압이 2mmHg이면 세동맥말단의 순여과압은?

① 18.5mmHg   ② 35mmHg   ③ 37mmHg

④ 39mmHg   ⑤ 74mmHg

☑ 정답 ②

☑ 문헌 박희진 외, Paramedics 기초의학, 에듀팩토리, 2019, p.452

☑ 해설

   ▸ 순여과압 = 모세혈관 내의 혈액 정수압 - 모세혈관 밖의 조직액 정수압

071 스탈링힘(Starling force)의 작용이란?

① 심장박동량의 반작용   ② 혈장과 조직액의 상호교환

③ 동맥압과 정맥압의 상관   ④ 세포외액과 내액의 상호교환

⑤ 혈장의 교질삼투압 농도

☑ 정답 ②

☑ 문헌 박희진 외, Paramedics 기초의학, 에듀팩토리, 2019, p.55

☑ 해설

   ▸ 모세혈관의 세동맥 말단은 11mmHg, 세정맥 말단은 -9mmHg 정도이므로 체액은 세동맥 측 말단에서는 모세혈관을 빠져나가고, 세정맥측 말단에서는 모세혈관으로 들어오게 된다.

072 염분상실로 인해 혈액량이 감소했을 때, 희석되지 않는 혈액량을 증가시키기 위해 분비되는 호르몬으로 옳은 것은?

① 인슐린(insuline)   ② 바소프레신(vasopressin)

③ 글루카곤(glucagon)   ④ 알도스테론(aldosterone)

⑤ 에스트로겐(estrogen)

☑ 정답 ④

☑ 문헌 박희진 외, Paramedics 기초의학, 에듀팩토리, 2019, p.286

☑ 해설

   ▸ 알도스테론은 신장에 의한 염분흡수를 자극하고, 염분보유는 수분의 보유를 촉진하며, 따라서 희석되지 않은 혈액량의 증가를 유도한다.

073 혈액량을 조절하는 '레닌(renin)-안지오텐신(angiotensin)-알도스테론(aldosterone)' 의 연관관계이다. A, B에 들어갈 내용으로 옳은 것은?

	①	②	③	④	⑤
A	레닌	레닌	알도스테론	알도스테론	바소프레신
B	바소프레신	알도스테론	레닌	바소프레신	알도스테론

☑ 정답 ②

☑ 문헌 박희진 외, Paramedics 기초의학, 에듀팩토리, 2019, p.286

☑ 해설

▶ 신동맥에 혈류와 혈압이 감소하면 신장에서 혈액으로 단백분해효소인 레닌이 분비된다. 레닌 은 안지오텐시노겐을 안지오텐신Ⅰ으로 분해하고, 안지오텐신Ⅰ은안지오텐신전환효소에 의 해 다시 안지오텐신Ⅱ로 분해된다. 안지오텐신Ⅱ는 알도스테론 분비를 자극하여 혈액량증가 를 유도한다.

074 혈관을 통과하는 혈류에 대한 저항 내용이다. (A)와 (B)에 알맞은 내용은?

• 혈관을 통과하는 혈류에 대한 저항은 혈관의 길이와 혈액의 점도에 (A)하고, 혈관직경 의 (B)에 반비례한다.

	①	②	③	④	⑤
A	비례	비례	비례	반비례	반비례
B	제곱	3제곱	4제곱	제곱	3제곱

☑ 정답 ③

☑ 문헌 박희진 외, Paramedics 기초의학, 에듀팩토리, 2019, p.281

☑ 해설

▶ 저항 $\propto \dfrac{L\eta}{\Upsilon^4}$

L : 혈관의 길이

η : 혈액의 점도

Υ : 혈관의 반경

075 혈관 수축효과를 나타내는 외인성 조절인자로 옳은 것은?

① 부교감신경   ② 히스타민(histamine)

③ 브라디키닌(bradykinin)   ④ 교감신경의 콜린성

⑤ 안지오텐신 II (angiotensin II)

☑ 정답 ⑤

☑ 문헌 박희진 외, Paramedics 기초의학, 에듀팩토리, 2019, p.286

☑ 해설

▶ 안지오텐신 II (angiotensin II)는 신장에서 레닌의 분비에 의해 생산되는 경력한 혈관 수축
제이다.

076 혈관 확장효과를 나타내는 외인성 조절인자로 옳은 것은?

① 히스타민(histamine)   ② 바소프레신(vasopressin)

③ 안지오텐신 II (angiotensin II)   ④ 프로스타그란딘(prostaglandin)

⑤ 교감신경의 α-아드레날린 작동성

☑ 정답 ①

☑ 문헌 박희진 외, Paramedics 기초의학, 에듀팩토리, 2019, p.552

☑ 해설

▶ 히스타민(histamine)은 염증과 알레르기반응 동안 국소적인 혈관확장을 촉진한다.
프로스타그란딘(prostaglandin)은 혈관벽을 포함한 대부분의 조직에서 생산될 수 있는 환
형지방산으로 프로스타그란딘(prostaglandin) I2는 혈관확장제이지만, 프로스타그란딘
(prostaglandin)A2는 혈관수축제이다.

077 적당한 운동중의 심혈관 변화에서 감소상태를 보이는 것으로 옳은 것은?

① 심박출량   ② 심박동수   ③ 동맥혈압

④ 근육의 혈류   ⑤ 총 말초저항

☑ 정답 ⑤

☑ 문헌 강병우 외, 응급구조사 기초의학, 군자출판사, 2014, p.279

☑ 해설

    ▶ 골격근 내의 세동맥 혈관확장으로 총 말초저항은 감소한다.

078 시각이나 청각 등 특정감각을 자극하면 대뇌피질의 해당 감각영역에 혈류가 증가한다. 이러한 국소 뇌혈관확장을 유도하는 물질로 옳은 것은?

① Ca^{++} ② Na^+ ③ K^+ ④ Cl^- ⑤ Fe^{++}

☑ 정답 ③

☑ 문헌 박인국 외, 생리학, 라이프사이언스, 2003, p.314

☑ 해설

    ▶ 국소혈관확장을 유도하는 기전은 안전히 밝혀지지 않았으나, 국소뇌혈관확장이 재분극동안 활성 뉴런으로부터 방출되는 K+에 의해 일어난다는 것은 명백하다.

079 고온에 의해 땀이 분비될 때 한선에서 분비되는 혈관확장 자극 폴리펩티드는?

① 브라디키닌(bradykinin)   ② 인슐린(insuline)

③ 옥시토신(oxytocin)   ④ 코르티졸(cortisol)

⑤ 프로게스테론(progesterone)

☑ 정답 ①

☑ 문헌 범진필, 임상약리학, 청구문화사, 2016, p.281

☑ 해설

    ▶ 고온으로 체온을 식히지 못하면 피부표면에서 땀이 증발함으로써 신체를 식혀주는데, 한선은 브라디키닌을 분비하여 혈관확장을 돕게 한다.

080 동맥계에서 혈류에 대한 저항이 소동맥에서 가장 큰 이유로 옳은 것은?

① 혈류량이 많아서   ② 혈관의 직경이 작아서

③ 혈관의 탄력성이 낮아서   ④ 혈관의 길이가 짧아서

⑤ 혈관의 단면적이 넓어서

☑ 정답 ②

☑ 문헌 강병우 외, 응급구조사 기초의학, 군자출판사, 2014, p.275

☑ 해설

▸ 각 세동맥은 직경이 작아서 푸아세이유 법칙(Poiseuille's law)에 따라 혈류율을 저하시킨다.

081 수축기압이 125mmHg, 확장기압이 90mmHg인 사람의 맥압으로 옳은 것은?

① 25mmHg   ② 30mmHg   ③ 35mmHg

④ 40mmHg   ⑤ 45mmHg

☑ 정답 ③

☑ 문헌 박희진 외, Paramedics 기초의학, 에듀팩토리, 2019, p.281

☑ 해설

▸ 맥압 = 수축기압 - 확장기압

082 수축기압이 120mmHg, 확장기압이 90mmHg인 사람의 평균 동맥혈압으로 옳은 것은?

① 30mmHg   ② 50mmHg   ③ 80mmHg

④ 100mmHg   ⑤ 120mmHg

☑ 정답 ④

☑ 문헌 박희진 외, Paramedics 기초의학, 에듀팩토리, 2019, p.281

☑ 해설

▸ 평균 동맥혈압 = 확장기압 + 맥압의 1/3

083 아나필락시스성 쇼크(anaphylactic shock)에 의해 발생한 혈압의 저하 기전으로 옳은 것은?

① 혈관확장과 히스타민의 방출에 의한 총말초저항 감소

② 부교감신경 작용에 의한 심박동수와 심박동량의 저하

③ 혈관수축과 히스타민의 방출에 의한 총말초저항 증가

④ 혈관수축과 프로게스테론의 방출에 의한 총말초저항 증가

⑤ 혈관확장과 프로게스테론의 방출에 의한 총말초저항 감소

☑ 정답 ①

☑ 문헌 박인국 외, 생리학, 라이프사이언스, 2003, p.325

☑ 해설

▸ 알레르기반응에 의한 혈압의 빠른 저하는 혈관확장과 히스타민의 방출에 의한 총말초저항 감소에 의해 일어난다.

084 공기와 혈액사이의 가스교환 원리로 옳은 것은?

① 삼투

② 확산

③ 능동수송

④ 표면장력

⑤ Na^+ 펌프

☑ 정답 ②

☑ 문헌 박희진 외, Paramedics 기초의학, 에듀팩토리, 2019, p.421

☑ 해설

▸ 공기와 혈액사이의 가스교환은 전적으로 폐조직을 통한 확산에 의해 일어난다.

085 70kg성인의 몸을 구성하는 정상적인 혈액량으로 옳은 것은?

① 4.0~4.5L　　　② 4.5~5.0L　　　③ 5.5~6.0L

④ 6.0~6.5L　　　⑤ 6.5~7.0L

☑ 정답 ③

☑ 문헌 박희진 외, Paramedics 기초의학, 에듀팩토리, 2019, p.279

☑ 해설

▸ 성인의 총혈액량은 체중의 8~9%인 약 5~6L이다.

086 혈액 중 액체성분에 해당하는 것을 무엇이라 하는가?

① 전혈

② 혈장

③ 체액

④ 혈구

⑤ 림프액

☑ 정답 ②

☑ 문헌 박희진 외, Paramedics 기초의학, 에듀팩토리, 2019, p.278

☑ 해설

▸ 혈장은 액체 성분으로 원심분리 시 혈구의 상부에 위치한다.

087 혈장의 성분 중 가장 많은 유기물질로 옳은 것은?

① 지방

② 단백질

③ 비타민

④ 무기질

⑤ 탄수화물

☑ 정답 ②

☑ 문헌 강병우 외, 응급구조사 기초의학, 군자출판사, 2014, p.247

☑ 해설

▸ 혈장 단백질은 약 7~8g/100$m\ell$ 정도이다.

088 혈액의 일반적인 기능으로 옳지 않은 것은?

① 가스대사 ② 신체방어

③ 양분저장 ④ 노폐물 운반

⑤ 영양소 운반

☑ 정답 ③

☑ 문헌 강병우 외, 응급구조사 기초의학, 군자출판사, 2014, p.248

☑ 해설

▶ 혈액의 일반기능

(1) 운반작용

① 영양소의 운반 : 장에서 흡수한 영양소들을 각 신체부위로 운반하여 세포들의 생존과 기능 유지가 가능하도록 한다.

② 가스의 운반 : 폐로부터 각 조직으로 산소를 운반하여 에너지 생성을 위한 산화작용을 하게하며, 그로 인하여 생성된 이산화탄소를 다시 폐로 운반하여 체외로 방출하게 한다.

③ 노폐물 운반 : 각 조직의 대사산물인 urea, uric acid, lactic acid, creatinine 등을 신장과 같은 배설기관으로 운반한다.

④ 호르몬 운반 : 내분비선에서 분비되는 호르몬을 표적기관(target organ)으로 운반하여 소기의 기능이 발현되도록 하며, 여러 가지 자극물질을 중추로 운반하여 호흡조절과 체온조절 등에 관여

(2) 조절작용

① 전해질 및 수분조절 : 혈액과 조직사이, 혈장교질삼투압 유지

② 체온조절 : 체표면에서 열발산

③ 체액의 pH조절 : 완충계가 있어 적은 범위의 pH조절

(3) 방어 및 식균작용

① leukocyte : 식균작용

② plasma : 항체가 있어 감염으로부터 방어

(4) 지혈작용

① 혈액응고 : platelet → 혈액응고 인자와 결합하여 지혈

089 혈액 내에서 볼 수 없는 구조물로 옳은 것은?

① 적혈구   ② 혈소판   ③ 림프구

④ 트롬빈   ⑤ 백혈구

☑ 정답 ④

☑ 문헌 박희진 외, Paramedics 기초의학, 에듀팩토리, 2019, p.27

☑ 해설

    ▸ 트롬빈 : 혈액이 응고할 때 피브리노겐이 피브린으로 변화하는 반응에서 촉매역할을 하는
      단백질 가수분해효소의 하나.

090 혈장 성분 중 항체와 관계가 깊은 것은?

① 알부민(albumin)   ② 혈소판(platelets)

③ 글로블린(globulin)   ④ 섬유소원(fibrinogen)

⑤ 프로트롬빈(prothrombin)

☑ 정답 ③

☑ 문헌 박희진 외, Paramedics 기초의학, 에듀팩토리, 2019, p.278

☑ 해설

    ▸ 특히 γ글로불린은 항체와 관련이 있다.

091 혈청단백이 아닌 것은?

① 알부민(albumin)   ② 섬유소원(fibrinogen)

③ 면역글로불린(immune globulin)   ④ 알파1 글로불린($\alpha 1$–globulin)

⑤ 베타글로불린(β–globulin)

☑ 정답 ③

☑ 문헌 박희진 외, Paramedics 기초의학, 에듀팩토리, 2019, p.278

☑ 해설

    ▸ 면역글로불린(immune globulin)은 γ글로불린을 구성하는 주요 단백질이다.

092 골수조혈이 시작되는 시기로 옳은 것은?

① 태생 5주   ② 태생 3개월

③ 태생 5개월   ④ 태생 7개월

⑤ 생후 1년

☑ 정답 ③

☑ 문헌 한국해부학교수협의회 편, 생리학, 정담미디어, 2005, p.76

☑ 해설

   ▶ 조혈 : 혈액의 세포성분인 각종 혈구를 생산하는 것

      ① 태아 : 난황낭, 간장, 비장에서 조혈(태생 5개월경 골수조혈 시작)

      ② 출생 후(성년 이전) : 대퇴골, 상완골 등의 긴 뼈 들의 적골수에서 조혈

      ③ 성년 이후 : 추골, 늑골, 흉골 및 골반골, 두개골 등의 편평골에서 생성

093 혈액에 대한 설명으로 옳은 것은?

① 정맥혈은 선홍색이다.

② 동맥혈은 암적색이다.

③ 가장 많은 성분은 수분이다.

④ 냄새는 혈중 단백질에 의한 것이다.

⑤ 적색의 불투명한 유동체이며 점성이 없다.

☑ 정답 ③

☑ 문헌 강병우 외, 응급구조사 기초의학, 군자출판사, 2014, p.247

☑ 해설

   ▶ 혈액은 적색의 불투명한 유동체이며 다소 점성이 있고 특이한 냄새를 갖고 있는데, 색깔은
     적혈구 중의 혈색소(hemoglobin) 때문으로 동맥혈은 선홍색이고 정맥혈은 암적색에 가깝
     다. 냄새는 혈액 중에 포함되어 있는 지방산에 의한 것으로 음식에 따라 차이가 있다.

     혈액의 화학성분 중에서 가장 많은 부분을 차지하는 것은 수분이다.

     (80%: 수분,   18%: protein, 2%: 지방, 무기질, 질소화합물)

094 혈액 성분에 대한 설명으로 옳지 않은 것은?

① 냄새는 혈중 지방산에 의한 것이다.

② 산도는 pH 7.4±0.2로 약 알칼리이다.

③ 비중은 1.055~1.065로 물보다 약간 무겁다.

④ 동맥혈은 암적색이고, 정맥혈은 선홍색이다.

　물에 대한 상대 점도는 약 4.7이고, 점성도가 높아지면 혈압이 높아진다.

☑ 정답 ④

☑ 문헌 강병우 외, 응급구조사 기초의학, 군자출판사, 2014, p.247

☑ 해설

▸ 동맥혈은 선홍색이고 정맥혈은 암적색에 가깝다.

095 일반적으로 혈장의 정상적인 삼투압으로 옳은 것은?

① 100mOsm/L　　　　　② 200mOsm/L　　　　　③ 300mOsm/L

④ 400mOsm/L　　　　　⑤ 500mOsm/L

☑ 정답 ③

☑ 문헌 한국해부학교수협의회 편, 생리학, 정담미디어, 2005, p.78

☑ 해설

▸ 혈장의 삼투압은 포함된 물질의 총몰농도에 비례하는데, 그중에서도 Na^+와 Cl^-가 총 삼투압의 90%이상을 차지한다.

096 적혈구의 산소운반 물질로 옳은 것은?

① 물　　　　② 지질　　　　③ 효소　　　　④ 전해질　　　　⑤ 헤모글로빈

☑ 정답 ⑤

☑ 문헌 강병우 외, 응급구조사 기초의학, 군자출판사, 2014, p.249

☑ 해설

▸ $Hb + 4O_2 \rightarrow Hb(O_2)4$

097 골수에서 만들어져 조직에서 큰 포식세포로 분화되어지는 백혈구 성분으로 옳은 것은?

① 호산구   ② 중성구   ③ 림프구   ④ 단핵구   ⑤ 호염기구

☑ 정답 ④

☑ 문헌 대한해부학회, 알기쉬운 사람해부학, 현문사, 2019. p.258

☑ 해설

▸ 단핵구는 지름이 18μm 에 이를 정도로 크며, 골수에서 만들어져 말초혈액으로 이동 한 뒤 잠시 머무르다 조직으로 나가 큰 포식세포로 분화된다.

098 신성적혈구조혈인자에 의해 분비되는 적혈구 조혈을 자극하는 물질로 옳은 것은?

① androgen   ② parathormone   ③ vasopressin

④ glucocorticoid   ⑤ erythropoietin

☑ 정답 ⑤

☑ 문헌 박희진 외, Paramedics 기초의학, 에듀팩토리, 2019, p.290

☑ 해설

▸ 적혈구생성소(erythropoietin) : 콩팥에서 생산하는 적혈구 생성의 체액성 조절작용을 하는 물질.

099 적혈구 형성의 각 단계이다. 과정의 순서가 옳은 것은?

가. 적혈구아세포   나. 호염기적혈모구   다. 뭇색듬적혈모구   라. 그물적혈구

① 가→나→다→라   ② 가→다→나→라   ③ 나→가→다→라

④ 나→가→라→다   ⑤ 다→라→가→나

☑ 정답 ①

☑ 문헌 박희진 외, Paramedics 기초의학, 에듀팩토리, 2019, p.289

☑ 해설

▸ 적혈구아세포(proerythroblast) → 호염기적혈모구(basophilic erythroblast) → 뭇색듬적혈

모구(polychromatic erythroblast) → 그물적혈구(reticulocyte) → 적혈구(erythrocyte)

100 헤모글로빈(hemoglobin)에 대한 설명으로 옳지 않은 것은?

① 일산화탄소와는 결합하지 않는다.

② 산-염기 평형에 중요한 역할을 담당

③ 산소와 이산화탄소 운반의 기능단위

④ globin 1개와 4개의 heme색소로 구성

⑤ 적혈구의 33~34%를 차지하는 색소단백질

☑ 정답 ①

☑ 문헌 박희진 외, Paramedics 기초의학, 에듀팩토리, 2019, p.290

☑ 해설

- ▶ 헤모글로빈(hemoglobin)

- 적혈구의 33~34%를 차지하는 색소단백질

- 산소와 이산화탄소 운반의 기능단위

- 산-염기 평형에 중요한 역할을 담당

- globin 1개와 4개의 heme색소로 구성

- 철(Fe)함량은 약 0.33%

- 혈액 1mL에 Hb 12~16g(헤모글로빈 농도가 10g이하로 떨어지면 빈혈)

- 1g의 Hb은 1.34mL의 산소와 결합하므로 혈액 1mL에 약 20mL산소 함유

- 1일 폐에서 조직으로 600L산소 운반

101 적혈구의 평균수명으로 옳은 것은?

① 약 50일   ② 약 70일   ③ 약 90일   ④ 약 120일   ⑤ 약 150일

☑ 정답 ④

☑ 문헌 박희진 외, Paramedics 기초의학, 에듀팩토리, 2019, p.288

☑ 해설

- ▶ 적혈구는 약 120일의 수명이다.

102 적혈구의 파괴 장소로 옳은 것은?

① 위   ② 담낭   ③ 췌장   ④ 신장   ⑤ 지라

☑ 정답 ⑤

☑ 문헌 박희진 외, Paramedics 기초의학, 에듀팩토리, 2019, p.288

☑ 해설

▶ 간, 지라, 골수 등에서 파괴된다.

103 정상성인 심장의 1회 박동 시 혈액의 박출량으로 옳은 것은?

① 40mL   ② 50mL   ③ 60mL   ④ 70mL   ⑤ 80mL

☑ 정답 ④

☑ 문헌 박희진 외, Paramedics 기초의학, 에듀팩토리, 2019, p.297

☑ 해설

▶ 정상상태에서 1회 박동 시 70mL 정도의 혈액을 박출하여 매분 약 5L의 혈액을 온몸으로 박출시킨다.

104 심장에 대한 설명으로 옳은 것은?

① 좌심실과 우심실을 분리하는 것은 심방간중격이다.

② 심방은 크고 하부에 있는 방이며 심장에서 혈액을 박출한다.

③ 심실은 상부에 있는 두 개의 방으로 들어오는 혈액을 받는다.

④ 좌심방과 우심방을 분리하는 역할을 하는 것은 심실간중격이다.

⑤ 심낭액(epicardial fluid)이 3mL 정도 들어있어 윤활유 역할을 한다.

☑ 정답 ⑤

☑ 문헌 해부학편찬위원회, 사람해부학, 범문에듀케이션, 2019. p.531

☑ 해설

▶ 심방벽은 심실벽보다 얇고 심장 박출 작용에도 중요한 역할을 하지 않는다.

106 심장에 혈액을 공급하는 혈관으로 옳은 것은?

① 위대정맥(상대정맥)

② 아래대정맥(하대정맥)

③ 심장동맥(관상동맥)

④ 위대동맥(상대동맥)

⑤ 아래대동맥(하대동맥)

☑ 정답 ③

☑ 문헌 해부학편찬위원회, 사람해부학, 범문에듀케이션, 2019. p.538

☑ 해설

▶ 심장동맥(관상동맥)은3개의 큰분지로 나누어지는데, 왼쪽심장동맥과 오른쪽심장동맥으로
나누어진 후, 왼쪽심장동맥은 왼쪽휘돌이동맥과 왼쪽앞내림동맥으로 나누어진다.

107 심장 수축에 관여하는 근육으로 옳은 것은?

① 심근

② 평활근

③ 골격근

④ 꼭지근(유두근)

⑤ 큰가슴근(대흉근)

☑ 정답 ④

☑ 문헌 대한해부학회, 알기쉬운 사람해부학, 현문사, 2019. p.265

☑ 해설

▶ 꼭지근(유두근) : 심실벽의 원뿔모양의 근육돌기로 힘줄끈에 의해 방실판막의 끝에 붙어있다.

108 심장근의 특징에 해당되지 않는 것은?

① 흥분성(excitability)　　② 율동성(rhythmicity)　　③ 전도성(conductivity)

④ 수축성 (contractility)　　⑤ 연동성(vermiculation)

☑ 정답 ⑤

☑ 문헌 해부학편찬위원회, 사람해부학, 범문에듀케이션, 2019, p.540

☑ 해설

▶ 심장근의 구성

(1) 결절조직(nodal tissue) : 심근세포가 변화된 것 → 활동전압 발생

　① 동방결절(sinoatrial node) : 우심방과 상대정맥이 만나는 곳에 존재

　　a. 흥분성(excitability) : 활동전압 발생에 의해

　　b. 율동성(rhythmicity)

　② 방실결절(atrioventricular node) : 우심방과 우심실 사이 존재

(2) 퍼킨제섬유(purkinje fiber)

　① 전도성(conductivity)

(3) 심근조직

　① 기능적 결합체(functional synciticum) : 심방 및 심실근은 기능적으로 한 개의 세포처럼(구조적으로 독립된 세포) 동시에 수축하는 현상

　② 수축성(contractility)

109 혈액공급이 수초간만 차단되어도 의식상실을 초래하는 신체의 장기로 옳은 것은?

① 뇌　　② 간　　③ 위　　④ 췌장　　⑤ 담낭

☑ 정답 ①

☑ 문헌 박희진 외, Paramedics 기초의학, 에듀팩토리, 2019, p.513

☑ 해설

▶ 뇌로 가는 혈류는 단지 수초간만 차단되어도 의식상실을 초래하게 되며, 이 상태가 수분 동안 지속되면 영구적인 뇌손상을 일으킨다. 따라서 뇌조직으로 가는 혈류는 다른 조직의 혈액공급을 중단시키는 일이 있더라도 일정하게 유지되고 있다.

110 심장의 일주기 시간으로 옳은 것은?

① 0.2초   ② 0.4초   ③ 0.6초   ④ 0.8초   ⑤ 1.0초

☑ 정답 ④

☑ 문헌 이인모 외, Basic Medicine 기초의학, 학지사메디컬, 2019, p.91

☑ 해설

▶ 성인 남자는 안정시에 1분에 약 75회의 심박동이 있으므로 심장의 주기는 약 0.8초이다.

111 확장기 심음으로써 심음도 기록지에는 나타나나 청진기로는 젊은이에게서만 들을 수 있는 심음으로 옳은 것은?

① 제 1심음   ② 제 2심음   ③ 제 3심음   ④ 제 4심음   ⑤ 수축기압

☑ 정답 ③

☑ 문헌 이인모 외, Basic Medicine 기초의학, 학지사메디컬, 2019, p.95

☑ 해설

▶ (1) 제 1심음 : 등척성 수축기 동안에 혈액이 방실판의 폐쇄음, 낮고 긴 음

(2) 제 2심음 : 등척성 이완기 동안에 혈액이 반월판의 폐쇄음, 높고 짧은 음

(3) 제 3심음 : 심실 확장기음, 심실벽의 진동음

(4) 제 4심음 : 심방음, 심실로 혈액이 유입될 때 나는 소리

112 심장의 흥분전도계에서 가장 먼저 전기적 발생이 시작되는 부위로 옳은 것은?

① 동방결절   ② 방실결절   ③ 퍼킨제 섬유   ④ 심근세포   ⑤ 방실속(히스속)

☑ 정답 ①

☑ 문헌 변영순 외, 병태생리학, 정담미디어, 2014, p.133

☑ 해설

▶ 심장의 흥분전도계 : 동방결절(sinoatrial node) → 방실결절(atrioventricular node) → 히스속 (His bundle) → 좌·우각(bundle branch) → 퍼킨제섬유(pukinje fiber) → 심근세포(cardiac muscle)

113 심장의 안정막 전압(분극)으로 옳은 것은?

① −50mV   ② −60mV   ③ −70mV   ④ −80mV   ⑤ −90mV

☑ 정답 ⑤

☑ 문헌 김종연 외, 알기쉬운 인체생리학, 고문사, 2018, p.31

☑ 해설

▶ 신경세포의 안정막 전압은 -70mV이다.

114 심장의 절대불응기에서의 이온변화로 옳은 것은?

① Na^+의 세포내 유입   ② K^+의 세포외 유입   ③ Na^+의 세포외 존재

④ Na^+의 세포내 존재   ⑤ Ca^{++}의 세포외존재

☑ 정답 ①

☑ 문헌 전국응급구조학과교수협의회, 내과전문응급처치학, 도서출판 한미의학, 2018, p.89

☑ 해설

▶ 심장의 절대불응기에서는 어떠한 자극을 주어도 탈분극이 일어나지 않는 시기이며, Na^+의
세포내 유입이 일어난다.

115 심전도(ECG)에 관한 설명이다. 옳은 것은?

> • 동굴심방결절(동방결절)에서 흥분이 발사된 후 좌우심방으로 퍼져 좌우심방의 수축에
> 의하여 기록된 파장

① P파   ② QRS파   ③ T파

④ P−Q간격   ⑤ S−T간격

☑ 정답 ①

☑ 문헌 전국응급구조학과교수협의회, 내과전문응급처치학, 도서출판 한미의학, 2018, p.89

☑ 해설

▶ P파는 심방 탈분극화를 나타낸다.

116 심전도(ECG)에 관한 설명이다. 옳은 것은?

> • 방실결절, 방실속 및 퍼킨제섬유를 따라 흥분이 전도되는 과정을 기록한 파장

① P파

② T파

③ QRS파

④ P-Q간격

 ⑤ S-T간격

☑ 정답 ③

☑ 문헌 박희진 외, Paramedics 기초의학, 에듀팩토리, 2019, p.303

☑ 해설

▶ 정상 QRS 간격은 0.04~0.12초이다.

117 심전도(ECG)에 관한 설명이다. 옳은 것은?

> • 심실근의 재분극에 의하여 기록된 파장

① P파

② T파

③ QRS파

④ P-Q간격

⑤ S-T간격

☑ 정답 ②

☑ 문헌 전국응급구조학과교수협의회, 내과전문응급처치학, 도서출판 한미의학, 2018, p.89

☑ 해설

▶ T파는 심실근의 재분극에 의하여 기록된 파장이다.

118 심전도(Electrocardiography, ECG, EKG)를 체크함으로써 판별 가능한 것으로 옳은 것은?

① 뇌종양   ② 위 기능

③ 신장 기능   ④ 췌장 기능

⑤ 심근경색증

☑ 정답 ⑤

☑ 문헌 전국응급구조학과교수협의회, 내과전문응급처치학, 도서출판 한미의학, 2018, p.174

☑ 해설

  ▶ (1) 심박동수 : 60~80회/min

  ① tachycardiac(빈맥) : 100회↑/min

  ② bradycardia(서맥) : 60회↓/min

  (2) rhythm → arrhythmia(부정맥) : 일정한 간격(0.8sec)으로 박동이 일어나지 않는 것으로 SA node에서 뿐만 아니라 다른 부위에서도 활동전압(흥분)이 발생(기 외수축 ; 심장의 흥분전도계에 이상)

  (3) angina pectoris : 좌측 흉부 통증(5~10분 정도), 산소부족 상태

  (4) myocardiac infarction : 심근세포의 괴사로 인함(사망율 높다)

  (5) 방실지연

119 심전도의 파형에서 P-R간격의 변화는 어떤 문제를 의심할 수 있겠는가?

① 협심증   ② 방실차단

③ 동방결절   ④ 심근경색증

⑤ 심낭염

☑ 정답 ②

☑ 문헌 전국응급구조학과교수협의회, 내과전문응급처치학, 도서출판 한미의학, 2018, p.89

☑ 해설

  ▶ 정상 : 0.12초

120 심전도의 파형에서 P-R 간격의 정상치로 옳은 것은?

① 0.01~0.10초

② 0.10~0.13초

③ 0.12~0.20초

④ 0.20~0.25초

⑤ 0.25~0.30초

☑ 정답 ③

☑ 문헌 김종연 외, 알기쉬운 인체생리학, 고문사, 2018, p.154

☑ 해설

▶ 정상 : 0.12~0.20초

121 심박출량에 대한 설명이다. (A)에 알맞은 시간은?

• 심박출량은 (A)분 동안에 동맥 내로 밀어내는 혈액량이다.

① 1

② 2

③ 3

④ 4

⑤ 5

☑ 정답 ①

☑ 문헌 전국응급구조학과교수협의회, 내과전문응급처치학, 도서출판 한미의학, 2018, p.76

☑ 해설

▶ 심박출량 : 1분 동안에 동맥 내로 밀어내는 혈액량 심박동수(회/min) x 심박동량 = 5L/min

122 심장의 반사기전으로 옳지 않은 것은?

① 골츠반사(Golz reflex)

② 압력수용기(pressure receptor)

③ 아슈네르반사(Aschiner reflex)

④ 베인브리지반사(Bainbridge reflex)

⑤ 헤링-부르어 반사(Hering-Breuer reflex)

☑ 정답 ⑤

☑ 문헌 한국해부학교수협의회 편, 생리학, 정담미디어, 2005, p.112

☑ 해설

▶ 압력수용기(pressure receptor) : 대동맥궁(aortic arch)과 경동맥동(carotid sinus)에서 혈압 감지

골츠반사(Golz reflex) : 복부압 증가 → 심장기능 억제 → 따라서 심박동수 감소

아슈네르반사(Aschiner reflex) : 안구압 증가 → 심장억제 중추 흥분 → 심장기능

억제 베인 브리지반사(Bainbridge reflex) : 심방으로 되돌아오는 정맥혈의 양이 많아지면 심박출량 증가 헤링-부르어 반사(Hering-Breuer reflex) : 허파의 폄에 의해 허파의 뻗침수용기에서 미주신경을 통해 들신경 흥분이 중추로 보내지면서 들숨중추가 억제되고 들숨이 중단되는 것

123 온몸순환(systemic circulation) 혈류의 흐름순서로 옳은 것은?

가. 좌심실 나. 동맥 다. 모세혈관 라. 전신 마. 정맥 바. 우심방

① 가→나→다→라→마→바   ② 가→나→라→마→다→바

③ 나→다→라→가→마→바   ④ 바→나→라→가→다→마

⑤ 바→라→다→나→가→마

☑ 정답 ①

☑ 문헌 해부학편찬위원회, 사람해부학, 범문에듀케이션, 2019. p.529

☑ 해설

▸ 온몸순환(systemic circulation) : 좌심실(left ventricle)→대동맥(aorta)→동맥(artery)→ 소동맥(arteriole)→모세혈관(capillary)→전신→소정맥(venules)→vein(정맥)→대정맥(vena cava)→우심방(right atrium)

124 허파순환(pulmonary circulation) 혈류의 흐름순서로 옳은 것은?

가. 좌심방   나. 허파동맥   다. 허파   라. 모세혈관   마. 허파정맥   바. 우심실

① 가→나→다→라→마→바   ② 가→나→라→다→바→마

③ 바→나→다→라→마→가   ④ 바→마→라→다→나→가

⑤ 바→라→다→마→나→가

☑ 정답 ③

☑ 문헌 해부학편찬위원회, 사람해부학, 범문에듀케이션, 2019. p.529

▸ 허파순환(pulmonary circulation) : 우심실(right ventricle)→허파동맥(pulmonary artery)→허파(lung)→모세혈관(capillary)→허파정맥(pulmonary vein)→좌심방(left atrium)

125 심장동맥순환(관상동맥순환)에 관한 설명으로 옳은 것은?

① 심장 자체의 조직을 관류하는 순환이다.

② 심실의 수축기에는 감소하고, 이완기에는 혈류량이 증가한다.

③ 관상순환의 혈류량은 심근조직내의 O_2부족, pH저하, CO_2증가에 영향을 받는다.

④ 상행대동맥의 첫 번째 분지인 심장동맥(관상동맥)으로부터 혈액을 공급받는다.

⑤ 교감신경이 흥분하면 혈류량이 감소하고 부교감신경이 흥분하면 혈류량이 증가한다.

☑ 정답 ⑤

☑ 문헌 해부학편찬위원회, 사람해부학, 범문에듀케이션, 2019. p.537

☑ 해설

▸ 다른 조직을 관류하는 혈관과는 달리 심장동맥(관상동맥)의 혈류량은 심실의 수축기에는 감소하고, 이완기에는 증가하는데, 이는 심실이 수축하면 심근사이에 들어 있는 심장동맥 (관상동맥)이 압박을 받아 혈액이 이동할 수 없기 때문이다.

126 뇌혈류량 조절에 가장 직접적인 영향을 미치는 것으로 옳은 것은?

① 산소　　② 질소　　③ 락트산　　④ 피루브산　　⑤ 이산화탄소

☑ 정답 ⑤

☑ 문헌 한국해부학교수협의회 편, 생리학, 정담미디어, 2005, p.117

☑ 해설

▸ 뇌 조직의 혈류량 변화는 뇌혈관에 분포하는 교감 및 부교감 섬유의 작용보다는 혈액내의 이산화탄소, 락트산 및 피루브산등과 같은 대사산물에 의해 좌우되는데, 특히 뇌혈류량은 혈중 이산화탄소농도와 직접 비례한다.

127 태아의 심방중격에 있는 해부학적 명칭으로 옳은 것은?

① 정맥관　　　　　　② 동맥관　　　　　　③ 타원구멍(난원공)
④ 배꼽동맥(제동맥)　⑤ 배꼽정맥(제정맥)

☑ 정답 ③

☑ 문헌 대한해부학회, 알기쉬운 사람해부학, 현문사, 2019. p.277

☑ 해석

▸ 우심방의 혈액은 난원공을 통하여 좌심방으로 흐른다.

128 위·아래창자간막정맥(상·하장간막정맥)과 합해져 문맥을 형성하는 정맥으로 옳은 것은?

① 지라정맥(비정맥)　　　② 간정맥　　　　　③ 허리정맥
④ 온엉덩정맥(총장골정맥)　⑤ 빗장밑동맥(쇄골하동맥)

☑ 정답 ①

☑ 문헌 대한해부학회, 알기쉬운 사람해부학, 현문사, 2019. p.292

☑ 해설

▸ 문맥순환 : 상장간막정맥, 지라정맥(비정맥), 하장간막정맥이 췌장 후방에서 합해져서 형성 된다. 간으로 들어간 문정맥 혈액과 간동맥 혈액은 동양혈관에서 혼합되어 중심정맥을 거쳐

간정맥이 된 후 하대정맥으로 주입된다.

129 **태아순환의 생후변화 경로로 옳은 것은?**

① 정맥관(ductus venosus)→타원오목(난원와)(fossa ovalis)

② 동맥관(ductus arteriosus)→동맥관삭(ligamentum arteriosum)

③ 타원구멍(난원공)(foramen ovale)→정맥관삭(ligamentum venosum)

④ 배꼽동맥(제동맥)(umbilical artery)→원인대(간원삭)(round ligament)

⑤ 배꼽정맥(제정맥)(umbilical vein)→제동맥삭(medial umbilical ligament)

☑ 정답 ②

☑ 문헌 대한해부학회, 알기쉬운 사람해부학, 현문사, 2019. p.277

☑ 해설

① 정맥관(ductus venosus)→정맥관삭(ligamentum venosum)

② 동맥관(ductus arteriosus)→동맥관삭(ligamentum arteriosum)

③ 타원구멍(난원공)(foramen ovale)→타원오목(난원와)(fossa ovalis)

④ 배꼽정맥(제정맥)(umbilical vein)→원인대(간원삭)(round ligament)

⑤ 배꼽동맥(제동맥)(umbilical artery)→제동맥삭(medial umbilical ligament)

130 **판막이 있는 혈관으로 옳은 것은?**

① 정맥

② 동맥

③ 소동맥

④ 대동맥

⑤ 모세혈관

☑ 정답 ①

☑ 문헌 이인모 외, Basic Medicine, 학지사메디컬, 2019, p.97

☑ 해설

▶ 판막은 혈액의 역류를 방지한다.

131 혈압조절중추로 옳은 것은?

① 교 ② 대뇌 ③ 중뇌

④ 연수 ⑤ 뇌하수체

☑ 정답 ④

☑ 문헌 김종연 외, 알기쉬운 인체생리학, 고문사, 2018, p.85

☑ 해설

▶ 혈압의 조절 : 혈중 CO_2 ↑→연수의 혈관운동중추 흥분→교감신경을 통한 흥분↑→전신 혈관축소(중추성 작용)→혈압↑

132 강력한 혈관 수축물질로 옳은 것은?

① 인슐린 ② 글루카곤 ③ 옥시토신 ④ 프로락틴 ⑤ 항이뇨호르몬

☑ 정답 ⑤

☑ 문헌 김종연 외, 알기쉬운 인체생리학, 고문사, 2018, p.179

☑ 해설

▶ 항이뇨호르몬은 콩팥에서 물의 재흡수를 촉진하고 혈액량의 증가와 혈관의 수축을 통해 혈압을 상승시킨다.

133 A군 용혈성연쇄상구균(group A hemolytic streptococci) 감염 후 발생할 수 있는 심장질환으로 옳은 것은?

① 협심증 ② 폐심장증 ③ 고혈압성 심장병

④ 감염성 심내막염 ⑤ 류마티스성 심장질환

☑ 정답 ⑤

☑ 문헌 변영순 외, 병태생리학, 정담미디어, 2014, p.143

☑ 해설

▶ 류마티스열(rheumatic fever)은 연쇄상구균(사슬알균)에 의한 인후염을 앓은 일부 환자에게서 발생하는 흔치 않은 과민성 질환이다.

134 다음과 같은 특징을 보이는 혈액응고장애 질환으로 옳은 것은?

> • 주로 남자에게 나타난다.
> • 출혈하면 응고가 잘 안된다.
> • 트롬보플라스틴 형성에 필요한 글로불린의 결핍에 의한다.

① 혈우병
② 괴혈병
③ 혈청병
④ 혈색소병
⑤ 혈액병

☑ 정답 ①

☑ 문헌 박희진 외, Paramedics 기초의학, 에듀팩토리, 2019, p.312

☑ 해설

▶ 혈우병은 열성으로 반성유전되며 조그마한 손상에 의해서도 심한 출혈이 일어난다.

135 다음과 같은 특징을 보이는 혈전으로 옳은 것은?

> • 교착혈전과 분리혈전이 있다.
> • 혈소판 위에 백혈구층, 그 위에 다시 혈소판의 층을 형성한다.

① 적색혈전
② 백색혈전
③ 혼합혈전
④ 초자혈전
⑤ 응고혈전

☑ 정답 ②

☑ 문헌 박희진 외, Paramedics 기초의학, 에듀팩토리, 2019, p.316

☑ 해설

▶ 백색혈전은 혈소판의 교착에 의해 일어나는 교착혈전과 혈소판의 분리에 의해 일어나는 분리혈전이 있으며, 혈소판 위에 백혈구층, 그 위에 다시 혈소판의 층을 형성하여 Zahn의 섬유소가 엉켜진 가락모양으로 형성된다.

136 괴사가 있는 병소에 균이 존재하여 발생하는 경색으로 옳은 것은?

① 백색 경색 ② 적색 경색 ③ 패혈성 경색

④ 출혈성 경색 ⑤ 무균성 경색

☑ 정답 ③

☑ 문헌 박희진 외, Paramedics 기초의학, 에듀팩토리, 2019, p.319

☑ 해설

▸ 심장판막염에 존재하던 균이나 혈액 내에 감염되었던 균에 의해 감염성 폐렴이 발생한다.

137 심근자체의 손상이나 외압 혹은 유출로 인한 폐쇄에 의해 심근 펌프기능의 부전을 나타내는 쇼크로 옳은 것은?

① 신경성 ② 패혈성 ③ 심인성

④ 저체액성 ⑤ 저혈량성

☑ 정답 ③

☑ 문헌 박희진 외, Paramedics 기초의학, 에듀팩토리, 2019, p.320

☑ 해설

▸ 심근경색증, 심장파열, 부정맥, 심장탐포네이드, 폐색전증에서 주로 나타난다.

138 팔로(Fallot)의 4징후로 옳지 않은 것은?

① 폐동맥협착 ② 우심실비대 ③ 폐동맥 위축

④ 심실중격결손 ⑤ 대동맥 기시부의 우측전이

☑ 정답 ③

☑ 문헌 박희진 외, Paramedics 기초의학, 에듀팩토리, 2019, p.322

☑ 해설

▸ 심장의 발생, 발육단계에서 형성이상으로 심장기형이 나타난다. 단락이 있는 것은 심방중격결손증, Botallo관 개존증 등이 있으며, 단락이 거의 없는 것은 폐동맥판협착, 대동맥판협착, 삼첨판협착, 대혈관 전이 등이 있다. 이 외에 팔로 (Fallot)의 4징후가 있다.

139 다음과 같은 특징을 나타내는 순환장애로 옳은 것은?

> • 경색은 동반되지 않는다.
> • 허혈에 의한 갑작스런 흉통발생
> • 심근대사에 필요한 산소부족으로 발생

① 협심증   ② 동맥류

③ 심내막염   ④ 승모판협착증

⑤ 동맥경화증

☑ 정답 ①

☑ 문헌 박희진 외, Paramedics 기초의학, 에듀팩토리, 2019, p.325

☑ 해설

   ▶ 고도의 신체운동을 할 경우 특히, 심근비대가 있는 경우 잘 발생한다.

140 다음과 같은 특징을 보이는 혈관장애로 옳은 것은?

> • 빈혈성이나 출혈성을 보이기도 한다.
> • 편마비, 편측감각장애, 실어증 등의 증상을 보인다.
> • 뇌동맥의 협착이나 폐색으로 인해 뇌조직이 괴사를 일으키는 상태

① 뇌출혈   ② 뇌경색

③ 파킨슨병   ④ 알츠하이머병

⑤ 지주막하 출혈

☑ 정답 ②

☑ 문헌 이한기 외, 병리학, 수문사, 2005, p.249

☑ 해설

   ▶ 국소허혈이 심할 경우 빈혈성경색을 일으키고, 측부순환에 의해 재혈류가 진행되면 혈관

     벽에 출혈이 발생하여 출혈성 경색이 된다.

141 윌리스동맥륜(circle of Willis)을 형성하는 뇌저부의 동맥파열과 관련이 있는 두개강 내 출혈로 옳은 것은?

① 경막출혈   ② 연막출혈   ③ 뇌피질출혈

④ 뇌실질출혈   ⑤ 지주막하 출혈

☑ 정답 ⑤

☑ 문헌 이한기 외, 병리학, 수문사, 2005, p.250

☑ 해설

▸ 윌리스동맥륜(circle of Willis)을 형성하는 뇌저부의 동맥에 수mm에서 수cm의 낭상동맥류 가 생겨 이것이 파열되어 뇌저부를 중심으로 지주막하강에 출혈이 확산된다. 꽈리동맥류 의 85%정도는 윌리스동맥륜(circle of Willis)의 앞 부위에서 발생한다.

142 어린이들에게 가장 흔히 진단되는 암의 종류는 ?

① 간암   ② 위암   ③ 폐암   ④ 백혈병   ⑤ 방광암

☑ 정답 ④

☑ 문헌 박희진 외, Paramedics 기초의학, 에듀팩토리, 2019. p.332

☑ 해설

▸ 아동에게 혈액과 관련된 조직에서 생기는 가장 흔한 질병은 암의 일종인 백혈병이다.

143 적혈구 생존기간의 단축으로 발생하는 빈혈로 옳은 것은?

① 출혈성 빈혈   ② 용혈성 빈혈   ③ 재생불량성 빈혈

④ 혈색소 합성저하 빈혈   ⑤ 거대 적아구성 빈혈

☑ 정답 ②

☑ 문헌 박희진 외, Paramedics 기초의학, 에듀팩토리, 2019. p.311

☑ 해설

▸ 용혈성빈혈은 적혈구가 조기에 비장의 단핵성 식세포계에 의해 파괴되는 혈관외 용혈과 적혈구가 혈관내에서 파괴됨으로써 빈혈이 발생하는 혈관내용혈이 있다.

144 다음과 같은 특징을 나타내는 빈혈로 옳은 것은?

> • 적혈구의 파괴속도가 증가한다.
> • 벤젠에 노출되어 초래될 수도 있다.
> • Rh인자의 항원-항체반응과 연관될 수 있다.

① 악성빈혈   ② 용혈성빈혈

③ 철결핍성빈혈   ④ 출혈성빈혈

⑤ 재생불량성빈혈

☑ 정답 ②

☑ 문헌 박희진 외, Paramedics 기초의학, 에듀팩토리, 2019. p.311

☑ 해설

▶ 용혈성빈혈은 자신의 적혈구를 파괴하도록 하는 면역계통의 장애로 발생할 수도 있으며, 아스피린과 페니실린 등을 포함한 약물로 인해 발생 할 수도 있다.

145 다음과 같은 특징을 나타내는 빈혈로 옳은 것은?

> • 비정상적인 낫 모양의 적혈구를 형성한다.
> • 말라리아에 대해 방어기전이 있다.
> • Rh인자의 항원-항체반응과 연관될 수 있다.

① 출혈성빈혈   ② 낫적혈구빈혈

③ 철결핍성빈혈   ④ 엽산결핍성빈혈

⑤ 재생불량성빈혈

☑ 정답 ②

☑ 문헌 전국응급구조학과교수협의회, 내과전문응급처치학, 도서출판 한미의학, 2018, p.497

☑ 해설

▶ 말라리아 원충은 낫형적혈구에서 성장하지 못하므로, 이 환자는 말라리아에 걸리지 않는 잇점이 있다.

146 다음과 같은 특징을 나타내는 조혈기관의 장애로 옳은 것은?

> • X 염색체를 통한 반성유전을 한다.
> • 혈액응고에 관여하는 혈장단백질이 없다.
> • 조그만 손상에도 지속적인 출혈을 한다.

① 혈우병   ② 호지킨 병   ③ 지중해 빈혈

④ 혈소판 감소증   ⑤ 파종성 혈관내 응고증후군

☑ 정답 ①

☑ 문헌 전국응급구조학과교수협의회, 내과전문응급처치학, 도서출판 한미의학, 2018, p.502

☑ 해설

    ▶ 혈우병은 X 염색체 하나에 이상 유전자를 보유한 엄마로부터 아들에게서 발생하며, 혈액
응고에 관여하는 혈장단백질이 없다.

147 다음과 같은 원인으로 발생하는 림프계 질환으로 옳은 것은?

> • 림프관의 폐쇄
> • 림프액의 비정상적인 축적
> • 모세혈관 정수압의 상승으로 인한 간질액의 과도한 생성

① 림프종   ② 림프관염   ③ 림프부종

④ 림프절염   ⑤ 림프종양 육아종증

☑ 정답 ③

☑ 문헌 변영순 외, 병태생리학, 정담미디어, 2014, p.128

☑ 해설

    ▶ 보통 사지에 발병하며, 림프관조영술로 진단한다.

148 심근경색증이 잘 발생하는 주요부위로 옳은 것은?

① 우심실   ② 우심방   ③ 좌심실

④ 좌심방   ⑤ 심실중격

☑ 문헌 전국응급구조학과교수협의회, 내과전문응급처치학, 도서출판 한미의학, 2018, p.174

☑ 해설

▸ 좌심실은 심근이 가장 두텁기 때문에 가장 많이 산소를 필요로 한다.

149 심근경색증과 관련이 있는 내용으로 옳지 않은 것은?

① 중심부는 죽거나 괴사한다.

② 사멸된 세포는 특정효소를 방출한다.

③ 황소눈알 모양의 경색부위가 나타난다.

④ 황소눈알의 바깥 부위는 허혈 상태이다.

⑤ 동방결절에서의 전기자극이 미약하여 발생한다.

☑ 정답 ⑤

☑ 문헌 전국응급구조학과교수협의회, 내과전문응급처치학, 도서출판 한미의학, 2018, p.174

☑ 해설

▸ 현미경 검사에서는 경색부위가 황소눈알(bull's eye)처럼 나타나기도 하며, 심근세포는 죽으면서 사이클린-의존성 키나아제(cyclin-dependent kinase, CDK), 락트산탈수소효소(lactate dehydrogenase, LDH)등의 특정효소를 대순환에 방출하기도 한다.

150 심장전도계의 장애에 의한 심장박동 이상으로 옳은 것은?

① 부정맥   ② 심근증   ③ 혈압 심장병

④ 울혈성 심부전   ⑤ 고류마티스성 심장병

☑ 정답 ①

☑ 문헌 전국응급구조학과교수협의회, 내과전문응급처치학, 도서출판 한미의학, 2018, p.96

☑ 해설

▸ 정상적인 심박은 60~100회/분의 박동을 하며 비정상적으로 빠르지만 규칙적인 경우는 조동이라고 한다.

151 백혈병의 환경적 발병요인으로 옳은 것은?

① 흡연　　　　　　② 방사선　　　　　　③ 알코올

④ 섭취음식　　　　⑤ 진균감염

☑ 정답 ②

☑ 문헌 박희진 외, Paramedics 기초의학, 에듀팩토리, 2019, p.332

☑ 해설

▶ 실험동물에서 방사선을 조사하면 백혈병이 발생하며, 사람에서도 방사선 피폭량과 백혈병 발생빈도 사이에는 명백한 연관성이 있다. 이로 인해 발병한다는 것이 히로시마 원자폭탄 투하이후 잘 알려져 있다.

152 심근세포 손상 시 심장에서 유리되는 효소이다. (　)안의 효소명으로 옳은 것은?

> • 심근경색 후 괴사한 심근으로부터 혈액으로 유리되는 혈청효소는 (　　)이다.

① 지질분해효소(lipase)

② 인산분해효소(phosphatase)

③ 포스포라이페이스(phospholipase)

④ 아세틸기전이효소(acetyltransferase)

⑤ 크레아틴키나아제(creatine kinase)

☑ 정답 ⑤

☑ 문헌 박희진 외, Paramedics 기초의학, 에듀팩토리, 2019, p.326

☑ 해설

▶ 심근세포손상 시 심장에서 유리되는 심장효소는 creatine kinase, lactic dehydrogenase, myoglobin, troponin 등이다.

153 심장에서 상대적 발생빈도가 가장 높은 양성종양으로 옳은 것은?

① 혈관종　　　　　② 과오종　　　　　③ 점액종

④ 횡문근종　　　　⑤ 방실결절중피세포종

☑ 정답 ③

☑ 문헌 박희진 외, Paramedics 기초의학, 에듀팩토리, 2019, p.327

☑ 해설

▶ 점액종(30.5%), 지방종(10.5%), 유두상 섬유탄성종(9.9%), 횡문근종(8.5%), 섬유종(4.0%),
과오종(3.3%), 방실결절중피세포종(2.8%)등 순이다.

154 울혈성심부전을 일으키는 부종의 원인으로 옳은 것은?

① 림프관 폐쇄

② 나트륨 정체

③ 혈관투과성 항진

④ 혈장삼투압의 감소

⑤ 정맥정수압의 증가

☑ 정답 ⑤

☑ 문헌 이인모 외, Basic Medicine 기초의학, 학지사메디컬, 2019, p.264

☑ 해설

▶ 정맥정수압의 증가로 인한 부종 : 울혈성심장기능상실, 압축성심낭염, 간경변증 등

155 심근경색환자의 방사통 부위로 옳은 것은?

① 머리, 목, 가슴

② 겨드랑, 가로막, 상복부

③ 가슴, 상복부, 하복부

④ 명치, 왼쪽 복부, 하복부

⑤ 주로 왼팔, 목, 상복부

☑ 정답 ⑤

☑ 문헌 전국응급구조학과교수협의회, 내과전문응급처치학, 도서출판 한미의학, 2018,p.177

☑ 해설

▶ 심근경색환자의 방사통 부위 : 팔(주로 왼팔), 목, 뒤로는 등, 아래로는 상복부

156 공복혈당의 정상범위로 옳은 것은?

① 20〜80mg/dℓ

② 80〜120mg/dℓ

③ 140〜200mg/dℓ

④ 200〜250mg/dℓ

⑤ 300〜350mg/dℓ

☑ 정답 ②

☑ 문헌 박희진 외, Paramedics 기초의학, 에듀팩토리, 2019, p.310

☑ 해설

▸ 혈장중에는 80mg/dl가 있고 환원능의 계측에 의해 정량하면 당 이외의 환원물질이 소량 함유 되어 있다.

157 관상동맥의 혈류차단으로 심근허혈이 유발된 환자의 심근세포에서 볼 수 있는 변화로 옳지 않은 것은?

① 세포 종창이 일어난다.

② 세포내 젖산(lactic acid)이 축적된다.

③ 사립체(mitochondria)가 가장 먼저 손상을 받는다.

④ ATP생산이 증가하여 세포내 에너지 대사가 활발해 진다.

⑤ 세포내 당원(glycogen)을 이용하여 에너지원을 생산해 낸다.

☑ 정답 ④

☑ 문헌 곽성규 외, 기초병리학, 정문각, 2005년, p.41

☑ 해설

▸ 세포 호흡기관인 미토콘드리아가 손상받으면 ATP생성이 감소되어 세포내 ATP가 감소하게 된다.

158 혈전 생성에 대한 서술이다. ( )안에 적합한 혈전형태는 ?

• 혈관벽에 먼저 혈소판의 유착이 일어나고 그 위에 백혈구가 부착되어 층상구조를 이루는 것은 (ⓐ)혈전이며, 혈액응고 같은 기전에 의해 일어나며 석출된 섬유소망 중에 다수의 혈구가 엉겨있는 것은 (ⓑ)혈전이다.

	①	②	③	④	⑤
ⓐ	백색	백색	적색	적색	혼합
ⓑ	적색	혼합	백색	혼합	백색

☑ 정답 ①

☑ 문헌 박희진 외, Paramedics 기초의학, 에듀팩토리, 2019, p.316

☑ 해설

▶ 혈전은 육안적 상태로 볼 때 백색혈전, 적색혈전, 혼합혈전으로 나누어진다. 혼합혈전은 혈
소판과 섬유소로 구성된 백색층과 적혈구의 적색층이 교대로 배열되어 이루어진 잔선(line
of Zahn)이라고 하는 층상구조 소견이다.

159 급성염증 발생 시 혈관에서 볼 수있는 변화과정을 나열한 것이다. A와 B에 들어갈
수 있는 변화과정으로 옳은 것은 ?

• 세동맥의 순간적인 수축→[A]→혈관투과성 증가 → [B]→백혈구 혈관 유출→염증세포
모임

	A	B
①	혈관확장	백혈구 연변 추향
②	혈관확장	국소 혈류 정체
③	혈관수축	국소 혈류 속도 저하
④	혈관수축	국소 혈류 정체
⑤	국소 혈류 정체	혈관수축

☑ 정답 ①

☑ 문헌 박희진 외, Paramedics 기초의학, 에듀팩토리, 2019, p.94

☑ 해설

▶ 급성염증 시 혈관의 변화과정

정세동맥→손상→세동맥의 일시적인 수축→혈관확장→혈관투과성 증가→백혈구 연
변추향 →내피세포에 유착→백혈구 유주→화학주성

160 혈전증(thrombosis)을 설명한 것으로 옳은 것은?

① 혈액이 혈관 밖으로 나가는 현상

② 장기나 조직의 국소적인 허혈성 괴사

③ 정맥혈의 유출이 잘 되지 않아 혈액량이 증가된 상태

④ 혈액이 생체의 심혈관내에서 응고되어 덩어리를 형성하는 것

⑤ 심혈관계의 허탈로 순환혈액이 부족하여 발생하는 조직관류의 이상

☑ 정답 ④

☑ 문헌 박희진 외, Paramedics 기초의학, 에듀팩토리, 2019, p.316

☑ 해설

▶ 파열되지 않은 심맥관계내에 혈전이 생기면 혈류감소나 차단으로 장기나 조직에 허혈성 손상
  이 발생하고, 혈전의 일부나 전부가 떨어져 나와 색전을 형성한다.

161 색전증(embolism)을 설명한 것으로 옳은 것은?

① 혈액이 혈관 밖으로 나가는 현상

② 장기나 조직의 국소적인 허혈성 괴사

③ 정맥혈의 유출이 잘 되지 않아 혈액량이 증가된 상태

④ 신체의 한 국소에 혈액공급이 감소되거나 단절된 상태

⑤ 혈관내에 이물이 혈류를 따라 순환하다가 혈관을 폐쇄시키는 것

☑ 정답 ⑤

☑ 문헌 박희진 외, Paramedics 기초의학, 에듀팩토리, 2019, p.317

☑ 해설

▶ 색전의 99%가 혈전에서 유래되며 이런 경우 혈전색전증이라고 한다.

162 혈소판이 혈관벽에 유착되며 주로 동맥의 상류부 폐쇄에 의해 발생하는 혈액 순환장
애로 옳은 것은?

① 적색경색증

② 백색경색증

③ 혼합혈전증

④ 지방색전증

⑤ 공기색전증

☑ 정답 ②

☑ 문헌 박희진 외, Paramedics 기초의학, 에듀팩토리, 2019, p.319

☑ 해설

▶ 동맥혈이 차단되어 혈류량이 줄어들 때 조직은 붉은빛을 잃고 창백해지는데 이를 백색경색

이라고 한다.

163 46세 중년 여인의 혈액 순환장애를 진단한 결과 소견이 다음과 같았다. 이 여인이

보이고 있는 증상으로 옳은 것은?

> • 20세부터 해녀로 일을 했다
> • 질소가스 기포가 혈관을 폐쇄시켰다
> • 무릎관절의 심한 통증을 호소하였다

① 공기색전증

② 지방색전증

③ 백색경색증

④ 적색경색증

⑤ 정맥성색전증

☑ 정답 ①

☑ 문헌 박희진 외, Paramedics 기초의학, 에듀팩토리, 2019, p.318

☑ 해설

▶ 잠수, 정맥주사, 인공기흉술 등으로 혈관안에 기포가 발생한 현상을 공기색전증이라 한다.

164 다음과 같은 작용으로 심장의 전기적인 불규칙현상을 개선하는 항부정맥제는?

> • 나트륨이온에 의한 빠른 내향성 전류를 느리게 하여 심방과 심실근의 유효 불응기를 연장시킨다.

① esmolol   ② propranolol   ③ amiodarone

④ verapamil   ⑤ procainamide

☑ 정답 ⑤

☑ 문헌 박희진 외, Paramedics 기초의학, 에듀팩토리, 2019, p.346

☑ 해설

▶ 항부정맥제는 다음과 같은 4가지 작용방식으로 심장의 전기적 불규칙현상을 개선한다.

  1) 제1군 약물(quinidine, procainamide, disopyramide, lidocaine 등)

    - 나트륨이온에 의한 빠른 내향성 전류를 느리게 하여 심방과 심실근의 유효

     불응기를 연장시킨다.

  2) 제2군 약물(propranolol, esmolol, acebutolol 같은 β차단제 등)

    - 심장에 대한 교감신경 흥분성을 약화시킨다.

  3) 제3군 약물(amiodarone, bretylium 등)

    - 활동전위기간 또는 세포에서 전기적인 충동이 머무는 시간을 연장시킨다.

  4) 제4군 약물(verapamil, adenosine 등)

    - 심근세포내로 칼슘이 들어가는 것을 선택적으로 차단하고 방실결절에서 유효 불응기를

     연장시킨다.

165 다음과 같은 작용으로 심장의 전기적인 불규칙현상을 개선하는 항부정맥제는?

> • 심장에 대한 교감신경 흥분성을 약화시킨다.

① esmolol   ② propranolo   ③ amiodarone

④ verapamil   ⑤ procainamide

☑ 정답 ②

☑ 문헌 박희진 외, Paramedics 기초의학, 에듀팩토리, 2019, p.347

☑ 해설

▶ 문제 164번 참고

166 다음과 같은 작용으로 심장의 전기적인 불규칙현상을 개선하는 항부정맥제는?

> • 활동전위기간 또는 세포에서 전기적인 충동이 머무는 시간을 연장시킨다.

① esmolol ② propranolol

③ amiodarone ④ verapamil

⑤ procainamide

☑ 정답 ③

☑ 문헌 박희진 외, Paramedics 기초의학, 에듀팩토리, 2019, p.335

☑ 해설

▶ 문제 164번 참고

167 다음과 같은 작용으로 심장의 전기적인 불규칙현상을 개선하는 항부정맥제는?

> • 심근세포내로 칼슘이 들어가는 것을 선택적으로 차단하고 방실결절에서 유효불응기를 연장시킨다.

① esmolol ② propranolol

③ amiodarone ④ verapamil

⑤ procainamide

☑ 정답 ④

☑ 문헌 박희진 외, Paramedics 기초의학, 에듀팩토리, 2019, p.349

☑ 해설

▶ 문제 164번 참고

168 강심제의 작용기전으로 옳은 것은?

① 심박수 증가 　　② 심근의 수축력 증가 　　③ 유효불응기 단축

④ 활동전위 시간 단축 　　⑤ 심실부정맥 완화

☑ 정답 ②

☑ 문헌 범진필, 임상약리학, 청구문화사, 2016, p.359

☑ 해설

▶ 강심제는 심근의 수축력을 증가시키고, 심박수를 느리게 한다.

169 디지털리스(digitalis)중독의 해독제로 옳지 않은 것은?

① atropine 　　② colestyramine 　　③ lidocain

④ phenytoin 　　⑤ sodium nitroprusside

☑ 정답 ⑤

☑ 문헌 구본기 외, 임상약리학, 정문각, 2005, p.284

☑ 해설

▶ 디지털리스(digitalis)중독의 해독제로는 potassium chloride, phenytoin, lidocain, atropine, colestyramine, colestipol, 활성탄 등이 있다.

▶ sodium nitroprusside : 항고혈압제, 혈관이완제

170 헤파린(Heparin)의 약리작용으로 옳은 것은?

① 완화작용 　② 진정수면 　③ 중추신경계 억제 　④ 혈액의 항응고 　⑤ 항경련

☑ 정답 ④

☑ 문헌 박희진 외, Paramedics 기초의학, 에듀팩토리, 2019, p.341

☑ 해설

▶ 헤파린은 정상적인 응고기전의 여러 과정에 관여하여 혈액응고, 혈전형성을 야기하는 반응들을 정지시킨다.

171 혈전용해제투여 시 가장 명백한 유해작용으로 볼 수 있는 것은?

① 출혈   ② 구토   ③ 이명

④ 빈맥   ⑤ 소화불량

☑ 정답 ①

☑ 문헌 구본기 외, 임상약리학, 정문각, 2005, p.388

☑ 해설

▶ 혈전용해제의 부작용 : 출혈, 부정맥, 저혈압, 다발성 신경병증, 콜레스테롤 색전증, 폐색전증과 과민성 등

172 협심증치료제로 분류 할 수 있는 약물은?

① 도부타민(dobutamine)   ② 에스모롤(esmolol)

③ 리도카인(lidocaine)   ④ 베라파밀(verapamil)

⑤ 니트로글리세린(nitroglycerin)

☑ 정답 ⑤

☑ 문헌 범진필, 임상약리학, 청구문화사, 2016, p.365

☑ 해설

▶ 베라파밀(verapamil) : 항부정맥제

173 에피네프린(epinephrine)의 효과로 옳지 않은 것은?

① 자동능 감소   ② 심수축력 증가   ③ 혈관저항 증가

④ 심박동수 증가   ⑤ 심근의 전기전도 증가

☑ 정답 ①

☑ 문헌 범진필, 임상약리학, 청구문화사, 2016, p.172

☑ 해설

▶ 에피네프린(epinephrine)의 효과 : 심박동수 증가, 심수축력 증가, 심근의 전기전도 증가, 혈관저항 증가, 혈압상승, 자동능 증가 등

174 혈당을 증가시키기 위해 투여하는 약물로 옳은 것은?

① 인슐린(insulin) ② 하이드로코티손(hydrocortisone)

③ 에피네프린(epinephrine) ④ 알부테롤(albuterol)

⑤ 글루카곤(glucagon)

☑ 정답 ⑤

☑ 문헌 전국응급구조학과교수협의회, 기본 응급약리학, 도서출판 한미의학, 2014, p.267

☑ 해설

▶ 글루카곤은 해당작용, 포도당 신생반응, 지방 분해작용 등을 통하여 포도당생산을조절한다.

175 혼수상태인 저혈당 환자에게 D50W를 투여할 때 적절한 투여방법은?

① 경구 ② 피하 ③ 정맥

④ 근육 ⑤ 피내

☑ 정답 ③

☑ 문헌 범진필, 임상약리학, 청구문화사, 2016, p.387

☑ 해설

▶ 혼수상태인 저혈당 환자는 경구투여를 할 수 없으므로 D50W를 투여할 때는 정맥으로 공급해야한다.

176 협심증발작 시 nitroglycerin을 투여하고자한다. 투여경로로 적절한 것은?

① 흡입 ② 주사 ③ 경구투여

④ 직장내적용 ⑤ 직장내적용설하투여

☑ 정답 ④

☑ 문헌 박희진 외, Paramedics 기초의학, 에듀팩토리, 2019, p.345

☑ 해설

▶ nitroglycerin은 경구투여를 하더라도 간장에서 대사되어 무효하며 오로지 설하투여로 사용한다.

177 MAO(monoamineoxidase)억제약 투여와 tyramin함유식품을 섭취했을 때 일어나는 부작용으로 옳은 것은?

① 출혈   ② 부정맥   ③ 호흡마비   ④ 저혈당반응   ⑤ 고혈압반응

☑ 정답 ⑤

☑ 문헌 범진필, 임상약리학, 청구문화사, 2016, p.217

☑ 해설

▶ MAO(monoamineoxidase)저해제 투여에 의해 티라민의 분해가 억제되므로 tyramin 함유식품을 섭취하면 심한 혈압상승반응이 일어난다.

178 Digitalis 투여에 의한 가벼운 부정맥 중독증상이 있을 때 효과적인 처치로 옳은 것은?

① Ca^{++}투여   ② 투여중지   ③ 투여량 감소   ④ 포도당 투여   ⑤ 부정맥 처치

☑ 정답 ②

☑ 문헌 박선섭 외, 약리학, 정문각, 2003, p 163

☑ 해설

▶ Digitalis 중독의 경우 즉시 투여를 중지하고, 저칼륨혈증이 있으면 K+을 투여한다.

179 항부정맥 약물의 전기생리학적 특성으로 옳지 않은 것은?

① Ca^{++} 통로 차단   ② K^+ 통로 차단   ③ Na^+ 통로 차단

④ 교감신경성 β차단   ⑤ Cl^- 통로 차단

☑ 정답 ⑤

☑ 문헌 전국응급구조학과교수협의회, 기본 응급약리학, 도서출판 한미의학, 2014, p.159

☑ 해설

▶ 항부정맥 약물은 전기생리학적 특성에 따라 4군으로 분류한다.

Class Ⅰ 항부정맥 약물 : Na^+통로 차단

Class Ⅱ 항부정맥 약물 : 교감신경성 β차단

Class Ⅲ 항부정맥 약물 : K^+통로 차단

Class Ⅳ 항부정맥 약물 : Ca^{++}통로 차단

180 전기생리학적 특성으로 볼 때 Class Ⅳ 항부정맥 약물로, Ca++통로를 차단하는데 작용하는 약물로 옳지 않은 것은?

① lidocaine   ② procainamide   ③ propranolol

④ quinidine   ⑤ thiopental sodium

☑ 정답 ⑤

☑ 문헌 전국응급구조학과교수협의회, 기본 응급약리학, 도서출판 한미의학, 2014, p.159

☑ 해설

▶ Ca+통로 차단제는 다음과 같은 약물들이 있다.

quinidine, procainamide, lidocaine, propranolol, phenytoin, disopyramide, amiodarone, verapamil, diltiazem, digitalis glycosides, adenosine 등.

▶ thiopental sodium : 마취제

181 고혈압치료제의 약리작용으로 옳지 않은 것은?

① 이뇨작용   ② 혈관확장

③ Ca++ 통로 차단   ④ 혈액의 고점성도

⑤ angiotensin 전환효소 저해

☑ 정답 ④

☑ 문헌 박선섭 외, 약리학, 정문각, 2003, p 171

☑ 해설

▶ adrenaline성 α와 β차단, 중추작용 등이 있다.

182 혈액응고인자 factor Ⅶ, Ⅸ등의 합성에 작용하여 지혈작용을 하는 비타민제제로 옳은 것은?

① B   ② C   ③ D   ④ E   ⑤ K

☑ 정답 ⑤

☑ 문헌 박희진 외, Paramedics 기초의학, 에듀팩토리, 2019, p.402

▶ 비타민 K는 프로트롬빈, factor Ⅶ, Ⅸ, Ⅹ등의 합성에 필요하며, 프로트롬빈(prothrombin)형 성을 촉진한다.

183 임신성 고혈압에 투여되는 약물의 작용기전으로 옳은 것은?

① 혈관수축

② 혈관 후부하 증가

③ 혈관 전부하 감소

④ 나트륨과 수분배설

⑤ 순환혈액량 감소

☑ 정답 ④

☑ 문헌 구본기 외, 임상약리학, 정문각, 2005, p.286

☑ 해설

▶ Furosemide, Hydrochlorothiazide 등의 이뇨제는 염소, 나트륨, 칼륨 등의 배설을 증가시켜 이뇨작용을 하여 임신부종, 악성 고혈압 등에 효과를 나타낸다.

184 베라파밀(verapamil)의 혈압강하 약리작용 기전으로 옳은 것은?

① 심장에서 Ca^{2+}통로의 차단

② 중추연수의 β_2 수용체 효능작용

③ 혈관 평활근의 α_1 수용체 차단작용

④ 혈관 평활근의 K^+통로 ,투과성 증가

⑤ 자율신경절의 니코틴(nicotine) 수용체 차단

☑ 정답 ①

☑ 문헌 박희진 외, Paramedics 기초의학, 에듀팩토리, 2019, p.349

☑ 해설

▶ 심장의 SA node 및 AV node에서 Ca^{2+}channel의 억제작용에 의해 심장을 억제한다.

185 항히스타민제의 약리작용으로 옳지 않은 것은?

① 진정작용   ② 모세혈관 확장

③ 아세틸콜린의 방출억제   ④ 히스타민에 의한 부종 감소

⑤ 모세혈관 투과성 증가 억제

☑ 정답 ②

☑ 문헌 전국응급구조학과교수협의회, 기본 응급약리학, 도서출판 한미의학, 2014, p.342

☑ 해설

  ▶ 항히스타민제의 약리작용 :

    - 모세혈관 투과성 증가 억제

    - 히스타민에 의한 부종 감소

    - 중추신경계에 대한 진정작용

    - 아세틸콜린의 방출억제 등

186 항부정맥제로 분류 할 수 있는 약물은?

① 도부타민(dobutamine)

② 에스모롤(esmolol)

③ 리도카인(lidocaine)

④ 도파민(dopamine)

⑤ 푸로세마이드(furosemide)

☑ 정답 ③

☑ 문헌 전국응급구조학과교수협의회, 기본 응급약리학, 도서출판 한미의학, 2014, p.158

☑ 해설

  ▶ 도부타민(dobutamine) : 교감신경효능제

    푸로세마이드(furosemide) : 이뇨제

187 에틸알코올(ethyl alcohol)의 작용으로 옳은 것은?

① 체온 상승   ② 말초혈관 확장   ③ 피부발적과 냉감

④ 항이뇨호르몬 분비증가   ⑤ 위액분비 억제

☑ 정답 ②

☑ 문헌 범진필, 임상약리학, 청구문화사, 2016, p.137

☑ 해설

▶ 체온조절중추의 억제로 체온이 하강한다.

피부발적과 온감이 있다.

항이뇨호르몬 분비억제로 이뇨작용 상승.

위액분비 촉진작용이 소량 있다.

188 베라파밀(verapamil)의 혈압강하 약리작용 기전으로 옳은 것은?

① 심장에서 Ca^{2+}통로의 차단

② 중추연수의 β_1 수용체 효능작용

③ 평활근의 α_1 수용체 차단작용

④ 평활근의 K^+통로 투과성 증가

⑤ 자율신경절의 니코틴(nicotine) 수용체 차단

☑ 정답 ①

☑ 문헌 범진필, 임상약리학, 청구문화사, 2016, p.344

☑ 해설

▶ 심장의 SA node 및 AV node에서 Ca^{2+}channel의 억제작용에 의해 심장을 억제한다.

189 아스피린(Aspirin)의 약리작용 기전으로 옳은 것은?

① 근육이완   ② 혈압강하   ③ 진정수면 효과

④ 중추신경 흥분   ⑤ 혈소판응집 억제

☑ 정답 ⑤

☑ 문헌 범진필, 임상약리학, 청구문화사, 2016, p.239

☑ 해설

▶ 혈소판응집 억제작용으로 심근경색을 예방하기 위해 75~325mg을 1일 1회 경구투여한다.

Chapter 6

소화계통

Digestive system

소화계통 응급질환의 기초

1. 소화계통의 구조

- 위장관 분절의 평균 길이
  - 인두, 식도 및 위 : 65 cm
  - 샘창자 : 25 cm
  - 빈창자 및 돌창자 : 260 cm
  - 잘록창자 : 110 cm
- 부속소화기관 : 침샘, 귀밑샘, 아래턱샘, 혀밑샘, 간, 이자, 담낭
- 입 → 식도 → 위 → 작은창자, 샘창자, 빈창자, 돌창자 → 큰창자, 막창자, 막창자꼬리, 오름잘록창자, 가로잘록창자, 내림잘록창자, 구불잘록창자 → 곧창자 → 항문

1) 입안

- 앞쪽의 입안안뜰과 뒤쪽의 고유 입안으로 구분된다.
- 입천장편도는 림프성 조직으로 세균침입을 방어하는 작용이 있다.
- 입안에서 분비하는 침속에는 ptyaline이 있다.
- 입안뒤공간은 목구멍의 좁은 부분을 통하여 인두로 연결된다.

■ 치아(teeth)

- 음식물을 잘게 부수는 씹기(mestication)운동을 하며 침과 혼합을 한다.
- 2123 / 2123 = 32개
  성인의 경우 대체로 32개의 치아로 앞니, 송곳니, 작은어금니, 큰어금니 순으로 되어 있다.
- 제3큰어금니를 사랑니(지치 wisdom teeth)라고도 한다.

■치아의 분류

(1) 앞니(문치 incisor)

(2) 송곳니(견치canine).

(3) 작은 어금니(소구치 premolar)

(4) 큰 어금니(대구치 molar)

(5) 젖니

■치아의 구성

(1) 사기질(에나멜질enamel)

(2) 시멘트질(cementum)

(3) 상아질(dentin)

(4) 치아속질(치수 dental pulp)

(5) 치아주위인대(치근막인대 periodontal ligament)

(6) 잇몸(치은 gums)

■혀(tongue)

• 혀는 가로무늬근으로 된 기관이며, 점막으로 싸여 있다.

• 점막은 무수히 많은 작은 돌출부로 되어 있다. 이것을 유두(papilla)라고 한다.

(1) 실유두(사상유두filiform papillae)

(2) 버섯유두(심상유두fungiform papillae)

(3) 잎새유두(엽상유두foliate papillae)

(4) 성곽유두(유곽유두vallate papillae)

■혀의 근육

(1) 턱끝혀근(이설근genioglossus)

(2) 설골설근(hyoglossus)

(3) 붓혀근(경돌설근styloglossus)

(4) 세로근(종근 longitudinalis)

(5) 가로근(횡근 transversus)

(6) 수직근(verticalis)

■ 맛봉오리(미뢰)

혀의 상피가 약간 함몰된 점의 밑바닥에 있는 맛에 대한 감수체

- 단맛에 예민한 맛봉오리 : 혀의 끝 부위

- 신맛에 예민한 맛봉오리 : 혀의 가장자리 부위

- 쓴맛에 예민한 맛봉오리 : 혀의 뒷 부분

- 짠맛에 예민한 맛봉오리 : 혀의 끝과 가장자리

■ 침샘(타액선 Salivary gland)

침샘은 복합선으로 장액샘과 점액샘이 합쳐진 구조로 교감신경, 부교감신경의 지배를 받으며 그 분비 중추는 숨뇌(연수)에 있다.

(1) 귀밑샘(이하선 parotid gland)

- Virus에 의해 볼이 붓는 경우 장애를 받는 부분으로 침샘 중 가장 크다.

- 위쪽은 넓고 아래쪽은 좁아진다.

- 바깥귀의 앞공간 아래에 위치하고 아래턱가지의 뒤경계면으로 넓게 위치한다.

- 유행성 귀밑샘염 호발부위(얼굴신경과 풍부한 혈관 분포)

- 씹기근(교근masseter muscle)으로 덮혀 있다.

- 스텐센관(Stensen's duct)은 씹기근앞으로 가로질러 올라가고 광대뼈를 관통하여 두 번째 위큰어금니 반대편 입안의 안뜰(전정)로 열린다.

- 샘 속에 묻혀 있는 바깥목동맥의 가지로 혈액을 공급받으며 바깥목정맥의 지류에 의해 회수된다.

- 바깥신경얼기를 따라 나온 목위신경절(상경신경절 superior cervical ganglion)로부터 교감신경섬유와 삼차신경절(trigeminal nerve ganglion)에서 갈라져 아래턱신경을 따라 나온 귀신경절(otic ganglion)로부터 부교감신경의 지배를 받는다.

(2) 아래턱샘(악하선submandibular gland)

- 아래턱뼈몸통의 바로 밑 입안의 바닥에 위치한다.

- 와튼관(Wharton's duct)은 혀뿌리 앞쪽으로 길게 통과하며 혀주름띠 위 입안 안으로 개구한다.

- 얼굴동맥, 혀동맥의 가지로 혈액이 공급되고 동맥과 일치되는 정맥의 지류에 의해 회수된다.
- 목위신경절의 교감신경섬유와 삼차신경에서 나오는 아래턱신경절(하악신경절 submandibular ganglion)로부터 부교감신경섬유에 의해서 지배를 받는다.

(3) 혀밑샘(설하선sublingual gland)
- 혀 밑에 존재하고 큰침샘 중 가장 작다.
- 거의 점액성 분비물로 장액 분비세포를 덮은 점액관을 만든다.
- 혈액은 턱밑샘 혈액공급과 같다.

2) 인두(Pharynx)
- 약 13 cm정도
- 근육성 관으로 소화계와 호흡계 모두에 관여하며 코인두, 입인두, 후두인두로 구분된다.
  - 코인두 : 인두의 윗부분으로 코안 뒤에 있고 머리뼈 아래에서 물렁입천장 높이까지 이며, 입인두로 이어진다.
  - 입인두 : 인두의 중간 부분으로 소화계와 호흡계 모두에 관여하고 입안 뒤에 위치하며 물렁입천장에서 목뿔뼈 위치에까지 이르며 후두인두로 이어진다.
  - 후두인두 : 인두의 아랫부분으로 소화계와 호흡계 모두에 관여하고 후두 뒤에 놓여 목뿔뼈 높이에서 반지연골 높이까지이며 식도로 이어진다.

3) 식도(Esophagus)
- 식도는 인두에서 위까지 음식물을 운반하는 약 25 cm의 근육성 관으로 식도의 앞쪽에는 기관과 심장이 있으며 뒤에는 척주가 있다.
- 기관 뒤쪽에 위치하고 중층편평 상피조직으로 되어있다.
- 위끝은 가로무늬근, 아래끝은 내장근으로 되어있다.
- 세 곳의 협착 부위가 있다.
- 식도와 척추사이에 대동맥이 있다.
- 협착부 : 인두 아래끝으로 제6목뼈부위, 기관 분기부로 제4, 5등뼈 높이, 가로막 관통부로 제11등뼈 높이의 3곳에서 협착부를 이루는데 음식이 통과하는데는 지장이 없으나 이물이 걸리기 쉽고 염증이 잘 일어난다.

- 속면은 점막으로 되어 있고 입안과 마찬가지로 중층편평상피로 덮여 있다.
- 음식물 통과는 꿈틀운동에 의한다.
- 식도구멍(식도열공 Esophageal hiatus) : 가슴공간에서 배안으로 통하는 가로막의 구멍으로 특히 가로막탈장이 잘 일어나는 부위이다.

4) 위(Stomach)

- 가로막 바로 밑 배안의 왼쪽에 있는 큰 주머니 모양의 기관으로 소화관 중에서 가장 넓은 부분이며 대부분이 왼쪽갈비아래부위에 위치한다.
- 모양은 내용물의 많고 적음에 따라 다르나 일반적으로 J자형이며 용적은 약 1 L이다.
- 위의 윗부분은 가로막 바로 밑에 제11등뼈의 앞 왼쪽에 들문구멍(분문구 cardiac orifice)으로 식도와 이어지고 급히 넓어져서 오른쪽 아래를 향해 옆으로 간다.
- 제1허리뼈의 앞 오른쪽으로 날문(유문 pylorus)이 되어 샘창자에 연속된다.
- 위는 위몸통(위체 body)과 날문부위(유문부 pyloric portion)로 대별되는데 위몸통은 중앙부의 넓은 부분이고 위바닥은 들문 왼쪽 윗부위가 넓어져 가로막 밑에 들어가 있는 부분이다.

■ 위벽의 구조
- 위벽에는 위샘이 있으며 벽세포, 으뜸세포, 점액목세포 등이 분포되어 있다.
- 위샘(gastric gland) : 위 점막에는 관상선이 있어 위액을 분비 음식물을 소화
- 벽세포(parietal cell) : HCl 분비(위액에는 염산의 0.6%), pH 1.6~2.0 강산성
- 으뜸세포(주세포 chief cell) : 소화효소인 pepsinogen을 분비(pepsinogen + HCl = pepsin)
- 점액목세포(점액성 경세포mucousneck cells): mucin 분비
- 목으뜸세포(경부 주세포) → mucin
- 몸통으뜸세포(체부 주세포)
- 최초로 단백질의 화학적 소화가 이루어지는 곳: 위
- 최초로 탄수화물의 화학적 소화가 이루어지는 곳 : 입

5) 작은창자(Small intestine)

- 위 날문에서 큰창자에 이르는 원주상의 긴 관으로 3개의 층으로 구성
- 장막(serosa) : 가장 바깥층(즉 복막으로 덮여 있다)
- 근층(muscularis) : 민무늬근(평활근), 다시 두층으로 구분
- 바깥층 : 섬유가 세로방향. 이것이 수축하면 작은창자의 길이가 단축되는 결과
- 내층 : 돌림으로 이것이 수축하면 작은창자의 내강이 좁아진다.
- 점막(mucosa) : 돌림의 깊은 주름이 많이 있어 표면적이 넓다.
- 주름에는 단층원주상피로 된 융모(villi)가 무수히 많다.

■ 샘창자(십이지장 duodenum)

- 길이 약 25 cm로 갈고리 모양이며 제1허리뼈의 앞오른쪽 날문에 이어져 시작되고 제2허리뼈의 앞왼쪽에서 세 번째 구부러져 빈창자에 이어진다.
- Submucosa → 내배엽성인 대롱꽈리샘(관상포상선 tubuloalveolar gland)인 장샘이 발달 소화를 돕기 위해 간장이나 이자 분비관이 열려 있다(온쓸개관관/이자관).

■ 빈창자(공장 jejunum)

- 작은창자의 두 번째 부분이며 약 2.5 m이다.
- 샘창자빈창자이음(12지장공장연접 duodenojejunal junction)에서 시작하여 제2허리뼈 왼쪽 근처와 배안의 왼쪽아래방향의 돌창자와 연결이 시작되는 부위까지이다.
- 융모돌기가 풍부하게 분포되어 있고 속에는 모세혈관이나 림프관이 들어 있어서 소화된 양분을 흡수한다.

■ 돌창자(회장 ileum)

- 작은창자중 길이가 가장 길고 약 3.7 m정도이다.
- 배부와 골반의 오른쪽아래방향에 위치한다.
- 조직적으로 구분Peyer판(집합 임파소절): 장티푸스, 창자결핵 때에 심한 병변을 일으키며 임상적으로 중요
- 작은창자의 점막에는 리비킨씨온와(Lieberkuhn's crypt)라고 불리는, 특히 대롱샘 구조를 가진 소화액선이 있어 이것을 창자샘(intestinal gland)이라 하는데 하루에 3,000 mL 정도

의 창자액을 분비한다.

6) 큰창자(Large intestine)

- 길이 : 약 1.5 m, 직경 7 cm되는 굵은 관으로 된 기관.
- 소화기의 마지막 부분으로 수분과 염분 등을 흡수하고, 소화 안된 잔유물을 대변으로 만들어 몸바깥으로 내 보낸다.
- 작은창자보다 짧은 약 1.5 m로 돌막창자이음에서 작은창자와 연결되며 막창자, 막창자꼬리, 잘록창자, 곧창자, 항문으로 끝난다.
- 육안적 형태로 결장팽기, 결장루, 복막수가 있고 점막에는 융모가 없다.
- 근층의 경우 속돌림근층은 항문에서 두꺼워져 돌림의 속항문조임근(내항문괄약근: internal anal sphincter)이 된다.

■ 돌막창자판막(회맹판 ileocecal valve)
- 막창자와 잘록창자의 경계 왼쪽뒤벽에 있는 판막으로 큰창자의 내용물이 돌창자로 역류하는 것을 방지한다.

■ 막창자(맹장 cecum)와 막창자꼬리(충수 appendix)
- 막창자는 큰창자의 첫 부분으로 큰 막창자주머니이며 약 5 cm로 돌막창자이음높이에서 오름잘록창자와 연결이 시작된다.
- 막창자꼬리는 가느다란 막창자관이며 막창자끝으로부터 시작된다. 약 9 cm 정도로 막창자뒤나 골반연위에 놓여 있다.
- 막창자꼬리벽에는 많은 림프소절이 있고, 충수염 진단부위로 맥버니점(McBurney's point)이 있다.
- 막창자꼬리의 구조는 막창자와 같으나 막창자에 비해 고립림프소절이 잘 발달되어 있다.

■ 잘록창자(결장 colon)
- 큰창자의 가장 긴 부분으로 오름잘록창자, 가로잘록창자, 내림잘록창자, 구불잘록창자 등의 4부분으로 나뉜다.
(1) 오름잘록창자(상행결장ascending colon)

약 15 cm로 돌막창자판막 높이에서 시작하여 오른쪽허리뼈를 따라 상행하여 배부위의 오른쪽아래갈비부위, 간의 아래면까지 상행한다.

(2) 약 50 cm로 간의 아래면으로부터 복막안을 가로질러 왼쪽아래갈비부위, 지라의 아래까지 활을 이룬다. 복막으로 완전히 덮혀 있고 창자사이막 즉, 가로잘록창자막에 의해 연결되어 있으며 이자의 아래면에 연결된다.

(3) 내림잘록창자(하행결장descending colon)

약 30 cm로 왼쪽아래갈비부위의 배부와 허리부위를 따라 하행하여 왼쪽엉덩돌기에서 중앙으로 돌아 골반연에서 구불잘록창자와 연결된다.

(4) 구불잘록창자(S상결장sigmoid colon)

약 40 cm로 골반연으로부터 곧막창자 연접부까지 이른다.

- **곧창자(직장 rectum)**
- 약 15 cm 정도로 골반강 안에 있다.
- 술잔세포(배상세포 goblet cell)가 많이 있으며 많은 점액을 분비하여 점막속면을 윤활하게 한다. → 배변에 도움을 줌

- **항문관(anal canal)**
- 큰창자의 짧은 종말부분으로 약 4 cm 정도이다.
- 복막으로 덮여 있지 않고 항문올림근으로 지지되며 속바깥조임근으로 둘러싸여 있다.
- 속조임근은 마지막 창자벽의 두꺼운 민무늬근육이며 불수의적으로 조절된다.
- 바깥조임근은 항문을 둘러싸는 뼈대근으로 수의적으로 조절된다.

2. 소화계통의 기능

- 소화기의 주 작용은 음식물 분해, 양분흡수, 노폐물 배설이다.

1) 침샘(타액선 Salivary gland)
- 타액의 pH : 6.3~6.8

- 타액의 성분 : ptyalin 효소, mucin외에 Na, K, Ca 등의 무기질 소량 용해, 99%의 H_2O
- 침 효소가 분해하는 것은 탄수화물이다.
- 교감신경, 부교감신경의 지배를 받으며 그 분비 중추는 숨뇌에 있다.
- 침을 생산하여 분비하고 소화효소인 프티알린(ptyalin, amylase)을 함유하여 전분을 당으로 소화
- 1일 분비량 약 1~1.5 L(탄수화물의 소화가 50% 이루어짐)

■ 귀밑샘(이하선 parotid gland)
- 가장 크고 amylase(ptyalin)를 분비

amylase(ptyalin)
↓
녹말 → 맥아 당: 탄수화물 소화의 1/2

■ 아래턱샘(악하선 submandibular gland)
- 교감신경자극의 흥분은 진한 점액성 분비물을 생산하고 부교감신경자극의 흥분은 묽은 장액성 분비물을 생산한다.

■ 혀밑샘(설하선 sublingual gland)
- 혈액은 턱밑샘 혈액공급과 같으며, 신경지배는 턱밑샘과 같고 부교감신경자극의 흥분은 진한 점액성 분비물을 생산하도록 자극한다.

2) 식도(Esophagus)
- 음식물의 통로

3) 위(Stomach)

HCl
↓
Pepsinogen → pepsin → 단백질 → proteus, pepton

• 최초로 단백질의 화학적 소화가 이루어지는 곳 : 위

• 최초로 탄수화물의 화학적 소화가 이루어지는 곳 : 입

■ 소화과정

• 위에서 단백질의 소화가 최초로 이루어진다.

• 위 → 위확장 → 위벽에 음식물 부착 → 자극 → gastrin(hormone)분비

• 위액분비 촉진 호르몬: gastrine

• 하루에 2~3 L의 위액을 분비한다.

• 위액
  ┌ pepsinogen → pepsin : 단백질 → proteus
  │ 위산(HCl) → 작용 : 살균, 부패방지, 알코올발효 억제
  └ rennin : casein

• 위산(HCl)

 – 위의 벽세포에서 분비되고

 – Pepsinogen을 pepsin으로 활성화시키며

 – 위액의 산성을 유지한다.

• 위액의 구성물(공복상태일 때)

 – 양이온 : Na^+, K^+, Mg^{2+}, H^+

 – 음이온 : Cl^-, HPO_4^{2-}, SO_4^{2-}

 – 펩신

 – 리파제

 – 점액

 – 내인성 인자

• 위산의 역할

 – 살균작용과 위 운동조절

 – 펩시노겐 활성화, 당질 가수분해촉진

• 효소의 특이성 : 자기 영역에서만 작용함

　　　　　pepsin
　　　　　　↓
• 단백질 → proteus 아미노산

- 고분자 물질인 음식물을 분해하여 소화관벽을 투과할 수 있는 저분자물질로 소화한다.

■ 위액 분비기전

(1) 뇌상(cephalic phase)
- 음식이 위에 도착하기 전에 기분에 의해서(25%) 분비가 시작된다.
- 이 단계에서는 조건반사, 후각, 미각, 생각에 의해 미주신경을 통해서 위산과 펩시노겐 분비를 촉진한다.

(2) 위상(gastric phase)
- 실제로 음식이 위에 들어가서 위벽을 자극하여 분비되는 것으로 3~4시간 지속된다.
- 위벽에서 가스트린(gastrin)이 분비되어 위액이 나오게 한다(75%).

(3) 장상(intestinal phase)
- 샘창자(십이지장)에 미즙액이 들어가면 일어나고 세크레틴(secretin)분비에 의한 펩시노겐의 분비가 증가한다.
- 세크레틴의 기능은 이자액, 쓸개즙분비 촉진이다.
- 장상에서는 산분비의 억제효과가 일어난다.

■ 위의 운동
- 위 내용물이 들어 있지 않은 상태에서도 수축운동
- 꿈틀운동 : 들문에서 날문을 향해 꿈틀거리는 운동 → 위자극 → 화학적 소화.
- 공복수축(hunger contraction)
  - 위 내용물이 배출된 후 약 3시간이 될 무렵부터 위벽근의 수축이 일어나는 것
  - 이때 공복감을 느끼며 12~24시간 공복이 계속되면 공복 고통을 느끼기도 한다.
- 위에서의 기계적 소화 → 꿈틀운동(연동운동) → 밑으로 내려가게 하는 운동
- 위에서는 분절운동이 일어나지 않는다.

4) 창자액(Intestinal juice)
- 장액은 미주신경에 의해 분비 촉진되고 효소, 점액, 전해질로 구성되며 pH는 8~8.2정도이다.
- 샘창자의 분비샘인 부르너선(Brunner's gland)은 진한 알카리성 점액을 분비하는데 이것

은 위(stomach)에서 내려오는 위산에서 작은창자 점막을 보호하기 위한 것이다.

- 장선은 소장 전체에 걸쳐 융모사이의 점막에 위치한다.
- 소장에서의 장액분비는 기계적 · 화학적자극, 신경 및 호르몬에 의해 조절된다.
- 작은창자의 점막에는 리비킨씨온와(Lieberkuhn's crypt)라고 불리는, 특히 대롱샘 구조를 가진 소화액선이 있어 이것을 창자샘(intestinal gland)이라 하는데 하루에 3,000 mL 정도의 창자액을 분비한다.

5) 양분의 분해

- 탄수화물:

- 단백질:

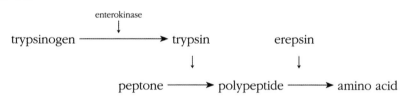

- 지방:

지방 $\xrightarrow{\text{lipase}}$ fatty acid + glycerine

- 글리코겐 분해효소는 인산부가 가수분해효소(phosphorylase)이다.

예 올리브유를 가수분해하면, 지방산과 글리세롤로 분해된다.

* 소화액의 성분과 작용

비타민	소재	결핍 증상
A	황색채소, 간유, 버터, 치즈, 크림, 계란노른자	감염, 특히 눈, 발육지연, 야맹증, 피부건조
B$_1$티아민	돼지고기, 모든 곡류, 계란노른자, 효모	각기: 신경마비, 근육실조, 소화장애, 발육장애
엽산	쇠고기, 육류	성장이상, 혈구이상
B$_{12}$	간	악성빈혈
C	포도즙, 녹색야채, 토마토, 오렌지, 라임즙	괴혈병, 출혈, 치은출혈, 관절통, 골절
D	일광욕, 계란노른자, 생선류(특히 간유), 연어	구루병, 골·치아 발육이상, 골연화, 골절, 치아탈락
E	채소 셀러드, 밀	남성: 불임증, 여성: 유산
K	간, 양배추, 시금치, 야채즙, 토마토	프로토롬빈 결핍, 응고시간 지연
흉부방사선	심장비대	작은심장

6) 작은창자에서의 소화

■ 작은창자의 운동

• 장기능을 조절하는 요인은 온도, Na$^+$이온과 Ca^{2+}이온, 에피네프린, 자율신경계 등이다.

(1) 분절운동(segmentation)

• 작은창자에서의 기계적 소화

• 미즙이 샘창자에 들어오면 샘창자 입구 가까이의 세로근육에서 시작한다.

• 작은창자의 분절주기는 주로 민무늬근에 의한다.

• 샘창자의 분절운동 빈도는 12회/min이며 하방으로 내려갈수록 감소하여 돌창자의 끝부분에서는 9회/min 정도이다.

(2) 꿈틀운동(연동운동peristalsis)

• 작은창자의 민무늬근이 자극되면 자극받은 곳의 윗 부분는 수축하고 아래는 이완하면서 미즙이 다음 단계로 이동되는 현상

• 꿈틀운동파(연동파)의 진행속도는 약 2 cm/sec로 진행되며 진행거리는 4~5cm이다.

• 꿈틀운동파(연동파)는 작은창자에서 불규칙하게 일어나며 보통 분절운동과 함께 일어난다.

• 창자의 흥분상태가 고조되어 강한 꿈틀운동파(연동파)가 25cm/sec의 속도로 빠르게 진행
  되면 급속꿈틀운동(peristaltic rush)으로 설사와 같은 증상이 나타난다.

(3) 융모운동

• 융모는 민무늬근 섬유에 의해 앞뒤 왼오른쪽으로 진동하는 채찍운동과 수축이완 운동

■ 작은창자에서의 양분 흡수

• 소화작용에 의해 양분생성 → 융모의 상피세포 → 모세혈관과 암죽관(유미관)내로 흡수
• 상피세포의 세포막을 통과하는 기전
  − 물과 전해질
  − 확산작용(피동적 운반)
  − 지방산 글리세린
• 아미노산, 당류: 에너지를 소비하는 능동적 운반
• 모세혈관내 혈액으로 들어온 양분
• 문맥계 → liver(저장, 화학적 변화 또는 일부가 간정맥을 통해 순환)
• 삼투압에 의해서 융모가 흡수
• 포도당, 아미노산, vitamin, 무기염류 등은: 융모돌기의 모세혈관 − 간문맥 − 간 → 심장 →
  온몸으로 흡수된다.0
• 지방산(fatty acid), glycerole, 콜레스테롤 등은 : lymph관(암죽관, 유미관) → 가슴관 → 빗
  장뼈정맥 → 심장을 지나 온몸으로 흡수된다.
• 당의 흡수속도를 촉진하는 인자는 인슐린과 갑상샘호르몬이다.

7) 큰창자(Large intestine)

• 창자내 세균이 부패시키고 남은 것을 배설 → 주로 수분 흡수
• 세균의 작용
• 분변 흡수
• 수분 흡수 시 cellulose 필요
• 큰창자내 세균의 작용 : vitamin K 합성
• 배변을 느끼는 곧창자 내 압력은 30~40 mmHg이다.

■ 영양소의 열량과 필요 섭취량

• 안정상태에서 기본활동 유지에 쓰이는 열량으로 표준영양 권장량은 남자의 경우 약2,500 kcal, 여자의 경우 약 2,000 kcal

• 영양소의 하는 일 : 신체기능 조절

• 음식물 체내 소비순서 : 탄수화물, 지방, 단백질(기본 구성성분은 아미노산)의 순으로 소비됨

■ 비타민(vitamin)

• 극히 소량으로도 충분하지만 부족하면 결핍증이 나타난다.

*효소작용을 촉진시키는 조효소

비타민	소재	결핍 증상
A	황색채소, 간유, 버터, 치즈, 크림, 계란노른자	감염, 특히 눈, 발육지연, 야맹증, 피부건조
B₁티아민	돼지고기, 모든 곡류, 계란노른자, 효모	각기: 신경마비, 근육실조, 소화장애, 발육장애
엽산	쇠고기, 육류	성장이상, 혈구이상
B₁₂	간	악성빈혈
C	포도즙, 녹색야채, 토마토, 오렌지, 라임즙	괴혈병, 출혈, 치은출혈, 관절통, 골절
D	일광욕, 계란노른자, 생선류(특히 간유), 연어	구루병, 골·치아 발육이상, 골연화, 골절, 치아탈락
E	채소 셀러드, 밀	남성: 불임증, 여성: 유산
K	간, 양배추, 시금치, 야채즙, 토마토	프로트롬빈 결핍, 응고시간 지연
흉부방사선	심장비대	작은심장

(1) 지용성

• A : Carotiniprovitamin A – 결핍 시 밤소경증(야맹증), 과잉섭취 시 체내에 축적되어 독성을 나타냄.

• D : 에르고스테롤 – 결핍 시 구루병

- E : tocopherol
- F : 피부염
- K : 혈액응고 도움

(2) 수용성

- B_1 : Thiamin – 각기병
- B_2 : riboflavin – 발육부진, yeast에 많이 존재
- B_{12} : 악성빈혈
- C : ascorbic acid – 과일 채소 괴혈병

8) 구토(Vomiting)

- 위에서 역 방향의 운동이 일어나 음식물이 입 쪽으로 역류하는 현상
- 원인 : 인두 점막, 위 점막 및 샘창자 점막에 대한 강한 자극(배멀미, 차멀미), 기타 중독 등으로 구토 중추가 직접 자극될 때
- 과다구토는 혈액속의 유리수소농도를 감소시켜 혈액의 pH가 증가한다.
- 과다구토에 의한 위산의 손실결과 산 – 염기반응 : $H_2CO_3 \rightarrow H^+ + HCO^-_3$

3. 소화계통의 병태생리

1) 입안의 질환

■ 충치(dental caries)

- 사기질, 상아질, 시멘트질의 화학적 및 물리적 침식을 가져온다.
- 치구에 포함된 세균의 경우 streptococcus mutans가 발생에 관여한다.
- 자연치유는 없으므로 예방과 조기치유가 중요하다.

■ 입안점막 병변

(1) 입안염(구내염stomatitis)

방추균과 스피로헤타의 혼합감염에 의해 괴사성 궤양성 입안염, 경결, 샛길(누공)을 만들고 치괴가 증명되는 방선균증, 성인에서는 균교대 현상으로써 소모성 질환이나 스테로이드제, 항

암제, 면역억제제 투여 후에 보이는 아구창, 소수포, 헤르페스성 염증 등이 있다.

(2)피부과적 병변

편평태선(lichen planus), 천포창(물집중 pemphigus), 다형성홍반 등이 입안점막에 나타난다.

(3) 아프다성 병변(aphthous lesion)

바이러스, 마이코플라스마, 과민증 등이 일으킨다.

(4) 점막 백반증(leukoplakia)

비타민 A 결핍, 흡연, 기계적 자극 등에 의해 발생하는 백색의 비후로 조직학적으로 과각화증, 착각화증(parakeratosis) 및 이형성 등이 보인다.

■칸디다증 또는 아구창(candidiasis or oral thrush)

• Candidas는 정상적으로 입안에 상존하고 있다가 기회가 주어지면 감염증상을 일으키는 대표적인 기회 감염성 질환이다.

• 특히 만성소모성 질환이나 면역억제제 투여 및 악성종양 시 화학요법을 받은 경우에 흔히 나타난다.

• 임상적으로는 입안점막에 우유빛의 백태를 형성하는데 벗기려 하면 출혈이 일어난다.

• 아구창은 입안내 칸디다증으로 발열과 위장증상을 동반한다.

■입안 종양(tumor)

• 양성은 상피성 종양에 편평상피성 유두종이 있고 혀, 치육, 볼점막 등에 발생한다.

• 악성은 편평상피암이 많고 발생 부위에 따라 치육암, 혀암, 볼점막암, 입아래부암, 입술암 등으로 나눈다.

• 혀암은 옆 가장자리에, 입술암은 아랫입술에 많이 발생하고 궤양을 동반하는 경결을 일으킨다.

2) 침샘의 질환

■볼거리(급성 유행성 귀밑샘염 mumps)

• 바이러스에 의한 전신성 감염질환으로 소아에게 잘 걸리고 발열, 동통, 귀밑샘 종창이 발생하며 사춘기 이후 환자에게는 고환염, 난소염 등이 발생하기도 한다.

• 이는 이자, 고환, 난소 등 다른 전신장기를 침범하기도 한다.

- 호흡방울 감염에 의하여 전염되며 2~4주의 잠복기 이후에 양측성의 귀밑샘 비대를 주로 보인다.
- 고환염을 유발한 경우 드물게 불임의 원인이 될 수도 있다.

■ 침샘 종양
- 침샘 종양의 대부분은 귀밑샘에서 발생되고 그 다음으로 턱밑샘과 작은침샘에서 발생된다.
- 90% 이상이 상피성이다.
- 연령적으로는 장년기의 여자에서 호발한다.
- 침샘 종양의 대부분은 실질조직에서 유래되는 상피성 종양이며 사이질조직에서 유래되는 비상피성 종양은 매우 드물다.
- 침샘의 상피성 종양은 조직학적 양상이 다양하여 현재까지도 분류나 명칭이 완전치 못하다.
- 임상증상은 종괴 촉지가 가장 흔한 소견이고 그밖에 동통이나 얼굴신경마비 등이 나타난다.

3) 식도의 질환
■ 종양
- 대체로 남자에게 많지만 상부식도암은 여성에게 많고 흡연자나 음주애호가에 많다.
- 생리적 협착부의 앞벽에 호발하고 음식물의 기계적 자극과도 관련이 있다.
- 조기 식도암은 육안적으로 반상, 미만상, 태상융기, 유두상 등의 형태를 취하지만 고유근층보다 깊은 침윤을 나타내는 진행암은 육안적으로 융기형, 궤양국한형, 궤양침윤형, 미만침윤형의 4유형으로 구별한다.
- 가끔 림프관 침습에 의한 국소진전을 나타내고 이것에 의해 낭종양이 보인다.

■ 선천성기형 및 운동장애
(1) 선천성기형
- 식도 폐쇄
- 식도 결손
- 식도 협착

- 식도환 및 식도망
- 낭성병변

(2) 운동장애
- 열공성 탈출증
- 이완불능
- 식도곁주머니(게실)
- 열상

(3) 식도곁주머니의 유발 원인
- 식도 내강의 압력상승
- 식도 근층의 발육불량
- 세로칸(종격동)의 염증성 유착

(4) 바렛(Barrett) 식도
- 위 내용물의 역류가 빈번할 경우 식도 하부가 위 점막의 원주상피로 덮히는 경우

4) 위의 질환

■ 급성 위염(acute gastritis)
- 대개 일과성으로 염증을 일으키는 자극이 급격히 위점막에 작용했을 때 일어난다.
- 점막의 충혈, 까짐(미란)이 있고 점액분비가 증가하여 점막면을 싸고 심할 때는 위막까짐 (미란), 궤양도 함께 일어난다.
- 아스피린 남용, 알코올 과음, 과도한 흡연, 식중독, 스트레스 등이 원인이다.

■ 만성위염(chronic gastritis)

(1) 얕은(표재성) 위염

(2) 위축성 위염

(3) 위 위축

(4) 비대성 위염

■ 소화성 궤양(peptic ulcer)
- 소화성 궤양은 산과 펩신에 노출된 위장관의 어떤 곳에서도 발생할 수 있는 질환으로서 대

개 만성적인 경과를 취한다.

- 발생부위는 샘창자(특히 제1부), 위(특히 안뜰부위), Barrett 식도, 위장관 문합부 및 이소성 위점막에 있는 Meckel 곁주머니의 순으로 잘 생기나 98~99%가 샘창자 및 위에서 발생한다.
- 위궤양은 퇴행성병변이다.
- 임상적으로 무증상에서부터 심한 상복부 동통까지 다양하며 샘창자 궤양에서는 대개 공복 시 통증을 호소하나 위궤양에서는 식후에 통증을 호소하기도 한다.

■ 폴립(용종 polyp)

(1) 증식성 폴립(증식성 용종 hyperplastic polyp)

- 위 폴립 중 가장 많은 것으로 대부분 안뜰부위에서 발생하지만 위몸통부위에도 많다.
- 소형은 무경성(無莖性)이지만 대형은 유경성으로 된 적색을 띈다.
- 조직학적으로는 위소와의 과형성과 연장, 위샘의 증식과 확장, 염증세포 침윤, 부종, 모세혈관의 신생을 동반하는 섬세한 사이질로부터 이루어진다.

(2) 샘종(선종 adenoma)

- 종양의 성격을 갖는 이형상피세포에서 되는 병변으로 중고령자에서 호발한다.
- 호발부위는 대부분 안뜰부위 작은굽이에 위치하고 보통 단일 발생한다.
- 2 cm 이상의 것도 있으나 대부분 직경 2 cm 이하로 무경성이나 편평상 융기를 나타낸다.

(3) 포이츠 – 제거즈 폴립(Peutz – Jeghers polyp)

입술(구순), 입안(구강), 입둘레, 손, 발, 피부의 색소침착과 위장의 점막 폴립(용종)을 합병하는 상염색체 우성 유전성 질환인 Peutz – Jeghers증후군 때 보이며 대부분 다발성이다.

■ 위암(gastric cancer)

- 위에서 발생하는 악성종양 중 약 95%를 차지한다.
- 위 내시경 검사나 생검으로 진단한다.
- 안뜰부위 작은굽이, 안뜰부위의 앞, 뒷벽 등에서 호발하고 들문이나 위몸통 부위에서도 발생한다.
- 점막이나 점막하까지 침윤된 조기암(표재암)과 고유근층 이하로 진입한 진행암(진전암)으로 나뉜다.

- 조기암은 I형(융기형), II형(표재형), III형(함몰형)의 3형으로 분류하고 II형은 IIa형(표재 융기형), IIb형(표재 평탄형), IIc형(표재 함몰형)으로 다시 분류한다.
- 조직학적인 형태는 대부분 샘암이지만 조직상은 다양하다.
- 림프관내 침윤이 많다.
- 절제한 목부위 림프절에서 점액을 산출하는 악성종양의 증식을 보이면 위암의 전이를 의심할 수 있다.
- 암은 보통 점막내에 발생하고 가로방향과 세로방향으로 진전하는데 내강으로의 증식은 유두상 융기를 형성한다.

5) 창자의 질환

■ 창자막힘증(장폐색증 ileus)

- 창자관 내용물의 통과가 장해를 받아 일어나는 위중한 상태로 기능적 창자막힘증과 기계적 창자막힘증이 있다.
- 기능적 창자막힘증은 창자의 마비, 이완, 개복술(laparotomy) 후에 볼 수 있고 기계적 창자막힘증은 창자관이 꺾여서 휘거나 내강이 협착되는 단순성과 창자관이 끈 모양으로 흩어져서 엉망이 되었거나 중첩된 경우이다.
- 창자사이막의 혈관이 눌려서 전층에 혈액이 충만되어 암적색을 나타내면서 괴사되고 창자내균이 감염되어 괴저가 일어난다.
- 심한 선통성 동통이 있고 변 냄새가 나는 액을 토하며 복부에서 팽창된 창자가 강하게 유동하는 것을 느낄 수 있다.

■ 회전장애

- 정상적으로 생리적 창자탈장이 시작하여 창자가 다시 배 안으로 들어오면서 완성되며 완전한 비회전과 부분적인 회전부전이 있다.
- 비회전은 배꼽탈장을 동반하고 창자의 일부가 배안으로 들어오지 못하고 가로막탈장을 초래하며 샘창자의 C자 모양이 소실된다. 작은창자가 오른쪽에 위치하며 막창자와 잘록창자는 왼쪽에 위치한다.
- 회전부전은 정상적인 창자회전 과정 중 어느 부분에서 정지하게 될 때 발생하며 밖에서 샘창자를 압박할 경우 막창자 하강의 이상이 잘 발생한다.

■ 급성 막창자꼬리염(acute appendicitis)

• 막창자꼬리염은 주로 청장년기에 발생하며 막창자꼬리관내의 폐쇄에 내강압의 증가가 급성막창자꼬리염발생의 선행요인의 된다.

• 폐쇄의 원인으로는 50~80%가 대변돌(분석 fecalith)에 의하며 드물게는 음식물에 의한 돌, 종양 또는 기생충 등에 의한다.

• 전형적인 급성막창자꼬리염은 초기에는 배꼽주위, 후기에는 오른쪽아래배부에 국한되는 동통, 욕지기와 구토, 복부압통, 특히 막창자꼬리부위의 압통, 미열, 말초혈액 백혈구수의 증가(15,000~20,000/mm³)등의 소견을 보인다. 그러나 대개의 경우 이러한 전형적인 증상은 흔하지 않다.

• 두통, 욕지기 및 구토가 가장 흔하며 압통과 미열은 없을 수도 있고 압통은 오른쪽 옆구리나 골반 중심에서 나타나는 수도 있다.

• 급성막창자꼬리염은 외과적 처치를 요하는 가장 흔한 급성 복통이다. 조기에 수술을 하지 않을 경우 천공이 일어나 복막염이나 막창자꼬리주위 고름집이 생긴다.

■ 창자겹침증(장중적증 intussusception)

• 창자 내의 일부분이 다른 부분의 구경(lumen)으로 탈출된 상태로 작은창자에서 잘 일어나고 꿈틀운동으로 수축된 부분이 망원경의 경통처럼 맞 다은 부분 속으로 말려드는 현상

• 유아나 소아의 작은창자, 잘록창자, 돌창자 말단 부위나 막창자에서 잘 나타난다.

• 복부 통증, 구토, 점액혈변 등의 증상이 나타나며 바륨 관장으로 진단을 시행하고 많은 경우 수술로 교정을 한다.

■ 허혈성 장 질환(ischemic bowel disease)

혈관폐쇄 및 저혈압 또는 이 두 가지가 모두 작용할 때 주로 발생하며 발생기전은 동맥혈전, 동맥색전, 정맥혈전, 비폐쇄성, 창자겹침, 창자꼬임 등이다.

■ 큰창자암(cancer of colon)

• 60대의 남성에서 다소 많이 발생한다.

• 98% 정도가 상피성종양이다.

• 발생 원인은 유전 소인 외에 폴립이나 궤양성 큰창자염이 중시되지만 병인은 불분명하다.

- 약 60%가 곧창자에서 발생하고 구불잘록창자, 곧창자, 돌창자부위의 오름잘록창자 등에서 발병한다.
- 증상은 복통, 불규칙한 배변습관, 체중감소, 혈변 등이며 X-선 검사, 큰창자 섬유경(fiberscope of large intestine)검사, 세포진(細胞診) 등으로 진단한다.

■ 작은창자암(carcinoma of small intestine)
- 샘창자, 빈창자, 돌창자 등에 발생하는 암
- 샘창자암은 대부분 유두부에서 발생하며 샘창자 구부(球部)의 궤양으로 발생하는 경우는 극히 드물다.
- 빈창자암과 돌창자암은 일반적으로 작은창자의 협착증상에서 발견되며 주로 궤양형이 많고 대변 잠혈반응이 양성이다.

소화계통 부속기관 응급질환의 기초

1. 소화계통 부속기관의 구조

1) 간(Liver)

• 성인 남자는 약 1.5 kg, 여자는 약 1.2 kg 정도의 인체에서 가장 큰 샘(gland)으로 대략 6각형 모양의 4개의 소엽(lobule) 집합체이다.

• 간 소엽의 중간에는 중심정맥이 종주하고 그 주변에 간세포줄(간세포삭hepatic cell cord)이 방사상으로 배열한다.

• 대부분 복막에 의해 싸여 있다.

• 복막안의 오른쪽 위쪽(상부)으로 가로막 아래면에 위치한다.

• 간은 복막에 의해 칸막이처럼 쳐져 있다.

• 간세포줄과 굴모세혈관(동양모세혈관 sinusoid)이 주체로 풍부한 혈액을 갖는 연한 암적갈색을 나타낸다.

• 위면으로부터는 간낫인대(간겸상간막 falciform ligament)에 의해 왼쪽과 오른쪽엽으로 구별되고 아래면에서는 다시 양엽 사이에 끼어 있는 방형엽(quadrate lobe)과 꼬리엽(미상엽 caudate lobe)으로 구분된다.

• 육각형 간소엽(hepatic lobules)의 중심부에는 중심정맥(central vein)이 관통한다.

• 오른쪽은 두껍고 왼쪽은 가늘다.

• 혈관

－간으로 출입하는 혈관은 3종류로 고유간동맥, 문맥, 간정맥이다.

－간은 문맥과 간동맥으로부터 혈액을 받고, 간정맥을 통해 아래대정맥으로 혈액을 보낸다.

－고유간동맥은 간세포의 영양혈관이고, 문맥은 배안속 여러 장기에서 오는 혈액을 간 속으로 보내고 혈액의 정화나 당원질의 생성 또는 처리 등을 담당하는 기능혈관이다.

– 고유간동맥과 문맥은 간속에서 모세혈관망을 형성하여 간정맥을 통해 아래대정맥으로 유입된다.

■ 간의 문맥순환(portal circulation)

간에는 간문맥과 간동맥의 두 갈래 길을 통하여 혈액이 들어온다.

(1) 문맥(portal vein)

위 및 창자와 이자 및 지라의 정맥이 모여서 문맥이 된 후 간에 이르는 간소엽의 주위에 그물을 만들고 있다.

(2) 간동맥(hepatic artery)

배안 대동맥의 가지인 간동맥이 간에 들어와 가지로 갈라진 후 역시 간 소엽 주위에 혈관망을 만든다.

2) 쓸개(Gallbladder)

- 용적 35 mL 정도로 쓸개즙의 농축과 저장
- 쓸개즙으로부터 물을 흡수하여 쓸개즙을 5배로 농축한다.
- 서양배 모양의 속이 빈 근육성 주머니이며 간 바닥면의 움푹 들어간 곳에 놓여 있다.
- 쓸개바닥, 쓸개몸, 쓸개목의 세 부분으로 나뉜다.
- 적혈구가 파괴되어 bilirubin이 될 때 지방 소화물질을 농축하고 저장

■ 쓸개관(bile duct)

간세포는 혈액내에서 원료물질을 얻어 쓸개즙을 생산하여 간 소엽에 있는 쓸개즙 모세혈관에 배출(이들 쓸개즙 모세관이 모여서 간관이 된다).

3) 이자(췌장 Pancreas)

- 제1~2허리뼈 높이
- 전체길이 약 12~15cm로 머리부분은 샘창자에 의해 둘러싸여있고, 꼬리부분은 비장에 닿아있다.
- 폭 약 5cm, 두께 약 2cm, 무게 약 70 g
- 위의 뒤, 아래대정맥, 대동맥과 왼쪽 콩팥 앞에 놓여 있다.

- 연노랑의 소엽샘으로 이자머리(head), 이자목(neck), 이자몸통(body), 이자꼬리(tail) 등 4부분으로 나뉘어져 있다.
- 2개의 배출관으로 배출된다. 큰이자관은 이자꼬리에서 이자목까지 길게 뻗쳐 있고 이자목까지 나와 간이자관팽대에서 온쓸개관(총담관common bile duct)과 합친다.
- 오디조임근(Oddi's sphincter) : 샘창자의 온쓸개관의 결합부 근처에서 온쓸개관 아래부위와 이자관을 둘러싸는 환형의 근육성 섬유띠로 쓸개즙과 이자액의 유출을 조절한다.
- 팽대부는 샘창자벽을 뚫고 샘창자 아래부위 안으로 개구한다.
- 복합선
  - 외분비 이자(외분비 췌장: exocrine pancreas) : pancreatic juice
  - 내분비 이자(내분비 췌장: endocrine pancreas) : 당대사 hormone 생산
- Langerhan's island
  - A cell(α-cell) : 약 20%를 차지하며 glucagon 분비
  - B cell(β-cell) : 약 70%를 차지하며 insulin 분비
  - D cell(δ-cell) : 약 5%를 차지하며 somatostatin 분비
- 이자는 교감신경얼기로부터 교감신경섬유와 배안신경얼기로 따라 나온 미주신경으로부터 부교감신경섬유의 지배를 받는다.

4) 복막(Peritoneum)
인체에서 가장 큰 창자막이며 배안과 골반안의 속면과 속안에 돌출하고 있다.

(1) 벽쪽복막(parietal peritoneum)
배안의 속벽을 덮고 전체적으로 큰 복막강을 만들며 그 일부분이 가로막 아래부분과 뒤배벽에서 반전하여 복막강속 장기의 표면을 싸고 있다.

(2) 내장쪽복막(장측복막visceral peritoneum)
배 부위내장 중에서 위, 빈창자, 돌창자, 막창자 꼬리, 가로잘록창자, 구불잘록창자, 지라, 난소, 난관 등을 싸고 있다.
- 복막후 장기는 복강 뒤벽을 덮는 벽쪽 복막보다 뒤 위에 있는 기관으로 이자, 콩팥, 부신, 샘창자 등이 있다.
- 복막안은 남성에서는 외부와 완전히 차단되지만 여성에서는 난관의 복강구 → 난관 → 자궁안 → 질 → 질구의 순으로 외부와 통해 있다.

- 그물막(망 omentum) : 위와 배 안 다른 장기사이에 형성된 앞치마처럼 길게 늘어뜨려진 복막주름
- 창자사이막(장간막 mesentery) : 배 안 여러 장기를 배벽에 고정시키고 있는 막

2. 소화계통 부속기관의 기능

1) 간(Liver)
- 외분비샘으로 1일 약 600 mL의 쓸개즙을 분비하여 지방질 소화를 돕는다.
- 근 운동에 필요한 에너지 공급
  - Amino acid, lipid 등을 glucose로 전환
- 단백질 합성에 관여
- 비타민 저장
- 항혈액 응고제인 헤파린(heparin) 생산
- 해독작용
- 혈액의 저장과 혈액량 조절 역할(약 350 mL 정도의 혈액이 있다)
- 요소회로(urea cycle)를 통해 암모니아를 요소로 전환 생성한다.
- 글리코겐, 단백질, 비타민, 철 저장
- 쓸개즙생산 : 0.5~1 L/1일

- Alcohol $\xrightarrow{섭취}$ 중간산물(간) acetaldehyde $\longrightarrow$ 간에서 해독 $\longrightarrow$ CO_2, H_2O + energy

- 해독되지 않으면 간에 축적(acetaldehyde) $\rightarrow$ 지방간 $\rightarrow$ 간경화 $\rightarrow$ 간암
- 양분저장

  Methanol(목정), ethanol(주정) $\longrightarrow$ alcohol $\xrightarrow[energy]{\downarrow}$ acetaldehyde $\xrightarrow{\overset{CO_2}{\uparrow}}$ H_2O

- 간은 인체에서 가장 큰 샘으로 무게는 약 1,200~1,600 g 정도이고 배안의 위 오른쪽 거의 1/4을 차지한다.
- 간 소엽의 구조(liver lobules)는 육안으로 보아 대체로 육각형 모양을 한 직경이 약 2mm 정도이다.

• 포도당을 원료로 하여 당원질(glycogen) 합성

2) 쓸개(Gallbladder)

• 간세포에서 생산되는 쓸개즙을 저장하는 기관
• 성분 : 담즙산염(가장 많이 함유되어 있음), bile pigment, cholesterol(지질의 소화액)
• 쓸개즙의 작용
  – 샘창자 아래부위에서→ 지질을 유화시켜 소화를 돕는다.
  – Fe^{++}, Ca^{++}의 흡수를 촉진시킨다.
  – 창자관 내 부패를 방지한다.
  – 호르몬, 독성물질, 약물 등의 배설 작용을 한다.
  – 지방산을 물에 녹기 쉽게 이자액이나 장액속에 있는 lypase(소화효소)작용을 받기 쉽게
    함
  – 90% 이상 작은창자에서 흡수 쓸개즙 성분으로 재이용
• 어떠한 원인에 의해 쓸개관을 통하여 창자로 배설되지 못하고 혈관 속으로 흡수되면 황달
  (jaundice)이 생긴다.

3) 이자(Pancreas)

• 이자는 교감신경얼기로부터 교감신경섬유와 배안신경얼기로 따라 나온 미주신경으로부
  터 부교감신경섬유의 지배를 받는다.
• 이자에는 두 종류의 샘세포가 있다.
• 이자액의 pH: 8.5
• 이자액의 구성
  – 양이온 : Na^+, K^+, Mg^{2+}, H^+
  – 음이온 : Cl^-, HPO_4^{2-}, SO_4^{2-}, HCO_4^-
  – 소화성 효소
  – 기타 단백질
• 이자아밀라제의 작용부위는 샘창자이며, 전분을 맥아당과 과당류로 전환시킨다.
• 이자액을 분비하는 샘세포: 대부분을 차지.
• Islands of Langerhans(랑게르한스섬): insulin 분비

- 이자액내의 소화효소

  - Trypsin : 단백질 소화효소

  - Steapsin : 지방질 소화효소

  - Amylopsin : 전분 소화효소

  - 이 밖에chymotrypsin, carboxypeptidase, 소화 작용이 약하다.

- 탄수화물, 지방, 단백질의 분해 효소를 생산 분비하는 곳은 이자의 외분비샘이다.

3. 소화계통 부속기관의 병태생리

1) 간, 쓸개길(담도)의 질환

■ 바이러스성 간염(viral hepatitis)

- 급성 간 손상이 흔한 원인으로서 많은 종류의 바이러스가 알려져 있으며 간염 바이러스(A형, B형, C형, D형, E형), Epstein-Barr 바이러스, 단순포진 바이러스, 거대세포 바이러스 등이 있다.

- 간세포의 손상은 세포의 표면에 발현되는 바이러스성 항원에 대한 면역학적 반응으로 세포독성 T세포에 의해 나타난다.

(1) A형 간염

- 대개 감염원을 입으로 섭취하여 발생하고 2~3주 정도의 비교적 짧은 잠복기를 가지고 있으며 보균자는 거의 없다.

- 간세포의 손상은 바이러스의 직접적인 세포파괴에 의해 일어난다.

(2) B형 간염

- 혈액이나 혈액제제에 의해 전파되며 비교적 잠복기(6~8주)가 길고 보균자가 높은 빈도로 발생되는DNA 바이러스이다.

(3) C형 간염

- 혈액이나 혈액제제 또는 성접촉에 의해 전파되는 RNA 바이러스로서 비A, 비B(non-A, non-B)바이러스로 알려져 있으며 간염의 주요 원인이다.

- 잠복기는 6~12주 정도이며 원인 불명의 간경변증이나 간세포암의 50%정도에서 C형 간염 바이러스가 인지된다.

(4) D형 간염

기존의 B형 간염 환자의 증상악화를 일으키는 원인의 하나이다.

■ 급성 간염(acute hepatitis)

• 전신권태감, 식욕부진, 욕지기(오심), 구토, 황달 등의 증상이 나타난다.

• 검사소견으로는 transaminase(SGOT, SGPT)의 상승이 보인다.

• 원인 virus진단은 HAV항체, HBV항원, HCV 항체를 중심으로 혈청학적 검사를 시행한다.

• 간세포는 풍선모양으로 종대해서 괴사하며 간세포가 집단으로 괴사에 빠진 소상 괴사가 간소엽 전체에 보인다.

■ 만성 간염(chronic hepatitis)

• 전신권태감, 식욕부진 등의 증상이 나타나며 급성과 달리 황달의 출현은 적다.

• 간염virus에 감염되어 6개월 이상 간기능 이상이 지속될 경우 만성으로 진단된다.

• 만성 간염이 보이는 것은 B형 간염과 C형 간염이고, A형 간염은 만성화하지 않는다.

■ 간 위축(hepatatrophia)

• 장기간의 소모성 질환이 있는 노년층에서 많고 주로 심장이 침범된다.

• 간세포의 자가용해에 이어 사멸, 괴사된 세포가 흡수되고 간의 크기와 용량이 줄어든다.

• 육안적으로는 괴사병소와 지방변성 및 담즙염색에 이어 황색을 나타내고 경과에 따라 급성과 아급성으로 구분한다.

■ 간 괴사(hepatonecrosis)

• 바이러스, 결핵, 장티프스, 매독 등의 감염, 유육종증, 호지킨병, 대사성 영양장애, 임신중독 등에서 간괴사를 볼 수 있다.

• 조직학적으로 국소괴사, 대상괴사, 광범위괴사 등으로 구분된다.

■ 간경변증(liver cirrhosis)

• 간실질 조직세포의 소실, 혈관만곡을 동반하는 망상조직의 허탈과 섬유조직 증식, 잔유 간세포의 증식과 광범위하게 분포된 결체조직의 증식을 말하며 점진적으로 위축된 상태를

말한다.
- 복수(ascites)를 일으키기 쉬운 질환이다.
- 발병원인은 다양하나 바이러스 감염, 기생충, 후천성 매독, 음주, 약물의 독성 등이며 형태학적으로 알코올성 경화증, 괴사후성 경화증, 쓸개즙(담즙)성 경화증 등이 있다.

■ 간암(hepatoma)
- 간세포에서 발생하는 원발성 악성 종양으로 혈장의 α페토프로테인(alpha fetoprotein) 수준을 올리고 문맥고혈압, 저혈당증, 체중감소, 혈장황달, 간 비대, 식욕부진, 통증, 복수 등의 증상을 나타낸다.
- 간염이나 간경화를 동반하거나 진균독소 아프라톡신이 발견되는 지역에서 흔히 나타난다.

■ 쓸개돌증(담석증 cholelithiasis, gallstones)
- 형성기전 : 쓸개즙성분의 변화와 생리적 장애, 쓸개즙저류, 쓸개즙길의 염증성 병변과 세균성감염 등
- 형성과정 : 쓸개즙농축 → 핵 형성 → 부가증대
- 성분 : 쓸개즙산, 인지질, 코레스테롤 등
- 종류 : 순수쓸개돌, 혼합쓸개돌, 복합쓸개돌
- 콜레스테롤돌을 형성하는 데는 3가지 인자가 관여하는 것 같다.
  - 쓸개즙의 정체
  - 쓸개즙이 콜레스테롤로 과포화되는 것
  - 과포화 쓸개즙으로부터 핵을 만드는 인자가 섞여 있는 경우
- 쓸개즙길 내에 쓸개돌이 형성되는 흔한 질환으로서 선진국에서는 성인의 약 10~20%에서 나타나며 약 80%는 콜레스테롤 쓸개돌이고 색소성 쓸개돌도 있다.
- 고위험 인자로 여성, 비만증, 당뇨병, 고령 등이 있다.
- 쓸개돌은 대부분 여러 개로 구성되어 있으며 할면상층상을 이루는 경우가 많다.
- 대부분 무증상이나 쓸개돌에 의한 합병증 발생시는 선통(colicky pain)이나 각각에 따르는 증상이 나타나게 된다.

■ 쓸개염(담낭염 cholecystitis)

대부분 쓸개돌증을 동반하고 오른쪽갈비아래부위(right hypochondrium) 동통을 일으키는 흔한 질환이다.

■ 쓸개즙길 폐쇄
• 쓸개즙길의 폐쇄 원인으로 쓸개돌, 온쓸개관의 암종, 이자 머리부위의 암종, 온쓸개관의 염증성 협착, 선천성폐쇄 그리고 수술 중 온쓸개관의 결찰 등이 있다.
• 주요 증상은 황달이고, 혈중 포합 빌리루빈 수치가 증가한다.
• 지방흡수의 장애, 지방변증, 지방용해성 비타민 결핍증상 등이 나타나게 된다.
• 쓸개관암 호발부위는 이자와 쓸개즙길 배설의 공동 통로인 Vater 팽대부이다.

■ 황달(jaundice)
• 혈중에 빌리루빈색소가 과잉(정상: 0.1~0.8 mg/dL)상태로 된 것이며 원인은 빌리루빈의 과잉생산, 합성결여, 간후성 폐쇄 등으로 볼 수 있다.
• 작은창자 내로의 쓸개즙배설이 장애되어 혈중의 쓸개즙색소가 증가되고 눈의 각막, 피부 등에 황달색으로 착색
• 폐쇄성 황달(obstructive Jaundice)
• 간세포성 황달(hepatogenic Jaundice): 효소결핍으로 인해 발생
• 용혈성 황달(hemolytic Jaundice): 뱀독이나 ABO형 부적합 수혈 등에 의해 발생

2) 이자(Pancreas)
■ 이자암(carcinoma of pancreas)
• 이자의 바깥분비샘 부분에서 발생되는 샘암종으로서 대개 외견상 특별한 증상의 유발 없이 성장하므로 진단 시에는 이미 치유가 불가능하다.
• 원인은 불명이나 남자에게 호발하고 당뇨병 환자가 비당뇨병 환자보다 발생빈도가 높으며 그밖에 흡연, 고지방 식품, 커피 등과 관련이 있다.
• 이자암은 이자의 머리부위에서 가장 흔히 발생하고 육안적으로 단단한 침윤성의 종괴상을 보이며 이자관을 폐쇄시켜 이자염을 유발하거나 쓸개관을 폐쇄시켜 황달을 일으킬 수 있다.

■이자 위축(pancreatic atrophy)

이자(췌장)동맥의 죽종상 경화증에 의한 빈혈로 실질조직, 즉 내분비와 외분비조직이 위축당하거나 돌(결석), 관상피세포의 화생, 종양 등에 의한 이자관(췌장관)의 폐색으로 랑게르한스섬은 전부 위축되지만 외분비샘은 점진적으로 위축되어 완전히 없어져 버린다.

■급성 이자염(acute pancreatitis)
• 이자의 염증이나 이자조직의 괴사에 의해 발생하는 질병으로 임상적으로는 심한 복통, 혈액과 요중에 이자 효소인 아밀라제가 증가된 상태이다.
• 급성출혈성이자염일 때는 이자내나 주위의 지방조직이 광범위하게 괴사를 일으키고 출혈을 동반한다.

■만성 이자염(chronic pancreatitis)
• 장기적인 음주자에게 잘 나타나고 쓸개즙길 질환이 있는 사람에게도 잘 나타난다.
• 혈청 아밀라제, 리파제, 알칼리성 포스파타제 등이 증가하므로 급성 출혈성 괴사와의 감별이 필요하다.
• 병의 말기에는 체중감소, 저알부민 혈중성 부종이 생긴다.

4. 소화계통 약물의 작용

1) Activated charcoal 분말형 흡착제, 최토제

나무, 코코넛 등의 유기물질을 900℃ 정도로 가열하여 분해 증류시킨 후 증기, 이산화탄소, 강산 등의 활성제로 고온처리하여 만들어지는 무독성이며 약리작용이 없는 물질이다. 활성탄 입자의 세공벽(walls of liquid-filled pores)에 독성 물질을 흡착시켜 해독시키는데 독극물 흡수를 50%까지 줄일 수 있다. 강력한 흡착제로 대부분의 유기, 무기물 흡착에 효과적이고 황산마그네슘이나 황산나트륨 등의 설사촉진제와 혼합액으로 사용해도 좋다. 특히 위세척 30분전이나 위세척액이 깨끗하게 나온 후에 즉시 활성탄을 투여하면 위세척의 효과를 2배로 높일 수 있다.

■용법 및 용량 : 체중 kg당 1 gm으로 4배의 물을 가하여 잘 흔든 후 먹이거나 위세척 튜브를

통해 투여한다.

- 주의 : Ipecac syrup과 함께 사용하면syrup의 구토작용이 방해되므로 같이 쓰지 않는다.

2) Aluminum hydroxide 제산제

위산 과다 시 위산을 중화하고 위에서 염화 알루미늄(aluminium chloride)으로 되고 다시 장에서 수산화 알루미늄(aluminum hydroxide)이 되어 Cl^-는 흡수된다. 그러므로 전신적인 산 – 염기 평형에는 변화가 생기지 않는다. 연용 시 변비와 인산염의 대변배설 증가 등 유해작용이 있으며 속 쓰림, 위 불쾌감, 위 팽만감, 오심, 구토, 위통 시 복용한다.

- 용법 및 용량 : 1회 3정, 1일 4회 식간 및 취침 시 복용한다.
- 주의 : 변비, 식욕부진, 고칼슘뇨증 등이 발생할 수 있으므로 수분 제한환자, 노인, 임
  산부 등은 주의하여 투여한다. 또한 이 약물이나 알부민 산물에 과민한 사람은 금한다.
  Tetracycline과 동시에 복용하면 착화합물을 형성하여 흡수가 저해된다.

3) Apomorphine hydrochloride 구토제

연수에 작용하는 중추성 구토제로 morphine과 염산을 함께 가열하면 물 1분자가 빠져나가면서 apomorphine이 된다. 강력한 구토제로 화학수용체 유발역[=발통대(發痛帶)(chemoreceptor trigger zone)]을 자극하여 구토작용을 나타낸다. 독물 중독 시 위 내용물을 제거할 목적을 사용했으나 일반적으로 위세척에 주로 이용한다.

- 용법 및 용량 : 5 mg/Amp – SC. 5~10 mg을 피하 주사한다.
- 주의 : 이 약물은 호흡억제 작용이 있으므로 중추억제약물에 의한 중독이거나 환자의 호흡
  이 느린 경우에는 사용하면 안 된다.

4) Cimetidine 제산제

히스타민 – H2수용체 차단제, 즉 벽측세포내의 H2수용체에서 히스타민을 억제하여 결국 위산분비를 억제한다. H2길항제는 정도는 약하나 가스트린과 muscarinic agonist에 의한 산분비를 억제하고 위액량을 줄임으로써 펩신 분비를 감소시킨다. Cimetidine의 소실 반감기는 2~3시간이고 대부분 대사되지 않은 채 소변으로 배설된다. 위궤양, 십이지장궤양, 역류성 식도염, 재발성 궤양, 변연궤양 등에 이용하며 정맥주사 시는 천천히 30분 이상 투여한다.

- 용법 및 용량 : 1일 4회 식후 1회 1정씩 및 취침 전에 2정을 복용한다.

■주의 : 혼돈, 두통, 우울, 불안, 경련, 빈맥, 서맥, 발기부전, 혈소판감소증, 발진 등이 발생할 수 있으므로 임부, 수유부, 6세 이하의 소아, 간이나 신질환자에게는 주의하고 과민성 환자에게는 금기이다.

5) Diphenoxylate 지사제

습관성이 거의 없고 가장 빨리 설사를 멎게 하는 약으로 설사에 동반된 복통의 치료에도 효과가 있다. 진통작용과 함께 morphine보다 강력한 지사작용을 나타낸다.

■용법 및 용량 : 1일 5~20 mg을 경구 투여한다.

6) Disulfiram 혐주제

만성 알코올 중독(chronic alcoholism)을 치료하는데 치료제가 아니라 단지 자원자(volunteer)에게 정신적인 지주를 제공해 주며 이것에 의해서 술을 끊어야겠다는 진정한 욕망을 강화시켜준다. 다시 말해서 아세트알데하이드 신드롬(acetaldehyde syndrome)의 참기 어려운 경험을 함으로써 술을 마시고 싶은 욕망이 줄어들게 하는 것이다.

Disulfiram 자체는 투여 시 비교적 독성이 없는 물질인데 미리 투여하고 에탄올을 투여하면 전처리를 하지 않는 사람보다 혈중 아세트알데하이드(acetaldehyde)농도가 5~10배 높아진다. 이 효과가 아세트알데하이드 증후군인데 얼굴이 달아오르고 붉어지며 홍반 등의 독특한 증세와 증상이 나타난다.

■용법 및 용량 : 반드시 의사의 지시에 의해 투약되어야 하며 치료는 병원에서 행해진다. 적어도 알코올 섭취 후 12시간이 지난 후에 투여하여야 한다. 초기치료에는 1~2주간에는 하루 최대 500 mg까지 투여한다. 진정효과가 현저하지 않으면 술을 먹지 않겠다는 결심이 가장 확고부동한 아침시간에 투여한다. 섭취한 후 6~14일 동안 알코올에 대한 민감한 반응이 지속된다.

■주의 : 약 자체는 비교적 무독하지만 여드름 형태의 발진, 알레르기성 피부염, 두드러기, 권태, 피로, 성욕감퇴, 두통, 어지러움, 위장관 장애를 일으킬 수 있으므로 의사의 지시를 따라 복용하고 특히 임산부는 기형아를 출산할 수 있으므로 복용을 금한다. 복용 중 음주를 하면 심한 호흡억제, 심혈관계 허탈, 심근경색 등이 나타날 수 있으며 사망할 수도 있으므로 위험성을 알려주어야 한다.

7) Loperamide 장관운동 억제제

장의 근육층에 있는 opioid 수용체에 작용하여 위장관의 운동성을 낮추는 효과가 있다. 진통 작용과 급·만성설사에 효과적이며 습관성이 거의 없고 지사작용시간도 길다.

- 용법 및 용량 : 2 mg/cap – oral, 초회량은 4 mg을 투여하며 그 후에는 1회 2 mg씩 경구투 여한다. 1일 16 mg을 초과하지 않는다.
- 주의 : 가장 흔한 부작용은 복통이며 복부팽만, 발진, 변비, 졸음 등도 나타날 수 있다. 지사 효과가 충분히 나타나면 즉시 투약을 멈추고 지사효과가 48시간 내에 나타나지 않으면 투 여를 늘리는데 임산부의 경우는 투약을 중지한다. 24개월 미만의 유아는 금기이다.

8) Misoprostol 위산분비 억제제

점액과 HCO_3^- 분비를 증가시켜 위점막 보호작용 및 위산분비 억제 작용이 있으며 aspirin과 같은 약을 장기 복용하는 경우 궤양방지를 위해 사용한다.

- 용법 및 용량 : 소화성 궤양에 1회 200 mg(1정)씩 1일 4회, 4~8주간 식사 시 및 취침 시 복 용한다.
- 주의 : 자궁 수축작용이 있으므로 prostaglandin 과민증환자, 임산부는 금기이며 설사, 복 통, 두통, 현기증 등의 부작용이 일어날 수 있으므로 주의한다.

9) Ondansetron hydrochloride(Zofran) 항구토제

다양한 원인으로 발생하는 오심과 구토를 완화 또는 방지하기 위해 사용하는 항구토제로 주 로 병원 내에서는 항암치료 등의 화학요법이나 외과적 수술을 시행한 환자에게 투여한다.

- 용법 및 용량 : 성인의 경우 4mg IV 또는 IM(10분 내 반복투여 가능)으로 투여하고 소아의 경우는 0.1mg/kg을 IV 또는 IM 한다.
- 주의 : 이 약물이나 5-HT3수용체 길항물질에 대해 알레르기가 있는 경우는 금기이다.

10) Scopolamine 부교감신경 차단제, 진토제

산동작용이 강하고 타액선, 기관지선, 한선 등의 분비선에 특히 잘 작용한다. 중추신경 억제 작용을 하며 치료량으로도 졸음, 기억상실, 피로감 등을 일으킨다. Barbital, morphine 등에 협 력작용을 하는데 이들 약물에 의한 호흡억제 작용에 길항하고 기관 지선, 타액선의 분비를 억제하기 때문에 morphine과 병용하여 마취보조제로 사용한다.

안과에서는 산동제, 조절마취제로 사용하고 소화관, 방광, 요도 등의 경련성 동통에 진경제로 사용한다. Atropine에 비해 타액분비 억제제로서는 효과가 크나 전신마취 시, 특히 어린이에서 반사성 서맥을 방지하는데 대해서는 효과가 적다. 평활근, 눈, 심근, 선세포의 수용체 부위에서 아세틸콜린의 경쟁적인 길항작용을 하며 중추신경계내로 전정압력의 억제, 구토반사의 억제가 나타난다.

- 용법 및 용량 : 1일 3회 10~20 mg씩 경구투여하거나 10~20 mg을 정주 또는 근주한다. 키미테 제품의 경우 여행하기 4시간 전에 귀뒤에 부착한다.
- 주의 : 과량투여 시 구갈, 오심, 구토, 동공산대가 나타난다. 과민증환자나 녹내장환자, 7세 이하 소아는 금기이다.

11) Sodium bicarbonate(중탄산나트륨) 제산제

$NaHCO_3 + HCl \rightarrow NaCl + H_2O + CO_2$의 반응으로 위산을 중화하며 이산화탄소를 발생한다. 유문부의pH를 신속히 상승시키기 때문에 gastrin의 분비를 촉진하고 이산화탄소가 위점막을 자극해서 2차적으로 위산분비를 촉진하는 경우도 있다. 탄산수소나트륨 8.4% 주사제는 과산증, 담마진, 습진, 체액 산성화 방지, 비뇨기질환의 소염, 이뇨, 임신구토의 완화, 저나트륨혈증 등에 투여하고 정제는 위산과다, 속쓰림, 대사성 과산증, 설파제에 의한 산성요증 등에 투여한다.

pH6.9정도의 중성(약산성)으로 심정지 환자에서 산-염기 변화를 줄 수 있으며, phenobarbital 과다복용이나 삼환계항우울제 과다복용 시 투여할 수 있다. 심정지 환자에서 $NaHCO_3$를 투여할 경우는 고칼륨혈증에 의한 심정지, 대사성산증에 의한 심정지, 항우울제나 바르비투르산(barbituric acid)중독에 의한 심정지 등 일 때이다.

- 용법 및 용량 : 제산제로 0.5~1 g씩 1일 3~4회 식후 복용하거나 1회 1~5 g씩 피하주사나 정주한다.
- 주의 : 이산화탄소가스는 위장을 확장시키므로 천공될 우려가 있는 위궤양에는 사용하지 않는다. 신장병, 방광결석, 전해질 불균형 등에는 금기이다.

12) Syrup of Ipecac 최토제, 거담제

독물을 경구 섭취했을 때 구토를 유발시키는 약물인데 위장자극의 반사작용으로 호흡기계의 분비세포를 흥분시켜 거담작용도 한다. 의식이 있는 환자는 위세척이 고통스럽기 때문에 연령 6개월 이상의 환자로써 의식이 있고 구토반사(gag reflex)가 있으면 이것을 사용한다. 이송 중에도 금기증만 없으면 사용할 수 있고 독물 섭취 후 시간이 경과하였다 하더라도 사용이 가능하다. 복용 후 20분 이내에 80%의 소아가, 30분 이내에 95%의 소아가 토한다. 30분이 지나도 구토가 없으면 재차 투여한다.

- ■용법 및 용량 : 일반적으로 syrup 15 mL를 복용한 후 물 150~200 mL나 주스를 마신다. 30분이 지나도 구토가 없으면 한번 더 시행하고 안되면 위세척을 한다. 6~12개월 영아는 10 mL, 1~5세는 15 mL, 5세 이후 성인은 30 mL를 복용한다.
- ■주의 : 의식이 혼미하거나 혼수상태일 때, 부식성 물질을 섭취한 경우, 석유산물을 섭취한 경우, 경련환자, 임산부 등은 구토를 금한다. 복용시킨 환자는 토물흡인을 예방하기 위해 앉힌다.

13) Thiamine HCl(Vit. B₁) 수용성 비타민

무의식 환자에게 50%포도당을 응급 투여할 때 전처치로 쓰이며 pyruvic acid를 acetyl coenzyme A로 변환시키는데 필요하고 비타민 B_1결핍증의 예방과 치료, 각기, 비타민 B_1결핍이나 대사장애로 유발된다고 추정되는 근육통, 관절통, 말초신경통 등에 투여한다. 생리적인 작용으로는 탄수화물 대사에 작용하고 심한 결핍은 각기병(beriberi)을 초래한다. 결핍은 주로 신경계와 심혈관계에서 나타난다. 특히 뇌는 thiamine결핍에 민감하다. 만성 알코올 섭취는 thiamine흡수와 이용을 저해하므로 알코올 중독자는 결핍증을 가지고 있다. 효모, 맥아, 돼지고기, 동물의 간 등에 많다.

- ■용법 및 용량 : 성인의 1일 최소 필요량은 약 1 mg인데 이 정도의 용량은 거의 배설되지 않는다. 1~10 mg씩 1일 1~3회 복용하며 응급 시는 100 mg을 정주 또는 근주한다.
- ■주의 : 불안정, 출혈, 허탈, 저혈압, 청색증 등의 부작용이 우려되므로 임부는 주의 한다.

14) Vitamin A(Retinol) 지용성 비타민

시홍의 재합성을 항진시킨다. Retinol은 정상적 세포성장과 분화에 관련하며 glycoprotein 합성에 효과를 미치므로 다양한 표면구조의 구조적 원상(integrity)을 유지한다. 결핍 시는 각화증, 안구건조증, 야맹증, 건선 등 몇몇 형태의 피부악성 종양이 나타나고 과잉 시는 식욕부진, 신경과민증, 소양증, 탈모증, 축동, 간장 및 비장의 증대현상이 나타난다.

■ 용법 및 용량 : 1일 최소 필요량 5,000 IU, 예방목적 시는 1일 3,000~5,000 IU를 투여하고 치료량은 1일 5,000~10,000 IU이다.

■ 많이 있는 곳 : 간유, 버터, 달걀, 인삼, 우유, 야채, 과일 등

15) Vitamin B 수용성 비타민

■ B₁(thiamine, aneurin)

결핍되면 영양장애, 순환기 장애, 신진대사의 기능저하 등을 초래하고 다발성 신경염 또는 각기병 등이 올 수 있다. 특히 신진대사에 중요한 의의가 있어 결핍 시는 수분대사 장애로 인한 부종, 설사가 일어나고 탄수화물대사 장애로 lactic acid, pyruvic acid, adenylic acid 등이 체내에 축적된다. 보통 소화관에서 흡수되어 여러 장기에 분포되고 일부는 체내에서 파괴되어 약 1/10은 요로 배설된다. 각기, 유아각기, 기아부종, 영양장애, 자가중독에 유효하고 신경염, 순환장애, 기타 일반 피로, 쇠약, 각종 신경질환에 광범위하게 이용된다.

(1) 용법 및 용량 : 1unit는 결정 0.003 mg에 해당되고 필요량은 성인 1일 0.9~3 mg이다.

(2) 많이 있는 곳 : 효모, 미맥의 배아, 신선한 야채, 과일, 난황 등에 많다.

■ B₂(riboflavin)

체내에서 ATP와 작용하여 FMN(flavin mononucleotide)이 생성되고 adenyl과 작용하여 FAD(flavin adenine dinucleotide)를 생성하는데 이들은 모두 부효소로서 작용한다. 구각염, 구내염, 열성질환, 신경염, 치은염, 백내장, 시신경염, 결핵, 중금속 중독 등에 쓰이고, 생체의 산화 및 환원에 관여하며 결핍 시는 성장정지, 피부염, 탈모, 안장애 등을 일으키고 각막염, 구내염, 지루성 피부염 등을 초래한다.

(1) 용법 및 용량 : 성인 1일 2~3 mg이다.

(2) 많이 있는 곳 : 어안, 간, 내장, 어란, 효모, 배아, 야채, 과일 등에 함유되어 있다.

■ B₆(pyridoxine)

아미노산 대사에 중요한 의의를 가지며 아미노산의 탈탄산효소의 보효소로서 작용한다. Pyridoxine 결핍 시는 불면, 신경과민, 위장장애 등을 초래하고 피부염, 습진, 담마진 등의 피부질환, 중추신경 기능장애, 불면, 경련, 근무력증, pellagra, 임신구토, 말초신경염 등에 응용된다.

(1) 용법 및 용량 : 성인 1일 필요량은 1~2 mg이다.

(2) 많이 있는 곳 : 동식물계에 널리 분포하고 효모, 소맥 배아, 간장, 근육 등에 많다.

■ B$_{12}$(cyanocobalamine)

적색 결정체로 Co, P, CN 등을 함유하고 있으며 동물의 장내 박테리아에 의해 생산된다. 위 점막에서 형성되는 내인자가 없으면 흡수가 잘 안되므로 악성빈혈의 경로제제 투여시 병용하여 응용한다.

(1) 용법 및 용량 : 악성빈혈에 성인 1회 1,000 mg을 2~3일 간격으로 5회 투여하고 악성빈혈 진단 시는 1,000 mg을 1회 투여한다. 항생제는 효과를 방해하므로 병용을 금한다.

(2) 많이 있는 곳 : 간, 신장, 우유, 계란 등에 함유되어 있다.

16) Vitamin C(ascorbic acid) 수용성 비타민

강한 환원성 물질로 많은 효소활동에 적합한 산화 환원조건을 유지시킨다. Tyrosine대사에 필요하며 철분의 흡수를 촉진시키고 folic acid의 folinic acid로의 전환과 dopamine b-hydroxylase형성의 보조제이며 유리기 포착제로 작용한다. 결핍 시에는 괴혈병, 모세혈관 결체조직 및 뼈를 약화시키는 증상을 나타내며 간의 복합기능 산화효소의 활성이 감소되어 약물 및 체내 이물질의 대사가 지연된다. 괴혈병 치료 및 예방제, 소모성 질환, 임산부, 수유부, 수술 후에 많이 이용한다. 과량 투여 시 신장결석, 뇨의 산성화, 수산염 결석의 침전을 일으킬 수 있으며 오심, 구토, 설사 등의 위장장애도 있을 수 있다.

(1) 용법 및 용량 : 결핍증 예방에는 25~75 mg을 경구투여하고 치료량은 1일 300~500 mg을 2회 분할투여한다. 주사제는 300~500 mg을 10% 포도당에 혼합하여 정주한다.

(2) 많이 있는 곳 : 과일, 야채에 많고 뇌하수체, 부신, 간장, 수정체 등에 많이 존재한다.

17) Vitamin D 지용성 비타민

D2(calciferol) 및 D3(cholecalciferol)가 있으며 장관에서calcium 및 인산의 흡수를 항진시키고 혈중농도를 증가시키며 신진대사를 조절하여calcium phosphate의 복합체 형성을 촉진시킨다. 결핍 시 구루병, 골연화증, 임부, 수유부의 골격과 치아에서 석회탈락과 혈액의 응고능력의 저하가 일어나며 과잉시는 탈모, 체중감소, 설사, 경련을 일으키고 장위축, 대동맥, 심장이나 폐 등에 석회 침착을 초래한다.

(1) 용법 및 용량 : 성인 1일 필요량은 400 mg

(2) 많이 있는 곳 : 간유, 간, 버터, 우유, 난황 등에는 D3가 많고 효모, 버섯에는 D2의 provitamin D가 들어 있다.

18) Vitamin E(tocopherol) 지용성 비타민

항불임성 비타민이라고도 하며 산소에 대해서도 비교적 안정하다. 결핍 시 남성에 있어서는 고환이 위축되고 정자의 생산이 정지되며 여성은 임신 중에 태아가 사망하고 태반의 기능장애를 일으킨다. 일반적으로 세포의 발육, 신체성장촉진, 특히 고환세포의 증식을 왕성하게 하고 태아의 세포에 대한 작용이 크다. 습관성 유산, 유즙분비 부족, 남자 생식력 감퇴, 정충결핍, 불임증, 순환기능 퇴행 등에 사용하고 동맥경화와 동상 등에도 이용한다.

(1) 용법 및 용량 : 1 cc 중 약 10 mg을 함유하는데 1일 필요량은 10~30 mg이다.

(2) 많이 있는 곳 : 다수의 식물, 즉 엽, 종자, 곡류, 우유, 난황, 어육, 버터 등에 존재한다.

19) Vitamin K 지용성 비타민(수용성도 생산된다)

옅은 황색 고체로 간에서 prothrombin 생산에 필수적이고 혈중 thrombin치를 정상으로 유지하며 혈액응고 촉진작용이 있다. 구조적으로 K1, K2는 천연품이고 K3는 합성품인데 합성품이 더 유효하다. 저prothrombin 혈증과 coumarin계 약물중독증, 신생아출혈, 간경변 및 폐색성 황달 등의 출혈 예방 및 치료에 이용하는데 결핍 시에는 혈중 prothrombin량을 감소시켜 혈액응고 시간을 지연시키고 과잉 시에는 황달과 치명적인 핵황달(kernicterus)을 일으킨다.

(1) 용법 및 용량 : 1~2 mg을 투여하고 응급 시는 대량투여도 가능하다. Warfarin-Na 중독 시의 해독제로 쓰인다.

(2) 많이 있는 곳 : K1은 녹색 야채, K2는 간, 어분 등에 존재하고 장내 세균에 의해 합성도 가능하다.

001 위장관의 해부학적 세포층으로 옳지 않은 것은?

① 장막   ② 점막   ③ 근육층

④ 반투과성막   ⑤ 점막하조직

☑ 정답 ④

☑ 문헌 박희진 외, Paramedics 기초의학, 에듀팩토리, 2019, p.351

☑ 해설

▸ 점막 : 위장관 내강을 덮는다.

점막하조직 : 혈관을 포함하고 있는 결합조직층

근육층 : 안쪽은 환상이고, 바깥쪽은 종축인 평활근

장막 : 단층 편평상피로 덮인 윤문상 결합조직

002 작은창자(소장)에서 볼 수 있는 해부학적 구조로 옳은 것은?

① 융모   ② 날문(유문)   ③ 들문(분문)

④ 회맹판   ⑤ 으뜸세포

☑ 정답 ①

☑ 문헌 박희진 외, Paramedics 기초의학, 에듀팩토리, 2019, p.361

☑ 해설

▸ 들문(분문)은 식도 하부와 위상부 영역이다.

003 샘창자샘(브루너선, Brunner glands)을 볼 수 있는 소화기관으로 옳은 것은?

① 식도   ② 위   ③ 샘창자(십이지장)

④ 작은창자(소장)   ⑤ 큰창자(대장)

☑ 정답 ③

☑ 문헌 해부학편찬위원회, 사람해부학, 범문에듀케이션, 2019, p.658

☑ 해설

▶ 부루너선은 샘창자샘(십이지장샘)이라고도 한다.

004 장선(창자움, 리버쿤 음와, crypt of Lieberkühn)를 볼 수 있는 소화기관으로 옳은 것은?

① 식도   ② 위   ③ 샘창자(십이지장)

④ 작은창자(소장)   ⑤ 큰창자(대장)

☑ 정답 ④

☑ 문헌 해부학편찬위원회, 사람해부학, 범문에듀케이션, 2019, p.658

☑ 해설

▶ 장선(창자움, 리버쿤 음와, crypt of Lieberkühn)는 작은창자의 융모 바닥사이에 장내강 쪽으로 열린 좁은 주머니를 형성하기 위해 밑으로 함입된 부위이다.

005 큰창자(대장)의 해부학적 위치로 옳은 것은?

① 돌창자(회장)에서 항문까지

② 샘창자(십이지장)에서 항문까지

③ 돌막창자판막(회맹판)에서 항문까지

④ 빈창자(공장)에서 잘룩창자(결장)까지

⑤ 위에서 오름잘룩창자(상행결장)까지

☑ 정답 ③

☑ 문헌 해부학편찬위원회, 사람해부학, 범문에듀케이션, 2019, p.659

☑ 해설

▶ 큰창자(대장)는 돌막창자판막(회맹판)에서 항문에 이르는 부분이다.

006 식도 아래부위와 위(stomach)가 연결되어지는 부위 명으로 옳은 것은?

① 들문부(분문부)

② 위바닥부(위저부)

③ 위몸통부(위체부)

④ 날문부(유문부)

⑤ 샘창자부(십이지장부)

☑ 정답 ①

☑ 문헌 해부학편찬위원회, 사람해부학, 범문에듀케이션, 2019, p.650

☑ 해설

▶ 위가 식도에 접하는 곳을 들문(분문)이라 하며 들문(분문)에서 좌측상부에 둥근 천장 모양
으로 볼록한 부분을 위바닥(위저), 그 아래의 넓은 부분을 위몸통(위체)이라고 한다.

007 가로잘록창자(횡행결장 transverse colon)의 설명으로 옳은 것은?

① 배안을 왼쪽에서 오른쪽으로 가로질러 하부로 내려간다.

② 골반연으로부터 곧창자(직장), 막창자(맹장) 연접부까지 이른다.

③ 간의 하면으로부터 복강을 가로질러 좌하늑부 비장의 아래까지 아치를 이룬다.

④ 돌막창자판막(회맹판) 높이에서 시작하여 오른쪽 허리뼈(요추)를 따라 상행하여 간의 하
면까지 상행한다.

⑤ 좌하늑부의 복부와 허리부위(요부)를 따라 지나며 좌엉덩뼈오목(좌장골와)에서 중앙으로
돌아 골반연에서 S상결장과 연결된다.

☑ 정답 ③

☑ 문헌 해부학편찬위원회, 사람해부학, 범문에듀케이션, 2019, p.659

☑ 해설

▶ 가로잘록창자(횡행결장)는 우결장곡에서 위의 대만 하부를 좌측으로 가로질러 비장에 이르
러서 다시 아래로 구부려져 좌결장곡을 이루고 내림주름창자(하행결장)에 이어지는 길이가
약 50cm인 부분이다.

008 간(liver)의 해부학적 특징으로 옳은 것은?

① 5개의 엽(lobe)으로 되어있다

② 색은 적갈색이며 혈관이 잘 발달되어 있다.

③ 왼쪽 끝은 두텁고 아래로 내려가면서 가늘어진다.

④ 문맥이라는 특수혈관만 통과하여 양분을 운반한다.

⑤ 복강의 왼쪽 상부로 가로막(횡격막) 상부에 위치한다.

☑ 정답 ②

☑ 문헌 해부학편찬위원회, 사람해부학, 범문에듀케이션, 2019, p.662

☑ 해설

▸ 가로막(횡격막) 바로 아래 우상복부에 위치하며 부분적으로 갈비뼈(늑골)에 둘러싸여 있으
며 무게는 약 1,500g 정도로 동맥과 정맥뿐 아니라 문맥이라는 특수혈관이 통과하여 양분을
운반한다.

009 맛 감지 맛봉오리(미뢰)가 주로 위치하고 있는 곳은?

① 목구멍편도(구개편도)

② 후두덮개(후두개)

③ 잎새유두(엽상유두)

④ 보통유두(심상유두)

⑤ 성곽유두(유곽유두)

☑ 정답 ⑤

☑ 문헌 박희진 외, Paramedics 기초의학, 에듀팩토리, 2019, p.354

☑ 해설

▸ 성곽유두(유곽유두)는 혀의 안쪽, 혀편도(설편도) 앞에 위치한다.

010 쓸개관과 큰이자관(췌관)이 합쳐지는 큰샘창자유두(대십이지장유두)부위로 옳은 것은?

① 이자머리부(췌두부)

② 이자꼬리부(췌미부)

③ 온쓸개이자관팽대(총담췌관팽대)

④ 간이자괄약근부(간췌괄약근부)

⑤ 작은샘창자유두부(소십이지장유두부)

☑ 정답 ③

☑ 문헌 해부학편찬위원회, 사람해부학, 범문에듀케이션, 2019, p.665

☑ 해설

▶ 쓸개관과 큰이자관(췌관)이 합쳐지는 부위는 온쓸개이자관팽대(총담췌관팽대)부 이며, 화산모양의 샘창자꼭지(십이지장유두)를 통하여 샘창자(십이지장)로 개구한다.

011 이자(췌장)의 머리부분(A)과 꼬리부분(B)의 해부학적 위치로 옳은 것은?

	①	②	③	④	⑤
A	간	샘창자(십이지장)	십이지장	비장	가로막(횡격막)
B	지라(비장)	비장	간	횡격막	비장

☑ 정답 ②

☑ 문헌 해부학편찬위원회, 사람해부학, 범문에듀케이션, 2019, p.665

☑ 해설

▶ 이자(췌장)의 머리부분은 샘창자(십이지장)에 의해 둘러싸여있고, 중심은 몸통부분, 꼬리부분은 지라(비장)에 닿아있다이자(췌장)의 머리부분만 제외한 전부가 복막후 장기에 속한다.

012 구강의 좌·우 외측벽을 이루는 부위의 명칭으로 옳은 것은?

① 볼부위(협부)　　　② 턱끝(이부)　　　③ 코부위(비부)

④ 입부위(구부)　　　⑤ 유돌부

☑ 문헌 대한해부학회, 알기쉬운 사람해부학, 현문사, 2019. p.14

☑ 해설

▸ 구강의 좌 · 우 외측벽인 볼부위(협부)는 협지방체가 있다.

013 사랑니(지치)라고도 하는 영구치로 옳은 것은?

① 앞니(절치) ② 송곳니(견치) ③ 작은어금니(소구치)

④ 제1큰어금니(대구치) ⑤ 제3큰어금니(대구치)

☑ 정답 ⑤

☑ 문헌 박희진 외, Paramedics 기초의학, 에듀팩토리, 2019, p.353

☑ 해설

▸ 영구치의 제3큰어금니(대구치)를 '사랑니(지치 wisdom teeth)'라고도 하며 17~25세 때 나오지만, 일생동안 나오지 않을 수도 있다.

014 침샘(타액선)의 해부학적 위치이다. (A), (B), (C)의 샘(선)이름으로 옳은 것은?

• 깨물근(교근) 위에 있으며, 양쪽 귀의 전하방에 위치한 (A)은 가장 크고, (B)은 턱뼈(하악골) 내측, 구강의 바닥에 위치한다. (C)은 혀아래쪽에 위치하고 끈끈한 타액을 분비한다.

	①	②	③	④	⑤
A	귀밑샘(이하선)	이하선	악하선	악하선	설하선
B	혀밑샘(설하선)	악하선	이하선	설하선	이하선
C	턱밑샘(악하선)	설하선	설하선	이하선	악하선

☑ 정답 ②

☑ 문헌 박희진 외, Paramedics 기초의학, 에듀팩토리, 2019, p.356

☑ 해설

▸ 귀밑샘(이하선)은 묽은 순장액성 타액을 분비하고, 턱밑샘(악하선)은 혼합성 타액, 혀밑샘(설하선)은 진하고 끈끈한 타액을 분비한다.

015 귀밑샘(이하선)의 특징으로 옳지 않은 것은?

① 씹기근으로 덮혀 있다.

② 인두의 아래부위에 위치한다.

③ 바깥귀의 전방아래에 위치한다.

④ 위쪽은 넓고 아래쪽은 좁아진다.

⑤ 무게가 15~30g으로 침샘 중 가장 크다.

☑ 정답 ②

☑ 문헌 박희진 외, Paramedics 기초의학, 에듀팩토리, 2019, p.356

☑ 해설

 ▶ 양쪽 귀의 전하방에 위치하고 깨물근(교근)위에 있다.

016 위와 샘창자(십이지장)가 연결되는 부분의 해부학적 명칭으로 옳은 것은?

① 들문(분문)　　② 위바닥(위저)　　③ 위몸통(위체)　　④ 날문(유문)　　⑤ 큰굽(대만)

☑ 정답 ④

☑ 문헌 해부학편찬위원회, 사람해부학, 범문에듀케이션, 2019, p.651

☑ 해설

 ▶ 날문부위(유문부)의 기시부는 약간 팽대되어 유문동을 이룬다.

017 작은창자(소장)의 해부학적 구조이다. (A), (B), (C)의 명칭으로 옳은 것은?

> • 융모와 융모사이의 기저부에는 (A)이 개구하고, 점막하 조직내에는 (B)점액선이 있으
> 며, 융모 기저부에는 (C)이 있어 다량의 묽은 액체를 분비하여 소화와 흡수효율을 높여
> 준다.

	①	②	③	④	⑤
A	브루너선	브루너선	장선	장선	리베르쿤선
B	장선	리베르쿤선	브루너선	리베르쿤선	장선
C	리베르쿤선	장선	리베르쿤선	브루너선	브루너선

☑ 정답 ③

☑ 문헌 해부학편찬위원회, 사람해부학, 범문에듀케이션, 2019, p.656

☑ 해설

▶ 융모와 융모사이의 기저부에는 장선이 개구하고, 브루너선(Bruner's gland)에서는 맑고 점성
이 높은 알칼리성 점액을 분비한다. 융모 기저부에는 리베르쿤선(Lieberkuhn's gland)이 있다.

018 간의 둥근모세혈관(동양혈관) 내막에 존재하여 식작용을 하는 세포로 옳은 것은?

① 배상세포　　　　　② 색소세포　　　　　③ 골모세포
④ 쿠퍼(Kupffer)세포　⑤ 췌도세포

☑ 정답 ④

☑ 문헌 이인모 외, Basic Medicine, 학지사메디컬, 2019, p.158

☑ 해설

▶ 간문맥의 혈액에는 소화관을 통해 들어온 세균이 있는데 쿠퍼(Kupffer)세포가 둥근모세혈관
(동양혈관)의 내막에 존재하여 식작용을 하여 세균을 제거한다.

019 쓸개주머니(담낭)의 해부학적 위치로 옳은 것은?

① 간의 우엽 상부
② 간의 좌엽 상부
③ 간의 방형엽 뒤쪽
④간의 좌엽과 우엽 사이의 상부
⑤ 간의 우엽과 방형엽 사이의 하면

☑ 정답 ⑤

☑ 문헌 이인모 외, Basic Medicine, 학지사메디컬, 2019, p.159

☑ 해설

▶ 쓸개주머니(담낭)는 간의 우엽과 방형엽 사이의 하면에 부착된 서양 배 모양의 주머니이다.

020 단백질을 구성하는 기본물질로 옳은 것은?

① 핵산　　　　　　　② 인지질　　　　　　　③ 단당류

④ 아미노산　　　　　⑤ 탄수화물

☑ 정답 ④

☑ 문헌 박희진 외, Paramedics 기초의학, 에듀팩토리, 2019, p.19

☑ 해설

▶ 단백질은 100여개 이상의 아미노산이 펩티드(peptide)결합을 하여 만든다.

021 효소의 촉매 반응률에 영향을 미치는 요인으로 옳지 않은 것은 ?

① 온도　　　　　　　　② pH　　　　　　　　③ 삼투압

④ 효소와 기질의 농도　　⑤ 조인자와 조효소의 농도

☑ 정답 ③

☑ 문헌 이창현 외, 해부생리학, 메디컬코리아, 2007, p.52

☑ 해설

▶ 일반적으로 온도의 증가는 비효소-촉매반응 속도를 증가시키고, 최적 pH 범위를 넘으면 효소의 활성은 감소한다.

▶ 조인자는 Ca^{2+}, Mg^{2+}, Mn^{2+}, Cu^{2+}, Zn^{2+}, Fe^{2+}등과 같은 금속이온들이 있으며, 조효소는 니아신, 리보플라민 및 다른 수용성 비타민으로부터 유래한 유기분자로 수소원자와 작은 분자를 전이하는 작용을 한다.

022 단백질 소화의 촉매작용을 하는 펩신(pepsin)의 최적 pH로 옳은 것은?

① 2.0　　　　　　　② 5.5　　　　　　　③ 6.8

④ 7.0　　　　　　　⑤ 9.0

☑ 정답 ①

☑ 문헌 강병우 외, 응급구조사 기초의학, 군자출판사, 2014, p.314

☑ 해설

▶ 산성인산분해효소(acid phosphatase)의 최적 pH : 5.5

침아밀라아제(salivary amylase)의 최적 pH : 6.8

리파아제(lipase)의 최적 pH : 7.0

알칼리인산분해효소(alkaline phosphatase)의 최적 pH : 9.0

023 아미노산 대사과정에서 멜라닌결핍으로 발생하는 선천성 장애로 옳은 것은?

① 페닐케톤뇨증　　　　　② 백색증　　　　　③ 단풍당밀뇨증

④ 호모시스틴뇨증　　　　⑤ 고콜레스테롤혈증

☑ 정답 ②

☑ 문헌 전국응급구조학과교수협의회, Paramedic을 위한 병리학, 메디컬코리아, 2009, p.363

☑ 해설

▶ 페닐케톤뇨증 : 페닐피루브산 증가에 의한 아미노산 대사 장애

단풍당밀뇨증 : 류신, 이소류신, 발린의 증가에 의한 아미노산 대사 장애

모시스틴뇨증 : 호모시스틴 축적에 의한 탄수화물 대사 장애

고콜레스테롤혈증 : 혈중 콜레스테롤의 증가에 의한 지질 대사 장애

024 어린이에게 추가되는 필수아미노산으로 옳은 것은?

① 리신　　　　　　　② 히스티딘　　　　　③ 트레오닌

④ 메티오닌　　　　　⑤ 페닐알라닌

☑ 정답 ②

☑ 문헌 박희진 외, Paramedics 기초의학, 에듀팩토리, 2019, p.19

☑ 해설

▶ 체내에서 합성되지 않아 음식으로 섭취해야 되는 아미노산으로 리신(lysine), 트립토판 (tryptophan), 트레오닌(threonine), 페닐알라닌(phenylalanine), 발린(valine), 메티오닌 (methionine), 류신(leucine), 이소류신(isoleucine) 등 8가지가 있으며, 어린아이는 히스티 딘(histidine)이 추가된다.

025 필수아미노산의 설명으로 옳은 것은?

① 알라닌(alanine) 등 8가지가 있다.

② 아미노산에서 아민기를 제거한 것이다.

③ 체내에서 합성되지 않아 음식으로 섭취한다.

④ 아미노산이 펩티디(peptide)결합을 한 구조이다.

⑤ 어린아이는 시스테인(cysteine)을 포함하여 9가지이다.

☑ 정답 ③

☑ 문헌 박희진 외, Paramedics 기초의학, 에듀팩토리, 2019, p.19

☑ 해설

▶ 필수아미노산 : 체내에서 합성되지 않아 음식으로 섭취해야 되는 아미노산

026 췌장 아밀라아제(amylase)의 작용부위로 옳은 것은?

① 위　　② 샘창자(십이지장)　　③ 지라(이자)　　④ 작은창자(소장)　　⑤ 큰창자(대장)

☑ 정답 ②

☑ 문헌 변영순 외, 병태생리학, 정담미디어, 2014, p.230

☑ 해설

▶ 췌장아밀라아제의 작용부위는 샘창자(십이지장)이며, 전분을 맥아당과 과당류로 전환 시킨 다.

027 췌장아밀라아제(amylase)의 소화생성물로 옳은 것은?

① 젖당　　　　② 맥아당　　　　③ 포도당　　　　④ 아미노산　　　　⑤ 지방산

☑ 정답 ②

☑ 문헌 박희진 외, Paramedics 기초의학, 에듀팩토리, 2019, p.370

☑ 해설

▶ 췌장아밀라아제의 작용부위는 샘창자(십이지장)이며, 전분을 맥아당과 과당류로 전환 시킨 다.

028 소장에 흡수된 지방의 이동경로로 옳은 것은?

① 간문맥 → 간   ② 간문맥 → 간동맥   ③ 암죽관 → 순환계

④ 암죽관 → 간문맥   ⑤ 소장 → 간

☑ 정답 ③

☑ 문헌 박희진 외, Paramedics 기초의학, 에듀팩토리, 2019, p.372

☑ 해설

▶ 담즙, 지방산, 췌액 등이 있으면 콜레스테롤은 소장에 쉽게 흡수되고 유미미립으로 혼합되어 림프관을 경유하여 순환계로 들어간다.

029 1g의 지방에서 얻을 수 있는 에너지의 량으로 옳은 것은?

① 3Kcal   ② 6Kcal   ③ 9Kcal

④ 12Kcal   ⑤ 15Kcal

☑ 정답 ③

☑ 문헌 박희진 외, Paramedics 기초의학, 에듀팩토리, 2019, p.17

☑ 해설

▶ 1g의 탄수화물이나 단백질의 경우 4Kcal의 에너지를 얻을 수 있다.

030 필수지방산으로 분류되는 것으로 옳은 것은?

① 루신(leucine)   ② 메티오닌(methionine)

③ 트립토판(tryptophan)   ④ 리신(lysine)

⑤ 리놀레산(linoleic acid)

☑ 정답 ⑤

☑ 문헌 박희진 외, Paramedics 기초의학, 에듀팩토리, 2019, p.18

☑ 해설

▶ 리놀레산(linoleic acid)과 리놀렌산(linolenic acid)은 필수지방산이다.

031 수용성 비타민으로 분류되는 것은?

① A　　　　② B_2　　　　③ D　　　　④ E　　　　⑤ K

☑ 정답 ②

☑ 문헌 박희진 외, Paramedics 기초의학, 에듀팩토리, 2019, p.400

☑ 해설

▸ 수용성 비타민 : B1,2,3,6,12, C 등이 있다.

032 프로트롬빈생산과 응고인자 Ⅶ, Ⅸ, Ⅹ의 작용에 필요한 비타민은?

① B_3　　　　　　② B_{12}　　　　　　③ C

④ E　　　　　　⑤ K

☑ 정답 ⑤

☑ 문헌 박희진 외, Paramedics 기초의학, 에듀팩토리, 2019, p.402

☑ 해설

▸ 비타민 K는 혈액응고에 관여하며 결핍 시 출혈이 있다.

033 비타민 D의 기능으로 옳은 것은?

① Na^+의 평형조절　　　② Ca^{2+}의 평형조절　　　③ K^+의 평형조절

④ Cl^-의 평형조절　　　⑤ 조효소의 평형조절

☑ 정답 ②

☑ 문헌 박희진 외, Paramedics 기초의학, 에듀팩토리, 2019, p.401

☑ 해설

▸ Ca_2+와 PO_4^{3-}의 장내흡수를 촉진하기 때문에 비타민 D는 뼈의 석회화에 필요하다.

034 콜라겐합성에 관여하고 결핍 시 괴혈병을 유발하는 비타민으로 옳은 것은?

① A　　　　② B　　　　③ C　　　　④ D　　　　⑤ E

☑ 정답 ③

☑ 문헌 박희진 외, Paramedics 기초의학, 에듀팩토리, 2019, p.401

☑ 해설

    ▸ 비타민 C는 푸른잎 채소에 많으며 결핍 시 괴혈병을 유발한다.

035 H+에 의해 탈분극된 미각세포에서 느끼는 맛으로 옳은 것은?

① 짠맛   ② 신맛   ③ 단맛

④ 쓴맛   ⑤ 짜고단맛

☑ 정답 ②

☑ 문헌 박희진 외, Paramedics 기초의학, 에듀팩토리, 2019, p.598

☑ 해설

    ▸ 짠맛 : Na+

      단맛 : 당

      쓴맛 : 퀴닌

036 위의 기능으로 옳지 않은 것은?

① 위산분비

② 지방유화

③ 음식물의 저장

④ 음식물의 미즙화

⑤ 단백질 소화 개시

☑ 정답 ②

☑ 문헌 박희진 외, Paramedics 기초의학, 에듀팩토리, 2019, p.366

☑ 해설

    ▸ 위는 음식물을 저장하고, 단백질의 소화를 개시하며 위산을 분비하여 세균을 죽이고, 음식
      물을 미즙형태로 소장으로 보낸다.

037 위저에 분포된 벽세포에서 분비되는 생성물로 옳은 것은?

① 점액   ② HCl   ③ 펩시노겐

④ 가스트린   ⑤ 히스타민

☑ 정답 ②

☑ 문헌 박희진 외, Paramedics 기초의학, 에듀팩토리, 2019, p.366

☑ 해설

▶

위치	세포형태	분비물
위저부	벽세포 주세포 배상세포 장크롬친화성세포 D세포	HCl, 내인자 펩시노겐 점액 히스타민, 세로토닌 소마토스타틴
유문부	G세포 주세포 배상세포 D세포	가스트린 펩시노겐 점액 소마토스타틴

038 유문부에 분포된 D세포에서 분비되는 생성물로 옳은 것은?

① 점액   ② 펩시노겐

③ 히스타민   ④ 가스트린

⑤ 소마토스타틴

☑ 정답 ⑤

☑ 문헌 해부학편찬위원회, 사람해부학, 범문에듀케이션, 2019, p.498

☑ 해설

▶ 소마토스타틴(somatostatin)은 D세포(또는 델타(δ)세포)에서 분비되며 인슐린과 같은 조건에서 분비된다.

039 유문부에 분포된 G세포에서 분비되는 생성물로 옳은 것은?

① 점액   ② 히스타민   ③ 펩시노겐

④ 가스트린   ⑤ 소마토스타틴

☑ 정답 ④

☑ 문헌 해부학편찬위원회, 사람해부학, 범문에듀케이션, 2019, p.498

☑ 해설

   ▶ 가스트린은 G세포에서 분비되며, 산을 분비하고 위 운동을 자극하여 위를 비운다.

040 위(stomach)에서 흡수되며 결핍 시 악성빈혈을 초래하는 비타민으로 옳은 것은?

① A   ② B_{12} ③ C

④ D   ⑤ E

☑ 정답 ②

☑ 문헌 박희진 외, Paramedics 기초의학, 에듀팩토리, 2019, p.401

☑ 해설

   ▶ 비타민 B12는 골수에서 적혈구를 성숙하는데 필요하므로 위 절제 수술환자는 B12를 주사 맞거나 복용해야한다. 결핍 시에는 악성빈혈이 발생한다.

041 Cl⁻과 H⁺을 위액으로 분비하는 위세포로 옳은 것은?

① 벽세포   ② 주세포   ③ D세포

④ G세포   ⑤ 배상세포

☑ 정답 ①

☑ 문헌 이인모 외, Basic Medicine, 학지사메디컬, 2019, p.152

☑ 해설

   ▶ 벽세포는 HCO3-을 혈액으로 분비하는 동안 Cl-과 H+은 위액으로 분비한다.

042 위벽세포에서 HCl이 분비되도록 자극하는 호르몬으로 옳은 것은?

① 티록신   ② 세크레틴   ③ 옥시토신

④ 가스트린   ⑤ 콜레시스토키닌

☑ 정답 ④

☑ 문헌 이인모 외, Basic Medicine, 학지사메디컬, 2019, p.153

☑ 해설

▸ 벽세포에 의한 HCl분비는 가스트린(gastrin)과 아세틸콜린(acetylcholine)에 의해 자극을 받는다.

043 위의 벽세포에서 분비되는 HCl에 의한 위액의 pH농도로 옳은 것은?

① 2이하   ② 4이하   ③ 6이하   ④ 8이하   ⑤ 10이하

☑ 정답 ①

☑ 문헌 강병우 외, 응급구조사 기초의학, 군자출판사, 2014, p.314

☑ 해설

▸ 벽세포에서 분비되는 고농도의 HCl은 위액을 pH2이하의 산성으로 만든다.

044 소화효소에 의한 단백질 분해과정이다(A)에서 작용하는 물질과 (B)의 분해물질로 옳은 것은?

	①	②	③	④	⑤
A	HCO_3^-	HCO_3^-	HCl	HCl	HCl
B	지질	펩티드	지방산	펩티드	글리세린

☑ 정답 ④

☑ 문헌 박희진 외, Paramedics 기초의학, 에듀팩토리, 2019, p.366
☑ 해설

▸ HCl은 펩시노겐을 활성화시키고, 펩신은 단백질을 polypeptide로 분해한다.

045 졸린거-엘리슨 증후군(Zollinger-Ellinson syndrome)의 발생과 연관이 있는 소화기
분비물로 옳은 것은?

① 트립신(trypsin), 이자액   ② 트립신, 위산

③ 가스트린(gastrin), 이자액   ④ 가스트린, 위산

⑤ 가스트린, 쓸개즙

☑ 정답 ④

☑ 문헌 전국응급구조학과교수협의회, 내과전문응급처치학, 도서출판 한미의학, 2018, p.692
☑ 해설

▸ 졸린거-엘리슨 증후군(Zollinger-Ellinson syndrome)의 경우 십이지장 궤양은 고농도의 가
스 트린에 반응하여 위산이 과다로 분비되기 때문에 일어난다.

046 소화성궤양을 일으키는 위장관 서식 세균으로 옳은 것은?

① 대장아메바

② 대장균(E-coli)

③ 보툴리누스(Botulinus)균

④ 에로모나스(Aeromonas)균

⑤ 헬리코박터 파일로리(Helicobacter pylori)

☑ 정답 ⑤

☑ 문헌 전국응급구조학과교수협의회, 내과전문응급처치학, 도서출판 한미의학, 2018, .367
☑ 해설

▸ 대부분의 소화성 궤양 환자들은 헬리코박터 파일로리(Helicobacter pylori)세균에 감염되
어 있으며 치료를 위해 항생제가 쓰이고 있다.

047 소화된 양분을 흡수하는 소장내의 미세구조로 옳은 것은?

① 융모   ② 장막   ③ 근점막

④ 위소와   ⑤ 장음와(=리버쿤 음와)

☑ 정답 ①

☑ 문헌 박희진 외, Paramedics 기초의학, 에듀팩토리, 2019, p.371

☑ 해설

▸ 소장의 내강(lumen)으로 돌출되어있는 융모에서 양분을 흡수한다.

048 다음과 같은 분해과정에 관여하는 효소(A)로 옳은 것은?

(A) 설탕 ————→ 포도당과 과당

① 수크라아제(sucrase)   ② 말타아제(maltase)

③ 락타아제(lactase)   ④ 아미노펩티다아제(aminopeptidase)

⑤ 엔테로키나아제(enterokinase)

☑ 정답 ①

☑ 문헌 박희진 외, Paramedics 기초의학, 에듀팩토리, 2019, p.370

☑ 해설

▸ 수크라아제 결핍 시 위장관 장애가 발생한다.

049 다음과 같은 분해과정에 관여하는 효소(A)로 옳은 것은?

(A) 맥아당 ————→ 포도당

① 수크라아제(sucrase)   ② 말타아제(maltase)

③ 락타아제(lactase)   ④ 아미노펩티다아제(aminopeptidase)

⑤ 엔테로키나아제(enterokinase)

☑ 문헌 박희진 외, Paramedics 기초의학, 에듀팩토리, 2019, p.370

☑ 해설

    ▸ 말타아제(maltase)는 이당류 가수분해효소로 맥아당을 분해한다.

050 다음과 같은 특징을 갖는 효소로 옳은 것은?

> • 젖당을 소화한다.
> • 결핍된 성인 아시아인이 많다.
> • 결핍 시 설사, 위경련 등을 일으킨다.

① 수크라아제(sucrase)

② 말타아제(maltase)

③ 락타아제(lactase)

④ 아미노펩티다아제(aminopeptidase)

⑤ 엔테로키나아제(enterokinase)

☑ 정답 ③

☑ 문헌 박희진 외, Paramedics 기초의학, 에듀팩토리, 2019, p.370

☑ 해설

    ▸ 요구르트는 락타아제(lactase)효소를 갖고 있기 때문에 우유보다 소화가 잘된다.

051 대장에서의 노폐물 배설과정이 순서대로 나열된 것은?

가. 막창자(맹장	나. 오름주름창자(상행결장)
다. 가로주름창자(횡행결장)	라. 구불잘록창자(S상결장)
마. 곧창자(직장)	

① 가→나→다→라→마   ② 가→나→라→다→마

③ 가→다→나→마→라   ④ 나→가→다→라→마

⑤ 다→나→가→마→라

☑ 정답 ①

☑ 문헌 해부학편찬위원회, 사람해부학, 범문에듀케이션, 2019, p.659

☑ 해설

▸ 돌창자(회장)에서 온 미즙은 막창자(맹장), 오름주름창자(상행결장), 가로주름창자(횡행결장), 내림주름창자(하행결장), 구불잘록창자(S상결장), 곧창자(직장), 항문관을 차례로 통과 한다.

052 배변반사가 일어날 수 있는 직장내압으로 옳은 것은?

① 10∼20mmHg ② 20∼30mmHg ③ 30∼40mmHg

④ 40∼50mmHg ⑤ 50∼60mmHg

☑ 정답 ③

☑ 문헌 이인모 외, Basic Medicine, 학지사메디컬, 2019, p.156

☑ 해설

▸ 배변반사는 직장내압이 30∼40mmHg 수준으로 상승할 때 느끼며, 중추는 척수의 천수에 있다.

053 간의 기능으로 옳지 않은 것은?

① 알부민 생산

② 포도당 대사

③ 쿠퍼세포에 의한 식작용

④ 담즙으로 콜레스테롤 배설

⑤ 당조절을 위한 인슐린분비

☑ 정답 ⑤

☑ 문헌 박희진 외, Paramedics 기초의학, 에듀팩토리, 2019, p.386

☑ 해설

▸ 간은 혈액의 해독과 탄수화물대사, 지질대사, 단백질합성, 담즙분비 등의 기능이 있다.

054 담즙의 성분으로 옳지 않은 것은?

① 인지질   ② 인지질   ③ 담즙산염

④ 빌리루빈   ⑤ 아밀롭신

☑ 정답 ⑤

☑ 문헌 강병우 외, 응급구조사 기초의학, 군자출판사, 2014, p.319

☑ 해설

▸ 담즙의 주요성분은 담즙색소인 빌리루빈(bilirubin), 담즙산염, 인지질(주로 레시틴), 콜레스테롤, 무기이온 등이다. 아밀롭신은 췌액이다.

055 다음과 같은 작용을 하는 소화기관으로 옳은 것은?

> • 암모니아를 요소로 전환시키는 효소가 있다.
> • 독성 포르피린(porphyrin)을 빌리루빈(bilirubin)으로 전환한다.

① 위   ② 간   ③ 담낭

④ 이자   ⑤ 십이지장

☑ 정답 ②

☑ 문헌 박희진 외, Paramedics 기초의학, 에듀팩토리, 2019, p.386

☑ 해설

▸ 간은 호르몬, 약물과 다른 활성분자들을 화학적 변형을 통해 제거할 수 있다.

056 다음과 같은 작용을 하는 소화기관으로 옳은 것은?

> • 스테로이드 호르몬의 물질대사를 한다.
> • 벤조피렌(benzopyrene)이나 다이옥신(dioxin) 등의 해독효소를 가지고 있다.

① 위   ② 간   ③ 이자

④ 샘창자(십이지장)   ⑤ 쓸개주머니(담낭)

☑ 정답 ②

☑ 문헌 박희진 외, Paramedics 기초의학, 에듀팩토리, 2019, p.386

☑ 해설

▸ 간은 호르몬, 약물과 다른 활성분자들을 화학적 변형을 통해 제거할 수 있다.

057 염산(HCI)을 분비하는 위(stomach)의 부위로 옳은 것은?

① 들문   ② 벽세포   ③ 위바닥

④ 으뜸세포   ⑤ 점액목세포

☑ 정답 ②

☑ 문헌 이인모 외, Basic Medicine 기초의학, 학지사메디컬, 2019, p.152

☑ 해설

▸ 벽세포 : 염산(HCl)을 분비하여 pepsinogen 및 rennin을 활성화 으뜸세포(주세포) :
pepsinogen 분비

점액목세포 : 점액분비

058 췌장액(이자액)속에 포함된 효소로 옳지 않은 것은?

① 트립신(trypsin)

② 리파아제(lipase)

③ 아밀라아제(amylase)

④ 엘라스타아제(elastase)

⑤ 프티알린(ptyalin)

☑ 정답 ⑤

☑ 문헌 박희진 외, Paramedics 기초의학, 에듀팩토리, 2019, p.370

☑ 해설

▸ 췌장액(이자액)속에 포함된 효소 : 트립신(trypsin), 키모트립신(chymotrypsin), 엘라스타
아제(elastase), 카르복시펩티다아제(carboxypeptidase), 포스포리파아제(phospholipase),
리파아제(lipase), 아밀라아제(amylase) 등이 있다.

059 췌장액 효소의 활성화 과정이다. (A)와 (B)에 알맞은 활성물질은?

	①	②	③	④	⑤
A	엔테로키나아제	리파아제	엔테로키나아제	트립신	트립신
B	리파아제	트립신	트립신	엔테로키나아제	리파아제

☑ 정답 ③

☑ 문헌 박희진 외, Paramedics 기초의학, 에듀팩토리, 2019, p.370

☑ 해설

▸ 트립시노겐은 엔테로키나아제에 의해 활성화되고, 활성화된 트립신은 췌자액속의 다른 효소원들을 활성화 시킨다.

060 위(stomach)에서 분비되는 호르몬으로 옳은 것은?

① 가스트린

② 세크레틴

③ 구아니린

④ 위억제 펩티드

⑤ 콜레시스토키닌

☑ 정답 ①

☑ 문헌 이인모 외, Basic Medicine, 학지사메디컬, 2019, p.153

☑ 해설

▸ 가스트린은 위점막 구조를 유지하며 벽세포의 HCl분비를 자극하고, 주세포의 펩시노겐 분비를 자극한다.

061 전분을 맥아당으로 분해하는 효소로 옳은 것은?

① 펩신 　　　　　　② 트립신 　　　　　　③ 락타아제

④ 아밀라아제 　　　　⑤ 수크라아제

☑ 정답 ④

☑ 문헌 박희진 외, Paramedics 기초의학, 에듀팩토리, 2019, p.370

☑ 해설

▶ 입에서는 타액 아밀라아제가, 십이지장에서는 췌장 아밀라아제가 전분을 맥아당, 과당류
　등으로 분해한다.

062 펩시노겐(Pepsinogen)을 활성화하는데 필요한 물질은?

① 혈소판 　　　　　　② 염산(HCl) 　　　　　③ invertase

④ secretin 　　　　　⑤ enterokinase

☑ 정답 ②

☑ 문헌 강병우 외, 응급구조사 기초의학, 군자출판사, 2014, p.314

☑ 해설

▶ 염산(HCl)의 작용: 벽세포에서 분비, 직접 소화 작용을 하지 않음.

① pepsinogen → pepsin으로 활성화시킴.

② 산성 유지 : pH 1~2

③ 세균과 이 물질을 죽이는 작용, 세균 번식을 방지.

④ 음식물 부패 방지.

⑤ 각종 효소의 불활성 ex) 타액의 amylase의 효소 작용 억제.

⑥ rennin의 활성화 : 주세포에서 분비되는 prorennin → rennin,

　유즙속의 casein → paracasein(pepsin의 작용을 받기 쉽게 함) ; 젖단백 소화

063 단백질의 화학적 소화가 처음으로 이루어지는 곳으로 옳은 것은?

① 구강 　　　　　　　② 식도 　　　　　　　③ 위

④ 샘창자(십이지장) 　⑤ 돌창자(회장)

☑ 정답 ③

☑ 문헌 박희진 외, Paramedics 기초의학, 에듀팩토리, 2019, p.366

☑ 해설

▶ 위선의 주세포에서 분비되는 pepsinogen은 HCl에 의해 단백질을 pepsin으로 전환시키는 단백질의 1차 소화장소이다.

064 탄수화물의 화학적 소화가 처음으로 이루어지는 곳으로 옳은 것은?

① 구강　　　　　　　② 식도　　　　　　　③ 위

④ 샘창자(십이지장)　　⑤ 돌창자(회장)

☑ 정답 ①

☑ 문헌 박희진 외, Paramedics 기초의학, 에듀팩토리, 2019, p.365

☑ 해설

▶ 소화효소인 amylase에 의해 다당류인 전분(starch)을 이당류인 맥아당(maltose)과 dextrin으로 분해시킨다.

065 트리글리세리드(triglyceride)를 가수분해하는 효소로 옳은 것은?

① 리파아제(lipase)　　② 아밀라아제(amylase)　　③ 락타아제(lactase)

④ 트립신(trypsin)　　⑤ 엘라스타아제(elastase)

☑ 정답 ①

☑ 문헌 박인국, 생리학, 라이프사이언스, 2003, p. 77.

☑ 해설

▶ 아밀라아제(amylase) : 다당류를 가수분해하는 효소.

락타아제(lactase) : 젖당을 가수분해하여 포도당과 갈락토오스를 생성하는 가수분해효소.

트립신(trypsin) : 이자액에서 분비되는 단백질 분해효소.

엘라스타아제(elastase) : 엘라스틴을 특이하게 가수분해하는 세린프로테아제.

066 기아나 당뇨병의 경우 지방조직으로부터 지방산의 방출이 증가하여 나타날 수 있는 증상으로 옳은 것은?

① 케톤증

② 젖산증

③ 고칼륨증

④ 고칼슘증

⑤ 갈색지방증

☑ 정답 ①

☑ 문헌 전국응급구조학과교수협의회, 내과전문응급처치학, 도서출판 한미의학, 2018, p.320

☑ 해설

▸ 기아나 단식, 당뇨병의 경우 지방조직으로부터 지방산의 방출이 증가하면 간에 의한 케톤체 생산이 증가한다. 결과적으로 비정상적인 고농도의 케톤체가 혈액으로 분비되면 케톤증(ketosis)이 나타난다.

067 뇌가 사용하는 주요 에너지원으로 옳은 것은?

① 젖산

② 지방

③ 케톤체

④ 포도당

⑤ 탄수화물

☑ 정답 ④

☑ 문헌 박인국, 생리학, 라이프사이언스, 2003, p.80.

☑ 해설

▸ 뇌는 혈액 포도당을 주요 에너지원으로 사용하며, 단식 상태일 때는 글리코겐 분해와 당신생을 통하여 주로 간에 의하여 공급된다. 심각한 기아상태에서는 케톤체를 에너지원으로 사용한다.

068 소장 내에서 당의 흡수 속도를 촉진시키는 인자로 옳은 것은?

① 펩티다제　　　　　　② 지용성 비타민　　　　　③ 부신겉질(피질) 호르몬

④ 지방산과 글리세롤　　⑤ 인슐린과 갑상선 호르몬

☑ 정답 ⑤

☑ 문헌 이창현 외, 해부생리학, 메디컬코리아, 2007, p.306

☑ 해설

▶ 인슐린은 세포로 특히 뼈대근육세포, 심장근육세포, 지방세포로 촉진적확산에 의해 당의 이동을 증진한다.

069 위의 내용물 중 가장 빠르게 배출되는 것으로 옳은 것은?

① 지방　　　② 단백질　　　③ 인지질　　　④ 탄수화물　　　⑤ 콜레스테롤

☑ 정답 ④

☑ 문헌 한국해부학교수협의회 편, 생리학, 정담미디어, 2005, p.164

☑ 해설

▶ 3대 영양소 중에서 가장 빠르게 배출되는 것은 탄수화물이고, 단백질은 2배 정도 느리며, 지방은 위의 운동을 억제함으로써 가장 느린 편이다.

070 췌장의 내분비 세포에서 분비되고 혈당을 상승시키는 호르몬으로 옳은 것은?

① glucagon　　　　　　② insulin　　　　　　③ trypsin

④ somatostatin　　　　⑤ chymotrypsin

☑ 정답 ①

☑ 문헌 김종연 외, 알기쉬운 인체생리학, 고문사, 2018, p.269

☑ 해설

▶ 췌장의 내분비 세포(Langerhans샘)

① α-cell(20%) : glucagon 분비 glycogen → glucose(혈당상승)

② β-cell(75%): insulin 분비 glucose → glycogen(혈당저하)

③ δ-cell(5%) : somatostatin α, β세포 분비 억제 조절

071 집합 림프소절(Peyer's patch)이 있는 곳으로 옳은 것은?

① 샘창자(십이지장)   ② 주름창자(결장)   ③ 막창자(맹장)

④ 빈창자(공장)   ⑤ 돌창자(회장)

☑ 정답 ⑤

☑ 문헌 박희진 외, Paramedics 기초의학, 에듀팩토리, 2019, p.362

☑ 해설

▶ 파이어반(Peyer's patch) : 작은창자 점막에 있는 림프성 조직

072 온쓸개관(총담관)이 개구된 소화기관으로 옳은 것은?

① 쓸개주머니(담낭)   ② 돌창자(회장)   ③ 샘창자(십이지장)

④ 위   ⑤ 빈창자(공장)

☑ 정답 ③

☑ 문헌 박희진 외, Paramedics 기초의학, 에듀팩토리, 2019, p.361

☑ 해설

▶ 쓸개즙(담즙)(bile)은 간에서 생산되어 쓸개주머니(담낭)에 저장되었다가 자극이 있을 때 담관, 온쓸개관(총담관)을 거쳐 샘창자(십이지장)로 배출된다.

073 대부분의 영양분이 흡수되는 소화기 부위로 옳은 것은?

① 위   ② 샘창자(십이지장)   ③ 작은창자(소장)

④ 큰창자(대장)   ⑤ 막창자(맹장)

☑ 정답 ③

☑ 문헌 박희진 외, Paramedics 기초의학, 에듀팩토리, 2019, p.371

☑ 해설

▶ 작은창자는 기계적 소화와 화학적 소화과정을 통해 양분을 흡수한다.

074 위산 손실결과 나타나는 산–염기의 반응식으로 옳은 것은?

① $HNO_3 \rightarrow H^+ + NO_3^-$

② $H^+ + NO_3^- \rightarrow HNO_3$

③ $H^+ + HCO_3^- \rightleftarrows H_2CO_3$

④ $H_2CO_3 \rightarrow H^+ + HCO_3^-$

⑤ $H^+ + HCO_3^- \rightarrow H_2CO_3$

☑ 정답 ④

☑ 문헌 박인국 외, 생리학, 라이프사이언스, 2003, p.20.

☑ 해설

▸ 과다 구토는 혈액속의 유리수소농도를 감소시켜 혈액 pH가 증가할 수 있다.

075 소장이나 S상 결장 등에서 창자가 꼬인 상태는?

① 중첩　　　② 유착　　　③ 탈장　　　④ 게실　　　⑤ 염전

☑ 정답 ⑤

☑ 문헌 전국응급구조학과교수협의회, 내과전문응급처치학, 도서출판 한미의학, 2018, p.376

☑ 해설

▸ 대개 장폐쇄증과 장경색증이 나타나므로 신속히 치료해야 한다.

076 다음과 같은 특징을 보이는 소화기계통의 질환으로 옳은 것은?

> • 위의 일부가 가로막을 통과하여 가슴안으로 밀려들어간 상태
> • 노화나 위상부 조임근이 약화될 때 잘 발생한다.

① 위염　　　　　② 식도정맥류　　　　　③ 열공성탈장

④ 역류성식도염　　⑤ 흡수불량증후군

☑ 정답 ③

☑ 문헌 전국응급구조학과교수협의회, 내과전문응급처치학, 도서출판 한미의학, 2018, p.377

☑ 해설

▸ 대체로 무증상이지만 식도역류와 관련되어 불변감이 나타난다.

077 다음과 같은 특징을 보이는 소화기계통의 질환으로 옳은 것은?

> - 식도정맥압이 증가되어 식도가 늘어나고 꼬여서 나타난다.
> - 간경변증, 간정맥 울혈과 관련이 있다.

① 위염   ② 식도정맥류   ③ 열공성탈장

④ 역류성식도염   ⑤ 흡수불량증후군

☑ 정답 ②

☑ 문헌 전국응급구조학과교수협의회, 내과전문응급처치학, 도서출판 한미의학, 2018, p.365

☑ 해설

▶ 정맥압의 상승은 간으로 운반되는 혈액이 감소되거나 차단되어 식도로 가는 정맥혈류가 증가되기 때문이다.

078 다음과 같은 특징을 보이는 소화기계통의 질환으로 옳은 것은?

> - 막창자 꼬리에 염증이 생긴 것으로 감염과 폐쇄가 원인이다.
> - 일반적인 복통으로 시작하여 오른쪽 아래배로 이동한다.

① 장폐쇄   ② 궤양성대장염   ③ 열공성탈장

④ 서혜부탈장   ⑤ 막창자꼬리염(충수염)

☑ 정답 ⑤

☑ 문헌 전국응급구조학과교수협의회, 내과전문응급처치학, 도서출판 한미의학, 2018, p.379

☑ 해설

▶ 막창자 꼬리에 세균이 포함된 분변이 들어가 염증과 부종이 일어나고 순환이 감소되면 괴저가 일어난다.

079 다음과 같은 특징을 보이는 간염으로 옳은 것은?

> - 바이러스 간염 중 가장 경미하고 회복이 잘된다.
> - 위생불량으로 잘 발생하고 간경화로 진행하지 않는다.

① A 형   ② B 형   ③ C 형   ④ D 형   ⑤ E 형

☑ 정답 ①

☑ 문헌 박희진 외, Paramedics 기초의학, 에듀팩토리, 2019, p.389

☑ 해설

▶ 분변 매개 구강감염으로 전파되고 절대로 만성 간염이나 간경화로 진행되지 않는다.

080 다음과 같은 특징을 보이는 간염으로 옳은 것은?

> • 세포내 DNA를 공격한다.
> • 침, 소변, 분변, 정액, 태반 등을 통해 감염된다.
> • 보균상태가 길며 추후 만성 간염이나 간경화로 진행될 수 있다.

① A 형 　　　② B 형 　　　③ C 형 　　　④ D 형 　　　⑤ E 형

☑ 정답 ②

☑ 문헌 박희진 외, Paramedics 기초의학, 에듀팩토리, 2019, p.389

☑ 해설

▶ 약물중독자, 동성애자, 수혈자, 의료업 조사자에게 감염기회가 높다.

081 다음과 같은 특징을 보이는 간염으로 옳은 것은?

> • 세포내 RNA를 공격한다
> • 혈액과 성을 매개로 감염된다.
> • 수혈 후 발생빈도가 높다.

① A 형 　　　② B 형 　　　③ C 형 　　　④ D 형 　　　⑤ E 형

☑ 정답 ③

☑ 문헌 박희진 외, Paramedics 기초의학, 에듀팩토리, 2019, p.389

☑ 해설

▶ B형 간염보다 더 만성 간염이나 간경화로 진행될 수 있다.

082 식세포(phagocyte)인 쿠퍼세포(Kupffer cell)가 있는 기관으로 옳은 것은?

① 소장 ② 대장 ③ 이자

④ 간 ⑤ 쓸개

☑ 정답 ④

☑ 문헌 김종연 외, 알기쉬운 인체생리학, 고문사, 2018, p.134

☑ 해설

▶ 간의 쿠퍼세포는 동양혈관(sinusoid)벽에 고정되어있는 고정 식세포이다.

083 프로스타글란딘(prostaglandin)에 의한 음식 알레르기 치료제로 효과가 있는 것은?

① 아스피린 ② 에피네프린

③ 항히스타민제 ④ 코르티코스테로이드

⑤ β-아드레날린 작동성 자극약

☑ 정답 ①

☑ 문헌 박인국 외, 생리학, 라이프사이언스, 2003, p.349

☑ 해설

▶ 아스피린은 프로스타글란딘 합성을 억제한다.

084 독성물질 흡수에 응급수단으로 투여하는 구토약으로 옳은 것은?

① Ondansetron ② Ipecac syrup ③ Colestipol

④ Disulfiram ⑤ Granisetron

☑ 정답 ②

☑ 문헌 박희진 외, 환경응급, 대학서림, 2013, p.174

☑ 해설

▶ Disulfiram : 알코올 중독 조절제

Colestipol : 담즙배설 촉진제

Ondansetron, Granisetron : 진토약

085 성인의 경우 토근 시럽(Ipecac syrup) 투여 후 30분이 지나도 구토현상이 없다면 다음 처치로 적절한 것은?

① 위세척

② Apomorphine을 주사

③ 우유 등 중화제 투여

④ 활성탄과 함께 투여

⑤ 처음 용량의 2배를 재투여

☑ 정답 ①

☑ 문헌 박희진 외, 환경응급, 대학서림, 2013, p.174

☑ 해설

▶ 1세 이하인 경우에는 2티스푼 투여 후 구토가 없으면 20분 후에 재투여 할 수 있지만, 성인의 경우는 약이 흡수되면 심부정맥, 심방세동 등의 심장독성이 나타날 수 있으므로 위세척이 필요하다.

086 프로클로르페라진(prochlorperazine)의 약리효과로 옳은 것은?

① 진토

② 혈전용해

③ 혈관이완

④ 항부정맥

⑤ 항고혈압

☑ 정답 ①

☑ 문헌 김세은 외, 응급약리학, 한미의학, 2003, p.280

☑ 해설

▶ 프로클로르페라진(prochlorperazine)은 페노치아진 유도체로 심한 오심과 구토의 치료에 효과적이다.

087 소화관에서의 흡수정도를 나열한 강심배당체이다 흡수가 가장 잘 되는 약물부터 차례로 나열된 것은?

	100%	50%	0%
①	Digitoxin	Digoxin	Ouabain
②	Digitoxin	Ouabain	Digoxin
③	Digoxin	Digitoxin	Ouabain
④	Digoxin	Ouabain	Digitoxin
⑤	Ouabain	Digitoxin	Digoxin

☑ 정답 ①

☑ 문헌 박선섭 외, 약리학, 정문각, 2003, p 161

☑ 해설

▶ 흡수정도가 다르기 때문에 Ouabain은 경구투여하면 아무런 효과가 없다.

Chapter 7

호흡계통

Respiratory system

01 호흡계통 응급질환의 기초

1. 호흡계통의 구조

1) 상기도(Upper airway)

- 코안(비강 nasal cavity)
- 인두(pharynx)

2) 하기도(Lower airway)

- 후두(larynx)
- 기관(trachea)
- 기관지(bronchi)
- 허파(lung)

3) 코(Nose)

■ 바깥코(external nose)

- 안면 중앙에 돌출한 피라미드형이고 코바닥, 코꼭대기, 두 개의 측면으로 구성되고 양측면 은 중앙에서 만나 코등(dorsum)을 이룬다.
- 뼈와 연골이 섬유결합조직에 의해 결합된 구조로 코연골은 코중격연골, 가쪽연골 및 코날 개연골이 있으며 코중격 연골은 뼈중격에 부착되어 있고 코날개연골은 뼈와 분리되어 있다.
- 얼굴, 눈위턱 동맥으로부터 혈액을 공급받고 앞 얼굴면, 눈정맥으로 혈액이 유입된다.

- 코안(nasal cavity)
- 코안은 섬모상피를 가진 점막으로 덮혀 있다.
- 바깥코구멍(외비공 nostrils, naves) → 코안뜰(비전정 vestibule) → 코안의 속면으로 덮혀 있음 → 뒤코구멍(후비공 choana)

(1) 코안
- 앞벽
- 안쪽벽 – 코중격(nasal septum)
- 뒤벽 – 뒤코구멍(후비공 choanae)을 통해 인두와 교통
- 가쪽벽 – 위코선반, 중간코선반, 아래코선반의 세 코선반(비갑개 nasal concha)이 있는데 위코선반과 중간코선반는 벌집뼈의 일부이며 아래코선반은 분리된 뼈이다.

(2) 아래코길(하비도 meatus)
코눈물관(비루관 naso lacrimal duct)이 있어 눈확과 연결

- 코곁굴(부비동 paranasal sinus)
- 코안을 둘러싸고 있는 뼈속의 빈공간
- 코곁굴은 섬모상피를 가진 점막으로 덮혀 있다.

(1) 위턱굴(상악동 maxillary sinus)
(2) 벌집굴(사골동 ethmoidal sinus)
(3) 이마굴(전두동 frontal sinus)
(4) 나비굴(접형골동 sphenoidal sinus)

4) 인두(Pharynx)
- 머리뼈바닥 아래에서 식도 앞까지 제6목뼈 높이에 이르는 약 13cm 정도의 관
- 인두는 단순한 음식물의 통로에 불과하다.

(1) 코인두(nasopharynx)
(2) 입인두(oropharynx)
(3) 후두인두(laryngopharynx)

5) 후두(Larynx)

인두의 뒤머리부위 앞아래공간에 이어진 기도로 발성과 공기의 통로기관

■ 후두점막

• 대부분은 거짓중층 섬모원주상피로 덮여 있다.

• 성대 : 중층편평상피로 되어 있다.

■ 후두의 내부 구조(internal structures of larynx)

• 후두안 : 후두의 입구로부터 반지연골 아래연 사이의 공간

• 가성대 : 후두덮개와 모뿔연골 사이의 실주름

• 진성대 : 방패연골과 모뿔연골 사이의 성대 인대로 된 성대주름

• 성문틈새 : 후두안 중 가장 좁은 곳으로 양쪽 성대 주름 사이의 공간

■ 후두근(muscle of larynx)

• 후두연골을 움직여서 발성에 관여하는 근으로 미주신경의 지배를 받음

• 뒤반지모뿔근(후윤상피열근 cricoarytenoideus posterior) : 성문틈새를 연다.

• 가쪽반지모뿔근(외측윤상피열근 cricoarytenoideus lateri)

• 방패모뿔근(갑상피열근 cricoarytenoideus thyroarytenoidus)

• 모뿔근(피열근 arytenoideus) : 성문틈새를 좁힌다.

• 반지방패근(윤상갑상근 cricothyroideus) : 성대를 긴장시킨다.

■ 구성연골

(1) 방패연골(갑상연골 thyroid cartilage)

• 후두연골 중 가장 크며 방패모양이다.

• 양측의 판이 정중선에서 만나 피부밑(피하)에 후두융기(Adam's apple)를 이룬다.

• 남성은 테스토스테론(testosterone)의 영향으로 방패연골(갑상연골)이 더 크고 후두융기가 더욱 뚜렷하다.

(2) 반지연골(윤상연골 cricoid cartilage)

방패연골 밑에 가락지 모양으로 뒤는 넓적한 판 형태를, 앞은 폭이 작은 궁 형태를 이룬다.

(3) 후두덮개 연골(epiglottic cartilage)

- 후두입구를 개폐하는 탄력연골로 테니스라켓 모양이다.
- 삼킴작용을 할 때 후두덮개는 후두입구를 막아 음식물이 기도로 들어가지 않게 한다.

(4) 잔뿔연골(소각연골 corniculate cartilage)

모뿔연골 끝에 붙어 있는 원추상의 탄력성 작은연골로 가끔 모뿔연골(피열연골)과 융합되기도 한다.

(5) 쐐기연골(설상연골 cuneiform cartilage)

작은 연골성 막대로 후두덮개와 모뿔연골 사이의 주름 안에 위치한다.

(6) 모뿔연골(피열연골 arytenoid cartilage)

- 성대의 위치와 긴장도를 조절하여 발성에 직접 관여한다.
- 반지연골 위에 왼쪽과 오른쪽에 1쌍 있으며 작은 피라미드형이다.
- 성대돌기 : 성대 부착
- 근 돌기 : 성대를 움직이는 여러개의 후두근의 부착

6) 기관 및 기관지(Trachea & Bronchi)

- 직경이 2~2.5 cm되는 기관으로 후두에서 시작하여 약 11cm의 길이를 가졌고 가슴막안에서 2개의 큰 가지, 즉 기관지로 갈라진다.
- 기관 및 기관지는 민무늬근육의 긴장도에 의해 구경이 변화(자율신경계의 지배)한다.
- 내면에는 섬모(cilia)를 가진 상피세포로 덮여 있다. 이 세포들 사이에 술잔세포(배상세포 goblet cells)가 있어 점액을 분비한다.

■기관

- 반지연골 아래면에서 기관 분기부(제5등뼈)까지, 길이 10cm, 직경 2cm
- 기관벽은 점막, 점막밑, 바깥막의 세층으로 되어 있고 기관점막은 거짓중층섬모원주상피와 탄력섬유를 많이 포함한 얇은 치밀결합조직으로 구성된다.
- 기관연골은 막성벽으로 막혀있다.
- 자율신경계의 지배를 받는다.
- 15~20개의 기관연골로 구성되고 내면은 위중층 섬모상피로 덮여 있다.
- 혈액은 아래갑상샘동맥으로부터 공급받으며 갑상샘정맥얼기안의 종말정맥으로 혈액이

유입된다.

- 기관절개술위치 : 반지연골 아래면에서 1 cm되게 제2~3기관 연골사이

■ 기관지

1, 2, 3차 기관지로 나눈다

(1) 1차 기관지(primary bronchi)

제5등뼈 높이에서 이분되는 허파의 바깥부분으로 오른쪽 1차 기관지는 왼쪽보다 짧고 굵으며 세로에 가깝다. 그러므로 이물질의 기도 폐쇄가 잘 되는 곳이다.

(2) 2차 기관지(secondary bronchi)

1차 기관지가 허파속으로 들어와 분지된 것으로 오른쪽 1차 기관지는 셋으로, 왼쪽 1차기관지는 둘로 2차 기관지를 분지한다.

(3) 3차 기관지(tertiary bronchi)

허파속에서 2차 기관지가 다시 분지한 것으로 왼쪽과 오른쪽 모두 10개의 3차 기관지가 되며 허파구역 수만큼 분지되어 이를 구역기관지(segmental bronchi)라고도 한다.

*좌·우 기관지의 비교

좌기관지(Lt. bronchi)	우기관지(Rt. bronchi)
가늘고 길다(5 cm)	굵고 짧다(2.5 cm)
2 segment	3 segment
정중선에서 멀다(48°)	정중선에서 가깝다(20°)
대동맥궁 아래쪽을 지난 다음 식도	상대정맥의 뒤를 하외측으로 가서 우측
가슴림프관 및 하행대동맥앞을 지난다.	폐문으로 가며 상엽으로 가느다란 가지를 낸다.

7) 기도(Air passages)

- 기관지와 허파꽈리주머니 사이에서 기도는 23번 나뉘어지고 기도의 처음 16분지까지는 기체를 내외로 운반하는 통로를 형성하며 기관지, 세기관지, 종말기관지를 이룬다.
- 나머지 7분지는 기체교환이 이루어지는 호흡세기관지, 허파꽈리관, 허파꽈리를 형성한다.
- 입, 코안(mouth, nasal cavity) → 인두(pharynx) → 후두(larynx) → 기관(trachea) → 기관지(bronchus) → 세기관지(bronchiole) → 호흡성 세기관지(respiratory bronchiole)

→ 허파꽈리관(alveolar duct) → 허파꽈리주머니(폐포낭 alveolar sac) → 허파꽈리(폐포 alveolus)

8) 허파(Lung)

■ 일반적 특징

• Bronchiole에서 alveoli까지

• 호흡의 실질 장기

• 가볍고 구멍이 많은 스폰지 모양

• 탄력성이 있어서 가슴에서 꺼내면 오므라든다.

• 출생 시에는 밝은 연분홍색이지만 성인은 짙은 회색반점이 있다.

• 허파 바닥은 숨을 들이쉬면 내려간다.

• 가슴막(pleura)에 싸여 가슴강 안에 있는 왼쪽과 오른쪽 1쌍의 원추상 기관

• 높이 25 cm, 무게 500~650g

• 위꼭대기(apex) – 빗장뼈(clavicle)보다 2.5cm위에 솟아 있다.

• 아래끝(base) – 가로막 위에 얹혀 있다.

• 색 : 신생아는 담홍색, 성인은 회백색 – 직업상, 환경상 색에 심한 차이가 있다.

• 허파꽈리(폐포) : 약 3억 개

  – 크기는 직경 150~300μ

  – O_2와 혈액 사이의 가스 교환

  – 모세혈관이 많이 분포

■ 왼쪽과 오른쪽 허파의 비교

• 오른쪽에 3개의 허파엽(폐엽 lobes), 왼쪽에 2개의 허파엽(폐엽 lobes)

• 왼쪽과 오른쪽 허파엽은 가슴막이라는 견고한 섬유막으로 싸여있다.

• 가슴막(늑막 pleura)

– 허파가슴막(pulmonary pleura) : 허파의 표면에 부착

– 벽쪽가슴막(parietal pleura) : 가슴벽이 내면을 덮는 막

 *두 가슴막(늑막)사이에 가슴막(늑막)액이 차 있다.

• 왼 · 오른 허파 사이에는 심장, 혈관, 신경 및 식도가 지나는 공간인데 이곳을 세로칸(종격

동 mediastinum)이라고 한다.

■ 허파가 접하는 면
- 갈비뼈면(늑골면 costal surface) : 가쪽면, 갈비뼈와 접합
- 가로면(횡격면 diaphragmatic surface) : 아래면, 가로막과 접합
- 세로면(종격면 mediasternal surface) : 왼쪽과 오른쪽 허파와 마주보는 안쪽면으로 그 중앙에 허파문(hilus)이 있다.
- 심장패임(심절흔 cardiac notch) : 왼쪽허파에서 심장 때문에 홈이 파인 곳

9) 세로칸(Mediastinum)
- 양측의 가슴막 사이에 있는 가슴안 중앙막
  - 앞 : 복장뼈
  - 뒤 : 등뼈
  - 왼쪽 · 오른쪽 : 허파의 세로칸면
  - 아래 : 가로막(횡격막)
  - 위 : 가슴안상구
- 내용물 : 심장, 기관, 식도, 대혈관, 신경, 림프절, 가슴샘

2. 호흡계통의 기능

호흡(respiration)이란 생체가 산소를 섭취하고 이산화탄소를 배출하는 과정으로 외호흡과 내호흡이 있다.

1) 외호흡(External respiration)
허파꽈리간의 공기와 허파 모세혈관 사이의 가스교환

2) 내호흡(Internal respiration)
혈액과 조직세포 사이의 가스교환

3) 부위별 기능

■ 기도부위(conducting portion)

위기도, 종말세기관지, anatomical dead space, 즉 기체교환은 일어나지 않고 단순한 공기의 통로로서 이 부위의 혈액공급은 기관지동맥(bronchiol artery)에서 받는다.

■ 호흡부위(gas exchange portion)

• 호흡세기관지, 허파꽈리, 통로의 벽에 허파꽈리주머니(alveolar sac)가 나타나기 시작하므로 기체교환이 가능하고 혈액공급은 허파동맥(pulmonary artery)에서 한다.

• 위기도로부터 시작하여 기체교환 장소인 허파꽈리까지 이행하는 동안 분지 회수가 증가하고 총단면적도 증가한다.

4) 기관별 기능

■ 코(nose)

바깥코(외비)의 주 기능은 부분적으로 여과된 공기를 코 안으로 보내는 것이다.

■ 코선반 과 코털(nasal concha & vibrissa)

(1) 코선반

흡입 공기가 코안을 통과할 수 있는 면적을 증가시키고 호흡점막 정맥굴내의 혈액은 공기를 따뜻하게, 점액선은 공기를 촉촉하게 한다.

(2) 코털

코 안의 안뜰부위에 나 있는 뻣뻣한 털로 코 안으로 들어오는 공기 중 먼지 같은 이물질을 여과하는 역할을 한다.

■ 코곁굴(paranasal sinus)

• 머리뼈를 가볍게 해주고, 코 안에 필요한 점액분비

• 발성 시 공명을 일으키게 함

• 위턱굴, 벌집굴, 이마굴, 나비굴 등의 코곁굴에 염증으로 고름집이 생기는 것을 축농증(empyema)이라 하는데, 특히 위턱굴에 빈발한다.

■ 인두(pharynx)

근육성 관으로 소화기계 및 호흡기계에 모두 관여

■ 후두(larynx)

후두덮개(epiglottis)가 있어서 후두의 입구에서 주걱모양으로 음식물의 통과를 막아준다.

■ 기관 및 기관지(trachea & bronchi)

• 코안, 인두 및 후두를 지나는 동안에 제거되지 못한 미립자를 흡착하고 이것들을 섬모운동에 의해 점액과 함께 인두 쪽으로 이동시킨다. → 가래

• 가래가 인두에 도달하면 반사운동으로 밖으로 배출 → 기침

■ 허파 (lung)

• 허파 환기

• 허파꽈리를 통한 가스 교환

• 혈액의 가스 운반

• 호흡조절

5) 호흡단계

• 생체가 생명에 필요한 대부분의 energy를 산화과정에서 얻고 있는데 이때 필요한 O_2를 공급하고 CO_2를 배출하는 전 과정을 호흡이라고 하며 외호흡과 내호흡으로 구분된다.

• 호흡과정은 해당작용(EMP 경로), TCA cycle(Kreb's cycle), 전자전달계의 3단계를 거친다.

• 해당과정에서 포도당 1mol이 피르브산(pyrubic acid)으로 될 때 2분자의 ATP가 생성된다.

■ 외호흡(external respiration)

• 우리 인체와 대기 사이에 일어나는 가스교환, 즉 공기를 허파에 출입시켜 혈액과의 사이에 가스 교환이 일어나게 하는 기능

  - 1단계 : 공기 → 허파꽈리
  - 2단계 : 허파꽈리 → 혈액
  - 3단계 : 혈액 → 조직

• 생리적인 호흡단계

■ 내호흡(internal respiration)

체액과 조직세포사이에 일어나는 가스교환, 즉 혈액내의 산소가 대사과정에 의해 생화학적인 반응이 일어나는 과정이며 허파로부터 CO_2 배출이 불량하면 호흡성산증이 발생한다.

6) 호흡운동

가장 흔히 볼 수 있는 호흡운동은 가슴배호흡이다.

■ 들숨(inspiration) 운동

• 공기를 허파속으로 흡입하는 능동적인 운동.
• 가로막(횡격막 diaphragm) 수축에 의존하여 일어난다.
• 바깥갈비사이근(외늑간근 external intercostal muscles)의 수축, 목빗근수축, 작은가슴근 수축 등에 의해 일어난다.
• 배 근육 이완에 의해 일어난다.
• 호흡기도의 상피세포에서 분비되는 지질단백질의 일종인 표면활성제(surfactant)의 역할에 의해 일어난다.

■ 날숨(expiration) 운동

• 허파속의 공기를 외부로 배출하는 피동적인 운동
• 가로막 이완
• 바깥 갈비사이근의 이완
• 배근육의 긴장, 수동적 운동
• 날숨 중의 산소 농도는 약 15% 정도이다.

■ 호흡근

• 가로막(횡격막 diaphragm)의 운동은 안정된 들숨 동안 가슴우리내 용적변화의 75%를 차지한다.
• 가로막이 움직이는 거리는 1.5 cm로부터 깊은 들숨 시 7cm까지 이동한다.

- 가로막은 3부분으로 구성되어 있다.
  - 갈비뼈부위는 가슴막공간의 바닥부 주위 갈비뼈에 부착되어 있는 근섬유로 구성되었으며
  - 각 부위는 척추 주위에 있는 인대에 부착되어 있는 섬유로 구성되어 있고
  - 중앙건은 갈비뼈섬유와 각 섬유가 부착하는 부위이다.

■ 성문(glottis)
- 후두에서 벌림근은 들숨 초기에 수축하여 성대를 가쪽으로 잡아당겨 성문을 열어준다.
- 음식을 삼키는 동안에는 성문을 닫는 모음근의 반사적 수축이 일어나 음식, 액체, 구토물이 허파로 흡인되는 것을 방지한다.

■ 호흡수
- 신생아(babe) : 40~70회/min
- 유아(baby) : 25회/min
- 소아(children) : 20회/min
- 성인(adult) : 남성은 13~18회/min, 여성은 16~22회/min

■ 허파용적과 허파용량(volume & capacity of lung)
(1) 안정 시 성인의 환기량(ventilation volume)
- 남 : 약 8.0 L/min
- 여 : 약 4.5 L/min
- 안정 시 성인의 호흡운동 → 16회/min

(2) 일호흡 용적(1회환기량 tidal volume)
안정상태에서 1회 호흡하는 동안 들이 마시거나 내쉬는 공기량으로 약 350~500cc

(3) 잔기용적(residual volume)
최대 날숨 후에도 허파내에 남아 있는 공기량으로 약 1,200cc

(4) 들숨 예비용적(예비들숨량 inspiratory reserve volume)
안정 상태의 1회 들숨 후 최대로 더 흡입할 수 있는 공기량으로 약 2,500~3,000cc

(5) 날숨 예비용적(예비날숨량 expiratory reserve volume)
안정 상태의 1회 날숨후에도 허파내에는 많은 양의 공기가 남아 있는데 이 중 날숨 근육들의

적극적인 수축으로 최대로 내쉴 수 있는 공기량으로 약 1,200cc

(6) 폐활량(vital capacity)

최대 들숨 후 최대로 날숨해 낼 수 있는 공기량, 즉 일호흡용적(TV) + 들숨예비용적(IRV) + 날숨예비용적(ERV)의 합과 같으며 허파기능 척도에 중요한 인자이다. 정상 성인에서는 약 4,800cc정도이다.

(7) 들숨용량(inspiratory capacity)

일호흡 용적과 들숨 예비용적의 합으로 정상 날숨상태에서 최대로 들숨할 수 있는 공기량으로 약 3,600cc

(8) 기능적 잔기용량(functional residual capacity)

날숨 예비용적과 잔기용적의 합으로 정상 날숨후 허파내에 남아 있는 공기량으로 약 2,400 cc

(9) 총폐용량(total lung capacity)

최대의 들숨으로 허파내에 수용할 수 있는 공기량으로 폐활량과 잔기용적의 합으로 약 6,000 cc

7) 가스교환(Gas exchange)

■ O_2의 이동

- 농도 분압차에 의한 물리적인 확산(diffusion)운동으로 일어난다. 생물학적인 에너지는 이용하지 않는다.
- 안정 시 허파꽈리(폐포)내의 산소분압은 100 mmHg 정도이며, 폐모세혈관의 산소분압은 40mmHg으로 60mmHg 정도의 차이가 있다.
- 정맥혈의 산소분압은 30~40 mmHg 정도이다.
- 허파꽈리로 들어간 산소는 모세혈관으로 확산되고 조직으로 운반된다.

분압	폐포 → 정맥혈(폐포세혈관)	모세혈관 → 조직
O_2분압	100 mmHg → 40 mmHg	100 mmHg → 30 mmHg
CO_2분압	40 mmHg ← 46 mmHg	40 mmHg ← 50 mmHg

- 안정 시 세포가 소비하는 산소의 양은 200~50 mL/1분 정도이다.
- 이때 세포에서 생성된 이산화탄소는 산소와는 반대 경로를 통하여 세포에서 허파꽈리로

배출된다.

- 허파꽈리와 모세혈관 사이에는 허파꽈리상피세포, 조직 간격, 혈관내피세포로 이루어진 호흡 표면이 있는데 호흡 가스는 이곳을 확산에 의해 통과한다.
- 확산속도 = {(확산계수 × 확산면적 × 분압차) / 확산거리}, 확산계수(a) = 용해도 //분자량

■ CO_2의 이동

포화상태가 되면 해리

- $CO_2 + H_2O \rightarrow H_2CO_3 \rightarrow H^+ + HCO_3^-$: 총운반량의 65%
- CO_2 + 적혈구속의 혈색소 → carbamino화합물 형태, 즉 $HHbCO_2$상태로 운반 : 25%
- CO_2 자체로 H_2O에 용해되어 운반되어지는 양 10%

8) 호흡 조절(Control of breathing)
산소를 원활히 공급하고 탄산가스의 축적을 방지하여 체액의 항상성을 유지하는 조절기전

■ 신경성 조절
- 호흡중추(respiratory center)는 숨뇌에 있다.
- 다리뇌에도 호흡조절중추가 있으며 들숨중추에 흥분을 보내어 들숨을 중단시킨다.

■ 허파에서의 반사
- 허파의 폄에 의해 허파의 뻗침수용기에서 미주신경을 통해 들신경 흥분이 중추로 보내진다. 이에 따라 들숨중추가 억제되고 들숨이 중단되는 것을 Hering – Breuer반사라고 한다.
- 허파로부터 미주신경을 절단하면 H – B반사가 소실되고 들숨이 깊어지면서 늘어진다.

■ 화학적 조절
- 혈중 PCO_2, pH, PO_2의 변동에 대단히 예민하여 순간적으로 허파 환기량을 조절하는데 기여.
- 혈중 혹은 뇌척수액의 CO_2및 H^+이 증가하면 흥분하며 호흡이 증가(수감기의 위치는 숨뇌의 배측 제9 및 10신경이 나오는 근처)
- CO_2 및 H^+량이 감소하면 호흡은 억제된다.

- 목동맥토리는 혀인두신경, 대동맥토리는 미주 신경
- O_2감소나 CO_2 및 H^+의 증가 시 흥분되며, 특히 O_2의 감소에 예민하다.

■ 환기/관류 비율
- 안정 시 허파 전체에서 허파혈류에 대한 허파 환기의 비율은 약 0.8이다(환기량 4.2 L/min ÷ 혈류량 5.5 L/min).
- 허파꽈리에 대한 환기가 관류에 비하여 감소되었다면 소량의 O_2가 허파꽈리로 운반되기 때문에 PO_2가 감소되고 소량의 CO_2가 배출되기 때문에 PCO_2는 증가한다.
- 반대로 관류가 환기에 비하여 감소되었다면 소량의 CO_2가 운반되기 때문에 PCO_2는 감소되고 소량의 O_2가 혈액으로 들어가기 때문에 PO_2는 증가한다.

3. 호흡계통의 병태생리

1) 낭종 및 후두낭종(Cyst and Laryngocele)
- 후두낭종은 편평상피나 호흡상피로 내벽이 구성되어 있고 점액 또는 공기를 함유하고 있다.
- 이것은 선천성 또는 후천성으로 발생한다. 후두류는 후두미부가 확장되어 낭성 변화를 일으킨 것인데 내부는 주로 공기로 차 있다.
- 임상적 증상으로는 애성(쉰 목소리), 호흡곤란이나 반사적인 기침 등이 있다.

2) 기도 염증
■ 급성 카타르성 비염(acute catarrhal rhinitis)
- 감기를 일으키는 아데노바이러스(adenovirus)에 의해 상기도 점막은 가끔 침출성염을 일으킨다. 급성 카타르성 코염에서는 코점막이 붉게 부어올라 장액점액성 내지는 점액농성의 침출액이 다량 나오고 호산구가 다량 함유되어 있다.
- 조직상으로는 기질에 현저한 부종과 호산구, 림프구, 형질세포 등의 침윤이 있다.

■ 알레르기성 코염(allergic rhinitis)
- 알레르기를 일으키는 원인인 알레르겐(allergen)에 과민반응으로 대부분 꽃가루가 원인이다.

- 면역글로불린 E관련 면역반응으로 호산구, 호염구, 중성구, 대식세포 등의 침윤과 심한 부종이 있다.

■ 위축성 코염(atrophic rhinitis)
- 코안점막에 현저한 가피를 형성하는 것으로 주로 젊은 여성에 많다.
- 상피세포가 박리되면서 림프구의 침윤이 있고 후에는 상피성 화생을 일으킨다.

■ 만성코염(chronic rhinitis)
- 급성코염의 반복과 자극의 지속, 체질 등의 원인으로 나타나며 점막에 종창과 점액고름성의 침출액을 볼 수 있다.
- 주로 중비도에 잘 생기고 부비강에 농즙이 저류하면 축농증이라고 한다.

3) 기도 종양
■ 양성종양

(1) 용종
- 코안에 발생하는 것은 알레르기에 의한 것이 많다.
- 성대 부근에 발생하는 직경 1 cm 미만의 육경을 가진 결절형으로 가수들에게 많이 발생한다.
- 흡연을 많이 하는 성인 남자에서도 호발하고 쉰목소리가 난다.

(2) 유두종
- 성인은 보통 한 개, 소아는 다발성으로 나타난다.
- 체표나 점막표면에 돌출하여 주로 상피세포, 성대 부근에 발생하는 종양으로 육안적으로 보면 산딸기 모양이며 HPV II(human papillom virus)가 원인이다
- 쉰목소리가 나고 심하면 호흡곤란을 일으킨다.

■ 악성종양
- 대부분 편평상피암으로 부비강과 후두에 많이 발생한다.
- 후두암은 발성의 변성, 동통, 객혈 등을 호소한다.

■ 기관지암종(bronchogenic carcinima)

• 우리나라에서 기관지암종은 위암, 간암 그리고 여자의 갑상선암 다음으로 4번째 많은 암종이며 50대와 60대 남자에서 호발한다.

• 원인은 흡연, 산업적 유해인자(방사선, 석면, 비소 등), 대기오염, 유전적 인자, 반흔 형성 등이다.

4) 폐암(Lung cancer)

■ 원발성 폐암

• 거의 모든 폐암은 기관지점막의 상피세포에서 발생되는데 암이 기관지의 어느 부위에서 발생되느냐에 따라 폐문형 폐암과 말초형 폐암으로 구분한다.

• 폐문형 폐암은 암이 폐문 가까이의 굵은 기관지에서 발생한 것이고 말초형 폐암은 기관지의 말초에서 나와 가슴막 가까이에서 발생된 것이다.

• 폐암발생과 가장 관계가 깊은 것은 흡연이다.

(A) 원발성 폐암(폐문형) : 수술에 의해 절제된 우폐하엽을 수평으로 병렬하고 있다. 암은 우하엽의 굵은 기관지벽(화살표)에서 발생하고 벽을 파괴해서 주위의 폐조직에 침윤하고 있다. 가장 아래의 조직편에서는 기관지의 내강에 분비물(담)이 정체하고, 폐조직도 전체적으로 수축하고 있다(폐색성 무기폐).

(B) 원발성 폐암(말초형) : 수술에 의해 절제된 우폐하엽으로 암 병소의 중심부를 절개해서 나타냈다. 암은 폐의 말초부분(폐흉막에 가까운 부분)에서 발생하고 있다.

(C) 전이성 폐암(자궁체암의 폐전이) : 부검폐(우폐)의 절단면을 표시한다. 절단면 전체에 크고 작은 암결절이 넓게 산재되어 있다. 폐흉막(사진 하방, 횡격막에 접한 부분)에도 다수의 암결절(화살표)이 나타난다(암성 흉막염을 합병).

■ 전이성 폐종양(metastatic lung tumor)

• 종류는 유암, 위암, 자궁암, 대장암, 융모암 등의 전이가 많으나 다양한 암이 허파에서 전이를 일으킨다.

• 전이성 폐종양에서는 허파내에서 전이의 결절이 생기는 경우가 많다.

5) 무기폐(Atelectasis)

- 허파의 불완전한 확장 또는 이미 팽창된 허파조직의 허탈을 말하며, 허파가 재확장될 수 있기 때문에 가역성 장애로 간주된다. 심한 경우는 산소결핍을 가져오며 염증이 잘 일어난다.
- 후천성 무기폐는 원칙적으로 성인에서 발생하는데 신생아, 특히 미숙아에서 많이 보인다.

■ 태아성 무기폐

태아의 허파는 태생 후기에 활발하게 발육하는데 허파꽈리가 아직 허탈되어 있고 허파꽈리 벽도 접혀져 있어 전혀 공기를 함유하지 못하는 경우

■ 후천성 무기폐

■ 압박성 무기폐(compressive atelectasis)

외부 압박으로 팽창될 수 없는 상태로 주로 가슴막공간내에 누출액이나 삼출액이 저류한 경우, 공기가슴을 일으킨 경우, 배안내 종양 등에 의해서 발생한다.

■ 폐색성 무기폐(obstructive atelectasis)

기관지 내강이 폐색되어 허파꽈리강내에 함유되어 있던 공기가 서서히 흡수되어 허파꽈리가 허탈된다.

■ 수축성 무기폐(contractive atelectasis)

허파조직의 국소적인 섬유화에 의해 허파실질의 국소적인 수축으로 일어난다.

■ 반상 무기폐(patchy atelectasis)

신생아나 성인의 호흡곤란증후군 때 허파표면 활성제의 소실 시에 발생한다.

6) 허파의 순환장애

- 폐부종과 폐울혈(pulmonary edema and pulmonary congestion)
- 폐부종은 혈류역동학적 장애나 미세혈관 손상에 의한 직접적인 모세혈관 투과성의 증가

로 발생한다.

- 좌심부전에 빠진 환자에서 좌심계의 기능이 저하되어 정맥압과 모세혈관압이 높아지고 혈장성분이 혈관외로 누출하기 때문에 발생한다.
- 장기간의 좌심부전은 폐부종에 이어 허파에서 출혈이 일어나 허파의 할면에 갈색반이 생긴다. 이때 허파꽈리벽에서는 섬유화도 일어나 허파는 경화가 되는데 이러한 현상을 갈색경화(brown induration)라고 한다.

■ 폐색전증과 폐경색증(pulmonary embolism and pulmonary infarction)

- 다리정맥 등에 혈전이 생기면 그것이 떨어져서 혈류를 따라 아래대정맥 → 우심방 → 우심실로 운반되고 허파동맥을 막는 수가 있다. 이것을 폐색전증이라 한다.
- 작은 혈전조각이 미세한 허파동맥 분지에 막힐 경우 환자는 무증상일 수도 있지만 가슴통, 기침, 혈담, 호흡곤란 등을 호소할 수도 있다. 이 경우에는 폐색한 허파동맥 분지의 지배영역에서 폐경색증이 나타난다. 95% 이상의 혈전이 심부정맥 혈전증에서 유래된다.

■ 가슴막천자(pleural puncture) 위치

보통 겨드랑 선상의 제4~5갈비뼈사이 극(갈비뼈가로등에 해당하는 넓은 곳이기 때문)

7) 폐렴(Pneumonia)

■ 대엽성 폐렴(lobar pneumonia)

- 그룹성 폐렴이라고도 하는데 허파(폐)엽에 일률적으로 염증성 삼출이 일어난다.
- 폐렴쌍알균 감염에 의한 경우가 많다.

■ 기관지 폐렴(bronchopneumonia)

- 소엽성 폐렴이라고도 하며 상기도의 감염이 허파까지 진행되어 일어나는 경우가 많다.
- 포도상알균, 연쇄상알균 등에 의한 경우가 많다.
- 허파는 삼출이 일어나기 때문에 무겁고 절단면을 보면 함기량이 감소되고 모양이 불규칙한 작은 백반이 많이 나타나 있다.

■ 간질성 폐렴(interstitial pneumonitis)

• 허파꽈리벽에 삼출이 나타나고 두터워진다.

• 마이코플라스마, 바이러스의 감염에 의해 발생한다.

8) 허파 고름집(Lung abscess)

• 병리적인 현상

  - 국소적 괴사

  - 이물질 흡입이나 폐암의 2차적 감염

  - 기침, 고열, 가슴통, 체중감소 등이 나타나며 심한 악취가 나는 고름성 또는 혈성 가래를 다량 배출한다.

• 허파조직의 국소적인 괴사를 특징으로 하는 화농성 병변이다. 과거에는 편도절제술 같은 입안 - 인두의 외과적 처치 후 주로 발생하였으나 현재는 이물질의 흡입이나 폐암의 2차적인 감염에 속발되어 출현하는 경향이 많다.

• 대부분의 항생제 치료로 후유증 없이 치료된다.

• 호발 부위는 오른허파의 아래엽, 오른허파의 위엽, 왼쪽허파의 아래엽 순이다.

• 특히 오랫동안 침대에 누워있는 환자들의 경우는 아래엽의 위분절에서 잘 나타난다.

9) 만성폐색성 폐질환과 억제성 폐질환

■ 만성폐색성 폐질환(chronic obstructive pulmonary disease, COPD)

(1) 허파공기증(pulmonary emphysema)

• 무기폐와는 반대 소견으로 허파의 공기용량이 과잉으로 증가되어 술통모양의 가슴이 된 상태이다.

• 종말세기관지 먼쪽부위의 기도가 영구적으로 비정상적인 확장을 일으키고 이들 벽의 파괴가 동반되는 매우 흔한 질환이다.

• 오랜 흡연력, 공기오염 등과 관련이 있으며 임상적으로 기침, 호흡성 산혈증, 혼수 등에 의해 우심부전이 발생하고 환자는 만성적 저산소증 때문에 가로막 호흡으로 인한 가슴우리 확장과 호흡기 감염이 발생한다.

(2) 만성 기관지염(chronic bronchitis)

• 만성기관지염은 기침과 가래가 최소 연속되는 2년 사이에 매년 2개월 이상 지속되는 경우

를 말한다.
- 드물게 만성염증이 세기관지에서 강하게 일어나는 경우가 있다.

*만성 기관지염과 허파공기증(폐기종)의 비교

항목	만성기관지염	폐기종
얼굴색	청색	분홍색
나이	40~45	50~75
호흡곤란	후기에 경도	초기에 고도
기침	초기에 다량의 객담	후기에 소량의 객담
감염증	흔함	드묾
호흡부전	반복됨	말기
폐성심	흔함	드묾
기도저항	증가	정상 또는 약간 증가
탄력회복성	정상	낮음
흉부방사선	심장비대	작은심장

(3) 기관지천식(bronchial asthma)
- 기관지의 발작적 수축을 일으킬 수 있는 여러 종류의 자극에 대하여 기관과 기관지의 민감한 반응을 특징으로 하는 질환이다.
- 면역과 연관이 있는 질병이며 갑작스런 호흡곤란이나 천명이 나타난다.

(4) 기관지 확장증(bronchiectasis)
- 기관지벽의 병변으로 탄력성이 상실되고 비가역적 확장이 초래된다.
- 확장된 기관지는 기관지 점막으로부터 나온 분비물이나 삼출액이 정체하기 때문에 세균번식의 배지로 되어 감염증의 온상이 된다.
- 가래, 기침 등의 기관지 자극증상과 함께 분비물 때문에 기관지의 폐쇄증상이 보이며 임상적으로 폐암이나 결핵과 비슷하다.
- 중·소 기관지에 잘 발생하고 허파 아래엽에 많지만 결핵병소 주위의 것은 위엽에도 발생한다.

(5) 외인성(아토피성 또는 알레르기성) 천식

- 천식의 가장 흔한 형태로 주로 먼지, 꽃가루, 동물의 털이나 음식물 등 환경적인 항원에 의해 유발되며 가족력이 있고 다른 형태의 알레르기 질환(알레르기성 코염이나 아토피성 피부염)을 동반한다.
- 제1형의 IgE 매개성 과민반응의 전형적인 형태이며 비만세포(mast cell)가 관여한다.

(6) 내인성 천식
- 호흡기계 감염이 있는 경우이고 주로 virus가 유발인자이다.
- 육안적으로 허파는 과팽창과 부분적인 무기폐를 보인다.
- 기관지와 세기관지를 막고 있는 점액덩어리가 보인다.
- 현미경 관찰 시 점액덩어리내에 호산구 및 Curschmann's spirals(기관지천식 발작 시 객출되는 나선소체)가 나타난다.

■ 폐결핵(pulmonary tuberculosis)

(1) 원발성 폐결핵(primary tuberculosis)
- 결핵균에 오염된 공기가 기도를 통해 허파에 들어가 감염을 일으킨다.
- Gohn 병소로부터의 전이, 허파문 및 림프절로부터 전이가 있으며 주로 건락성 기관지 폐렴이 발생된다.
- 대다수의 환자들에서 증상 없이 섬유화와 석회화로 치유된다.
- 예외적으로 유·소아나 면역결핍 상태인 성인들에서 결핵성 공동을 형성하거나 결핵성 폐렴 또는 속립성 결핵으로 진행될 수 있다.

(2) 만성 또는 속발성 폐결핵(chronic or secondary pulmonary tuberculosis)
성인형 결핵으로 감염 후 2년 이상 지난 다음 산발적으로 발병한다. 대략 1년 이후에 발병하는 경우는 만성형 결핵이다. 이러한 유형의 결핵은 주로 폐의 위엽을 중심으로 건락성 육아종 병변을 동반하는 병변이 나타나며, 병변의 중심부에 공동이 보이는 경우가 있다.

(3) 전신성 또는 속립성 폐결핵(systemic or miliary tuberculosis)
전신에 나타나는 결핵증.

10) 신생아의 폐질환
■ 대량흡인증후군(massive aspiration syndrome)
분만 중 어떤 원인으로 태아가 산소 결핍에 빠지면 호흡운동이 현저히 항진되어 대량의 양수를 흡입하게 된다. 이때 창자의 운동도 항진되기 때문에 양수와 함께 태변도 허파내로 흡입하게 되는데 이 경우를 대량흡인증후군이라고 한다.

- ■ 신생아 초자 양막증(neonatal hyaline membrane disease)
- • 분만 후 1, 2시간은 정상호흡을 하던 신생아에게 호흡곤란과 청색증이 나타나고 심한 경우 발병 2, 3일 내에 사망하는 경우가 있다.
- • 사망한 신생아의 허파는 암적색으로 수축되어 있다.
- • 호흡 세기관지에서 허파꽈리간은 과도하게 확장되어 있고 허파꽈리관의 내면에는 두꺼운 초자양막이 부착하고 있다.
- • 이 질환은 미숙아에 많으며 출생 시 체중이 1.5 kg 이하의 신생아에서 일어나기 쉽다.
- • 신생아의 허파에서는 표면활성 물질이 충분히 만들어져 있지 않기 때문에 출생 후에 허파꽈리가 확장되지 않아 발생한다.

- ■ 신생아 폐렴(neonatal pneumonia)
- • 분만이 특히 길어지는 경우에 많이 일어난다.
- • 태아가 오염된 양수를 흡인함으로써 일어나고 출생후 세균이나 바이러스 감염 등에 의해 일어난다.

11) 가슴막의 질환
■ 물가슴증(hydrothorax)

울혈성 심부전이나 고도의 저단백혈증 환자에서 가슴막 공간내에 과잉으로 비염증성 혈장성 수분이 저류된 상태로 심부전이 가장 큰 원인이다.

■ 가슴막염(pleuritis)
- • 초기에는 감기증상과 비슷하고, 습성 흉막염은 삼출액이 고여 호흡곤란을 동반한다.
- • 가슴막의 염증을 가슴막염이라 하고 이때 가슴막공간에는 삼출액이 저류하고 있다.
- • 폐렴과 폐결핵이 가슴막으로 파급되었을 때 일어나며 전신성 홍반성 낭창과 만성류마티스 관절염 등의 교원병에서 흔히 가슴막염이 합병한다.

■ 공기가슴증(pneumothorax)

• 정상인 경우 가슴막공간내의 압력은 밖의 압력보다 음압($-5\sim18$ cmH$_2$O)이므로 가슴막 공간과 밖의 공기가 소통하면 가슴막공간내에 대량의 공기가 들어간다. 이것이 기흉이다.

• 이때 허파는 가슴막공간내로 들어온 공기의 압력에 의해 압박성 무기폐가 된다.

• 원인 질환은 주로 허파공기증, 기관지천식, 폐결핵, 폐농양, 자상 등이며 심각한 흉통을 동반하고 호흡은 얕고 약하다.

■ 혈액가슴(hemothorax)

가슴막 공간내의 혈액의 축적으로 거의 대동맥 파열로 인한다.

■ 암죽가슴증(chylothorax)

• 가슴막공간내에 림프액이 축적되는 것으로 암죽은 지방을 다량 함유하여 우유빛으로 보이며 주로 좌측성이 많다.

• 원인은 주로 가슴막 공간내의 악성 림프종 같은 악성종양에 의한다.

12) 호흡운동의 이상

■ 무호흡(apnea)

• 호흡운동이 정지되는 경우

• 의식적으로 심호흡을 계속하면 혈액내 탄산가스 분압이 40 mmHg에서 15 mmHg으로 떨어지며 산소의 분압은 100 mmHg에서 120~140 mmHg으로 상승하므로 호흡조절중추에 작용하던 자극이 감소되어 일어난다.

• 호흡이 정지되어 있으면 자연히 탄산가스 분압이 높아져 40 mmHg에 도달하여 호흡이 재개된다.

• 무호흡 상태에서 혈액순환이 멈추고 뇌에 4~6분 동안 산소공급이 중단되면 뇌기능은 완전히 정지한다.

■ 호흡곤란(dyspnea)

• 호흡이 어려운 상태로 정의되며 환자는 호흡이 곤란한 상태라는 것을 안다.

• 호흡용량의 30% 이상이 사용될 때 나타난다.

- 호흡운동을 매우 힘들게 하는 경우
- 혈액속에 탄산가스 분압이 높아져 호흡조절 중추를 지나치게 자극하기 때문에 일어난다.

(1) 질식

- 질식일 때 급성 과탄산가스증과 저산소증이 함께 발생하며 호흡자극이 현저히 증가한다.
- 혈압과 심박수가 급격히 증가하고 카테콜아민 분비의 증가, 혈액의 pH가 떨어진다.
- 마침내 호흡노력이 멈추고 혈압이 떨어지며 심박수가 느려진다.
- 인공호흡을 실시하지 않으면 4~5분 내에 심장마비가 발생한다.

(2) 침수 질식

- 침수로 인해 발생하는 질식으로, 호흡을 정지한 상태가 성대문연축(후두경련 laryngospasm)을 일으킨다. 이런 경우는 건성질식이 된다.
- 후두덮개 근육이 이완되고 물이 허파로 들어가는 경우는 습성질식이 된다.

(3) 체인 - 스토크스(= 교대성 무호흡 Cheyne-stokes)호흡

- 무호흡과 호흡곤란이 교대로 되풀이하여 나타나는 것
- 임종 직전의 호흡
- 머리뼈안의 내압상승, 마약이나 일산화탄소의 급성중독, 빈사상태일 때 일어난다.
- 심부전과 요독증 환자에서 가장 흔히 볼 수 있으며 정상인의 수면 중에도 나타난다.
- 이런 환자는 CO_2에 대한 민감도가 증가되어 있으므로 CO_2는 상대적으로 과대호흡을 일으키고 동맥혈의 PCO_2는 낮아진다. 이렇게 해서 생긴 무호흡 동안에 동맥혈의 PCO_2는 정상 수준으로 다시 증가하고 호흡기전은 다시 CO_2에 과대반응을 하고 호흡은 또 멈춘다. 이런 주기가 반복한다.
- 호흡횟수와 량이 점점 증가하다 서서히 감소한다.
- 호흡 사이사이에 10~20초간의 무호흡이 발생하여 이 주기의 지속시간은 45초~3분 정도에 이른다.
- 이 호흡의 직접적인 발생 원인은 혈액가스 농도의 변화, 특히 이산화탄소의 증가, 사이뇌(간뇌)이상, 양측성 대뇌반구 병변에 의해 발생하는 뇌의 호흡중추기능의 복합적인 변화이다.
- 노인에서는 기관지 폐렴이나 호흡기계 질병에서 나타날 수 있으며 건강한 성인에게도 과도환기가 있거나 고도가 높은 곳에 올라갔을 때 발생할 수 있다.

■ 신생아 호흡곤란 증후군(infant respiratory distress syndrome, IRDS)

태아는 자궁내에서 호흡운동을 하지만 허파는 출생 시까지 허탈된 상태로 존재한다. 출생 후 신생아가 강한 들숨운동을 함으로써 허파가 확장되는데 표면활성물질이 있어서 허파가 다시 납작하게 되는 것을 막아준다. 그런데 표면활성제결핍이 있을 때는 신생아의 호흡곤란 증후군이 나타난다. 이것은 표면활성물질이 기능을 발휘하기 전에 태어난 신생아에서 발병하는 심각한 허파질환이다.

■ Biot's 호흡

• 무호흡에서 갑자기 과호흡을 하며 다시 갑자기 무호흡으로 변하는 등 무호흡상태가 불규칙적으로 나타나는 것이 특징인 호흡양상
• 10~30초 동안의 무호흡상태 다음에 짧은 시간동안 빠르고 일정한 깊이의 들숨이 뒤따른다.
• 뇌염이나 수막염에 의한 머리뼈 내압항진 시 볼 수 있다.

■ 폐 색전화(pulmonary embolization)

허파는 조그마한 피덩이(혈액응괴 blood clot)를 여과하지만 색전이 허파동맥의 큰 분지를 차단했을 때 허파동맥압의 상승이 초래되고 빠르고 얕은 호흡(tachypnea)이 발생한다.

13) 저산소증(Hypoxia)

조직수준에서의 산소결핍을 저산소증이라고 하며 4가지 유형이 있다.

(1) 저산소성 저산소증(hypoxic hypoxia)

동맥혈의 PO_2가 감소되어 발생하는 저산소증

(2) 빈혈성 저산소증(anemic hypoxia)

동맥혈의 PO_2는 정상이나 산소를 운반하는 헤모글로빈이 부족하여 생기는 저산소증

(3) 울혈성 또는 허혈성 저산소증(stagnant or ischemia hypoxia)

정상적인 PO_2와 헤모글로빈의 농도에도 불구하고 조직을 흐르는 혈류의 감소로 산소운반이 줄어들어 생기는 저산소증

(4) 조직독성 저산소증(histotoxic hypoxia)

• 조직에 운반되는 산소량은 정상이나 독성물질의 작용 때문에 조직의 세포가 공급된 산소

를 이용할 수 없어 생기는 저산소증

- 뇌가 가장 큰 영향을 받으며 판단장애, 졸리움, 두통, 통증감각의 무디어짐, 흥분, 지남력 상실, 시간감각의 소실 등이 나타난다.

■ 과호흡(hyperpnea)
- 환자의 주관적인 느낌과는 관계없이 호흡의 심도나 호흡수가 증가한 상태로 지나치게 깊고 빠르거나 힘이 많이 드는 호흡
- 정상적으로는 운동 시에 나타나고 비정상적으로는 아스피린 과다복용, 발열, 통증, 히스테리나 심장질환과 호흡기계 질병처럼 산소공급이 부적절할 때 발생한다.

■ 빠른호흡(tachypnea)
분당 20회 이상의 비정상적인 빠르고 얕은 호흡으로 이상 고열증 등에서 나타난다.

■ 청색증(cyanosis)
- 헤모글로빈이 환원되어 검은색을 띠게 되어 조직이 거무스름한 청색으로 변한 것
- 모세혈관 혈액의 환원헤모글로빈 농도가 5 g/dL 이상일 때 나타난다.
- 손톱, 점막, 귓불, 입술, 손가락, 피부의 얇은 층에서 쉽게 관찰된다.
- 청색증이 나타나지 않는 경우
  - 빈혈성 저산소증일 때 : 총 헤모글로빈 함량이 낮아 있기 때문에
  - 일산화탄소 중독의 경우 : 환원헤모글로빈의 색이 COHb(carbonmonoxide hemoglobin)의 선홍색에 가려져서
  - 조직독성 저산소증일 때 : 혈중 기체 함량이 정상이므로

4. 호흡계통 약물의 작용

1) Aminophylline(Somophyline) 진정제

Xanthine계 약물로 교감신경흥분제에 의한 효과가 없을 때 때때로 기관지확장제로써 사용한다. 관상동맥의 혈류 증가와 중추신경계를 흥분시키며 신장에 직접 작용하여 이뇨작

용을 하고 RNA나 DNA내의 −O−P−O 결합을 가수분해하는 효소인 포스포디에스테라제 (phosphodiesterase)를 차단함으로써 호흡기계의 평활근을 이완시킨다.

주요 용도는 기관지천식 등이며 이외에 울혈성 심부전, 폐부종, 관상혈관장애, 체인−스톡 스호흡(Cheyne-Stokes breathing) 시 투여한다. 뇌의 호흡중추를 자극하며, 특히 무호흡상태에 있는 유아의 치료에 유용하다.

- 용법 및 용량 : 성인의 급성 천식발작 시 1회 250mg을 1일 1~2회 생리식염수나 당에 희석 하여 5~10분 동안 서서히 I.V하고 소아의 급성 천식발작 시는 5 mg/kg을 유지하여 투여한 다. 투여간격은 8시간 이상으로 한다.
- 주의 : 치료용량(500 mg)을 급히 I.V하면 심부정맥을 유발하여 급사할 수 있다. 심한 고혈 압이나 위궤양 환자는 주의하고 소아에게는 중추신경계를 자극하므로 주의한다. 오심, 구 토, 두통, 심부정맥, 상복부 동통, 설사, 의식장애, 흥분, 불면을 호소할 수 있다. 특히 저혈 압, 심장부위의 통증, 심계항진 등의 심한 중독증상을 피하기 위해 20~40분 이상 동안 주 시해야 한다.

2) Bromhexine(Bisolvon) 거담제

생약제 adhatoda vasica의 주성분인 vasicine을 합성시킨 약으로 기도 점막에서 장액성 기관 지분비물을 증가시켜 분비물의 점도를 저하시키고 객담의 배출을 용이하게 한다. 급만성 기관 지염, 폐결핵, 진폐증, 수술후 기관지 확장증 등에 이용한다.

- 용법 및 용량 : 성인 1일 8~16 mg씩 3회 복용하고 소아는 1일 2~4mg씩 3~4회 복용한다.
- 주의 : 오심, 식욕부진, 두통, 발진, 심계항진 등의 부작용이 우려되므로 위궤양환자나 이 약에 대해 과민증인 환자는 주의한다.

3) Codeine 진해제

아편은 양귀비속 식물(poppy plant)인 Papaver somniferum의 미숙종자 껍질에서 추출한 유백색액을 말려 분말로 만든 것인데 여기에 25% 정도의 알칼로이드가 포함되어 있다. 아 편무게의 약 25%를 차지하는 알칼로이드는 페난스랜스(Phenanthrenes)와 벤질리소퀴노린 (Benzylisoquinolines)의 2가지 화학구조를 가지고 있는데 Phenanthrenes의 0.5%정도가 코데 인이다. 코데인은 연수의 해소중추에 억제적으로 작용하여 진해작용을 하며, 진통, 후두염, 기 관지염, 호흡기 질환 등에 이용되는데 morphine에 비해 1/10 정도의 약한 진통작용이 있다.

- 용법 및 용량 : 소아의 경우 진통제로는 1일 0.5 mg/kg씩 4~6회 투여하고, 진해제로는 1일 0.175~0.25 mg/kg씩 4~6회 투여한다. 성인은 진통제로 1일 15~60 mg씩 4회 투여하고, 진해제로는 1일 5~10 mg씩 4~6회 투여한다.
- 주의 : 호흡부전이 있는 환자는 주의한다.

4) Cromolym sodium 기관지천식 치료제

비만세포로부터 히스타민 등의 과립 내용물의 분비와 leukotrienes의 생성을 현저히 감소시키며 기관지 및 기타 평활근에 대해서도 이완작용이 없기 때문에 주로 예방목적으로 많이 사용된다. 이 약은 기관지천식의 예방적 치료로 쓰이는데 전신으로의 흡수가 잘 안되므로 일반적으로 내약성이 좋고 부작용이 경미하다. 항원에 대한 노출이나 운동에 의한 급성 및 만성천식반응을 1일 수회의 흡입으로 억제시킬 수 있다.

- 용법 및 용량 : 경구로 거의 흡수되지 않으므로 용액이나 분말형태로 흡입 투여시킨다. 흡입투여 시 b아드레날린성 기관지 확장제를 같이 사용할 수 있다. 1일 수회 투여할 수 있고 2~3개월 이상의 규칙적인 투여로 기관지의 과민성이 감소한다.
- 주의 : 기관지 경련, 기침, 인후부부종, 관절부종 및 통증이 올 수 있다.

5) Dextromethorphan 진해제

레보파놀(levorphanol)유도체의 이성질체로 진통효과나 중독성은 없으며 중추신경계에 작용하여 기침에 대한 역치를 높인다. 효능은 코데인과 거의 동등하지만 주관적 증상과 위장관 부작용이 더 적다. 기관지의 섬모운동을 억제하지 않으며 진해 효과는 5~6시간 지속된다.

- 용법 및 용량 : 성인은 15~30 mg을 하루에 3~4번 투여한다.

6) Dextromethorphan hydrochloride(Romilar) 진해제

진통작용과 탐닉성은 없으며 기침중추에 작용하여 기침반응의 원심성 분지를 억제하여 진해작용을 나타낸다. 감기, 급만성 기관지염, 폐결핵, 기관지 확장증 등에 이용하는데 codein과 효과가 비슷하다.

- 용법 및 용량 : 1회 10~20 mg씩 경구투여 한다.

7) Ipratropium(Atrovent) 항 콜린성약물

화학적으로 atropine과 유사하며 호흡기 응급치료에 쓰이는 부교감신경 차단제이다. 기관지 이완, 빈맥, 타액분비 억제와 호흡기관 분비를 억제하며 콜린성 수용체를 차단함으로써 부교감 신경의 흥분을 억제한다. 치료면에서 중요한 것은 기관지상피에서 섬모기능에 효과를 나타내지 않는다는 것이며 용액으로 흡입해도 입과 기관지에만 작용한다. 권장량의 수배를 투여해도 심장 박동수, 혈압, 방광기능, 안압, 동공의 크기에는 변화가 없다. 기관지천식, 만성기관지염 과 기종과 연관된 가역성 기관지 경축에 투여한다.

- 용법 및 용량 : 보통 β효능제와 함께 투여하며 전형적으로 500 mg을 소형 분무기 (nebulizer)에 가한다.
- 주의 : 심계항진, 불안, 현기증, 두통, 신경쇠약, 발적, 오심 및 구토 등의 부작용이 우려되므로 노인이나 심혈관계 질환, 고혈압이 있는 환자는 주의하고 치료 전후에 폐음을 청진해야 한다. 빠른 반응이 필요한 급성기관지 경축의 치료에는 적용할 수 없다.

8) Isoproterenol 항 천식제

생체내에는 거의 존재하지 않는 강력한 합성 카테콜라민(catecholamine)으로 일차적으로는 b아드레날린성 수용체에 작용한다. α수용체에 대해서는 거의 작용을 하지 않으므로 일차적으로 심장과 폐에 작용한다. 심장응급 시 atropine에 불응하는 서맥에서 심박동수를 증가시키는 데 사용되며 심한 천식 발작상태일 때 사용된다. 심장에 대해서는 심박수 증가, 심근수축력 증대를 일으키기 때문에 심박출량이 증가하고 심근의 산소소모량이 증가하여 부정맥의 위험이 발생한다. 또한 말초혈관이 현저히 확장되기 때문에 혈압은 떨어진다.

- 용법 및 용량 : 1mg을 500 mL의 D5W에 희석하여 I.V한다. 원하는 심박동수를 얻을 때까지 또는 속발성 심실수축과 같은 심실흥분이 일어날 때까지 적정한다. 표준 주입속도는 2~10 mg/min이다. 기관지 천식에는 0.5%용액 0.5 mL를 흡입시킨다.
- 주의 : 심인성 쇼크의 혈압을 상승시키기 위해서는 사용하지 않으며 다만 서맥으로 인한 쇼크에서 사용되어져야 한다. 투여 시 조발성 심실수축, 심실성 빈맥, 심실세동, 신경쇠약, 두통, 진전, 부정율동 등의 부작용을 일으킬 수 있으므로 환자의 심실자극을 모니터하여야 한다.

9) Oxygen 산소

무색, 무미, 무취의 기체로 호흡기를 통해 신체로 들어가서 헤모글로빈에 의해 세포내로 운반된다. 이는 포도당이 에너지로 분해되는데 필요하며 산소투여 후 작용발현은 신속하다. 고농도의 산소투여는 폐포내 산소농도를 증가시키고 이것은 헤모글로빈의 산소농도를 증가시킨다. 저산소증 때 투여하고 모든 형태의 외상, 약물 응급상태, 심장허혈, 호흡곤란 시 투여한다. 공급용 산소통은 D(400L), E(660L), M(3,000L) 등이 있으며 산소전달장치에 따라 다음과 같은 유속으로 투여한다.

장치	유속(L/min)	전달량(%)
비강 케뉼라	1~ 6	24~44
단순 안면 마스크	8~10	40~60
벤츄리 마스크	4~12	24~50
부분 재호흡 마스크	6~10	35~60
비재호흡 마스크	6~10	60~95
기대 마스크	10~15	40~90
Demand valve	10~15	100

■ 용법 및 용량 : 환자의 증상에 따라 달라지며 병원전 처치에서는 가능한 한 고농도를 투여한다. 일반적인 용량은 심정지나 기타 위급시에는 100% 산소를 투여하고 만성폐쇄성 폐질환 시는 35%농도가 좋다.

※ 질환에 따른 O_2처치

- 심정지 및 중환자는 100%
- 만성폐쇄성 폐질환자는 보통 35%를 투여하고 필요시 증량한다.
- 분당 6L 이상의 투여 시는 상기도 점막의 건조를 막기 위해 가습기를 사용한다.
- 소아는 24~100%범위를 투여한다.

■ 주의 : 부작용은 거의 없으나 습기가 없는 산소를 고속으로 장시간 투여할 경우 점막을 건조시켜 비출혈을 일으킬 수 있다. 40% 이상의 농도를 유아에게 장시간 투여할 경우 후부 수정체의 섬유증식증으로 맹인이 될 수 있으니 주의한다. 성인도 60% 이상 흡입 시는 폐자극, 울혈, 확장부전증 등이 생기며 중추신경계의 장애도 유발되므로 주의하여 투여한다.

10) Terbutaline sulfate 항 천식제

b2아드레날린성 수용체에 직접 작용하여 기관지 평활근을 이완시킨다. 기관지천식, 만성 기관지염, 천식성 기관지염, 기관지 확장으로 인한 폐기종 등에 유효하다.

- 용법 및 용량 : 1일 3회 1회에 성인 1~2정, 소아는 1정을 투여한다.
- 주의 : 진전, 불안, 불면증, 심장마비, 심계항진 등의 부작용이 우려되므로 주의하고 협우각 녹내장환자나 빈맥환자는 금기이다.

001 인두의 해부학적 위치이다. (A), (B), (C)의 명칭으로 옳은 것은?

> • (A)는 물렁입천장(연구개) 위쪽에 있으며, 코안(비강)과 교통하여 호흡하는 동안 공기의 통로역할을 하고, (B)는 입안(구강)의 뒤쪽에 위치하고 물렁입천장(연구개) 뒤에서 시작한다. (C)는 구강인두 바로 아래에 위치한다.

	①	②	③	④	⑤
A	코인두(비인두)	비인두	구강인두	구강인두	후두인두
B	후두인두	구강인두	비인두	후두인두	구강인두
C	구강인두	후두인두	후두인두	비인두	비인두

☑ 정답 ②

☑ 문헌 해부학편찬위원회, 사람해부학, 범문에듀케이션, 2019, p.621

☑ 해설

▶ 코인두(비인두)의 양측 측벽에는 귀의 가운데귀(중이)와 연결되는 이관인두구가 위치하고, 구강인두는 물렁입천장(연구개)의 뒤에서 시작하여 코인두(비인두)와 연결되어 후두덮개(후두개)의 위쪽 경계부위로 내려간다. 후두인두는 후두덮개(후두개)의 위쪽경계부위에서부터 반지연골(윤상연골)까지를 말한다.

002 코곁굴(부비동)로 옳지 않은 것은?

① 이마굴(전두동) ② 벌집굴(사골동) ③ 나비굴(접형골동)

④ 위턱굴(상악동) ⑤ 목구멍편도(구개편도)

☑ 정답 ⑤

☑ 문헌 해부학편찬위원회, 사람해부학, 범문에듀케이션, 2019, p.157

☑ 해설

▶ 위턱뼈(상악골), 이마뼈(전두골), 벌집뼈(사골), 나비뼈(접형골)는 안에 공기가 차있는 빈 공간을 가지고 있어 이 빈 공간들은 코안(비강)과 교통하기 때문에 코곁굴(부비동)이라 한다.

003 다음과 같은 해부학적 특징을 갖는 후두연골로 옳은 것은?

> - 후두의 최하단에 위치한다.
> - 방패연골(갑상연골) 아래쪽에 위치한 반지모양의 연골
> - 앞은 폭이 작은 활(궁)모양이고, 뒤는 넓적한 판 형태

① 반지연골(윤상연골)　　　　② 모뿔연골(피열연골)

③ 잔뿔연골(소각연골)　　　　④ 쐐기연골(설상연골)

⑤ 후두덮개연골(후두개연골)

☑ 정답 ①

☑ 문헌 해부학편찬위원회, 사람해부학, 범문에듀케이션, 2019, p.623

☑ 해설

　▶ 반지연골(윤상연골)은 후두의 최하단에 위치하여 바로 아래는 제1기관연골이 이어진다.

004 다음과 같은 해부학적 특징을 갖는 후두연골로 옳은 것은?

> - 탄력연골이다.
> - 음식 삼킬 때 후두 입구를 막아 준다.
> - 후두입구의 앞쪽위에 돌출된 주걱모양의 연골

① 반지연골(윤상연골)　　　　② 모뿔연골(피열연골)

③ 잔뿔연골(소각연골)　　　　④ 쐐기연골(설상연골)

⑤ 후두덮개연골(후두개연골)

☑ 정답 ⑤

☑ 문헌 해부학편찬위원회, 사람해부학, 범문에듀케이션, 2019, p.623

☑ 해설

　▶ 후두덮개연골(후두개연골)은 방패연골(갑상연골) 후상방에 위치한다.

005 허파(폐)의 해부학적 특징으로 옳지 않은 것은?

① 외측은 늑골과 접한다.　　　② 내측은 세로칸(종격)에 접한다.

③ 하면은 가로막(횡격막)에 닿는다.　　④ 스펀지 같은 반원추형 기관이다.

⑤ 우측폐는 2엽, 좌측폐는 3엽으로 되어있다.

☑ 정답 ⑤

☑ 문헌 해부학편찬위원회, 사람해부학, 범문에듀케이션, 2019, p.627

☑ 해설

▶ 허파(폐)의 외측은 갈비(늑골)면, 하면은 가로막(횡격)면, 내측은 세로칸(종격)면이라고 한다.

006 다음과 같은 기능이 있는 기관계로 옳은 것은?

• 가스교환　　　• 인체에 산소의 공급　　　• 이산화탄소의 배출

① 외피계　　　　　② 순환계　　　　　③ 호흡계

④ 림프계　　　　　⑤ 내분비계

☑ 정답 ③

☑ 문헌 해부학편찬위원회, 사람해부학, 범문에듀케이션, 2019, p.620

☑ 해설

▶ 호흡계는 비강, 인두, 후두, 기관, 폐 등으로 구성되고 가스교환을 한다.

007 후두의 기능으로 옳은 것은?

① 림프액 생산　　　② 호흡량 조절　　　③ 호흡속도의 조절

④ 발성과 공기의 통로　　⑤ 갑상선호르몬 분비조절

☑ 정답 ④

☑ 문헌 해부학편찬위원회, 사람해부학, 범문에듀케이션, 2019, p.623

☑ 해설

▶ 인두와 기관사이의 부분으로 발성과 공기의 통로작용을 한다.

008 비강제적 호흡주기에서 들이마시고 내쉰 공기의 양은?

① 폐활량   ② 폐용량   ③ 일호흡용적

④ 흡식예비용적   ⑤ 호식예비용적

☑ 정답 ③

☑ 문헌 박희진 외, Paramedics 기초의학, 에듀팩토리, 2019, p.420

☑ 해설

▸ 일호흡용적은 일환기량이라고도 한다.

009 흡식예비용적 + 1호흡용적 + 호식예비용적의 합은?

① 폐활량   ② 잔기량   ③ 폐용량

④ 흡식용량   ⑤ 기능적 잔기량

☑ 정답 ①

☑ 문헌 박희진 외, Paramedics 기초의학, 에듀팩토리, 2019, p.421

☑ 해설

▸ 폐활량 = 흡식예비용적 + 일호흡용적 + 호식예비용적

010 정상 일호흡 호식 후에 폐에 남아있는 공기량은?

① 잔기량   ② 흡식용량   ③ 흡식예비용적

④ 일호흡용적   ⑤ 기능적 잔기량

☑ 정답 ⑤

☑ 문헌 박희진 외, Paramedics 기초의학, 에듀팩토리, 2019, p.421

☑ 해설

▸ 정상 일호흡 호식 후에 폐에 남아있는 공기량을 기능적 잔기량이라고 한다.

011 후두와 기관의 연결부를 이루는 연골로 옳은 것은?

① 반지연골(윤상연골)   ② 모뿔연골(피열연골)

③ 잔뿔연골(소각연골)　　　　　　　　④ 쐐기연골(설상연골)

⑤ 후두덮개연골(후두개연골)

☑ 정답 ①

☑ 문헌 해부학편찬위원회, 사람해부학, 범문에듀케이션, 2019, p. 623

☑ 해설

▶ 반지연골(윤상연골)은 후두와 기관의 연결부를 이루는 연골로 본질적으로 소리상자(voice box)의'상자'를 구성한다.

012 잠수부가 빠른 속도로 해수면으로 올라왔을 때 감압병을 일으킬 수 있는 가스는?

① 산소　　　　　　　　② 탄소　　　　　　　　③ 질소

④ 이산화탄소　　　　　⑤ 일산화탄소

☑ 정답 ③

☑ 문헌 박희진 외, 환경응급, 대학서림, 2013, p.139

☑ 해설

▶ 감압이 너무 빨리 일어나면 질소가스 기포가 조직액에서 형성되어 혈액으로 들어가 작은 혈관을 막아 실신, 근육과 관절통 등을 유발한다.

013 헤모글로빈 한 분자와 결합하는 산소의 분자수는?

① 1　　　　② 2　　　　③ 3　　　　④ 4　　　　⑤ 5

☑ 정답 ④

☑ 문헌 김종연 외, 알기쉬운 인체생리학, 고문사, 2018, p.186

☑ 해설

▶ 헤모글로빈의 단백질 부분은 2개의 알파사슬과 2개의 베타사슬로 구성된다. 이 4개의 폴리펩티드사슬은 각각 1개의 헴기와 결합되어있다각 헴기의 중앙에는 1분자의 철이 있는데 이것은 산소 1분자와 결합 할 수 있다따라서 헤모글로빈 1분자는 4개의 산소분자와 결합할 수 있다.

014 105mmHg의 산소분압(동맥혈의 산소분압)에서 헤모글로빈의 산소포화도로 옳은 것은?

① 약 20%　　② 약 40%　　③ 약 60%　　④ 약 80%　　⑤ 약 100%

☑ 정답 ⑤

☑ 문헌 전국응급구조학과교수협의회, 내과전문응급처치학, 도서출판 한미의학, 2018, p.14

☑ 해설

▸ 허파꽈리 공기의 산소분압(105mmHg)에서 헤모글로빈의 산소로 100%의 산소포화도를 나타낸다.

015 40mmHg의 산소분압(조직에서의 산소분압)에서 헤모글로빈의 산소포화도로 옳은 것은?

① 약 15%　　② 약 35%　　③ 약 55%　　④ 약 75%　　⑤ 약 95%

☑ 정답 ④

☑ 문헌 전국응급구조학과교수협의회, 내과전문응급처치학, 도서출판 한미의학, 2018, p.14

☑ 해설

▸ 조직의 산소분압(40mmHg)에서 헤모글로빈은 약25%의 산소를 내 놓는다. 즉 75%가 산소로 포화된다. 운동하는 근육조직의 경우 산소분압은 더 낮아지며 따라서 헤모글로빈은 쉽게 산소를 내어 놓는다. 이로써 조직의 산소분압은 40mmHg가까이로 유지된다.

016 산소에 대한 헤모글로빈의 친화성에 대한 보어효과(Bohr effect)를 잘 설명한 것은?

① 친화성은 O_2가 저하할 때 감소된다.　　② 친화성은 O_2가 저하할 때 상승된다.

③ 친화성은 고도가 높아질 때 감소된다.　　④ 친화성은 pH가 저하할 때 상승한다.

⑤ 친화성은 pH가 저하할 때 감소한다.

☑ 정답 ⑤

☑ 문헌 전국응급구조학과교수협의회, 내과전문응급처치학, 도서출판 한미의학, 2018, p.482

☑ 해설

▸ 친화성은 pH가 저하할 때 감소하고 pH가 증가할 때 상승된다. 이것을 보어효과(Bohr effect)라고 한다.

017 혈액 중에서 가장 많이 운반되는 이산화탄소의 형태는?

① 용해 CO_2 ② 탄산칼슘   ③ 탄산칼륨

④ 중탄산염   ⑤ carbaminohemoglobin

☑ 정답 ④

☑ 문헌 박희진 외, Paramedics 기초의학, 에듀팩토리, 2019, p.422

☑ 해설

▸ 70%정도가 중탄산염(HCO_3^-)형태로 운반되며 중탄산염은 H+를 완충할 수 있으며, 그에 의해 동맥혈의 pH가 정상으로 유지 되도록 해준다.

018 혈액의 산-염기평형에 대한 pH와 CO_2분압 상태이다. (A), (B), (C), (D)에 알맞은 내용은?

> • 호흡성 산증의 경우 pH는 (A)고 CO_2분압은(도) (B)으며, 대사성 산증의 경우는(도) pH는 (C)고 CO_2분압은(도) (D)다.

	①	②	③	④	⑤
A	낮	낮	높	높	높
B	높	낮	높	낮	낮
C	낮	높	낮	높	낮
D	낮	높	낮	낮	낮

☑ 정답 ①

☑ 문헌 박희진 외, Paramedics 기초의학, 에듀팩토리, 2019, p.22

☑ 해설

▸ 호흡성 산증의 경우 pH는 7.35보다 낮으며, CO2분압은 41mmHg보다 높다.

　대사성 산증의 경우 pH는 7.35보다 낮으며, CO2분압도 39mmHg보다 낮다.

019 호흡기계 중에서 기도의 역할과 음식물의 통로로 작용하는 부위로 옳은 것은?

① 인두   ② 후두   ③ 폐포

④ 기관지   ⑤ 세기관지

☑ 정답 ①

☑ 문헌 해부학편찬위원회, 사람해부학, 범문에듀케이션, 2019, p.621

☑ 해설

▶ 인두는 혀 뒷부분부터 후두와 식도 앞까지로 공기와 음식의 통로이다.

020 호흡기계 중에서 발성에 관여하는 부위로 옳은 것은?

① 인두   ② 후두   ③ 폐포

④ 기관지   ⑤ 세기관지

☑ 정답 ②

☑ 문헌 해부학편찬위원회, 사람해부학, 범문에듀케이션, 2019, p.623

☑ 해설

▶ 후두는 인두와 기관사이의 부분으로 발성과 호흡작용을 한다.

021 허파꼭대기의 해부학적 위치로 옳은 것은?

① 5번째 경추 앞쪽   ② 가로막 면 바로 위

③ 가슴우리 아래 부위   ④ 빗장뼈보다 조금 위

⑤ 가로막 면과 같은 위치

☑ 정답 ④

☑ 문헌 대한해부학회, 알기쉬운 사람해부학, 현문사, 2019 p.312

☑ 해설

▶ 허파꼭대기 : 빗장뼈보다 조금 위

     허파바닥 : 가로막 위

022 세균 등을 기도의 점액에 흡착시켜 담으로 배출하는 기능과 관련이 있는 것으로 옳지 않은 것은?

① 점액   ② 배상세포   ③ 후두직경

④ 섬모운동   ⑤ 섬모거짓중층원주상피

☑ 정답 ③

☑ 문헌 해부학편찬위원회, 사람해부학, 범문에듀케이션, 2019, p.59

☑ 해설

▶ 술잔세포(배상세포) : 각종 점막, 특히 호흡기기도 및 창자의 점막 상피세포에 있는 단세포의 점액샘.

▶ 섬모운동 : 대기와 함께 들어온 세균, 미세먼지 등을 기도의 점액에 흡착시킨 다음, 담으로서 체외로 배출

▶ 점액 : 건조한 공기에다 습기를 주어 체온과 같은 정도까지 가온 가습시켜 폐포에 수송하는 역할 수행

▶ 섬모거짓중층원주상피 : 점액을 분비하는 기관지점막의 상피

023 일호흡용적 A, 흡식성예비용적 B, 호식성예비용적 C일 때 폐활량으로 옳은 것은?

① A + B − C   ② A − B − C   ③ A + B + C

④ B − C − A   ⑤ B − A + C

☑ 정답 ③

☑ 문헌 박희진 외, Paramedics 기초의학, 에듀팩토리, 2019, p.421

☑ 해설

▶ 폐의 용적(lung volume)

(1) 일호흡 용적(Tidal volume, TV) : 안정시 한번 호흡량(약 400~500mL)

(2) 흡식성 예비용적(inspiratory reserve volume, IRV) : 안정흡식 후 더 마실 수 있는 양(약 2,500~3,500mL)

(3) 호식성 예비용적(expiratory reserve volume, ERV) : 안정호식 후 더 내쉴 수 있는 양(약 1,000~1,500mL)

(4) 잔기 용적(residual volume, RV) : 호식성 예비용적을 밖으로 내보내고도 폐포 속에 남은 공기(1,000~1,500mL)

▶ 폐의 용량(lung capacity)

(1) 폐활량(vital capacity, VC) : 공기를 최대로 들어 마셨다가 최대로 내뿜는 공기의양. 일호흡용적 + 흡식성예비용적 + 호식성예비용적 = 4,800mL

(2) 흡식용량(inspiratory capacity, IV) : 일호흡용적과 흡식성예비용적을 합한 것.

IC = TV + IRV

(3) 기능적 잔기용(functional residual capacity, FRC) : 호식예비용적과 잔기용적을 합친 것

FRC = ERV + RV

(4) 총폐활량(total lung capacity, TLC) : 최대로 흡입하였을 때의 폐내의 공기량.

폐활량 + 잔기 용적 = 6,000mL

(5) 사강(dead space) : 무효공간, 기도 일부에 공기가 머무르는 량. 약 150mL

024 산소해리곡선에 영향을 미치는 인자로 옳지 않은 것은?

① 습도   ② 온도   ③ pH

④ 고도   ⑤ 2,3-DPG(diphosphoglycerate)

☑ 정답 ①

☑ 문헌 박희진 외, Paramedics 기초의학, 에듀팩토리, 2019, p.304

☑ 해설

▶ 산소해리곡선 : 산소포화도와 산소분압과의 관계를 나타낸 그래프.

▶ 영향을 미치는 인자 : 온도, pH, 2,3-DPG(diphosphoglycerate)

▶ 고도, 온도 낮을수록, CO_2 분압 저하, H+ 낮을수록(알칼리성 일수록) 곡선이 좌측으로 이동하여 산소포화도가 높아진다.

025 다음과 같은 특징을 보이는 호흡 형태로 옳은 것은?

> • 호흡곤란과 무호흡의 연속
> • 임종이나 두개강의 내압 상승 시 볼 수 있다.

① 과도호흡   ② 무호흡   ③ 비오호흡

④ 쿠스마울 호흡   ⑤ 체인 – 스토크스 호흡

☑ 정답 ⑤

☑ 문헌 전국응급구조학과교수협의회, 응급구조사를 위한 병리학, 메디컬사이언스, 2018, p.98

☑ 해설

▶ 호흡의 깊이가 규칙적으로 증감하며 무호흡기가 교대하는 특징적인 호흡 특히 중추신경 장
애에 의한 혼수에서 나타난다.

026 허파에서의 가스교환 원리로 옳은 것은?

① 분압차에 의한 여과   ② 분압차에 의한 삼투

③ 분압차에 의한 확산   ④ 분압차에 의한 팽창

⑤ 분압차에 의한 능동적운반

☑ 정답 ③

☑ 문헌 박희진 외, Paramedics 기초의학, 에듀팩토리, 2019, p.421

☑ 해설

▶ 산소와 이산화탄소의 가스교환은 분압차에 의한 확산에 의해 교환된다.

027 헤모글로빈(Hemoglobin)과 산소의 결합이 잘되는 경우로 옳은 것은?

① CO_2분압이 높을수록   ② O_2분압이 높을수록

③ O_2분압이 낮을수록   ④ O_2분압과 관계가 없다.

⑤ CO_2분압과 O_2분압이 같을 때

☑ 정답 ②

☑ 문헌 박희진 외, Paramedics 기초의학, 에듀팩토리, 2019, p.304

☑ 해설

▶ O_2분압이 높을수록 포화도가 높다.

028 호식예비용적(expiratory reserve volume : ERV)으로 옳은 것은?

① 약 500mL ② 약 1,200mL ③ 약 1,500mL

④ 약 2,200mL ⑤ 약 2,600mL

☑ 정답 ②

☑ 문헌 박희진 외, Paramedics 기초의학, 에듀팩토리, 2019, p.420

☑ 해설

▶ 수동적인 호식 후 능동적인 호식 노력에 의해 밖으로 보내지는 용적을 호식예비용적이라 한다.

029 폐포내 O_2분압으로 옳은 것은?

① 약 45mmHg ② 약 40mmHg ③ 약 100mmHg

④ 약 575mmHg ⑤ 약 30mmHg

☑ 정답 ③

☑ 문헌 박희진 외, Paramedics 기초의학, 에듀팩토리, 2019, p.421

☑ 해설

▶ 폐포내 O_2 분압은 100mmHg이고, 폐포내 CO_2의 분압은 40mmHg이다.

▶ 폐포주위 모세혈관(정맥혈)의 O_2 분압은 40mmHg이고, 폐포주위 모세혈관 CO_2 분압 45mmHg이다.

030 안정 시 정상 남자의 폐활량으로 옳은 것은?

① 약 3,000mL ② 약 3,500mL ③ 약 3,800mL

④ 약 4,800mL ⑤ 약 5,500mL

☑ 정답 ④

☑ 문헌 박희진 외, Paramedics 기초의학, 에듀팩토리, 2019, p.421

☑ 해설

▶ 최대로 흡식한 후 최대로 호식하였을 때의 폐기량으로 건강한 남자의 경우 약 4,000~4,800 정도가 된다.

031 산소공급이 중단되어 뇌손상이 유발될 수 있는 시간으로 옳은 것은?

① 4~5분　　　　② 5~6분　　　　③ 6~8분

④ 8~10분　　　⑤ 10~15분

☑ 정답 ①

☑ 문헌 한국해부학교수협의회 편, 생리학, 정담미디어, 2005, p.279

☑ 해설

▶ 산소가 없이는 ATP를 형성하지 못하기 때문에 뇌에 산소량이 4~5분 중단될 경우 손상을 받는다.

032 혼수상태에 있는 50대 여인이 다음과 같은 호흡양상을 보였다. 어떠한 호흡패턴으로 평가할 수 있는가?

> • 이 여자는 요독증 환자였다.
> • 호흡횟수와 양이 점점 증가하다 서서히 감소하였다.
> • 호흡 사이사이에 10~60초간의 주기적인 무호흡이 있었다.

① 무호흡

② 비옷(Biot) 호흡

③ 실조성 호흡

④ 횡격막 호흡

⑤ 체인-스톡스(Cheyne-Stokes) 호흡

☑ 정답 ⑤

☑ 문헌 박희진 외, Paramedics 기초의학, 에듀팩토리, 2019, p.436

☑ 해설

▶ 이런 환자는 CO_2에 대한 민감도가 증가되어있으므로 CO_2는 상대적으로 과대호흡을 일으키고 동맥혈의 PCO_2는 낮아진다.

033 28세 남자의 호흡용적이 다음과 같을 때 폐활량은 얼마나 되는가?

- 1호흡용적 : 500mL.
- 흡식성 예비용적 : 3,100mL
- 호식성 예비용적 : 1,200mL.
- 잔기용적 : 1,100mL

---

① 1,700mL   ② 2,300mL   ③ 3,600mL

④ 4,300mL   ⑤ 4,800mL

☑ 정답 ⑤

☑ 문헌 박희진 외, Paramedics 기초의학, 에듀팩토리, 2019, p.421

☑ 해설

  ▶ 폐활량 = 일호흡용적 + 흡식성예비용적 + 호식성예비용적으로 약 4,800mL이다.

034 안정시에 폐 전체에서 폐혈류에 대한 폐환기의 비율로 옳은 것은?

① 약 0.4   ② 약 0.8   ③ 약 1.2   ④ 약 1.6   ⑤ 약 2.0

☑ 정답 ②

☑ 문헌 박희진 외, Paramedics 기초의학, 에듀팩토리, 2019, p.424

☑ 해설

  ▶ 환기량 4.2L/min ÷ 혈류량 5.5L/min

035 흡식운동 시 관련 된 근육의 수축과 이완에 대하여 옳은 것은?

① 복근 수축   ② 소흉근 이완   ③ 외늑간근 수축

④ 횡격막 이완   ⑤ 흉쇄유돌근 이완

☑ 정답 ③

☑ 문헌 박희진 외, Paramedics 기초의학, 에듀팩토리, 2019, p.424

☑ 해설

  ▶ 흡식 시(들숨) : 소흉근 수축, 외늑간근 수축, 횡격막 수축, 흉쇄유돌근 수축

036 산소 해리곡선에서 해리도의 감소 요인으로 옳은 것은?

① 온도가 높을수록

③ 해발이 낮을수록

④ CO_2 분압이 증가 할수록

⑤ 조직 세포속에 CO_2나 젖산의 농도가 증가 할수록

☑ 정답 ③

☑ 문헌 박희진 외, Paramedics 기초의학, 에듀팩토리, 2019, p.304

☑ 해설

▶ pH가 낮거나 온도가 높으면 해리도는 증가한다.

037 다음과 같은 증상을 보이는 폐질환으로 옳은 것은?

> • 파열에 취약
> • 폐의 흉막하에 가장 흔히 발생
> • 수포나 크게 보이는 거품을 형성

① 천식

② 폐렴

③ 유육종증

④ 만성기관지염

⑤ 수포성폐기종

☑ 정답 ⑤

☑ 문헌 변영순 외, 병태생리학, 정담미디어, 2014, p.200

☑ 해설

▶ 폐의 흉막하에 가장 흔히 발생하는 수포성폐기종은 파열에 취약하며, 수포나 크게 보이는 거품을 형성한다.

038 다음과 같은 증상을 보이는 폐질환으로 옳은 것은?

> - 폐문 림프절 등이 검게 얼룩져 있다.
> - 공장이나 석탄광부들에게 많이 발생한다.
> - 폐와 배액되는 림프절에 탄소가 축적되어있다.

① 천식   ② 규폐증   ③ 탄분증

④ 진폐증   ⑤ 만성기관지염

☑ 정답 ③

☑ 문헌 변영순 외, 병태생리학, 정답미디어, 2014, p.203

☑ 해설

    ☑ 탄분증(anthracosis) : 일반적으로 무해하나 탄소입자가 폐와 배액되는 림프절에 많이 축적되어있다.

039 폐의 함기량 이상으로 공기가 유입되었을 때 발생하는 질환으로 옳은 것은?

① 폐울혈   ② 폐수종   ③ 폐색전

④ 폐기종   ⑤ 폐경색

☑ 정답 ④

☑ 문헌 전국응급구조학과교수협의회, 응급구조사를 위한 병리학, 메디컬사이언스, 2018, p.103

☑ 해설

    ▶ 폐기종(허파공기증)은 종말세기관지 원위부의 기도가 영구적으로 비정상적인 확장을 일으키고 이들 벽의 파괴가 동반되는 폐의 함기량 이상 질환이다.

040 다음과 같은 특징을 나타내는 폐의 순환장애로 옳은 것은?

> - 거의 좌심실부전에 의한다.
> - 폐의 모세혈관에 혈액이 체류한 상태

① 폐울혈   ② 폐수종   ③ 폐색전

④ 폐기종   ⑤ 폐경색

☑ 정답 ①

☑ 문헌 박희진 외, Paramedics 기초의학, 에듀팩토리, 2019, p.428

☑ 해설

▸ 좌심실부전은 심근경색을 비롯한 여러 질환에서 잘 일어난다.

041 다음과 같은 특징을 보이는 폐의 염증으로 옳은 것은?

> • 기침, 고열, 흉통, 체중감소 등이 나타난다.
> • 악취가 나는 농성 또는 혈성 객담을 다량 배출한다.
> • 국소적인 괴사를 특징으로 하는 화농성 농양을 만드는 병변이다.

① 폐농양　　　　　　② 폐괴저　　　　　　③ 기관지폐렴

④ 대엽성 폐렴　　　　⑤ 바이러스성 폐렴

☑ 정답 ①

☑ 문헌 전국응급구조학과교수협의회, 응급구조사를 위한 병리학, 메디컬사이언스, 2018, p.104

☑ 해설

▸ 호발부위는 우폐하엽, 우폐상엽, 좌폐하엽 순이다.

042 분진이나 에어로졸(aerosol)흡입으로 인한 미만성 간질성 폐질환(광범위사이질폐병)으로 옳은 것은?

① 진폐증　　　　　　② 석면폐증　　　　　③ 속립성 결핵

④ 속발성 폐결핵　　　⑤ 진행성 폐결핵

☑ 정답 ①

☑ 문헌 변영순 외, 병태생리학, 정담미디어, 2014, p.203

☑ 해설

▸ 미만성 간질성 폐질환(diffuse interstitial pulmonary disease)은 진폐증, 규폐증, 석면폐증 등이 있다.

043 다음과 같은 특징을 보이는 호흡기의 상태로 옳은 것은?

> • 기종성 낭포파열, 폐농양 등이 원인이다.
> • 폐를 압박하여 호흡곤란을 초래할 수 있다.
> • 흉막강 안에 공기나 가스가 들어차 흉벽과 허파쪽이 떨어져 있는 상태.

① 유미흉   ② 중피종

③ 흉수종   ④ 종격동염

⑤ 공기가슴증(기흉)

☑ 정답 ⑤

☑ 문헌 전국응급구조학과교수협의회, 응급구조사를 위한 병리학, 메디컬사이언스, 2018, p.106

☑ 해설

  ▸ 유발적 기흉의 원인 : 폐기종, 기관지천식, 폐결핵 및 폐농양

   특발성 기흉의 원인 : 폐첨부의 흉막하 수포 파열

044 다음과 같은 특징을 보이는 호흡기계통의 질환으로 옳은 것은?

> • 흡기는 쉽지만 호기는 힘들다.
> • 폐포낭에 다량의 공기가 머문다.
> • 오무린 입술과 술통형 가슴을 보인다.

① 폐렴   ② 무기폐

③ 폐결핵   ④ 폐농양

⑤ 허파공기증

☑ 정답 ⑤

☑ 문헌 전국응급구조학과교수협의회, 응급구조사를 위한 병리학, 메디컬사이언스, 2018, p.103

☑ 해설

  ▸ 들이마신 공기가 폐포에 갇히므로 호기 때는 힘이 든다.폐포에 갇힌 공기를 잘 배출하기 위해 의자의 등받이에 기대는 자세를 취하며, 과도한 호흡노력에 의해 얼굴과 피부가 붉게 되어 핑크빛 얼굴이 되기도 한다.

045 다음과 같은 특징을 보이는 호흡기계통의 질환으로 옳은 것은?

> • 폐에 공기가 없는 상태
> • 호흡곤란, 청색증, 불안증을 보인다
> • 통증이나 늑골골절에 따른 부적절한 호흡 등으로 발생

① 폐렴   ② 무기폐

③ 폐결핵   ④ 폐농양

⑤ 폐공기종

☑ 정답 ②

☑ 문헌 전국응급구조학과교수협의회, 응급구조사를 위한 병리학, 메디컬사이언스, 2018, p.103

☑ 해설

   ▸ 대개는 폐의 작은 일부분에 발생하고 점액 마개에 의해 기도가 막히는 경우에도 발생한다.

046 다음과 같은 특징을 보이는 호흡기계통의 질환으로 옳은 것은?

> • 호흡은 약하고 얕다.
> • 가슴막공간(흉막강)에 공기가 찬 상태
> • 총상, 자상, 흉부 압착 등의 외상으로 종종 발생한다.

① 농흉   ② 흉수

③ 기흉   ④ 흉막염

⑤ 폐부종

☑ 정답 ③

☑ 문헌 박희진 외, Paramedics 기초의학, 에듀팩토리, 2019, p.304

☑ 해설

   ▸ 외상 부위에서 공기가 빨려드는 호흡음이 들리기도 한다 손상 받은 쪽의 공기압이 증가하
      면서 종격이 손상 받은 반대쪽으로 이동한다. 종격의 편위가 보이는 것은 응급상황이다.

047 다음과 같은 특징을 보이는 호흡기계통의 질환으로 옳은 것은?

> - 흉통, 호흡곤란, 불안증, 청색증 등을 유발한다.
> - 폐동맥이 혈전이나 색전에 의해 갑자기 막힌 상태

① 농흉   ② 흉수   ③ 폐부종

④ 흉막염   ⑤ 폐색전증

☑ 정답 ⑤

☑ 문헌 박희진 외, Paramedics 기초의학, 에듀팩토리, 2019, p.428

☑ 해설

 ▸ 심각한 폐색전증에서는 쇼크 또는 사망할 수도 있다.

048 기관지 확장증(bronchiectasis)의 호발 부위로 옳은 것은?

① 폐 상엽   ② 폐 하엽   ③ 폐 중엽

④ 폐 첨부   ⑤ 폐 사열부

☑ 정답 ②

☑ 문헌 박희진 외, Paramedics 기초의학, 에듀팩토리, 2019, p.432

☑ 해설

 ▸ 기관지 확장증은 중ㆍ소기관지에 잘 발생하고 폐하엽에 많지만 결핵병소 주위의 것은 상엽
 에도 발생한다.

049 진해제의 작용에 관한 내용이다. A, B에 적절한 용어는?

> - (A)진해제는 연수 부위의 해소중추에 직접 작용하여 기침반사를 억제하고,(B)진해제
>   는 기도, 폐, 흉막의 신장수용체를 마비시키거나 활성을 감소시켜 기침반사를 줄일 수
>   있다.

	①	②	③	④	⑤
A	마약성	비마약성	알코올성	비알코올성	교감성
B	비마약성	마약성	비알코올성	알코올성	부교감성

☑ 정답 ①

☑ 문헌 범진필, 임상약리학, 청구문화사, 2016, p.322

☑ 해설

▶ 마약성진해제 : codeine, dihydrocodeine 등

비마약성진해제 : dextromethorphan(cough syrup S), noscapine 등

▶ 진해제의 주작용은 마약 성분의 유무에 따라 다르다.

050 진해제의 부작용으로 옳지 않은 것은?

① 구갈   ② 변비   ③ 졸음   ④ 피부홍반   ⑤ 기립성저혈압

☑ 정답 ④

☑ 문헌 범진필, 임상약리학, 청구문화사, 2016, p.322

☑ 해설

▶ 진해제의 부작용 : 변비, 졸음, 구갈, 기립성저혈압, 오심 등

051 기관지천식 치료약물인 cromolyn sodium의 주작용으로 옳은 것은?

① 기침반사의 억압   ② 중추신경 억제로 점액분비 감소

③ 감작된 비만세포의 탈과립 억제   ④ 연수 자극으로 항천식작용 유도

⑤ 히스타민에 의한 기도부종 감소

☑ 정답 ③

☑ 문헌 박희진 외, Paramedics 기초의학, 에듀팩토리, 2019, p.439

☑ 해설

▶ cromolyn의 주작용은 감작된 비만세포의 탈과립을 억제함으로써 간접적으로 항천식 작용
을 나타낸다.

052 Xanthine 유도체의 기관지 확장 기전은?

① 평활근 세포의 이완

② 평활근 세포의 수축

③ 교감신경 흥분성 증가

④ 교감신경 흥분성 감소

⑤ 부교감신경 흥분성 증가

☑ 정답 ①

☑ 문헌 범진필, 임상약리학, 청구문화사, 2016, p.316

☑ 해설

▶ Xanthine 유도체는 cyclic AMP를 분해하는 phosphodiesterase를 억제하여 cyclic AMP 농도를 증가시켜 기관지 평활근세포를 이완시킴으로써 기관지를 확장시킨다.

053 기관지확장과 이뇨를 촉진하여 급성폐부종을 치료하는데 효과적인 약물은?

① Corticosteroids

② Antihistamines

③ Penicillin제제

④ Xanthine 유도체

⑤ Sulfonamides

☑ 정답 ④

☑ 문헌 범진필, 임상약리학, 청구문화사, 2016, p.246

☑ 해설

▶ Xanthine 유도체는 급성과 만성 천식, 기관지염, 폐기종과 신생아 질식 때 기관지경련의 증상을 치료하고, 기관지확장과 이뇨를 촉진하여 급성폐부종을 치료하는데 효과적이다.

054 호흡기응급의 치료에 자주 사용되는 교감신경효능제로 옳지 않은 것은?

① 알부테롤(albuterol)

② 터부탈린(terbutaline)

③ 에피네프린(epinephrine)

④ 이소에자린(isoetharine)

⑤ 코티코스테로이드(Corticosteroids)

☑ 정답 ⑤

☑ 문헌 범진필, 임상약리학, 청구문화사, 2016, p.318

☑ 해설

▶ 호흡기 고통을 치료할 때는 β2수용체를 활성화시키는 것이 바람직하다. 코티코스테로이드 (Corticosteroids)는 호흡기에 대하여 기관지점막의 항염작용, 점액분비 감소 등의 작용을 한다.

055 호흡기응급에 사용되는 아미노필린(aminophylline)의 약리작용으로 옳은 것은?

① 폐활량 감소

② 호흡량 감소

③ 호흡수 증가

④ 기관지 평활근 수축

⑤ 기관지 평활근 이완

☑ 정답 ⑤

☑ 문헌 박희진 외, Paramedics 기초의학, 에듀팩토리, 2019, p.438

☑ 해설

☑ 아미노필린(aminophylline)은 화학적으로 카테콜아민과 관계있는 잔틴(xanthine)이라는 계열의 약물이며 기관지 평활근을 이완시킨다.

056 연수의 해소중추에 억제적으로 사용되는 마약성 진해제는?

① codeine　　　　　② lloprost　　　　　③ epinephrine

④ carbacyclin　　　　⑤ saponins

☑ 정답 : ①

☑ 문헌 범진필, 임상약리학, 청구문화사, 2016, p.322

☑ 해설 : codeine은 methyl morphine으로 진통작용은 morphine보다 약하며 진해작용은 비교적 강하다.

057 다음과 같은 약리작용을 하는 자율신경계 작용제는?

> • 심박수와 심박출량 증가
> • 기관지확장, 가벼운 천식에 효과
> • 마황에 함유된 alkaloid로 동공산대

① ephedrine   ② tyramine   ③ methyldopa

④ dopamine   ⑤ methoxamine

☑ 정답 ①

☑ 문헌 범진필, 임상약리학, 청구문화사, 2016, p.316

☑ 해설

▶ 1887년에 Nagai에 의해 추출되었다.

058 단순 알레르기 반응이나 천식의 경우 사용할 수 있는 에피네프린의 희석농도는?

① 1 : 10   ② 1 : 100   ③ 1 : 1,000

④ 1 : 10,000   ⑤ 1 : 100,000

☑ 정답 ③

☑ 문헌 박희진 외, Paramedics 기초의학, 에듀팩토리, 2019, p.549

☑ 해설

▶ 1:1,000의 희석농도로 피하주사를 한다.

Chapter 8

비뇨생식계통
Genitourinary system

1. 비뇨계통의 구조

1) 콩팥(Kidney)

- 왼쪽콩팥과 오른쪽콩팥으로 되어 있다.
- Urine 성분을 걸러내는 왼쪽과 오른쪽 한 쌍의 암적색을 띤 완두형의 장기
- 뒤배벽 즉, T12~L3(배안위쪽부위 제12등뼈와 제2허리뼈사이)에 걸려 있다.
- 오른쪽이 왼쪽보다 약간 아래에 쳐져 있다.
- 콩팥의 단면은 겉질과 속질로 구성되어 있다.
- 무게 : 각 125~150 g
- 콩팥의 기능적 최소 단위인 콩팥단위(네프론 nephron)란 선구조물의 집합체로서 한쪽 콩
  팥에 약 100만개씩 있다.
- 콩팥단위(nephron)는 ┌ 콩팥소체(신소체) ┌ 토리(사구체 glomerulus)
  │   └ 보오만주머니(Bowman's capsule)
  └ 세뇨관(renal tubule)으로 구성

- 콩팥단위(신원 nephron)는 kidney에서 urine을 형성하는 구조적 및 기능적인 단위로 겉질
  에서 속질쪽으로 배열되어 있다.
- 콩팥소체(신소체 renal corpuscles)와 세뇨관(tubule)으로 되어 있으며 콩팥소체는 토리(사
  구체 glomerulus)와 보우만주머니(Bowman's capsule)로 되어 있다.
- 한쪽 kidney에 약 130만개 이상(1/4만 완전하면 기능이 이상 없다)
- 조직은 점막, 근육층, 바깥막의 3층 구조(adventitia)이며 겉질은 가장 가쪽에 위치한다.

2) 요관(Ureter)

Kidney에서 urinary bladder까지 연결시켜 주는 약 25 cm 통로. 기능은 거의 없다.

3) 방광(Urinary bladder)

- 소변을 잠시 저장하는 주머니로 빈 방광은 상면, 2개의 하면, 후면으로 상면은 복강쪽을 향하고 2개의 하면은 측복벽을 향하며 후면은 직장을 향하고 방광저를 이룬다.
- 약 500cc 용량으로 남자는 곧창자 앞에, 여자는 자궁과 질 앞 부위에 위치한다.

4) 요도(Urethra)

- 음경의 해면체부는 발기성 조직으로 되어있다.
- 남자 : 약 15~20 cm, 여자 : 약 3~4 cm

5) 전립샘(=섭호선 Prostate gland)

- 남성생식계의 가장 큰 부속샘으로 방광밑에 붙어 골반속의 가장 바닥부에 있는 밤알 모양의 실질기관이며 중앙부로 요도가 관통하며 양쪽에서 사정관이 요도로 열려있다.
- 유백색의 분비물은 밤꽃냄새가 나며 정자운동을 촉진한다.
- 전립샘이 비대되면 요도가 협착되어 배뇨곤란을 호소한다.

2. 비뇨계통의 기능

- 혈장내에 있는 어떤 물질이 정상 이상인 것은 배설하며 정상 또는 정상 이하로 부족한 상태의 물질을 배설 억제, 즉 흡수하는 작용을 갖는다.
- 적혈구 파괴로 인한 혈색소 일부가 간에서 쓸개즙으로 되어 → 샘창자, 소량의 물과 요소, 요산 등이 배설된다.

1) 콩팥(Kidney)

- 성인의 1일 배출하는 소변(urine) 양 : 약 1.5 L
- Urine 성분

– 혈구, 지방, H2O, 요소 등
- 토리는 여과, 세뇨관은 재흡수 및 재분비를 하는 부위이다.
- 콩팥의 지방 피막은 콩팥을 제 위치에 고정시키는 역할을 한다.
- 양 콩팥의 체중비는 성인 1 : 240이고 어린이는 1 : 80정도이다.
  – 체액의 삼투압 조절: ADH에 의해
  – 체액량 조절 : 알도스테론(aldosterone), ADH 등에 의해
  – pH의 조절
- 요를 생성하여 배설하는 기관
- 혈액 중 과다한 수분을 걸러내는 일
- 생체내의 성분을 일정하게 조절하는 기관
- 생체내의 항상성을 유지(심장박출량 약 1/4이 이곳을 흐른다)
- 체액의 조성과 용량조절
- 총혈액량 조절
- 혈액의 pH조절
- 혈액의 삼투압 조절

2) 방광(Urinary bladder)
소변량이 150~300 cc 때 요의를 느낀다.

3) 콩팥의 혈액순환
콩팥동맥(renal artery) → 엽사이동맥(interlobar artery) → 활꼴동맥(궁상동맥 arcuate artery) → 소엽사이동맥(interlobular artery) → 들세동맥(수입소동맥 afferent arteriole) → 토리모세혈관(사구체모세혈관 glomerular capillary) → 날세동맥(수출소동맥 efferent arteriole) → 세관주위 모세혈관망(peritublar capillary network) → 소엽사이 정맥(interlobular vein) → 활꼴정맥(궁상정맥 arcuate vein) → 엽사이정맥(interlobar vein) → 콩팥정맥(renal vein)

4) 콩팥의 자동조절
■ 세포분리설(cell separation theory)
혈압이 높아짐에 따라 혈장이 조직액으로 많이 여과된다.

■ 콩팥의 내압설(internal pressure theory)

혈압의 상승으로 토리 여과량이 많아지면 콩팥의 조직압이 높아져 혈관의 저항이 커짐으로써 일어난다.

■ 근원성설(myogenic theory)

혈관의 장력 증가로 혈관의 저항이 커져서 일어난다.

■ 되먹이기 기전(feed-back mechanism)

먼쪽곱슬세관내에 Na+ 농도가 높아지면 들세동맥이 수축을 일으키며 따라서 혈관의 저항이 커지기 때문에 일어난다.

■ 액성조절(humoral regulation)

카테콜라민(catecholamine) 등의 혈관수축작용에 의해 혈관저항이 커짐에 따라 생긴다.

5) 토리여과(Glomerular filtration)

토리를 지나는 혈액은 혈장의 1/5이 토리의 막과 보우만주머니의 막을 투과하여 보우만주머니 내로 이동되는데 이런 현상을 토리여과라 하고 이때 투과되어 나온 액체를 토리여과액이라고 한다.

■ 여과(filtration)
• 토리에서의 물질 이동 현상으로 여과량은 토리 혈압이 상승하면 증가한다.
• 토리(사구체 glomerulus) → 몸쪽곱슬세관(근위세뇨관 proximal tubule) → 콩팥세관고리(헨리고리 loop of Henle) → 먼쪽곱슬세관(원위세뇨관 distal tubule) → 집합관(collecting duct) → 작은콩팥잔 → 큰콩팥잔
• 단백질을 제외한 혈장내 용질과 수분이 쉽게 통과
• 여과 속도를 측정하는 물질: 이눌린(inulin)

■ 여과율(glomerular filtration rate, GFR)
• 양쪽 콩팥의 토리 여과량은 분당 약 125 mL, 1일 약 180 L인데 이것은 전신의 혈장량의 50

배 이상이며 체내 총 수분량의 4배에 해당된다.

- 혈장에 포함된 물질이 요로 배설되는 양 = (토리여과액) − (세관의 재흡수량 + 세관의 분비량)

- 토리 여과율(GFR) = 여과계수 × (토리 모세혈관압 − 보우만주머니 정수압 − 토리교질삼투압)

- 여과율의 변화
  - 들세동맥이 수축하면 모세혈관압이 감소되고 혈류도 감소하므로 GFR이 감소한다.
  - 날세동맥이 수축하면 모세혈관압이 상승하므로 GFR이 증가한다.
  - 교감신경의 약한 자극에는 들세동맥, 날세동맥 모두가 수축하고 GFR의 감소는 적다.
  - 동맥혈의 혈압은 들세동맥이 수축하여 여과압의 상승이 저해되기 때문에 GFR의 상승은 5~10%에 불과하다.
  - 혈장콜로이드 삼투압이 상승하면 GFR은 감소하고 다량의 생리식염수를 투입하면 혈장 교질 삼투압이 5 mmHg이나 저하하며 GFR은 15~20%로 증가한다.

■ 토리 여과압

- 토리 모세혈관의 정수압: 70 mmHg
- 혈액콜로이드 삼투압: 25 mmHg
- 토리주머니 정수압: 10 mmHg
- 여과압 = 토리모세혈관의 정수압 − (혈액콜로이드 삼투압 + 토리주머니 정수압)이므로 여과압은 70 mmHg − (25 mmHg + 10 mmHg) = 35 mmHg가 된다.

6) 콩팥세관 재흡수(Tubular reabsorption)

■ 각 부위의 재흡수

- 세관내에서 혈액쪽으로 물질이 이동하는 현상을 재흡수라고 한다.
- 재흡수와 분비가 가장 활발히 이루어지는 곳은 몸쪽곱슬세관이며 Na^+, Cl^-, K^+ 등의 이온과 대부분의 수분(70~80%)이 재흡수된다.
- 콩팥세관고리의 가는부위에서 물의 재흡수가 이루어지고 굵은부위에서는 Na^+, Cl^-, K^+ 등의 재흡수가 이루어진다.
- 먼쪽곱슬세관과 집합관에서는 vasopressin 등의 항이뇨호르몬이 작용하여 토리 여과액의

12~15%가 재흡수된다.

- 토리 여과액 180 L/day 중 99%는 재흡수되고 1%만이 urine으로 배설(1.5~1.8 L/day)
- 세포막에서의 물질의 능동적 흡수, 즉 세포가 에너지를 소비하면서 세포막에서 어떤 물질을 통과시키는 것
- 재흡수되는 것은 포도당, 아미노산, 단백질 및 요산으로 토리쪽곱슬세관에서 재흡수된다.
- 배뇨량 : 남성 → 1.5 L   여성 → 1.2 L(약 1,000~1,800 mL)
- 요붕증 원인 : 많은 양의 요배설
- Aldosterone : 부신에서 분비되고 세관에 작용하여 Na의 재흡수를 촉진

■ Na+의 재흡수

- Na$^+$은 관내강에서 세관 세포내로 Na$^+$channel과 운반체에 결합하여 유입한다.

세포내에 유입한 Na+은 세포 간격으로 Na$^+$ – K$^+$ 능동수송에 의해 이동된다.

- Na$^+$의 이동에 따라 전기적 중성을 유지하기 위해 Cl$^-$이 유입되고 이어 삼투압을 유지하기 위해 물이 세포 간격으로 이동한다.
- Na$^+$의 재흡수는 대부분 몸쪽곱슬세관에서 이루어지는데 먼쪽곱슬세관의 일부와 집합관에서의 재흡수는 최종적인 배설량을 결정하기 때문에 중요하다.
- 알도스테론(aldosterone)은 Na$^+$을 재흡수하는 호르몬인 동시에 K+의 재흡수를 억제하는 호르몬이다.
- Na$^+$의 섭취량이 많을 때는 토리의 여과량이 증가한다.
- 대부분 토리쪽곱슬세관에서 재흡수되며 먼쪽곱슬세관과 집합관에서는 조절적인 재흡수와 분비가 이루어진다.
- H$^+$과 K$^+$의 분비는 상호 보완하는 관계로 H$^+$ 분비량이 증가하면 K$^+$의 분비량이 감소된다.

■ 포도당의 재흡수

- 주로 토리쪽곱슬세관의 처음 부분에서 재흡수되며 Na$^+$과 공통의 운반체에 의해 함께 이동된다.
- 포도당의 세관최대이동률(tubular transport maximum, Tm)은 남자의 경우 375 mg/min이고 여자는 360 mg/min인데 이 기준치를 넘는 여과가 있으면 배설량은 증가한다.
- 포도당의 콩팥문턱(신장역치 renal threshold)값은 375 mg/min(Tm)을 125 mL/min(GFR)

로 나누어 약 300 mg/100mL로 예측하지만 실제로는 180 mg/100mL 정도이다.

■ 아미노산의 재흡수
- 대부분 토리쪽곱슬세관에서 재흡수되며 Na^+의 운반체와 함께 결합하며 재흡수된다.
- 정상인에서 아미노산의 최대 이동률은 여과량보다 훨씬 높기 때문에 여과량의 100%가 재흡수된다.

■ 단백질의 재흡수
- 미량의 알부민(albumin)이 여과되며 거의 100%가 재흡수된다.
- 세관최대이동률(tubular transport maximum, Tm)은 30 mg/min이다.

■ 물의 재흡수
- 토리 여과량의 99% 이상의 물이 재흡수된다.
- 세관 통과 중에 NaCl의 재흡수에 따라 물이 재흡수된다.
- 바소프레신(vasopressin) 같은 항이뇨호르몬의 증가는 수분 재흡수를 촉진하고 분비 저하 시는 배뇨량이 증가하여 요붕증(diabetes insipidus)이 발생한다.
- 물의 재흡수가 이루어지는 곳
  - 토리쪽곱슬세관(근위세뇨관)
  - 콩팥세관고리(Henle고리)
  - 먼쪽곱슬세관(원위세뇨관)
  - 집합관

7) 물의 배설
- 토리에서는 하루에 180 L의 물이 여과되어 삼투질 농도가 약 700 mOsm/L인 1 L가량의 요가 배설된다.
- 물의 배설량은 집합관에 작용하는 항이뇨호르몬에 의해 조절된다.

8) 콩팥세관 분비(Tubular secretion)
- 혈액으로부터 세관(세뇨관)내로 물질이 이동하는 현상을 분비라고 한다.

- 물질에 따라 세관 상피세포에서 urine으로 분비
- 약품 중에서 penicillin 등은 토리에 여과되지 않고 세관분비를 거치는 방법으로 배설

■ 유기산의 분비
- 농도구배(concentration gradient)를 거슬러 물질을 운반하는 능동적 운반 구조에 의해서 이루어진다.
- 최대 운반량(transport maximum)이 있기 때문에 혈중농도가 높아지면 배설능률이 떨어지게 된다.

■ H^+의 분비
- 토리쪽곱슬세관의 세포는 수소이온을 생성하여 세관 안으로 분비한다.
- 세관의 H^+ 분비 기능은 동시에 중탄산이온(HCO^-_3)을 혈액으로 공급하는 작용을 하므로 체액이 pH를 유지하는데 대단히 중요하다.
- H_2CO_3는 H^+ 및 중탄산이온(HCO^-_3)으로 해리된 후 역교환 운반에 의해 H^+는 세포관 안으로 그리고 Na^+은 세포내로 분비된다.

■ K^+의 분비
- 대부분 토리쪽곱슬세관에서 일단 재흡수된 다음 먼쪽곱슬세관에서 다시 분비된다.
- K^+의 분비량은 섭취량이나 체내의 총 K^+함량과 균형을 이루면서 분비된다.
- K^+의 분비량은 알도스테론에 의해서도 촉진된다.
- Na^+의 재흡수량이 많을수록 K^+의 분비량은 증가한다.

9) 이뇨제(Diuretics)
- 탄산탈수효소 억제약물 : 이뇨작용은 강력하지 않으나 H^+분비를 억제하여 Na^+과 HCO^-_3의 배설을 증가시키고 K^+ 분비를 촉진시켜 K^+ 배설을 증가시킨다.
- Thiazide : 먼쪽곱슬세관에서 $Na^+ - Cl^-$ 동반운반체를 억제
- Furosemide, ethacrynic acid, bumetanide : 두꺼운 부위의 콩팥세관고리(Henle고리)에서 $Na^+ - K^+ - 2Cl^-$ 동반운반체를 억제하여 Na^+ 재흡수를 억제함으로써 Na^+ 유입량을 증가시켜 K^+ 배설을 증가시킨다.

■Spironolactone, triamterene, amiloride : 집합관에서 Na^+ – channel을 봉쇄하여 Na^+ 배설을 증가시키나 K^+ 배설은 억제하여 체내 K^+의 양을 증가시킨다.

3. 비뇨계통(Urinary organ)의 병태생리

1) 콩팥 혈관장애
■혈전에 의한 병변
• 혈전이 콩팥동맥의 분지에 색전을 형성하면 빈혈성 경색을 일으키고 쐐기모양의 응고괴사소가 형성된다.
• 파종성 혈관내 응고 증후군에서는 섬유소 혈전이 토리에 다수 인정된다.

■경색
• 콩팥은 심장에서 나온 동맥 혈액의 약 1/4이 통과하기 때문에 경색이 잘 생긴다.
• 임상적으로는 급성으로 생기며 콩팥이 있는 등 뒤쪽에 심한 통증이 있고 소변을 자주 누거나 소변이 전혀 없는 수가 있다.

■세동맥성 신경화증
양성 고혈압이 지속되면 전신의 세소동맥이 경화하는데, 특히 콩팥에서 이 변화가 눈에 띄고 토리의 날세들세 동맥벽이 초자모양으로 비후해서 내강이 폐쇄되면 그 콩팥단위는 위축된다.

2) 토리의 병변
■급성 토리콩팥염(급성 사구체신염 acute glomerulonephritis)
• 급성 토리콩팥염은 형태학적으로는 급성 미만성 증식성 토리콩팥염을 일으키고 임상적으로는 혈뇨, 고질소혈증(azotemia), 소변감소증(핍뇨 oligouria), 고혈압 등을 주소로 하며 단백뇨 및 부종도 동반될 수 있다.
• 급성 토리콩팥염은 대개 세균감염으로 초래되며 사슬알균, 포도알균, 폐렴, 알균성 폐렴, 매독 등이 선행질환으로 작용하나 이중 급성 사슬알균 감염 후 토리콩팥염으로 되는 것이 가장 대표적이다.

- 임상적으로 상기도 사슬알균 감염 후 1~2주에 병감, 안면부종, 발열, 구역, 소변감소증, 혈뇨 등이 나타나고 단백뇨나 고혈압도 동반될 수 있다.

■ 만성 토리콩팥염(만성 사구체신염 chronic glomerulonephritis)
- 대부분 식욕감퇴, 빈혈, 구토, 쇠약 등의 비특이성 임상소견과 더불어 오랜 기간 서서히 진행되어 결국 요독증(uremia)으로 사망하게 된다.
- 또한 고혈압이 자주 동반되어 이로 인한 합병증이 주 증상이 되는 경우도 있으며 선행 질환의 종류에 따라 혈뇨, 적혈구 원주, 소변감소증, 단백뇨 등의 다양한 임상소견이 나타날 수 있다.

3) 하부요로

■ 요석증(urolithiasis)
- 결석은 요로계의 어디에서든지 생길 수 있으나 대부분 콩팥에서 발생한다.
- 이 질환은 비교적 흔하며 남자가 여자보다 많고 대개 30세 이후에 발병한다.
- 결석 발생은 가족력, 유전적 소인이 관여하는데 특히 대사 장애와 관계가 깊다.
- 약 75~85%의 결석이 칼슘을 함유하며 칼슘을 함유하는 결석을 가진 환자의 10%는 고칼슘뇨, 고칼슘혈증이 있다.
- 가장 통증이 심하게 나타나는 부위는 요관 부위이다.

4) 콩팥 염증

■ 미만성 토리콩팥염(미만성 사구체신염 diffuse glomerulonephritis)
- 콩팥전체, 특히 토리에 미만성으로 발생하는 염증으로 2차적으로 세뇨관, 사이질, 혈관 등에 변화를 동반하며 알레르기에 의해 생긴다.
- 용혈성 사슬알균 감염증인 인두염, 성홍열, 단독, 중이염, 코곁굴염 등을 앓고 난 후에 발생한다.
- 혈액이나 체액 중에 질소, 식염 등의 물질이 축적되면 요독증을 일으키고 급성, 아급성, 만성형으로 병변이 구분된다.

■ 콩팥증후군(신증후군 nephrotic syndrome)

- 콩팥의 토리 병변, 특히 막성 토리콩팥염, 국소경화증, 유지방콩팥증 등이 선행되면 거의 콩팥증후군을 동반한다.
- 임상적으로 심한 단백뇨, 만성적인 영양흡수 부전으로 혈장단백질의 농도가 낮아져서 저단백혈증(hypoproteinemia), 전신부종, 고지혈증 등을 나타내고 혈뇨나 고혈압 등은 볼 수 없다.
- 급성 콩팥증에는 독물중독, 급성 감염증이나 대사장애가 있고 수혈후의 급성용혈, 설파제나 클로로포름의 중독, 쇼크, 근육좌멸 등에서 볼 수 있는 아래부위 세관콩팥증도 볼 수 있으나 만성에서는 고도의 단백뇨와 저단백혈증을 나타내는 지방성 콩팥증(lipoid nephrosis), 아밀로이드신, 당뇨병성 콩팥증, 다발성 골수종 등의 환자에서 볼 수 있는 골수종성 콩팥증이 있다.

5) 콩팥 종양

■ 양성종양

샘종, 섬유종, 지방종 등이 있으나 모두 직경이 1 cm 이하로 부검 시 우연히 발견되는데 그친다.

■ 악성종양

- 악성종양을 결정짓는 가장 특징적인 것은 전이이며 세포의 분화도가 높다는 것이다.
- 콩팥암(renal cell carcinoma)
  - 그라비츠(Grawitz) 종양이라고도 하며 50세 이후 남자에서 많이 발생한다.
  - 콩팥겉질의 어느 부분에서나 발생하며 할면은 황색을 나타낸다.
  - 콩팥암은 허파로 많이 전이되고 뼈로도 전이된다.
  - 임상적으로 배부의 통증, 종양촉지, 혈뇨, 발열, 전신피로감, 체중감소 등이 일어난다.
- 윌름종양(Wilms' tumor)
  - 주로 5세까지의 유아에게 생기고 악성도가 강하다.
  - 임상적으로 후 복막에 어린아이 머리만한 크기의 단단한 종류로 복부팽만, 복통, 고혈압, 혈뇨 등을 볼 수 있다.
  - 태아성 종양으로서 한쪽 콩팥에만 발생하고 결합조직의 피막으로 싸여 있으며 할면은

회백색을 나타내나 낭포, 출혈소, 괴사소 등을 볼 수 있다.

6) 콩팥 질환

■ 콩팥돌증(신결석증 nephrolithiasis)

콩팥깔대기(신우 renal pelvis) 부위에 돌(stone)이 생기는 것

■ 임균성요도염(gonococcal urethritis)

성교(sexual intercourse) 시에 감염

■ 방광염(cytitis)

기생충, 세균성 감염(대장균, 사슬알균, 포도알균)

7) 대사이상

■ 통풍(gout)

- 요산대사의 이상으로 혈중 요산농도가 증가되어 발생한다.
- 요산염의 배설장애가 나타난다.
- 요산이 결정체로 관절조직에 침착되어 심한 관절통을 유발한다.

■ 페닐케톤뇨증(phenylketonuria)

- 페닐알라닌을 티로신으로 전환하는 phenylalanine hydroxylase의 선천적결손에 의한 대사질환으로 열성유전을 한다.
- 요와 혈중에 페닐알라닌(phenylalanine)이 증가하고 phenylpyruvic acid가 배설된다.
- 뇌의 말이집 형성에 장애가 발생하여 정신박약, 분열증 상태가 되기도 한다.

8) 부신질환

■ 갈색세포종(수질 질환)

- 카테콜라민(catecholamine)의 과잉분비로 인하고 고혈압, 고혈당, 대사항진, 발한과다, 두통 등의 증상을 보인다.
- '10% 질환'이라고도 한다.

- 90%는 부신수질에 존재하지만 10%정도는 이외 부위에 존재한다.

- 90%는 좌우 어느 한쪽의 부신에 존재하지만 10%는 양쪽 부신수질에 발생한다.

- 90%는 양성종양이지만 10%는 악성종양이다.

- 90%는 단독발생하지만 10%는 가족내에서 발생한다.

■ 콘(Conn)증후군(피질 질환)

• 알도스테론(aldosterone)의 과잉분비로 인하며, 부신겉질의 종양에 의한 경우가 많다.

• 나트륨의 저류를 일으키고 근무력, 다음, 다갈증 등을 유발하며 종양을 제거하면 대개 예후가 좋아진다.

9) 신기능장애

■ 단백뇨(proteinuria)

• 토리 모세혈관의 투과도가 증가되면 정상상태에서 요로 배설되는 소량의 단백보다 훨씬 많은 양이 배설되는 경우

• 요로 배설되는 단백의 대부분이 알부민이다.

• 콩팥증(nephrosis)의 경우 요로 단백이 다량 배설되어 간장에서의 혈장단백 생산량을 초과할 수 있다. 이 경우 저단백혈증이 되어 혈장 콜로이드삼투압이 저하되어 혈장량이 급격히 감소되는 반면 조직사이질액이 증가되어 부종(edema)이 초래된다.

■ 다뇨증(빈뇨증 oligouria)

콩팥(신장)질환이 진행됨에 따라 배설되어야 할 용질들의 혈장 농도가 증가하여 여과량이 증가되며 이로 인해 각 네프론에 주어지는 일량이 동시에 증가하게 된다. 이와 같은 상황이 계속되면 기능을 하는 네프론의 수가 점점 감소되어 빈뇨증을 초래한다.

■ 요독증(uremia)

• 단백질이 대사된 후 최종 배설되어야 할 물질들이 혈액내에 축적되어 나타나는 증후군

• 증상은 기면증, 식욕저하, 구토, 욕지기, 사고장애와 착각, 근육연축, 경련과 혼수가 나타난다.

■ 산혈증(acidosis)

- 대사과정에서 생성된 산성 물질들을 충분히 배설할 수 없는 요 산성화 기능 장애로 인해 나타난다.
- 요는 산성 pH를 띠기는 하나 암모니아 생성능이 저하되어 신요세관에서의 최대 H^+ 분비량이 크게 저하되어 있는 것이 산혈증의 주요 원인이다.

생식계통 응급질환의 기초

1. 생식계통의 기능

- 종자세포(정세포 germ cell)의 생산기능
- 성호르몬의 분비기능
  - 안드로겐(androgen)은 남성화 기능을 가진 스테로이드성 성호르몬이며
  - 에스트로겐(estrogen)은 여성화 기능을 가지고 있다.
  - 고환은 테스토스테론(testosterone)을 분비하고
  - 난소는 프로게스테론(progesteron)을 분비한다.
- 성선의 성호르몬 분비 및 생산기능은 모두 뇌하수체 앞엽의 성선자극호르몬 (gonadotropins)인 FSH 및 황체화호르몬의 분비에 의존한다.

1) 남성의 생식기능(Male reproductive function)

■ 생식기관(sex organ)

- 음경(penis)
- 고환(testis)
- 남성생식기관을 보조하는 부속기관: 정관, 정낭, 전립샘 등
- 요도 근위부를 둘러싸고 있는 전립샘은 방광아래부위에 있으며 가장 큰 외분비샘으로 정액성분을 생산하는 곳이다.

■ 정자

- 정자형성 : 정세관(seminiferous tubulus).
- 부고환으로 이동된 후 18시간~10일 정도 성숙기를 거친 후 성숙 정자가 된다.
- 성숙정자 보관 – 정관, 정관 팽대부, 부고환

- 정액의 산성도 : pH 7.5

- 1회 사정량 : 2.5~3.5 mL

- 정액 1 mL당 정자의 수 → 3천 5백만~2억(평균 1억 2천만)

- 1 mL당 정자의 수 2천만 이하면 남성불임의 원인

- 1회 사정한 총액량 중

  - 정자 20%

  - 정낭에서 분비되는 액성물질: 60%

  - 전립샘 분비물: 20%

- 정자의 운동에 최적 산성도 : pH 6.0~6.5

- 질내 사정된 정자의 수명 : 1~3일(−70℃ 혹은 그 이하에서 상당한 기간 수명 연장)

- 정자의 길이 : 0.05 mm 정도

- 머리부위(두부 head) : 핵, 23개 염색체

- 몸통(body) : 많은 mitochondria 함유

- 꼬리(tail or flagellum) : 편모운동

■ 정자 발생

- 정자를 형성하는 정세관은 지주세포와 여러 발달단계에 있는 정세포로 구성되어 있다.

- 정세포는 → 원시생식 세포인 정조세포 → 제1정모세포 → 제2정모세포 → 정자세포 → 정자의 순으로 발생된다.

■ 정조세포(spermatogonia)

- 10세경 뇌하수체 앞엽(전엽)에서 여포자극 H.(FSH) 분비에 의해 성숙정자 발생 시작

- 13~14세경(사춘기) FSH 분비량 증가, 성인 생식 기능

- FSH 분비에 이어 곧 황체형성 H.(LH)분비

  - LH는 사이질(간질)세포를 자극하여 Testosterone을 분비케 한다. 정자 성숙에 관여하는 hormone

  - FSH : 정자 발생 초기 단계에 필요한 hormone

■ 남성호르몬(androgen)

• 정소조직에서 testosterone, estrogen을 분비하고 소변에서 androsterone을 발견할 수 있다.

• 황체형성호르몬(LH)은 고환의 사이질세포에 작용하여 testosterone을 생산

■ Testosterone의 기능

• 태아 발육과정에 남성 성기 형성에 관여

• 신체 전체에 작용 – 남성으로서의 특징(털, 저음, 여드름)

• 분비량 : 사춘기 이후에 급격히 증가하여 20세 전후에 최고치에 달하고 40세 이후에는 급격히 감소한다.

2) 여성의 생식 기능(Female reproductive function)

■ 생식기관(sex organ)

• 난소 : 좌우 한 쌍으로 난자 형성

• 자궁관(난관) : 난자의 이동통로

• 자궁 : 수정된 난자를 발육하는 장소

• 질

• 대음순

• 소음순

• 질어귀(질전정)

• 음핵

■ 원시 난포

• 임신 30주, 태아 난소에 700만개의 원시 난포

• 출생 시 200만개(나머지 퇴행성 변화하여 소멸)

• 사춘기 30만개(출생 후 계속 소멸)

• 사춘기에서 폐경기까지 배출되는 난자 수: 약 450개

• 매 여성 성주기마다 배란되는 난자의 수는 1개

■ 난자 발생(oogenesis)

• 난조세포의 유사분열은 출생 전에 이미 끝나고 출생 시에는 감수분열의 전기에 들어간다.

• 성숙난포는 분열 증식하여 → 제1난모세포 → 제1감수분열을 통하여 제2난모세포와 1개의 극체 → 제2감수 분열을 하여 1개의 극체와 1개의 난세포(난자) 형성.

■ 수정과 임신

• 정자는 질 → 자궁 → 자궁관(난관)을 거쳐 난자와 결합, 수정(fertilization) – 자궁관의 섬모운동에 의해 → 자궁으로 이동하여 착상

• 이때 수정란이 이루는 초기의 세포분열을 난할이라고 한다.

• 수정된 난자가 자궁관에서 자궁으로 이동하는 동안 난소에서 estrogen과 progesterone분비

• 임신중기 때는 콩팥과 지라에서 거의 조혈이 이루어진다.

■ 여성 성 주기

• 여성 생식기능은 임신을 위한 준비와 임신으로 구분되며 임신이 이루어지지 않을 경우 다음의 임신 준비 기간이 시작되며 이러한 현상은 임신이 되지 않는 한 일정한 기간을 두고 규칙적으로 반복한다. 이를 여성 성 주기(female sexual cycle)라고 한다.

• 월경주기

  – 월경기 → 증식기 → 배란기 → 분비기(수정란이 착상하기에 적절한 시기) → 월경기

  – 배란기의 특징은 황체형성호르몬인 luteinizing hormone(LH)이 많고, estrogen이 많아지며 난포의 파열이 있다.

  – 여성 성주기 기간 중 자궁내막의 탈락으로 하혈(vaginal bleeding)하는 상태이며 규칙적이며 보통 28일 간격주기(사람에 따라 20~45일 간격)를 갖는다.

■ 여성 성주기의 조절

• 성주기는 뇌하수체 앞엽에서의 FSH 분비와 난소에서의 estrogen의 분비가 교대로 일어나기 때문이다.

• 성주기의 처음에는 뇌하수체 앞엽에서 FSH를 분비하여 난소에서 난포를 발육시켜 estrogens을 분비케 한다.

- 혈액내에 있는 estrogens은 FSH 분비를 억제하는 작용을 한다.
- 사춘기 전에는 선하수체 호르몬, 난소 호르몬이 분비되지 않는다.
- 사춘기가 되면 FSH가 분비, 여성의 성활동이 시작된다.
- 원시난포가 모두 소진되어 없어지면 난소는 esterogen분비를 정지하고 성주기는 멎는다 (여성의 성활동기 약 30년).
- 성주기는 멎어도 FSH 호르몬 분비는 계속된다.

■ 여성 성기능의 내분비선 조절

(1) 난소 주기와 생식선 자극 hormone

사춘기가 되면 처음에는 FSH만 분비되고 나중에는 황체형성 hormone(LH)과 황체자극 H.(LTH)을 분비하여 여성의 성주기가 되풀이되게 한다.

(2) 여포자극 호르몬(FSH)

- 난소에서 매달 4~5개의 원시여포를 자극, 발육되도록 한다.
- 난자 주위에 있는 과립세포의 증식을 일으키고 증식된 세포에서 estrogens 분비 촉진
- 여포가 성숙여포 1/2의 크기가 되면 FSH 분비는 정지되고 LH 분비가 시작된다.

(3) 황체형성 H.(LH)

- 여포에서 여포액 분비를 촉진시켜 발육이 가장 큰 것을 파열하여 배란시킴

(4) 황체 자극 H.(LTH)

- 황체에서 estrogen과 progesterone 분비를 일으키게 한다.
- 황체는 임신이 되지 않았을 때 약 2주간에 걸쳐 최대로 발육하여 위축되고 반흔조직이 나타나는데 이것을 백체(corpus albicans)라고 한다.
- 황체가 위축하기 시작할 무렵 다시 FSH가 분비되어 다음 성주기를 준비한다.

■ 난소 호르몬

(1) Estrogen

- 여러 세포를 증식시키고 자궁의 민무늬근을 증식시켜 자궁이 커지게 한다.
- 피부밑조직에 지방조직 발달 작용(음모, 골반, 유방 발달)
- 여성다운 체격과 체모를 갖추게 한다.

(2) Progesterone

- 자궁에 작용 수정란을 받아들이는데 필요한 작용
- 젖샘에 작용, 젖분비 작용
- 자궁수축을 억제하고 착상된 수정란 보호, 즉 유산 방지

■ 월경(menstruation)
- 수정이 일어나지 않으며 황체는 위축백체가 되면서 estrogen, progesterone 분비 정지
- 난소 hormone이 감소하면 자궁내막에 있는 혈관이 경련성으로 수축
- 자궁내막 조직은 영양공급 차단으로 탈락
- 탈락된 내막에서 출혈: 혈액과 함께 죽은 조직 삼출액이 3~5일간 유출

■ 수태기(period of fertility)
- 배란 후 난자는 8~24시간 내에 정자에 의해 수정 가능
- 정자는 여성 생식기내에서 24~72시간 생존
- 다음에 오는 월경에 앞서는 14일째에 배란
- 정자와 난자의 생존기간으로 보아 예정 월경 전 17~12일 사이가 수태 가능성이 높다.

■ 폐경(menopause)
- 여성은 나이가 들면서 난소는 고나도트로핀 반응이 둔화되고 그 기능도 서서히 감소되어 생리주기가 멎게 된다.
- 난소는 프로게스테론과 에스트라다이올을 충분히 생산할 수 없게 되고 소량의 에스트로겐은 혈중의 안드로겐에서 만들어진다.
- 45~55세 사이에 생리주기가 불규칙적으로 되고 결국 정지하게 된다.
- 남성의 경우, 고환의 기능은 나이가 들어감에 따라 떨어지지만 남성 폐경은 없는 것이 분명하다.

3. 생식계통의 병태생리

1) 전립샘암(Prostatic cancer)
- 60~70대에 많이 발생하고 배뇨장애를 주로 호소하지만 진단은 곧창자로 부터의 침생검과 전립샘의 산성 phosphatase가 양성으로 나온다.
- 조직상은 대부분 샘암이며 뼈로 전이되기 쉽다.

2) 생식기 염증
■ 임질(gonorrhea)
- 남자가 성교로 임균에 감염되면 급성임균성 요도염을 일으켜 배뇨통과 고름뇨가 나타난다.
- 조직상으로는 고름성 염증으로 점막에 중성구가 침윤하고 점막상피의 탈락이나 궤양이 발생한다.
- 치료가 불충분하면 만성염증으로 이행되면서 요도주위의 부속기관이나 상행성으로 진행하여 전립샘염, 정관 및 부고환에도 만연하지만 고환은 저항이 있어 염증발생은 하지 않는다.

■ 매독(syphilis)
- 매독균(treponema pallidum)의 감염으로 일어나는 성병으로 대부분 성교에 의해 감되는 후천성 매독과 매독환자의 모체로부터 수직 감염하는 선천성 매독이 있다.
- 후천성 매독은 4기로 나누고 피부병변은 제3기까지 보인다.
  - 제1기는 감염으로부터 약 3개월까지의 기간으로 약 3주간의 잠복기 후에 침입 문호의 귀두나 음순에 초기 경결이 생겨 곧 궤양화해서 굳은 궤양이 된다. 그 사이 샅고랑 부위 등의 림프절이 종대를 나타낸다.
  - 제2기는 감염후 약 3개월부터 3년 사이로 매독의 혈행성 산포에 의해 장미진(roseola) 등 여러 가지 매독진이 전신에 반복해서 나타난다. 조직학적으로 혈관주위에 다수의 형질세포와 림프구의 침윤이 보인다.
  - 제3기는 감염 약 3년 이상의 시기로 진피의 결절성 매독이나 피부밑 심부에 파급되어 고무종(gumma)의 형성이 나타난다. 이것은 건락괴사를 동반하는 유결핵성 육아종으로 표피에 파급된다.

- 선천성 매독은 처음부터 유아에 제2기, 제3기 매독으로 출현하고 감염 후 6주를 경과하면 매독 혈청반응에서 양성으로 나타난다.
- 산모가 임신 4개월 이내에 매독에 걸리면 백내장, 심장기형, 벙어리, 백치의 아이를 분만한다.
- 페니실린(penicillin)이나 에리드로마이신(erythromycin) 등의 항생제 조기치료가 중요하다.

■ 무른궤양(연성하감 chancroid)

무른궤양균의 감염에 의한 성병으로 음경꺼풀, 귀두 등에 구진이 생기고 그것이 고름물집으로 되어 파열되면 궤양을 만드나 매독처럼 단단하지는 않는다.

■ 전립샘염(prostitis)

포도알균, 사슬알균, 임균, 대장균 등의 고름성 세균에 의하는 수가 많으며 주로 요도염이나 방광염, 콩팥깔대기염이 있을 때 전파되어 발생되는 경우와 원격 장소의 고름성 병소로부터 림프관 등을 통해 전립샘에 염증병소를 유발시키는 경우가 있다.

■ 자궁목 염증(cervicitis)

- 질 트리코모나스나 칸디다 등의 감염에 의한 것이 많으며 조직학적으로 호중성구의 반응이 주체로 사이질의 부종이나 상피의 짓무름 등을 형성한다.
- 만성염증은 사람 papilloma바이러스(HPV)나 II형 단순헤르페스 바이러스 감염이 절대적이다.

■ 자궁 내막염(endometritis)

- 사슬알균이나 포도알균에 의해 발생하고 출산 후 고름성균이나 임균의 감염에 의한 경우도 있다.
- 분만이나 유산, 조산 등의 후에는 점막에 상처가 나고 침출물도 정체하므로 세균감염을 받기 쉽다.
- 만성일 경우는 섬유증식과 형질세포의 침윤을 특징으로 하며 유산, 태반폴립, 내막암 등도 일으킬 수 있다.

■ 질염(vaginitis)
- 소아, 노인, 임산부는 질 점막의 저항이 약하므로 고름균, 대장균, 임균 등이 감염을 일으키는 경우가 있다.
- 원충의 한 종류인 질 트리코모나스에 의한 질염은 질벽이나 자궁목 점막이 적색을 나타내며 대하증을 동반한다.

■ 자궁목암(자궁경부암 uterine cervical cancer)
- 40~50대의 경산부에 많고 최근 세포진단에 의한 자궁암 검진의 보급에 의해 조기 발견이 늘지만 성기의 부정출혈이나 접촉출혈 등의 증상이 나타난다.
- 상피내암이나 조직학적으로 깊이 3mm이내의 미소침윤암은 조기암이고 5년 생존율도 거의 100%로 예후가 좋다.
- 3mm 이상의 침윤을 보이는 진행성 암이나 림프관, 혈관 침윤이 보이는 암은 재발과 전이의 경향이 있으므로 방사선 치료가 필요하다.

■ 자궁몸통암(자궁체부암)
- 내막에 발생하는 샘암, 바탕질에 발생하는 육종, 근육에서 발생하는 근육종 등으로 구분한다.
- 샘암은 자궁근층으로 침윤하여 림프절로 전이하거나 혈행성으로 허파, 간, 뼈대 등으로 전이되는 수도 있다.
- 자궁 부정 출혈, 많은 양의 대하증, 자궁종대 등이 있고 증상이 없을 수도 있다.

■ 난소종양(ovarian tumor)
종양의 발생기원에 따라 난소표면 상피종양, 배세포종양, 성기삭–사이질 종양, 전이종양, 미분화 종양 등으로 구분한다.

4) 젖샘(Mammary gland)
■ 유방암(carcinoma of breast)
- 유방의 위가쪽 4분원에 아주 많이 보이고 왼오른쪽 차이는 거의 없다.
- 초경이 12세 전에 시작한 여성에 많다.

- 폐경이 늦은 여성(50세 이후)에 많다.
- 경산부보다 미경산부에 많다.
- 첫 아이를 늦게 출산한 여성(30세 이후)에 많다.
- 다량의 지방질과 고칼로리 음식을 상식하는 여성에 많다.
- 폐경기에 에스트로겐을 다량 사용하는 여성에 많다.
- 유방암이 발생한 가족이 있는 여성에 많다.
- 섬유낭성 질환, 특히 비정형적 증식성 병변을 가진 여성(2배~6배)에 많다.
- 이전에 유방암, 난소암이나 자궁속막암이 있었던 여성에 많다.
- 자궁목암이 있었던 여성은 유방암의 빈도가 낮다.

■ 급성 고름젖샘염(급성 화농성 유선염 acute suppurative mastitis)
- 거의 초산부의 수유 초기에 젖꼭지의 상처 부위로 황색포도알균이 침입하여 일측성으로 국소에 한 개 또는 여러 개의 고름집을 형성한 것이다.
- 사슬알균에 의한 염증은 유방전체에 염증이 확산됨으로써 심한 통증, 발적, 부종, 피부의 비후 등을 일으킨다.
- 조직학적으로 수출관 주위에 중성구 침윤이 있고 고름집을 형성한다.
- 대개 수술로 치료되지만 반흔을 형성하여 경결 종류가 촉지되는 경우도 있다.

4. 비뇨생식계통 약물의 작용

1) Amiloride 칼륨보존성(Potassium sparing)이뇨제

칼륨결핍에 의한 실조성 심부전증, 복수를 수반한 간경변, 신장기능이 완전한 본태성 고혈압 시에 사용하는데 알도스테론(aldosterone)의 경쟁적 길항제로 1차적으로 원위세뇨관에 작용하여 $Na^+ - K^+$ 교환수용체에서 알도스테론과 대치된다. 부신의 기능과 관계없이 Na^+의 K^+과의 교환이 억제되어 K^+은 저류되고 Na^+과 물은 배설된다.
- ■ 용법 및 용량 : 칼륨 결핍으로 인한 실조성 심부전증, 고혈압, 복수를 수반한 간경변에 1일 1~2정(5 mg/정)을 투여하고 다른 이뇨제와 병행할 때는 감량한다.
- ■ 주의 : 두통, 현기증, 오심, 설사, 다뇨, 담마진, 경련 등 부작용이 다양하므로 고칼륨혈증,

무뇨증, 소아 등에는 주의하여 투여한다.

2) Bumetanide 고효능 이뇨제

고효능(high-ceiling)이란 이 약물의 최대 이뇨작용이 다른 약제보다 훨씬 크다는 의미인데 고효능 이뇨제는 심장, 간장, 신장 등에서 기인되는 부종의 치료에 효과적이다. 주요 작용장소는 Henle loop의 비후상행각으로 전해질 재흡수를 억제하므로 이런 약물을 루프이뇨제(loop diuretics)라고도 한다. 정맥내 주사를 하면 신혈류를 증가시키는데 이러한 신혈류역학의 변화는 근위세뇨관에서의 수분 및 전해질 재흡수를 감소시키며 초기 이뇨반응을 증강시킬 수도 있다.

- 용법 및 용량 : 경구투여가 불가능하거나 임상상황이 즉각적인 이뇨작용을 요하는 경우를 제외하고는 경구투여를 한다. 난치성 부종의 치료시는 고효능 이뇨제를 다른 종류의 이뇨제, 특히 포타슘보존성 이뇨제와 함께 사용해도 된다.
- 주의 : 무뇨성 신부전(anuric renal failure)환자에게는 금기이다.

3) Calcium chloride 전해질 보충제

신경, 근육, 골격, 효소반응, 심장수축, 혈액응고 등의 기능을 유지하기 위한 양이온으로 내분비선과 외분비선의 분비활동에 영향을 미친다. 심근수축을 유발하고 혈관의 평활근을 수축시켜 후부하를 증가시키므로 결국 혈압이 상승한다. 저칼슘혈증, 과마그네슘혈증, 부갑상선 기능저하증, 신생아 테타니, 과칼륨혈증으로 인한 심장독성의 예방과 치료에 이용하며 치료하는 동안에 칼슘의 정상치(8.5~1.5 g/dL)를 측정한다. 정맥주사 시 새어나면 조직괴사가 생길 수 있고 근육주사는 심한 작열감을 유발한다.

- 용법 및 용량 : 정상치 8.5~1.5 g/dL를 유지시킨다.
- 주의 : 고칼슘혈증과 관련된 모든 질환과 심실세동, 신결석 시는 금기이며 임부, 수유부, 어린이, 신장질환자나 호흡부전환자는 주의한다. 관상동맥이나 뇌동맥을 수축시켜 혈류를 감소시키므로 심정지 환자에게는 금기이다.

4) Calcium gluconate(글루콘산 칼슘) 전해질 보충제

심장에 대한 고칼륨혈증의 유해작용을 치료하는데 매우 유용하다. ECG를 모니터하면서 10% 용액을 직접 정맥내 투여한다. 만성 납중독에 의한 위장관 장애로 장 경련이 있을 때 정맥

투여를 함으로써 증상을 완화시킬 수 있다.

- 용법 및 용량 : 보통량은 5~30 mL이지만 느리게 투여한다면 10%용액 50 mL까지 안전하게 투여할 수 있다.
- 주의 : 고칼슘혈증과 관련된 모든 질환과 심실세동 환자는 금기이고 어린이, 신장질환, 호흡기질환 환자는 주의한다.

5) Ethacrynic acid(Edecrin, Dicrin) 이뇨제

어떤 이뇨제보다 강한 이뇨작용을 나타내며 furosemide와 같이 작용발현이 빠르고 지속시간이 짧다. 주로 Henle's loop의 상행각에서 Na+의 재흡수를 억제하여 이뇨작용을 나타내며 근위세뇨관과 원위세뇨관에도 작용한다. 신기능 장애에 의한 부종이나 간경변증 및 울혈성 심부전에 의한 부종치료에 이용된다.

- 용법 및 용량 : 성인은 1일 50~100 mg을 투여하고 유지량은 50~300 mg이다. 소아는 25 mg으로 시작하여 25 mg씩 증량한다.
- 주의 : 무뇨증, 질소혈증, 전해질 불균형인자, 감뇨증환자는 금기이다.

6) Furosemide 이뇨제

강력한 단시간성 이뇨제로 Henle loop의 비후 상행각에 작용하여 염소와 나트륨의 배설을 증가시킨다. 신장, 심장, 간부종, 임신중독증, 임신부종, 급성폐부종, 복수, 고혈압환자에게 이용한다.

- 용법 및 용량 : 정제는 성인의 경우 1일 1회 1/2~2정을 연일 또는 격일 투여하고 소아는 2 mg/kg, 주사는 성인의 경우 1일 1회 1~2앰플, 소아는 1 mg/kg을 천천히 정주 또는 근주한다. 약물작용은 투여 후 5분 이내에 나타난다.
- 주의 : 임산부, 저체액성 shock환자, 저칼륨증 환자에게는 투여 시 주의하여야 하나 울혈성 심부전증환자는 특별한 문제가 없다.

7) Hydrochlorothiazide 이뇨제

원위 세뇨관에서 물, 염소, 나트륨, 칼륨 등의 배설을 증가시킨다. 본태성 및 신성고혈압, 심장성 부종, 신성 부종, 간성 부종, 월경전 긴장증, 임신 부종, 약물에 의한 부종 등과 악성고혈압에 이용한다.

■ 용법 및 용량 : 1회 1~4정을 1일 1~2회 투여한다.

■ 주의 : 졸림, 지각이상, 피로, 흐린 시야, 발진, 부정맥, 저염기증 등의 부작용이 나타날 수 있으므로 저칼륨혈증, 신기능장애, 임부, 간염환자, 통풍, 호흡곤란, 전신성 홍반성난창, 당뇨환자는 주의하고 무뇨증, 신기능저하, 저마그네슘혈증 환자는 금기이다.

8) Insulin 항 고혈당제, 항 당뇨제

랑게한스섬의 β세포에서 분비되는 단백질로, 혈당을 낮추므로 인슐린 요법을 필요로 하는 당뇨병에 투여한다. 주사용 인슐린은 속효성인 Regular insulin, 중간단계의 Lente 또는 NPH(Neutral solution, Protamine zinc insulin, Hagedorn's laboratory) insulin, 지속성인 Ultralente 등 세 계열로 분류할 수 있다. 투여되면 체내에 분포되어 세포막에 존재하는 인슐린 수용체와 결합한다. 이것은 세포내로 포도당 유입을 촉진하고 혈중 포도당 농도를 낮추어 준다. 주로 당뇨성 케톤산증이나 고혈당증 시 투여한다.

■ 용법 및 용량 : 초기 1회 4~20단위를 매 식전 30분 이내에 피하주사한다. 유지량은 1일 4~100단위이다. 당뇨성 혼수에는 Regular insulin 5~10 unit를 정맥주사한 후 0.1 unit/kg/h로 주입한다. 응급상황에서는 인슐린은 정맥, 근육 또는 피하주사 해야한다.

■ 주의 : 고혈당증이나 케톤산증이 확실한 경우에만 투여해야 한다. 두통, 기면상태, 망상, 흐린 시야, 오심, 저혈당 등의 부작용이 우려되며 심한 감염증 환자, 심한 허약상태의 환자, 뇌하수체 또는 부신기능부전환자는 금기이다. 거의 응급실에서 투여되어야 하며 병원 전 단계에서는 투여할 수 없다. NPH insulin은 사용전에 vial을 흔들지 말고 거꾸로 들어서 손바닥 안에서 여러번 굴려 균일하게 한 후 사용한다.

9) Mannitol 삼투압 이뇨제

사구체에서 자유롭게 여과되고 신세뇨관에서 재흡수되지 않으며 약리학적으로 불활성인 특성 때문에 대량으로 투여하면 혈장, 사구체여과액 및 세뇨관액의 삼투압이 크게 증가한다. 수분의 재흡수는 감소시키고 소변 배설량과 Na, Cl의 분비는 증가시킨다. 세포내에서 세포외로 수분의 이동을 촉진시키며 뇌조직을 탈수시키므로 뇌부종의 치료에 효과적이며 두개내 압력을 감소시킨다. 수술중이나 후 및 외상후 급성신부전 예방 및 치료, 약물 중독 시 배설촉진, 두개 내압강하 및 뇌용적의 축소가 필요한 경우, 안 내압을 강하할 필요가 있을 때 투여한다.

■ 용법 및 용량 : 1회 1~3 g/kg을 15%, 20%, 25%액으로 점적 정주하고 1일 최대량은 200 g,

투여속도는 100 mL/3~10분으로 한다. 뇌부종 시는 15~25%액을 급속히 점적한다.

■ 주의 : 현기증, 두통, 경련, 오심, 저혈압, 폐의 충혈, 탈수등의 부작용이 우려되므로 요폐 또는 심한 신기능장애 환자, 두개손상 환자, 12세 이하 소아나 임부는 주의하고 급성 두개 내 혈종, 심한 울혈성 심부전 환자, 심한 탈수상태의 환자는 금기이다. 현저한 저혈액증이 있는 환자에게도 투여해서는 안된다.

10) Oxytocin(Pitocin) 자궁수축제

자궁근에 대해 강력하고 선택적인 흥분효과를 나타내며 자연분만 시작 시 정상때보다 2배 정도의 혈장 oxytocin 농도가 상승한다. 자궁경부 및 질에서부터 오는 감각자극, 유방자극 등 은 뇌하수체 후엽으로부터 oxytocin분비를 유도하며 oxytocin은 유선의 포상통로들을 둘러싸고 있는 근상피 세포층을 수축시킨다. Estrogen농도가 낮을 때는 효과가 훨씬 감소되며 유선의 근상피는 매우 높은 반응성을 보인다. 심혈관계에서는 다량 투여 시 일시적으로 혈관 평활근에 대한 직접적인 이완효과를 가진다. 수유 시 유방의 울혈을 완화시키며 불충분한 유즙유출로 인해 수유가 충분하지 못할 때 비강내 투여를 하면 효과적이다. 분만 후 자궁수축을 일으키는데 효과적이므로 분만 후 출혈을 조절하는데 사용된다.

■ 용법 및 용량 : 비경구적으로 투여 시 어느 경로로 투여하여도 효과적이며 분만후 지혈을 목적으로 할 경우, 3~20 단위를 태반 유출 후 근주하고, 10~20 단위를 500 또는 1,000 mL 의 D5W 또는 락테이트 링거액에 녹여서 출혈과 자궁 반응정도에 따라 적정한다.

■ 주의 : 투여전에 아기와 태반이 완전히 나왔는지 자궁내에 또 다른 태아가 없는지 확인하는 것이 필수이다. 과량 투여 시 자궁에 과도한 자극을 일으켜 자궁파열을 일으킬 수 있으니 주의하고 생명징후와 자궁긴장도를 검사하여야 한다. 저혈압, 부정맥, 빈맥, 발작, 혼수, 오심 및 구토 등의 부작용이 우려되므로 주의하고, 특히 출산전에 투여할 경우 태아에게 저산소증, 질식, 부정맥과 두개내 출혈을 일으킬 수 있으므로 주의한다.

11) Probenecid 요산 배설제, 항통풍제

신세뇨관에 직접 작용하여 요산의 배설속도를 증가시키며 만성통풍에 있어 요산 동원의 목적으로 사용한다. 이때 요산배설작용은 아스피린 투여에 의해 감소시킬 수 있다. 신장에서 특정 화합물의 요중농도를 낮추고 혈장내의 농도를 높인다.

■ 용법 및 용량 : 성인은 처음 1주간 250 mg씩 1일 2회 투여하고 필요에 따라 1일 2 g까지 증

량하여 2~4회 분할 경구 투여한다. 소아는 초회량 25mg/kg, 유지량은 40mg/kg을 4회 분할 투여한다.

■주의 : 졸림, 서맥, 식욕부진, 발열, 과산증의 부작용이 있으므로 수유부, 2세 이하, 심한 호흡기질환 환자는 주의하고 심한 간질환, 혈액이상 환자는 금기이다.

12) Spironolactone 이뇨제

Aldosterone의 경쟁적 길항제로 울혈성 심부전증, 간경변증으로 인한 고혈압과 부종, 원발성과 과알도스테론증의 진단, 특발성 부종, 다른 제제로 치료되지 않는 저칼륨증 등에 이용한다.

■용법 및 용량 : 소아는 1일 1.5mg/Lb를 분할 투여하고 성인은 부종 시 1일 100mg씩 5일간 투여한 후 증상에 따라 조절한다. 과알도스테론증의 경우 단기진단 테스트에는 1일 400 mg씩 4일간 투여하고 장기진단 테스트에는 1일 400 mg씩 3~4주간 투여한다. 고혈압에는 1일 50~100 mg씩 2주간 분할 투여하고 저칼륨증에는 1일 25~100 mg씩 투여한다.

■주의 : 두통, 졸음, 운동실조, 구토, 담마진, 소양증, 발기부전 등의 부작용이 있으므로 주의하고 고칼륨혈증, 급성신부전, 무뇨증 환자에게는 금기이다.

13) Thiazide 이뇨제

요붕증환자에 있어서 역설적으로 다뇨증에서 요량을 감소시킨다. 뇌하수체성 요붕증의 치료에는 항이뇨호르몬보다 효과가 적으나 항이뇨호르몬 투여 후에 부작용이 심한 환자나 신원성 요붕증환자에게 사용한다. 원위세뇨관 처음 부분에서 Na^+/ Cl^- 재흡수가 억제되어 이뇨작용이 나타나는데 K^+, Cl^-, Mg^{2+}은 배설도가 증가되나 Ca^{2+}, 요산 등의 배설은 감소된다.

■용법 및 용량 : Chlorothiazide(Diuril)는 1일 2~3회 0.5~1.0 g씩 경구투여하고, Hydrochlorothiazide(Esidrix)는 50~100 mg씩 1일 1~02회 경구투여한다.

■주의 : 가장 흔히 나타나는 부작용은 포타슘 고갈이다. 신장애환자는 금기이다.

14) Vasopressin 항이뇨제

신세뇨관 상피에서의 수분 재흡수를 촉진하여 강력한 항이뇨작용을 나타내며 혈관수축작용을 한다. 항이뇨호르몬은 시상하부에서 생성되어 뇌하수체 후엽에 저장되어 있다. 위장관 평활근과 모든 부분의 혈관, 특히 모세혈관, 소동맥, 소정맥을 수축시켜 말초혈관의 저항을 증가시키는 작용이 있다. 심폐소생술이 진행되는 동안에는 피부, 근육, 장으로의 혈류를 감소시키는 반면 관상동맥 및 신동맥의 수축을 일으키지 않으면서 뇌혈관을 이완시킨다. 수술후 복부 팽창의 치료와 예방, 복부 X선 촬영시 방해가스를 제거하기 위해 사용한다.

- 용법 및 용량 : 하수체성 요붕증에는 1일 2~3회 2~10 unit를 주사하고, 다뇨의 감별 시는 1회 5~10 unit를 피하 또는 근주한다. 식도출혈의 긴급처치 시는 20 unit를 5% 포도당 100~200 mL에 용해하여 10분 이상 정주한다. 0.1 mg을 1시간 동안 주입하면 최고의 항이뇨효과를 나타내므로 ADH(antidiuretic hormone)이라고도 한다. ADH는 수분이동에 필요한 세공을 넓혀 이동이 잘되게 하는 것으로 생각된다. 소량의 ADH는 Na^+이나 Cl^-배설에 영향은 없으나 대량은 이들 전해질 배설을 촉진시킨다.

- 주의 : 진전, 발한, 어지러움, 창백, 복부경축, 오심, 구토, 담마진 등의 부작용이 있으므로 관상동맥질환이 있거나 전간, 편두통, 천식, 심부전증환자는 주의하고 nitrogen 저류가 있는 만성신장염 환자는 적당한 혈중 질소농도를 얻을 때까지 사용하지 않아야 한다.

001 콩팥(신장)의 토리쪽곱슬세관(근위곡세뇨관)과 먼쪽곱슬세관(원위곡세뇨관) 사이의 부위명으로 옳은 것은?

① 콩팥피라밋(신추체)　　② 콩팥깔때기(신우)　　③ 콩팥유두(신유두)

④ 토리주머니(사구체낭)　　⑤ 콩팥고리(Helen 고리)

☑ 정답 ⑤

☑ 문헌 해부학편찬위원회, 사람해부학, 범문에듀케이션, 2019, p.680

☑ 해설

▸ 토리주머니(사구체낭)을 지나 토리쪽곱슬세관(근위곡세뇨관), 콩팥고리, 먼쪽곱슬세관(원위곡세뇨관), 집합관으로 이어진다.

002 콩팥단위(네프론)를 이루는 해부학적 부위로 옳지 않은 것은?

① 콩팥고리　　　　　　　② 집합세관

③ 토리주머니(사구체낭)　　④ 토리쪽곱슬세관(근위곡세뇨관)

⑤ 먼쪽곱슬세관(원위곡세뇨관)

☑ 정답 ②

☑ 문헌 이인모 외, Basic Medicine 기초의학, 학지사메디컬, 2019, p.173

☑ 해설

▸ 콩팥단위(네프론)는 토리(사구체), 토리주머니(사구체낭), 토리쪽곱슬세관(근위곡세뇨관), 콩팥고리, 먼쪽곱슬세관(원위곡세뇨관) 등으로 이루어진다.

003 음경 심동맥을 싸고 있으며 발기 장치로 중요한 조직은?

① 귀두부　　　　　　② 요도 해면체　　　　③ 음경 해면체

④ 요도 막성부　　　　⑤ 요도 음경부

☑ 정답 ③

☑ 문헌 해부학편찬위원회, 사람해부학, 범문에듀케이션, 2019, p.701

☑ 해설

　▶ 음경 양쪽을 달리는 2개의 음경해면체는 음경각이라 하며 각각 두덩뼈(치골) 내면에서 일어 나 앞 끝은 뾰족하고 귀두에 붙어있다.

004 여성생식기에 대한 해부학적 설명으로 옳지 않은 것은?

① 수정란이 착상되는 층은 자궁내막이다.

② 자궁벽은 내막, 근층 및 외막의 3층으로 구성되어 있다.

③ 난소는 골반 양측 벽에 접촉하는 약간 편평한 실질기관이다.

④ 질은 전후로 편평한 길이 7cm 정도의 평활근성 관강기관이다.

⑤ 여성 외부생식기관은 불두덩, 음핵, 대음순, 소음순, 자궁으로 이루어진다.

☑ 정답 ⑤

☑ 문헌 해부학편찬위원회, 사람해부학, 범문에듀케이션, 2019, p.703

☑ 해설

　▶ 여성생식기는 난소, 난관, 자궁이 주체를 이루며 교접기 및 산도로서의 질과 유선이 부속된다.

005 콩팥단위(신원)을 구성하는 부위로 옳은 것은?

① 토리(사구체)와 토리주머니(사구체낭)

② 콩팥소체(신소체)와 콩팥세관(세뇨관)

③ 콩팥유두(신유두)와 콩팥소체(신소체)

④ 콩팥유두(신유두)와 작은콩팥잔(소신배)

⑤ 큰콩팥잔(대신배)와 토리주머니(사구체낭)

☑ 정답 ②

☑ 문헌 해부학편찬위원회, 사람해부학, 범문에듀케이션, 2019, p.677

☑ 해설

　▶ 콩팥단위(신원 nephron)는 콩팥소체(신소체)와 콩팥세관(세뇨관)으로 구성되어있다. 콩팥 소체(신소체)는 토리(사구체)와 보우만주머니로 구성되어있다.

006 오줌보(방광)의 해부학적 구조로 옳은 것은?

① 여성의 경우 후측각으로 요도가 나간다.

② 여성의 경우 하각으로 요관이 들어온다.

③ 첨부, 목(경부), 저부의 3부분으로 나뉜다.

④ 빈 오줌보(방광)는 4개의 삼각면을 갖는다.

⑤ 소변이 찬 오줌보(방광)는 두덩뼈결합(치골결합)에 닿는다.

☑ 정답 ④

☑ 문헌 이인모 외, Basic Medicine 기초의학, 학지사메디컬, 2019, p.175

☑ 해설

▶ 빈 오줌보(방광)는 상면과 2개의 하면, 후면으로, 상면은 복강쪽을 향하고 2개의 하면은 측복벽을 향하며 후면은 직장을 향하고 방광저를 이룬다.

007 다음과 같은 특징은 갖는 남성생식기계로 옳은 것은?

> • 가장 큰 부속선이다.
> • 오줌보(방광) 아래에 위치한다.
> • 오줌길(요도) 몸쪽(근위부)을 둘러싸고 있다.
> • 실질에는 바닥부(기저부) 후면을 통해 사정관이 들어온다.

① 고환　　② 정관　　③ 부고환　　④ 전립선　　⑤ 구요도선

☑ 정답 ④

☑ 문헌 이인모 외, Basic Medicine 기초의학, 학지사메디컬, 2019, p.180

☑ 해설

▶ 크기는 밤톨정도이고 바닥부(기저부)는 방광경에 붙고 첨단부는 요생식격막에 놓여있다.

008 콩팥(신장)의 구조적 · 기능적 단위로 옳은 것은?

① 토리(사구체)　　　　② 콩팥단위(신원)　　　　③ 콩팥소체(신소체)

④ 콩팥깔때기(신우)　　⑤ 토리주머니(사구체낭)

☑ 문헌 이인모 외, Basic Medicine 기초의학, 학지사메디컬, 2019, p.173

☑ 해설

▶ 1개의 콩팥(신장)에는 100만개 이상의 콩팥단위(신원 nephron)가 있다.

009 방광의 해부학적 위치이다. (A)와 (B)의 위치로 옳은 것은?

> • 남성의 경우 방광은 (A)바로 앞에 놓이며, 여성의 경우는 (B)의 앞에 위치한다.

	①	②	③	④	⑤
A	작은창자	작은창자	직장	직장	막창자꼬리돌기(충수돌기)
B	자궁과 질	난소	난소	자궁과 질	자궁과 질

☑ 정답 ④

☑ 문헌 해부학편찬위원회, 사람해부학, 범문에듀케이션, 2019, p.683

☑ 해설

▶ 남성의 경우 곧창자(직장) 앞에 있으며, 여성은 자궁과 질의 앞에 위치한다.

010 정자와 난자의 발생과정 중 발생과정이 같은 단계로 짝지어진 것은?

① 1차정모세포 – 제2난모세포 　② 1차정모세포 – 제1극체
③ 2차정모세포 – 제1극체 　④ 2차정모세포 – 제2극체
⑤ 정자세포 – 제1난모세포

☑ 정답 ③

☑ 문헌 박희진 외, Paramedics 기초의학, 에듀팩토리, 2019, p.465

☑ 해설

▶ 1차정모세포 - 1차난모세포

　2차정모세포 - 2차난모세포와 제1극체

　정세포 - 난세포

　정자 - 난자와 제2극체

011 젖(유방)의 해부학적 구조의 설명으로 옳지 않은 것은?

① 분만 후에는 유륜이 흑갈색으로 변한다.

② 내부는 방사상의 젖샘엽(유선엽)이 있다.

③ 꼭지(유두)에는 12~15개의 유공이 개구한다.

④ 크기는 선조직을 싸고 있는 지방의 양에 의해 결정된다.

⑤ 작은마름근(소능형근)과 큰마름근(대능형근) 사이에 위치한다.

☑ 정답 ⑤

☑ 문헌 대한해부학회, 알기쉬운 사람해부학, 현문사, 2019. p.384

☑ 해설

▶ 젖(유방)은 큰가슴근(대흉근)의 표면을 덮는 큰가슴근막(대흉근막) 위에 얹혀있는 반구형의 봉우리로 150~200g 정도이다.

012 신장의 생리적 기능으로 옳지 않은 것은?

① 혈장량 조절 　② 혈장의 pH 조절 　③ 전해질 농도조절

④ 체내 호르몬 농도 조절 　⑤ 혈액속의 노폐물 농도 조절

☑ 정답 ④

☑ 문헌 김종연 외, 알기쉬운 인체생리학, 고문사, 2018, p.288

☑ 해설

▶ 신장의 주요기능은 혈당과 간질액 등의 세포외액을 조절하는 것인데 요형성을 통해 이루어진다.

013 비뇨기의 일부구조이다. 소변의 배설 순서로 옳은 것은?

가. 방광　　나. 콩팥잔(신배)　　다. 콩팥깔때기(신우)　　라. 요관

① 가→나→다→라 ② 가→나→라→다 ③ 나→다→라→가

④ 나→라→가→다 ⑤ 다→가→나→라

☑ 정답 ③

☑ 문헌 김종연 외, 알기쉬운 인체생리학, 고문사, 2018, p.291

☑ 해설

▸ 토리주머니(사구체낭)로 걸러진 소변은 몸쪽곱슬뇨세관(근위곡세뇨관) → 콩팥고리 → 먼
쪽곱슬뇨세관(원위곡세뇨관) → 집합관 → 작은콩팥술잔(소신배) → 큰콩팥술잔(대신배)
→ 콩팥깔때기(신우) → 요관 → 방광 → 요도

014 소변을 만드는 신장의 구조적 기능적 기본단위로 옳은 것은?

① 콩팥고리　　　　　② 콩팥유두(신유두)　　　　③ 콩팥기둥(신주)

④ 콩팥단위(네프론)　⑤ 작은콩팥술잔(소신배)

☑ 정답 ④

☑ 문헌 대한해부학회, 알기쉬운 사람해부학, 현문사, 2019. p.351

☑ 해설

▸ 각 신장은 백만 개 이상의 콩팥단위(네프론)를 보유하고 있으며, 한 네프론은 요세관(세뇨
관)과 관련된 작은 혈관으로 구성되어있다.

015 양쪽 신장에 의해 1분 동안 생산되는 여과액의 용량은?

① 요세관(세뇨관) 여과량

② 요세관(세뇨관) 흡수량

③ 보우만낭 통과량

④ 토리(사구체) 여과량

⑤ 토리(사구체) 흡수량

☑ 정답 ④

☑ 문헌 김종연 외, 알기쉬운 인체생리학, 고문사, 2018, p.283

☑ 해설

▸ 1분 동안 양쪽 신장에 의해 생산되는 여과액의 용량을 토리(사구체)여과량. (glomerular
filtration rate, GFR)이라 한다. GFR은 여자의 경우 약 115ml, 남자의 경우 약 125ml이다.

016 신장에서의 재흡수 경로로 옳은 것은?

① 토리(사구체) → 토리주머니(사구체낭)

② 요세관(세뇨관) → 모세혈관

③ 먼쪽곱슬뇨세관(원위세뇨관) → 몸쪽곱슬뇨세관(근위세뇨관)

④ 몸쪽곱슬뇨세관(근위세뇨관) → 헨레고리(콩팥고리)

⑤ 헨레고리(콩팥고리) → 먼쪽곱슬세뇨관(원위세뇨관)

☑ 정답 ②

☑ 문헌 김종연 외, 알기쉬운 인체생리학, 고문사, 2018, p.285

☑ 해설

▶ 수분의 재흡수는 삼투압에 의해 일어나는데 요세관(세뇨관)에서 주변 모세혈관으로 NaCl
의 수송을 따라간다.

017 몸쪽곱슬뇨세관(근위세뇨관)에서의 염분과 수분의 재흡수 기전이다. 재흡수 될 때의
이동원리로 옳은 것은?

> • Na^+은 여과액에서 (A)으로 재흡수 되며, Cl^-는 전기적 인력에 의해 (B)으로 재흡수된
> 다. 수분은 (C)으로 NaCl의 수송을 따라 재흡수된다.

	①	②	③	④	⑤
A	수동적	수동적	능동적	능동적	삼투작용
B	능동적	삼투작용	수동적	삼투작용	능동적
C	삼투작용	능동적	삼투작용	수동적	수동적

☑ 정답 ③

☑ 문헌 이강이 외, 인체생리학, 현문사, 2019 p.169

☑ 해설

▶ Na^+은 능동적으로 수송되는 한편, Cl^-는 전기적 인력에 의해 수동적으로 재흡수 된다. 수분
은 삼투작용으로 NaCl의 수송을 따라 움직인다.

018 재흡수가 가장 많이 일어나는 부위로 옳은 것은?

① 집합관

② 헨레고리

③ 토리주머니(사구체낭)

④ 먼쪽곱슬뇨세관(원위세뇨관)

⑤ 몸쪽곱슬뇨세관(근위세뇨관)

☑ 정답 ⑤

☑ 문헌 김종연 외, 알기쉬운 인체생리학, 고문사, 2018, p.285

☑ 해설

▸ 여과액 속 약 65%의 염과 수분은 몸쪽곱슬뇨세관(근위세뇨관)을 거치면서 재흡수 된다. 추가로 20%정도는 헨레고리에서, 나머지 15%정도는 먼쪽곱슬뇨세관(원위곡 세뇨관)에서 재흡수 된다.

019 대부분의 물과 전해질이 재흡수되는 부위로 옳은 것은?

① 집합관

② 헨레고리

③ 토리주머니(사구체낭)

④ 먼쪽곱슬뇨세관(원위세뇨관)

⑤ 몸쪽곱슬뇨세관(근위세뇨관)

☑ 정답 ⑤

☑ 문헌 해부학편찬위원회, 사람해부학, 범문에듀케이션, 2019. p.679

☑ 해설

▸ 몸쪽(토리쪽)곱슬뇨세관(근위세뇨관)은 토리여과액의 약 65%를 흡수하고 이 과정에서 한 사람의 1일 ATP소비량의 약 6%를 소비한다.

020 헨레고리 하행각(A)과 상행각(B), 집합관(C)의 삼투농도 변화로 옳은 것은?

	①	②	③	④	⑤
A	증가	증가	증가	감소	감소
B	증가	감소	감소	증가	증가
C	감소	증가	감소	증가	감소

☑ 정답 ②

☑ 문헌 김종연 외, 알기쉬운 인체생리학, 고문사, 2018, p.290

☑ 해설

▶ 하행각에서는 수분의 재흡수로 삼투농도가 증가하고, 상행각에서는 NaCl의 재흡수로 삼투
농도가 감소한다. 집합관에서는 다시 수분의 재흡수로 삼투농도가 증가한다.

021 신장에서의 분비 경로로 옳은 것은?

① 모세혈관→요세관(세뇨관)

② 토리주머니(사구체낭)→토리(사구체)

③ 헨레고리→먼쪽곱슬뇨세관(원위세)뇨관

④ 몸쪽곱슬뇨세관(근위세뇨관)→헨레고리

⑤ 먼쪽곱슬뇨세관(원위세뇨관)→몸쪽곱슬뇨세관(근위세뇨관)

☑ 정답 ①

☑ 문헌 이강이 외, 인체생리학, 현문사, 2019 p.170

☑ 해설

▶ 분비는 요세관(세뇨관) 주위 모세혈관에서 요세관(세뇨관)으로의 능동수송을 의미한다.
이 수송은 재흡수와 방향이 반대이다.

022 소변 속의 Na^+의 재흡수와 K^+의 분비조절에 관여하는 호르몬으로 옳은 것은?

① 티록신(thyroxine)　　② 인슐린(insulin)　　③ 글루카곤(glucagon)

④ 에스트로겐(estrogen)　　⑤ 알도스테론(aldosterone)

☑ 정답 ⑤

☑ 문헌 김종연 외, 알기쉬운 인체생리학, 고문사, 2018, p.246

☑ 해설

▸ Na^+의 재흡수와 K^+의 분비는 부신피질에서 분비되는 알도스테론(aldosterone)에 의해 조
절된다.

023 정자의 형성과정에서 핵상이 2n인 세포는?

① 제1정모세포　　　　　② 제2정모세포

③ 정자세포　　　　　　④ 정자

⑤ 제1극체

☑ 정답 ①

☑ 문헌 기초의학 교재편찬연구회, 인체생리학, 에듀팩토리. 2017 p.495

☑ 해설

▸ 제1정모세포(2n)는 제1차 감수분열을 하여 제2정모세포(n)가 되고, 제2정모세포는 제2차
감수분열을 하여 정자세포(n)를 형성한다. 정자세포는 성숙하여 정자 (n)로 변한다.

024 신장의 제거율(clearance)이 0인 것으로 옳은 것은?

① Na　　　　　　　② glucose

③ insulin　　　　　④ mannitol

⑤ creatine

☑ 정답 ②

☑ 문헌 이강이 외, 인체생리학, 현문사, 2019 p.172

☑ 해설

▸ 클리어런스(clearance)란 혈장 중의 어느 물질을 정화하는 신장의 청소능력을 나타내는 말
이다.

025 분비 저하 시 배뇨량이 증가하여 요붕증이 발생하는 호르몬으로 옳은 것은?

① insulin   ② androgen   ③ vasopressin

④ parathormone   ⑤ glucocorticoid

☑ 정답 ③

☑ 문헌 김종연 외, 알기쉬운 인체생리학, 고문사, 2018, p.179

☑ 해설

▶ 시상하부로부터 뇌하수체 후엽에 이르는 경로가 장애가 발생하면 ADH(vasopressin)분비 감
소로 소변량이 증가하는 요붕증(diabetes insipidus)이 발생한다.

026 사구체내에 다음과 같은 압력이 분포할 때 사구체의 순수여과압으로 옳은 것은?

- 혈액교질 삼투압 : 30mmHg
- 토리주머니(사구체낭) 정수압 : 13mmHg
- 토리(사구체) 모세혈관의 정수압 : 70mmHg

① 17mmHg   ② 27mmHg   ③ 58mmHg   ④ 92mmHg   ⑤ 118mmHg

☑ 정답 ②

☑ 문헌 기초의학 교재편찬연구회, 인체생리학, 에듀팩토리. 2017. p.478

☑ 해설

▶ 스탈링(Starling)의 가설.여과압 =모세혈관압-(혈장 교질삼투압 + 보만낭내 정수압) =
70mmHg - (30mmHg +13mmHg)

027 콩팥(신장)의 기능적 단위로 옳은 것은?

① 뉴런   ② 척수   ③ 세뇨관   ④ 집합관   ⑤ 콩팥단위(신원)

☑ 정답 ⑤

☑ 문헌 김종연 외, 알기쉬운 인체생리학, 고문사, 2018, p.279

☑ 해설

▶ 콩팥단위(신원)(nephron)은 신장의 구조적, 기능적 단위이다.

028 부신피질 호르몬인 알도스테론(aldosterone)의 분비 촉진 요인으로 옳지 않은 것은?

① K^+농도 증가

② 세포외액량 감소

③ 혈장 내 Na^+농도 감소

④ 노폐물내 NH_3의 발생 증가

⑤ 출혈, 외상, 간경화, 신장염 등

☑ 정답 ④

☑ 문헌 김종연 외, 알기쉬운 인체생리학, 고문사, 2018, p.247

☑ 해설

▶ 알도스테론은 Na^+을 재흡수하는 호르몬인 동시에 K^+의 재흡수를 억제하는 호르몬이다.

▶ 알도스테로(aldosterone)의 분비 촉진 요인 :

- K^+농도 증가

- 세포외액량 감소

- 혈장 내 Na^+농도 감소

- 출혈, 외상, 간경화, 신장염 등

029 신장에서의 전해질 배설에 관한 내용이다. Na^+의 배설에 관한 설명으로 옳은 것은?

① 2/3는 NH_3와 결합해 있다.

② 1/3은 소변 중에 유리되어있다.

③ Na^+이 과잉일 때는 K^+의 배설량이 감소한다.

④ 섭취량이 많을 때는 사구체 여과량이 증가한다.

⑤ 칼시토닌(calcitonin)과 파라토르몬(parathormone)에 의해 조절된다.

☑ 정답 ④

☑ 문헌 기초의학 교재편찬연구회, 인체생리학, 에듀팩토리. 2017 p.479

☑ 해설

▶ 신체 조직 내의 Na^+함량이 많을 때 는 부신피질이 알도스테론의 생산이 억제됨으로써 세뇨관에서의 Na^+흡수는 잘 이루어지지 않는다.

030 콩팥겉질(신장피질)의 사구체 곁세포에서 분비되는 레닌의 작용으로 옳은 것은?

① 수분조절　　　　　② 혈압조절　　　　　③ 산-염기 조절

④ 소변의 농도 조절　　⑤ 수분의 재흡수 조절

☑ 정답 ②

☑ 문헌 김종연 외, 알기쉬운 인체생리학, 고문사, 2018, p.179

☑ 해설

　▶ 신장의 renin이 angiotensin I을 유리시키고, 효소의 작용에 의해 angiotensin II로 변화되고
　　angiotensin II는 부신피질을 자극하여 aldosterone을 분비한다.

031 남성의 1차 생식기관으로 옳은 것은?

① 정관　　　　　　② 음경　　　　　　③ 고환

④ 전립선　　　　　⑤ 사정관

☑ 정답 ③

☑ 문헌 대한해부학회, 알기쉬운 사람해부학, 현문사, 2019. p.363

☑ 해설

　▶ 남성 생식기계의 1차 생식기관은 정자 및 남성 호르몬을 생산하는 고환이고 여성 생식기계
　　의 1차 생식기관은 난자 및 여성호르몬을 생산하는 난자이다.

032 복강속의 고환이 음낭으로 하강하지 못해 불임을 초래하는 상태로 옳은 것은?

① 잠복고환　　　　　② 고환염좌　　　　　③ 고환비대

④ 고환하수　　　　　⑤ 고환협착

☑ 정답 ①

☑ 문헌 대한해부학회, 알기쉬운 사람해부학, 현문사, 2019. p.369

☑ 해설

　▶ 고환이 음낭으로 내려가지 못하여 잠재고환상태가 된다. 이는 음낭의 온도보다 높은 강 온
　　도의 영향으로 정자의 생성이 감소한다.

033 글리코겐, 단백질 등을 분비하여 정자의 성숙 촉진과 저장을 담당하는 곳으로 옳은 것은?

① 고환   ② 음경   ③ 정세관
④ 전립선   ⑤ 부고환

☑ 정답 ⑤

☑ 문헌 대한해부학회, 알기쉬운 사람해부학, 현문사, 2019. p.368

☑ 해설
▶ 정자의 생명을 유지시키고 성숙을 촉진시키도록 도와주는 글리코겐과 단백질 그리고 다른 물질들을 분비한다.

034 남성생식기의 구조 중 정자의 이동 통로이며 불임절제 시술 부위로 옳은 것은?

① 정관   ② 음경   ③ 고환
④ 전립선   ⑤ 사정관

☑ 정답 ①

☑ 문헌 대한해부학회, 알기쉬운 사람해부학, 현문사, 2019. p.369

☑ 해설
▶ 길이 약 45cm 가량의 근육성 관으로 위중층원주상피로 되어있고, 정자의 이동 통로이다.

035 방광 하부에 위치하며 요도와 사정관이 관통하며 정액 특유의 냄새가 나는 알칼리성 점액을 분비하는 곳으로 옳은 것은?

① 정관   ② 음경   ③ 고환   ④ 사정관   ⑤ 전립선

☑ 정답 ⑤

☑ 문헌 대한해부학회, 알기쉬운 사람해부학, 현문사, 2019. p.369

☑ 해설
▶ 전립선은 우유와 같은 연한 알칼리성 액을 분비하여 질의 산성 분비액을 중화시켜 정자가 여성의 생식기로 들어갈 수 있게 해준다.

036 남성생식기 중에서 여성의 대전정선(큰질어귀샘)에 해당하는 부위로 옳은 것은?

① 음경　　　② 정관　　　③ 고환　　　④ 전립선　　　⑤ 요도구선

☑ 정답 ⑤

☑ 문헌 대한해부학회, 알기쉬운 사람해부학, 현문사, 2019. p.370

☑ 해설

▶ Cowper's glands(망울요도샘, 요도구선)은 점액같은 알칼리성 액을 분비하여 성교시 음경의 끝부분인 귀두를 매끄럽게 하는 윤활작용을 한다.

037 여성의 1차 생식기관으로 옳은 것은?

① 질　　　② 난관　　　③ 자궁　　　④ 난소　　　⑤ 난자

☑ 정답 ④

☑ 문헌 대한해부학회, 알기쉬운 사람해부학, 현문사, 2019. p.374

☑ 해설

▶ 여성 생식기계의 1차 생식기관은 난자와 성호르몬을 생산하는 난소이고, 부속기관으로는 난관과 자궁, 질 등이 있다.

038 다음과 같은 작용이 있는 여성생리주기로 옳은 것은?

• 황체형성호르몬인 LH 분비가 가장 많다	• estrogen 분비가 가장 많다
• 난포기가 끝나고 항체기가 시작되었다.	• 난포의 파열이 있었다

① 재생기　　　② 증식기　　　③ 배란기　　　④ 분비기　　　⑤ 월경기

☑ 정답 ③

☑ 문헌 김종연 외, 알기쉬운 인체생리학, 고문사, 2018, p.254

☑ 해설

▶ 난소주기 14일경에 LH와 FSH의 분비가 급격히 증가하면서 성숙난포(graafian folicle)의 벽이 파열된다.

039 자궁속막의 주기에 따라 수정란이 착상하기에 적당한 시기로 옳은 것은?

① 월경기　　　② 증식기　　　③ 분비기　　　④ 생식기　　　⑤ 월경전기

☑ 정답 ③

☑ 문헌 김종연 외, 알기쉬운 인체생리학, 고문사, 2018, p.255

☑ 해설

▶ 월경주기에서 가장 긴 약 15-16일에 해당하며, 난소주기에서 황체기에 해당하는 시기이며 자궁내막은 배아(embryo)를 수용하여 양육할 수 있는 상태가 된다.

040 부신피질의 기능저하 시 나타나는 질환으로 옳은 것은?

① Grave's disease(Basedow's disease)

② 점액수종(myxedema)

③ Addison's disease

④ 골다공증(osteoporosis)

⑤ 뼈연화증(osteomalacia)

☑ 정답 ③

☑ 문헌 전국응급구조과교수협의회, (사)한국응급구조학회. 응급구조사를 위한 병리학, 메디컬 사이언스, 2018, p.195

☑ 해설

▶ 뇌하수체전엽에서 문제가 발생하여 ACTH분비가 저하되므로 Addison's disease가 발생하며 주요한 증상으로는 혈압하강, 근무력증, 피부의 색소침착외에 혈액 내의 전해질농도 변화가 일어난다.

041 소변에 포함된 요소와 요산을 생성하는 기관은?

① 간　　　② 토리　　　③ 세뇨관　　　④ 신소체　　　⑤ 토리주머니

☑ 정답 ①

☑ 문헌 박희진 외, Paramedics 기초의학, 에듀팩토리, 2019, p.450

☑ 해설

▶ 유독한 암모니아는 간에서 오르니틴회로를 거치면서 무독한 요소와 요산으로 생성된다.

042 30세 여성이 12월 20일을 전후로 다음과 같은 생리적 변화를 보였다. 월경주기로 볼 때 이 여성의 생리적인 시기는?

> • 난포의 파열이 있다.
> • 난포기가 끝나고 황체기가 시작되었다.
> • 에스트로겐(estrogen)분비가 가장 많았다.
> • 황체형성호르몬인 LH(luteinizing hormone)분비가 가장 많았다.

① 재생기   ② 증식기   ③ 배란기

④ 분비기   ⑤ 월경기

☑ 정답 ③

☑ 문헌 김종연 외, 알기쉬운 인체생리학, 고문사, 2018, p.254

☑ 해설

▶ 배란기의 특징은 황체형성호르몬인 LH(luteinizing hormone)분비가 많으며, 에스트로겐 (estrogen)분비가 가장 많다.

043 여과계수를 A, 토리 모세혈관압을 B, 토리주머니 정수압을 C, 토리 교질삼투압을 D 라 할 때 토리 여과율(GFR)을 구하는 공식으로 옳은 것은?

① A(B+C−D)   ② B(A−C−D)   ③ A(B−C−D)

④ A(B+C+D)   ⑤ D(B+C−A)

☑ 정답 ③

☑ 문헌 박희진 외, Paramedics 기초의학, 에듀팩토리, 2019, p.452

☑ 해설

▶ 여과계수(토리 모세혈관압-토리주머니 정수압-토리 교질삼투압)로 계산된다.

044 요로 결석증의 원인물질로 옳은 것은?

① 요산염, 인산염, 수산염   ② 요산염, 인산염, 암모늄염

③ 인산염, 탄산염, 질산염   ④ 인산염, 수산염, 암모늄염

⑤ 요산염, 수산염, 암모늄염

☑ 정답 ①

☑ 문헌 전국응급구조학과교수협의회, 내과전문응급처치학, 도서출판 한미의학, 2018, p.413

☑ 해설

▸ 요산염석은 산성 요에서 형성되기 쉽고, 인산염석은 알칼리성 요에서 형성되기 쉽다.

045 요독증과 관련이 있는 내용으로 옳은 것은?

① 단백뇨를 배설한다.

② 소변량이 갑자기 증가한다.

③ 호기에 달콤한 냄새가 인지된다.

④ 노폐물보다 당성분이 많이 검출된다.

⑤ 고칼륨증, 고인혈증, 저칼슘증 등의 전해질 이상이 나타난다.

☑ 정답 ⑤

☑ 문헌 전국응급구조과교수협의회, (사)한국응급구조학회. 응급구조사를 위한 병리학, 메디컬 사이언스, 2018, p.249

☑ 해설

▸ 소변의 배설에 장애가 발생하여 여러 가지 노폐물이 혈액 중에 축적되어 여러 장기의 장애를 일으키는 것은 요독증 이라고 하며 전신성 부종을 동반한다.

046 다음과 같은 특징을 보이는 콩팥의 악성종양으로 옳은 것은?

> • 10세 이하 소아에서 호발한다.
> • 콩팥모세포종(신아세포종)이라고도 하며 커다란 확장종괴 이다.
> • 단면은 황색, 균질, 고형으로 보이며 10kg까지 되는 것도 있다.

① 척수종양　　　　　② 췌장종양　　　　　③ 유잉(Ewing)육종

④ 윌름(Wilm)종양　　　⑤ 카포시(Kaposi)육종

☑ 정답 ④

☑ 문헌 박희진 외, Paramedics 기초의학, 에듀팩토리, 2019, p.459

☑ 해설

▸ 윌름(Wilm)종양은 신장을 압박하여 위축시키며 복강 내 전체를 압박하기도 한다.

047 난소의 상피세포가 발생근원인 종양으로 옳지 않은 것은?

① 장액성 종양　　　　② 점액성 종양　　　　③ 투명세포종양

④ 내배엽동종양　　　　⑤ 브렌너(Brenner)종양

☑ 정답 ④

☑ 문헌 이한기 외, 병리학, 수문사, 2005, p.339

☑ 해설

▶ 난소의 종양은 상피세포종, 생식세포종, 성삭-기질세포종, 전이종 등으로 대별된다.

048 난소의 생식세포가 발생근원인 종양으로 옳지 않은 것은?

① 기형종　　　　　　② 융모막암종　　　　③ 내배엽동종양

④ 미분화세포종　　　⑤ 투명세포종양

☑ 정답 ⑤

☑ 문헌 이한기 외, 병리학, 수문사, 2005, p.340

☑ 해설

▶ 난소의 종양은 상피세포종, 생식세포종, 성삭-기질세포종, 전이종 등으로 대별된다

049 다음과 같은 특징을 보이는 비뇨기계통의 질환으로 옳은 것은?

> • 여성보다 남성에 흔하다.
> • 심한 경련성 옆구리 통증을 유발한다.
> • 칼슘염화물 등이 요로를 폐쇄하여 발생한다.

① 요도염　　　　　　② 사구체신염　　　　③ 콩팥돌(신결석)

④ 물콩팥증(수신증)　⑤ 콩팥기능상실(신부전)

☑ 정답 ③

☑ 문헌 전국응급구조학과교수협의회, 내과전문응급처치학, 도서출판 한미의학, 2018, p.413

☑ 해설

▶ 결석은 주로 신장에서 형성되지만 방광에서도 형성된다통증은 폐쇄된 요관의 수축으로 일
어난다.

050 소변흐름의 조절능력을 상실한 비뇨기계통의 질환으로 옳은 것은?

① 방광염 ② 신우신염 ③ 물콩팥증(수신증)

④ 오줌새기(요실금) ⑤ 콩팥기능상실(신부전)

☑ 정답 ④

☑ 문헌 박희진 외, 알기쉬운 병리학, 메디컬코리아, 2007, p.240

☑ 해설

▸ 임신, 출산, 자궁적출 및 폐경에 의한 여성에 많으며 60세 이상에서 빈발한다.

051 임신중독증의 증상으로 옳지 않은 것은?

① 부종 ② 고혈압 ③ 단백뇨

④ 갑작스런 체중증가 ⑤ 임신 4개월 후에 나타남

☑ 정답 ⑤

☑ 문헌 박희진 외, 알기쉬운 병리학, 메디컬코리아, 2007, p.265

☑ 해설

▸ 임신중독증은 보통 임신 7개월 이후에 나타난다.

052 성적 장애로 옳지 않은 것은?

① 관음증 ② 노출증 ③ 작화증

④ 성욕도착 ⑤ 성적 가학증

☑ 정답 ③

☑ 문헌 박희진 외, 알기쉬운 병리학, 메디컬코리아, 2007, p.473

☑ 해설

▸ 노출증 : 무관심 상태의 이성에게 자신의 성기를 노출하는 것

성욕도착 : 무생물을 이용한 성적 자극

성적 가학증 : 희생자가 고통을 당할 때 가학 성애자의 성적 자극을 느끼는 것

관음증 : 남의 성적인 행위나 부분을 은밀히 지켜보는 것

053 40대 중년 남자가 관절에 심한 통증을 호소하여 진단한 결과 다음과 같은 소견을 얻었다. 이 환자의 진단명으로 옳은 것은?

> • 요산대사의 이상으로 혈중 요산농도가 증가되었다
> • 요산염의 배설이 잘 되지 않았다
> • 요산이 결정체로 관절조직에 침착되었다

① 통풍   ② 요산뇨   ③ 연골육종

④ 변형성 관절증   ⑤ 추간원판 헤르니아

☑ 정답 ①

☑ 문헌 박희진 외, Paramedics 기초의학, 에듀팩토리, 2019, p.460

☑ 해설

   ▶ 핵산에서 유래하는 purine대사로부터 생긴 요산이 결정체로 되어 관절조직에 침착하는 질환.

054 페닐케톤뇨증(phenylketonuria)과 관련이 있는 것은?

① 암모니아가 다량 배설된다.

② 조직갈변증과 변형성 관절염이 나타난다.

③ 배설장애가 생겨 정신박약이 되기도 한다.

④ 타이로시나제(tyrosinase)의 결핍으로 발생한다.

⑤ 뇨와 혈중에 페닐알라닌(phenylalanine)이 증가한다.

☑ 정답 ⑤

☑ 문헌 박희진 외, Paramedics 기초의학, 에듀팩토리, 2019, p.460

☑ 해설

   ▶ 뇨와 혈중에 페닐알라닌(phenylalanine)이 증가하고 페닐피루브산(phenylpyruvicacid)이 배설된다.

055 자궁평활근과 혈관을 수축하는 약물로 옳은 것은?

① oxytocin   ② heparin   ③ clozapine

④ pimozide   ⑤ benztropine

☑ 정답 ①

☑ 문헌 범진필, 임상약리학, 청구문화사, 2016, p.423

☑ 해설

▶ heparin : 항응고제

clozapine, pimozide : 항정신병 약물

benztropine : 항파킨슨병 약물

056 progestin(progesterone)의 약리작용으로 옳지 않은 것은?

① 불임의 진단과 치료　　　　　　　② 월경전 긴장감 조절

③ 자궁내 과출혈 조절　　　　　　　④ 자궁내막증의 통증조절

⑤ 자궁수축으로 분만 유도

☑ 정답 ⑤

☑ 문헌 범진필, 임상약리학, 청구문화사, 2016, p.418

☑ 해설

▶ progestin은 자궁내막증의 통증조절, 호르몬 불균형에 따른 자궁내 과출혈 조절, 월경전 긴
장감 조절, 불임의 진단과 치료 등에 사용될 수 있다.

057 신장에서 나트륨과 물의 흡수를 억제하는 삼투성 이뇨제는?

① 치아민(thiamine)　　　　　　　　② 글루카곤(glucagon)

③ 알부테롤(albuterol)　　　　　　　④ 만니톨(mannitol)

⑤ 디아제팜(diazepam)

☑ 정답 ④

☑ 문헌 박희진 외, Paramedics 기초의학, 에듀팩토리, 2019, p.479

☑ 해설

▶ 만니톨은 세포내에서 세포외로의 수분이동을 촉진시킨다.

058 분만 후 과출혈이 있는 산모에게 투여하는 자궁수축제로 옳은 것은?

① 황산마그네슘 　　② 아미노필린(aminophylline) 　　③ 황산아트로핀

④ 옥시토신(oxytocin) 　　⑤ 터부탈린(terbutaline)

☑ 정답 ④

☑ 문헌 전국응급구조과교수협의회, 응급약리학, 한미의학, 2013, p.329

☑ 해설

▶ 옥시토신을 투여하기 전에 아기와 태반이 완전히 나왔는지 필히 확인하여야 한다.

059 조산억제제로 사용되는 교감신경 효능제로 옳은 것은?

① 황산마그네슘 　　② 아미노필린(aminophylline)

③ 황산아트로핀 　　④ 옥시토신(oxytocin)

⑤ 터부탈린(terbutaline)

☑ 정답 ⑤

☑ 문헌 김세은 외, 응급약리학, 한미의학, 2003, p. 245

☑ 해설

▶ 자궁의 β2아드레날린성 수용체에 대한 자극은 자궁이완을 일으켜 분만을 억제한다.

060 다음과 같은 약리작용을 하는 교감신경 작용제는?

• 사구체 여과율을 증가시킨다. • α수용체에 작용하여 혈관을 수축한다. • noradrenaline합성의 전구물질로 심장의 β1수용체에 작용하여 수축력을 증강시킨다.

① isoproterenol 　　② methoxamine 　　③ methyldopa

④ dopamine 　　⑤ tyramine

☑ 정답 ④

☑ 문헌 전국응급구조과교수협의회, 응급약리학, 한미의학, 2013, p.489

☑ 해설

▶ 소량으로 장간막 및 신동맥의 dopamine 수용체를 통해서 혈관확장을 일으켜 사구체여과율을 증가시킨다.

061 삼투압 이뇨제의 특성을 설명한 것이다. (A)(B)(C)에 알맞은 내용은?

> • 삼투압 이뇨제는 (A)에서 자유로이 여과되고, (B)에서 재흡수 되지 않으며, 약리학적으로 불활성이므로 대량으로 투여하면 토리여과액 및 세뇨관액의 삼투압이 크게 (C)한다.

	①	②	③	④	⑤
(A)	신세뇨관	토리	콩팥소체	신세뇨관	토리
(B)	토리	신세뇨관	토리	콩팥소체	신세뇨관
(C)	증가	증가	감소	감소	감소

☑ 정답 ②

☑ 문헌 범진필, 임상약리학, 청구문화사, 2016, p.327

☑ 해설

▶ 대표적인 약물은 mannitol, urea, glycerin, isosorbide 등이 있다.

062 과도한 이뇨제의 사용으로 세뇨관으로의 K⁺분비가 증가할 때 우려되는 증상으로 옳은 것은?

① 저칼슘혈증　　　　　② 고칼슘혈증　　　　　③ 저칼륨혈증
④ 고칼륨혈증　　　　　⑤ 산증

☑ 정답 ③

☑ 문헌 전국응급구조학과교수협의회, (사)한국응급구조학회, 응급구조사를 위한 병리학, 메디컬사이언스, 2018, p.69

☑ 해설

▶ 저칼륨혈증(hypokalemia)은 신경근 질환과 비정상적인 심전도를 일으킬 수 있다.

063 다음과 같은 작용부위와 작용기전을 나타내는 이뇨제로 옳은 것은?

• 작용부위 : 상행각의 두꺼운 부분　　• 작용기전 : Na^+수송 억제

---

① 루프성 이뇨제　　　② 삼투성 이뇨제　　　③ 티아지드 이뇨제

④ 칼륨−보유 이뇨제　　⑤ 탄산탈수효소 억제제

☑ 정답 ①

☑ 문헌 범진필, 임상약리학, 청구문화사, 2016, p.329

☑ 해설

▶ Furosemide, ethacrynic acid 등이 있다.

Chapter 9

신경계통

Nervous system

1. 신경계통의 구조

1) 신경조직을 구성하는 2가지 세포

신경계는 그 구성하는 형태적, 기능적 최소 단위인 신경세포(뉴런 neuron)과 신경아교세포(신경교 neuroglia)로 되어 있다.

- ■ 신경세포(신경원 neuron)
- 자극을 받아 흥분, 전도
- 니슬소체(Nissl's body), 랑비에결절(Ranvier's node), 수초(myelin sheath), 신경집세포(슈반초 Schwann's sheath) 등으로 구성되어 있다
- 신경관의 앞부분이 계속 증식, 뇌가 되고 뒷부분은 더 커지지 않고 척수가 된다.
- 생후 1년이 되면 신경세포는 분열을 그치고 그 후는 일생 동안 증식되지 않는다.

- ■ 신경아교세포(신경교 neuroglia)
- 중추신경계의 사이질조직으로 신경세포를 지지보호하고 중추신경 손상 시 세포분열이 가능하여 손상을 복구시킨다.
- 신경세포의 주위에 있으며 신경세포 수 보다 많다.
- 신경세포와 신경아교세포와의 간격은 15~20 nm이며 이 간격을 통해 물질교환을 한다.
- 신경세포의 지지와 방어역할을 하며 신경세포가 흥분할 때 K^+의 유출로 세포외액에 K^+을 증가시킨다.
- 신경섬유의 세포막 전압 변동 조절
- 중추신경계의 사이질조직, 즉 신경세포와 세포 사이, 섬유사이를 메우는 사이질 조직으로 뇌와 척수의 중요 지지조직

(1) 별아교세포(성상교세포 astrocytes)

- 신경세포 주위를 둘러싸고 있는 별 모양의 세포로서 인접 혈관에 갈고리 모양으로 부착되어 있다.
- 원형질성 별아교세포는 회백질에 많고 돌기는 신경세포섬유가 적으며 굵고 가지가 많다.

(2) 희소돌기아교세포(희돌기교세포 oligodendrocyte)

신경세포와 혈관사이를 개재하고 말이집(수초 myelin sheath) 형성에 관여한다.

(3) 뇌실막세포(상의세포 ependymal cell)

입방 내지 원주상피로 때때로 섬모를 갖기도 하며 뇌의 뇌실계와 척수의 중심관 내면을 싸고 맥락얼기의 상피를 덮는다.

(4) 미세아교세포(미교세포 microglia)

소교세포라고도 하며 세포체는 작고 신경계의 청소세포(scavenger cell)로서 포식작용(식작용)을 한다.

3) 위치하는 부위에 따라

■ 중추신경계(CNS)

■ 말초신경계(PNS)

4) 뇌(brain)

■ 뇌의 발생 과정

발생 3주초에 외배엽이 세포로 비후하며 신경판(neural plate)이 출현 → 신경판의 양쪽이 증식 융기하여 신경주름(neural groove)이 형성 → 신경주름의 양 언덕은 함몰되어 신경고랑(신경구 : neural groove) → 양단 언덕은 말려 올라가서 융합 → 신경관(neural tube) 형성

■ 뇌줄기(뇌간 brain stem)

척수와 상위 뇌 중추를 연결시키는 모든 감각 및 운동신경섬유가 지나가는 뇌의 축과 같은 곳으로 숨뇌, 다리뇌, 중간뇌로 나뉜다.

(1) 숨뇌(연수 medulla oblongata)

다리뇌와 척수를 연결

(2) 다리뇌(교 pons)

• 중간뇌와 숨뇌사이에 크게 튀어나온 부위로 여러 방향에서 드나드는 신경섬유들이 교차

• 중소뇌다리(middle cerebellar peoluncle) : 다리뇌와 소뇌를 연결

(3) 중간뇌(중뇌 midbrain)

• 앞뇌와 뒤뇌를 연결하는 뇌줄기의 짤룩한 곳

• 대뇌 아래면 중앙에 위치

• 위고랑, 아래고랑으로 나뉨

■ 대뇌(cerebrum)

(1) 겉질 : 겉에서 3 mm. 회백색(감각령, 운동령, 종합령)

(2) 속질 : 백색

- 사이뇌(간뇌 diencephalon), 끝뇌(종뇌 telencephalon), 중간뇌(중뇌 mesencephalon)로 되어 있고 왼쪽과 오른쪽 대뇌반구로 이루어지며 사이뇌는 대뇌 반구 사이에 끼어 있다.
- 뇌 중 가장 크며 뇌 전체 무게의 약 80%, 체중의 약1/40

■ 대뇌의 내부구조

(1) 신경섬유

- 연합섬유(association fibers)

겉질의 어느 한 부분에서 같은 대뇌 반구의 다른 부분으로 연결시켜주는 섬유

- 맞교차섬유(교련 섬유 comissural fibers)
- 투사 섬유(projection fibers)

대뇌겉질과 척수 또는 뇌줄기에 있는 다른 목뼈들 사이를 연결하는 섬유

(2) 바닥핵(기저핵 basal nuclei)

각 대뇌 반구의 깊은 내부에 있는 회백질의 섬으로 대뇌겉질과 척수를 잇는 운동 및 지각로의 중간 정차장, 피라밋외로의 중요한 중추로써 근육활동을 촉진 억제함으로써 수의 운동이 완만히 이루어지도록 지원한다.

(3) 바닥핵의 구성

- 속 부위의 속주머니(내낭 internal capsule)에 의해 둘러싸여 있으며 뇌출혈의 호발부위로 임상에서 매우 중요한 부위이다.
- 안쪽군 : 꼬리핵(미상핵 caudatus nucleus)
- 가쪽군 : 렌즈핵(lentiform nucleus)

        조가비핵(피각 putamen)

        창백핵(담창구 globus pallidus)

■ 사이뇌(간뇌 diencephalon)

제3뇌실과 왼쪽과 오른쪽에 있는 두 시상에 의해 구성되는 대뇌 반구와 중간뇌사이의 부분에 있고 제3뇌실의 양측벽을 이루고 있다. 즉 제3뇌실을 중심으로 하여 그 둘레에 위치한다.

■ 끝뇌(종뇌 telencephalon)

- 뇌 중에서 가장 뚜렷한 부분으로 세로틈새라는 깊은 골에 의해 왼쪽과 오른쪽 대뇌반구로

갈라지고 맞교차섬유에 의해 서로 연결된다.
- 깊은 골을 틈새, 좀 얕은 골을 고랑이라 하며 뇌틈새와 뇌고랑은 각 반구를 엽으로 나누는 경계선으로 삼으며 끝뇌가 접하고 있는 머리뼈에 따라 이마엽, 마루엽, 관자엽 및 뒤통수엽으로 나눈다.

■ 소뇌(cerebellum)
- 소뇌의 무게는 약 120~130 g
- 뇌줄기의 주요한 감각계와 운동계에 접해 있고 뒤통수에 위치한다.
- 소뇌벌레 : 소뇌벌레을 중심으로 왼쪽과 오른쪽 반구 2개로 나눔
- 겉질에는 purkinje세포, granule세포, basket세포, stellate세포, golgi세포 등 5종류의 뉴런이 있다.
- 겉질은 가쪽의 분자층, 한층의 세포가 배열되어 있는 purkinje세포층, 안쪽의 과립층(granule) 등 3층으로 되어 있다.

5) 뇌신경(Cranial nerve)
12쌍이며 운동, 감각 및 혼합신경이 모두 존재

6) 뇌실(Ventricles of brain)
- 뇌척수액(cerebrospinal fluid)으로 차 있는 4개의 공간(cavity)
- 2개의 가쪽뇌실 : 대뇌 반구의 심부에 위치하는 왼쪽과 오른쪽 두개의 뇌실
- 제3뇌실 : 가쪽뇌실 정중에 있는 하나의 뇌실
- 제4뇌실 : 다리뇌와 숨뇌 뒤에 위치하고 점차 가늘어져 척수의 중심관과 연결

7) 수막(뇌척수막 Meninges)
- 뇌와 척수를 싸는 3겹의 막
- 3층 구조 – 경질막, 거미막(지주막), 연질막으로 구성

■ 경질막(duramator)

• 뇌신경막은 머리뼈안의 내면을 덮는 뼈막과 밀착

• 대뇌낫(대뇌겸 falx cerbri) : 왼쪽과 오른쪽 대뇌 반구를 분리하는 경질막 안엽

• 소뇌천막(tentorium cerebelli) : 대뇌와 소뇌사이에 끼어서 대뇌 뒤엽과 소뇌를 경계

■ 경질막 위 안

• 척수경막과 뼈막사이의 빈 공간으로 정맥, 림프관, 지방이 들어 있다.

• 경막 아래 안 : 림프액이 들어 있다.

■ 거미막(지주막 arachnoid mater)

혈관이 없는 얇은 중간의 막

■ 거미막 아래 안(지주막하 강)

CSF가 들어 있으며 넷째뇌실과 교통

■ 연질막(piamater)

얇으나 혈관이 풍부한 막, 척수와 뇌의 표면에 밀착

8) 추체계

• 피라밋로(추체로 pyramidal tract) : 뇌에서부터 시작한 신경이 척수로 내려오는 신경의 통로로 대부분의 섬유가 교차되고 교차된 겉질 척수로의 섬유는 곧바로 척수 앞 뿔의 운동신경 세포와 연결된다.

• 피라밋로는 약 30%가 Brodmann의 제4영역, 30%가 제6영역, 나머지 약 40%는 감각영역인 제3, 12영역에서 나와서 바닥핵과 시상 사이의 내낭을 거쳐 중간뇌의 대뇌뿔을 내려간 후 숨뇌의 피라밋에 도달하는 운동경로이다.

9) 척수(Spinal cord)

■ 구조

• 긴 원주상의 신경조직으로 척주관내에 있으며 위로는 숨뇌와 직접 연결

- 제1목뼈 신경~제2허리뼈 높이까지 계속
- 척수의 길이
  - 직경 1~1.3 cm
  - 길이 41~46 cm
  - 무게 30 g
- 척수의 굵기
  - 전체가 같지 않고 위아래에 팽대부가 있다.
  - 목 팽대부는 팔에 분포하는 신경이 출입하는 부분
  - 허리 팽대부는 다리에 분포하는 신경이 출입하는 부분
- 척수는 3층
- 중앙부에 H자형의 회백질부와 둘레에 백질부(white matter)로 되어 있다.
- 중심관은 뇌실로 이어지는 관(뇌척수액으로 채워진다)
- 회백질부(신경섬유)
  - 앞뿔 : 운동신경세포 분포
  - 뒤뿔 : 지각신경세포 분포(감각신경)
  - 가쪽뿔 : 앞뿔, 뒤뿔 사이에 자율신경 세포 분포
- 내부 : 회백색 – 신경세포 – 신경흥분과 척수에서 나오는 운동신경 흥분의 통합
- 표피 : 백색 – 유수섬유 – 신경흥분과 전도로
- 회백질(gray matter) : 중앙부 회색으로 보이는 H자 모양으로 신경세포의 집단으로 구성되어 있으며 척수로 들어오는 감각신경의 흥분과 척수에서 나가는 운동신경 흥분을 통합하는 곳이다.
- 백질(white matter) : 회백질을 둘러싸고 있는 회색으로 보이는 곳으로 뇌로 출입하는 신경흥분의 전도로이다.
  - 앞기둥 : 대뇌의 운동영역에서 시작하고 척수의 앞뿔세포에 수의운동 흥분을 전달하는 하행으로서 앞겉질 척수로가 있고 상행으로서는 촉각 흥분을 대뇌에 전달하는 앞척수시상로가 있다.
  - 가쪽기둥 : 대뇌의 운동영역에서 시작하고 아래로 내려오는 가쪽 겉질수로가 있어 수의운동 흥분을 전달한다. 온각, 냉각, 통각 등의 감각 흥분을 뇌에 전달하는 상행로서 가쪽척수시상로가 있다. 근관절 및 피부에 있는 감수체에서 시작하고 신체의 자세 및 위치

를 알리는 감각 흥분을 소뇌에 전도하는 상행으로서 척수소뇌가 있다.

- 뒤기둥 : 상행로만 있다. 촉각과 근 및 관절에서 시작하는 팔다리의 위치를 알리는 감각 흥분을 전도하는 것으로 쐐기핵(설상속 faciculus cuneatus)과 막속(fasciaulus gracilis)으로 구분된다.

- 뿔(각 horn) : 회백질 H자 날개부분으로 앞부분에 있는 것을 앞뿔, 뒤에 있는 것을 뒤뿔이라 한다. 척수의 각 마디에서 앞뿔 및 뒤뿔로부터 한 쌍의 척수신경이 시작된다.

- 촉각과 압각을 위한 감각충격 전도로는 전척수시상로이며, 신체의 한쪽으로부터 오는 감각충격을 소뇌의 같은 쪽으로 전도하는 척수로는 후척수소뇌로이다.

10) 말초신경계(Peripheral nervous system)

뇌신경(cranial nerve), 척수신경(spinal nerve), 자율신경계(autonomic nervous system)로 구성

■ 뇌신경(cranial nerve)

- 12쌍으로 구성

- 기능상 운동성, 지각성, 운동성과 지각성을 동시에 가지는 혼합성으로 구분

- 위치하는 순서에 따라 로마 숫자로 표기

(1) I 후각신경(olfactory nerves) : 지각신경, 냄새 감각

코안 점막의 후각세포(olfactory cell) → 벌집뼈의 사파 → 후각망울 → 후각로 → 후각중추

(2) II 시각신경(optic nerves) : 지각신경, 시각

안구 망막의 시세포 → 시신경 → 시각교차 → 시각로 → 가쪽무릎체 → 시각로부챗살 → 시각중추

(3) III 눈돌림신경(동안신경 oculomotor nerve)

운동신경, 눈운동, 동공의 크기 조절, 광선 조절, 안근의 분포

(4) IV 도르래신경(활차신경 trochlear nerve)

운동신경, 눈 운동, 안구의 위빗근에 분포. 안구망막의 시세포 → 시신경 → 시각교차 → 시각로

(5) V 삼차신경(trigeminal nerve) : 혼합신경, 머리, 얼굴의 감각, 저작운동, 근육감각

- 눈신경(opthalmic nerve) : 안구, 결막, 앞이마, 코점막 등에 분포 → 지각신경

- 위턱신경(maxillary nerve) : 정원공을 빠져나옴. 아래눈꺼풀, 윗니, 뺨, 입천장, 윗입술, 위

턱뼈동굴에 분포

- 아래턱신경(mandibular nerve) : 운동, 저작신경, 타원구멍을 빠져 나옴
- 운동신경 : 씹기근(깨물근, 관자근, 안쪽및 가쪽날개근)을 지배
- 지각신경 : 관자부위, 바깥귀, 뺨, 아랫입술, 턱, 입안점막, 아랫니, 혀의 전방 2/3
- 아래이틀신경(하치조신경 inferior alveolar nerve) : 아랫니에 지각 섬유
- 혀신경(설신경 lingual nerve) : 혀의 가쪽아래 방향에서 혀끝까지 지각을 지배. 고실끈신경(고삭신경 chorda tympani)과 교통, 턱밑샘, 혀밑샘 분비 작용

(6) VI 갓돌림신경(외전신경 abducens nerve) : 운동신경, 안구를 벌림 시킴, 안구의 가쪽을 지배

(7) VII 얼굴신경(안면신경 facial nerve) : 혼합신경

- 표정근 지배 → 운동신경
- 고실끈신경(고삭신경 chorda tympani)으로 되어 혀신경과 교통
- 부교감 섬유 → 혀밑샘, 턱밑샘, 눈물샘 등에 분포

(8) VIII 속귀신경(내이신경 acoustic nerve) : 지각신경

- 달팽이신경(와우신경 cochlear nerve) → 청각
- 안뜰신경(전정신경 vestibular nerve) → 몸의 평형

(9) IX 혀인두신경(설인신경 glossopharyngeal nerve) : 혼합신경, 미각(혀뒤 1/3), 삼킴운동, 혈압반사 조절

(10) X 미주신경(vagus nerve) : 혼합신경, 가슴, 배의 내장에 분포 → 대부분은 부교감 섬유로 구성

- 운동섬유 : 후두근, 물렁입천장, 인두의 근 지배
- 일반지각섬유 : 후두, 식도, 기관지, 심장, 배의 내장, 점막의 지각 감지
- 특수 지각섬유 : 후두덮개 근망의 혀에 분포
- 부교감 섬유 : 가슴, 배 장기의 민무늬근과 샘에 분포

(11) XI 더부신경(부신경 accessory nerve) : 운동신경, 어깨운동에 관여

(12) XII 혀밑신경(설하신경 hypoglossal nerve) : 운동신경, 혀의 근육에 분포

번호	이름		기능
1	후신경(olfactory)	(감각신경)	후각
2	시신경(optic)	(감각신경)	시각
3	동안신경(oculomotor)	(운동신경)	안구운동, 부교감신경섬유를 가지므로 동공 축소를 일으킴
4	활차신경(trochlear)	(운동신경)	안구운동
5	삼차신경(trigeminal)	(혼합신경)	얼굴, 눈, 코, 이, 잇몸 및 혀의 감각 하막근의 운동
6	외성신경(abducens)	(운동신경)	안구운동
7	안면신경(facial)	(혼합신경)	혀의 앞 2/3의 미각, 얼굴, 머리, 외이, 목의 운동, 타액선분지(부교감신경)
8	청신경(auditory)	(감각신경)	청각, 평형감각
9	설인신경 (glossopharyngeal)	(혼합신경)	혀의 뒤 1/3의 미각, 구개, 편도선, 인두의 촉각, 온도감각, 타액선의 분비(부교감신경), 연하
10	미주신경(vagus)	(혼합신경)	인두, 후두근의 운동, 심장활동억제, 기관지 위, 췌장, 담낭, 소장, 대장의 운동과 분비 조절
11	부신경(accessory)	(운동신경)	목의 근 및 후두의 근운동
12	설하신경 (hypoglossal)	(운동신경)	

■ 척수신경

• 목신경(경신경 cervical nerve) : 8(C1~C8)

• 가슴신경(흉신경 thoracic nerve) : 12(T1~T12)

• 허리신경(요신경 lumbar nerve) : 5(L1~L5)

• 엉치신경(천신경 sacral nerve) : 5(S1~S5)

• 꼬리신경(미골신경 coccygeal nerve) : 1(Co)

• 기시부 : 척수 감각, 운동 의식

• 분포 : 피부, 뼈대근, 관절

• 기능 : 감각운동, 땀샘분비

(1) 목신경얼기(경신경총 cervical nerve plexus)

• 제1~4목신경의 앞가지로 구성

- 목 부근에 존재
- 가로막 분포 → 가로막신경 → 제3~5목신경에서 지배

(2) 팔신경얼기(완신경총 brachial plexus)

- 제5~8목신경, 제1가슴신경
- 겨드랑(액와)신경 : 제5~6목신경 - 삼각근 어깨가쪽, 소원근과 삼각근의 운동지배 및 상완 외측부에 있는 피부감각을 지배한다.
- 근육피부신경 : 제5~7목신경 - 위팔두갈래근, 위팔근지배
- 정중신경 : 아래팔굽힘 지배
- 자신경 : 손바닥의 작은근에 분포
- 노신경 : 팔의 모든 신경 지배

(3) 가슴신경(thoracic nerves)

- 신경얼기를 만들지 않는다.
- 12쌍의 가슴신경 뒤가지는 가슴의 뒤벽과 배벽의 피부에 분포하고, 앞가지는 갈비뼈사이에 분지하므로 갈비사이신경이라고 한다.
- 제12갈비신경은 갈비뼈 아래에 위치하므로 갈비뼈아래신경이라고 한다.

(4) 허리신경얼기(요신경총 lumbar plexus)

- 제1~4 허리신경의 앞가지로 구성. 뒤배벽에 위치
- 넙다리신경 : 허리신경얼기 중 가장 큰 신경이다(제2~4허리신경).
- 폐쇄신경 : 골반(제2~4허리신경)
- 음부 넙다리신경 : 샅고랑 외부 생식기(제1~2허리신경)

(5) 엉치신경얼기(천골 신경총 sacral plexus)

- 제5허리신경~제3엉치신경
- 궁둥신경 : 인체에서 가장 굵고 길며 가장 큰 신경
- 정강신경 : 장단지 근육운동, 장단지 발목 피부
- 온종아리신경 : 발목의 벌림, 다리의 가쪽과 발의 가쪽
- 위, 아래볼기신경 : 볼기근 근육
- 음부신경 : 샅, 음낭, 음순, 음경, 항문, 바깥항문조임근, 피부

(6) 꼬리신경얼기(미골 신경총 coccygeal plexus)

제4~5엉치신경+꼬리신경(제4~5천골) 항문주위 피부에 분포

2. 신경계통의 기능

기능적으로는 몸감각(체성감각 somatic sensory)과 몸운동(체성운동 somatic motor)으로 이루어지는 수의신경계(voluntary nervous system)와 내장감각(visceral sensory)과 내장운동(visceral motor)으로 이루어지는 불수의 또는 자율신경계(autonomic nervous system)가 있다.

1) 특징
- 인체의 안팎에서 일어나는 자극에 대해 각 부분의 반응을 종합해서 통제하는 기관
- 자극에 의해 흥분을 일으키는 피자극성(irritability)
- 흥분을 중추로 전달하는 전도성(conductivity)
- 중추로부터 다시 말초로 전도하는 역할을 한다.
- 복잡하나 질서 정연하다.
- 재생이 불가능하다.
- 동물에 있어서 지각, 운동, 정신작용을 할 수 있는 특유작용이다.

2) 3대 요소
- 자극을 가해준다 : 내부 → 운동신경으로
  외부 → 뇌신경으로
- 흥분
- 반응

3) 역할
- 항상성(homeostasis)을 유지하기 위하여
  - 신체, 외부, 내부에서 일어나는 자극을 중추에 전달
  - 어떤 반응을 말초에 전달함으로써 몸속 각 기관의 기능 조절
  - 외부변화에 대한 행동을 나타냄
  - 사고, 기억, 감정의 기능적, 형태적 기틀 형성

4) 신경계의 종류

- 중추신경계와 말초신경계로 구성되어있으며, 중추신경계는 전신 활동을 조정하는 brain, spinal cord로 되어있고, 신경관이라는 배아의 외배엽성 구조에서 생겨난다. 신경관은 배아의 등쪽면에 있는 외배엽이 양쪽으로 융기하여 중심부가 깊어져 신경구가 되고 양쪽 융기는 신경관이 된다. 신경관이 변하여 뇌(brain)와 척수(spinal cord)를 만든다.
- 말초신경계는 몸신경에 속하는 12쌍의 뇌신경과 31쌍의 척수신경, 자율신경에 속하는 교감신경과 부교감신경으로 구성되어있다.

■ 대뇌(cerebrum)

- 중량 : 약 1,300~1,500 g
- 산소공급 차단 후 4~6분이면 뇌기능이 완전히 정지된다.

■ 대뇌겉질의 기능적 영역

(1) 운동영역(motor area)

- 중심고랑을 따라 앞부분, 중심앞이랑 아래에서 신체 상부 지배
- 중심앞이랑 위에서 신체 아래부위 지배
- 전신의 뼈대근지배
- 자세의 조정, 다리 관절의 굽힘 지배
- 모든 수의운동을 일으키고 조정
- 대뇌겉질을 제거해도 운동장애가 거의 일어나지 않는다.
- 대뇌겉질을 제거하면 서있는 사람이 기울어질 때 몸을 지탱하기 위해 뛰어오르는 도약반응(hopping reaction)과 다리를 확실히 지면에 놓는 발두기 반응(placing reaction)이 장애를 받는다.

(2) 감각영역(sensory area)

(3) 청각영역(auditory area)

(4) 언어영역(speach area)

- 가쪽고랑 바로 앞의 이마엽 부위
  - 말을 듣고 --→ 베르니케 영역(Wernicke's area)에서 해석 --→ 브로카 영역
    (손상되면 들을 수는 있으나 무슨 말인지를 모름)　　(손상되면

(Broca's area)에서 대답

무슨 말인지는 알 수 있으나 대답을 못함)

(5) 시각영역(visual area)

(6) 후각영역(olfactory area)

■ 대뇌 바닥핵의 기능

• 줄무늬체(선조체 corpus stiatum)

• 꼬리핵, 조가비핵, 창백핵 사이에는 섬유연락이 있으므로 이들을 합쳐서 줄무늬체라 함

• 뼈대근의 운동과 긴장을 무의식적으로 조절

■ 소뇌(cerebellum)

• 치아핵 : 소뇌 반구의 소뇌핵으로 뼈대근의 조정, 몸의 평형 담당

• 평형유지, 근육상태의 조절, 수의근 운동의 조절에 관여한다.

• 운동신경과 관계 깊음, 이상 시에는 손가락을 서로 맞추기 어렵고 손바닥 뒤집기가 어렵다.

• 몸자세의 균형, 운동 및 근의 긴장도에 관한 감각

• 시각, 청각, 촉각의 조정

• 대뇌 운동영역 명령을 조절

■ 뇌줄기(뇌간 Brain stem)

(1) 숨뇌(연수 medulla oblongata)

• 생명유지에 관여 : 호흡중추, 혈당량 조절 중추, 혈관운동 중추, 심장활동 중추가 존재

• 피라밋로(추체로 pyramidal trace) : 앞 정중열 양측에 뼈대근을 지배하는 운동신경로로 섬세한 운동명령을 전달하는 하행로이다.

• 피라밋교차(추체교차 pyramidal decussation) : 피라밋로 아래끝에 왼쪽과 오른쪽섬·유가 서로 교차하여 피라밋교차가 이루어져 있으며 이 부위에는 심장중추, 구토중추, 호흡중추, 삼킴중추 등이 있다.

• 올리브(olive) : 왼쪽과 오른쪽 측면에 있는 앞가쪽고랑과 뒤가쪽고랑 사이에 계란 모양으로 돌출 되어 나온 부분

• 제1목뼈 높이에서 나뉜다.

- 소화기중추 : 침분비중추, 흡반사중추, 씹기, 삼킴, 구토
- 눈 중추 : 각막, 결막 – 눈감는 반사, 눈물액분비 중추
- 그물체가 있어 의식을 유지하는 기능
- 반사중추 : 침분비, chewing, 구토, 기침, 하품, 재채기, 눈물
- 뇌신경 중 9, 10, 11, 12번 신경이 숨뇌에서 빠져 나온다.

(2) 다리뇌(교 pons)

- 5, 6, 7, 8 뇌신경이 기시하는 핵이 출현
- 숨뇌와 중간뇌 사이에 위치
- 소뇌에 출입하는 신경섬유속이다.

(3) 중간뇌(중뇌 midbrain)

- 눈알의 운동, 원근 조절, 안구 운동에 관여하는 동안 반사
- 홍체의 조절, 조리개 역할, 교통사고 환자에게 불빛을 비추었을 때 비정상반응을 보인다.
- 눈돌림신경핵(동안신경 : 제3뇌신경), 도르래신경(활차신경 : 제4뇌신경), 적핵(red nucleus) 등이 위치
- 위쪽끝에서 신경축을 절단하면 폄근의 경직이 일어난다.
- 뇌줄기(뇌간)의 가장 윗부분
- 청각, 동공(광선자극), 반사중추
- 눈돌림신경이 빠져나감
- 자세를 바르게 하는 자세 반사중추가 있다.
- 손에 무엇을 가까이 가져가면 어떤 물건이라도 꽉 쥘려고 하는 움켜잡기반사(파악반사 grasp reflex)가 있다.

5) 사이뇌(간뇌 diencephalon)

■ 시상뇌(thalamencephalon)

사이뇌의 일부로 제3뇌실의 가쪽벽에 있는 계란 모양의 회백질로서 시상, 시상후부, 시상 상부 등으로 이루어진다. 가쪽은 뇌량을 향함

(1) 시상후부(metathalamus) : 뇌줄기의 뒤가쪽에 돌출한 2개의 융기
- 안쪽 무릎체(내측슬상체 medial geniculate body) : 청각중추
- 가쪽 무릎체(외측슬상체 lateral geniculate body) : 시각중추

(2) 시상상부(epithalamus) : 제3뇌실의 아래벽을 이루고 시상의 아래위안벽에 위치

- 솔방울샘(송과체 pineal body) : 성기능에 관하여는 내분비샘
- 고삐삼각(수강삼각 habenular trigone) : 후각에 관여하는 섬유로 구성
- 뒤맞교차(후교련 posterior commissure)

(3) 시상하부(hypothalamus) : **자율신경계의 최고의 중추**

- 자율기능 조절
- 뇌하수체 호르몬 분비 조절
- 식욕, 성욕 등의 본능적 욕구 일으킴(생식기능조절)
- 체온조절 : 정상체온 유지
- 기쁨충족 중추

(4) **시상의 기능** : 유즙분비촉진, 자궁평활근 수축, 수분재흡수 증가, 항이뇨작용 등

6) 신경세포체

세포막, 원형질 및 핵으로 구성되며 크기는 다양하다.

- 신경원 섬유(neurofibril)는 매우 가느다란 신경섬유로 세포질내에 그물 모양으로 배열되어 있으며 세포질과 세포 돌기를 지지해 주는 역할을 한다.
- 신경미세소관(neurotubule)은 신경세포체의 그물(망상)조직 사이에 있는 미세한 관으로 주로 대사산물의 운반 및 세포체를 지지해 주는 역할을 한다.
- 닛슬소체(Nissl's body)는 호반세포라고도 하며 염기성 색소에 염색되는 과립으로 RNA로 구성되어 있다. 단백질 합성, 세포체에 영양 공급 및 재생, 이물질에 대한 식작용을 한다.

■ 신경돌기

신경세포체로부터 나오는 가늘고 긴 신경섬유로 흥분을 세포체에서 종말단추로 전달하는 긴 축삭돌기(axon)와 세포막으로부터 돌출되어 있는 짧은 여러 개의 가지돌기(수상돌기 dendrite)로 구성되어 있다.

(1) 축삭(axon) : 핵이 있는 세포체(soma)로 굵고 길이가 긴 돌기이며 세포체에서 종말단추 쪽으로 흥분을 전달한다.

(2) 가지돌기(수상돌기 : dendrite) : 세포체내에서 나오는 길이가 짧은 돌기로 다른 신경세포의 축삭돌기, 그 측지의 종말가지 및 가지돌기와 연접하여 흥분을 세포체로 전달해 주

는 기능을 한다.

■ 신경세포(뉴런)의 연결형태

연접단추(synaptic knob)가 신경세포의 어떤 부위에서 연접을 형성하는가에 따라 네 가지로 구분된다.

(1) 축삭ㆍ가지돌기 연접(axo – dendritic synapse) (대뇌 및 소뇌에서 볼 수 있다) : synapse 꼭지가 다음 신경세포의 가지돌기에 접속되어있는 연접

(2) 축삭ㆍ세포체 연접(axo – somatic synapse) : synapse 꼭지가 다음 신경세포의 세포체 표면에 직접 접속하여 이루는 연접

(3) 축삭ㆍ축삭 연접(axo – axonal synapse) : synapse 꼭지가 다음 신경세포의 접속된 연접 꼭지의 표면에 접속되어 있는 연접

(4) 축삭ㆍ가지돌기 – 세포체 연접(axo – dendrosomatic synapse)(척수에서 볼 수 있다) : synapse 꼭지가 다음 신경세포의 가지돌기와 세포체에 균등하게 접속된 연접

■ 연접(synapse)

• 수많은 신경세포가 서로 연락하여 복잡한 그물을 만드는 것이 신경계이다. 연락방식은 일정하여서 한 신경세포의 축삭돌기는 반드시 다음 신경세포에 접속한다. 즉 신경세포와 신경세포가 만나는데 이러한 접속부위를 연접(synapse)라고 한다.

• 연접 전달의 특징은 연접 전 신경세포로부터 화학 전달물질이 방출된 후 연접 후막에 있는 수용체와 결합할 때 흥분이 전도되므로 신호전달은 일방향성이다.

(1) 연접 전ㆍ후의 구조와 기능

• 화학적 연접을 이루는 각 연접 전 말단은 약 20~40 nm 넓이의 간극에 의해 연접 후 조와 분리되어 있다.

• 연접 간극에는 수많은 신경전달물질에 대한 수용체와 비후된 연접 후막이 있다.

• 연접 전 말단내부에는 많은 사립체와 신경전달물질을 함유한 소포들이 있다.

• 연접 소포에는 세 가지 종류가 있다.

  – 작고 투명한 연접 소포 : 아세틸콜린(acetylcholine), 글라이신(glycine), 글루타메이트 (glutamate) 함유

  – 고밀도의 큰 연접 소포 : 신경펩티드(neuropeptide) 함유

- 고밀도의 작은 연접 소포 : 카테콜라민(catecholamine) 함유

(2) 집중과 퍼짐(수렴과 발산 convergence and divergence)

- 많은 수의 연접 전 신경세포들이 하나의 연접 후 신경세포로 이어지는 것을 집중이라 한다.
- 연접 전 신경세포의 축삭이 많은 가지로 갈라져 많은 연접 후 신경으로 정보를 전달하는 것을 퍼짐이라 한다.
- 집중과 퍼짐은 촉진(facilitation), 막힘(occlusion), 반향(reverberation)을 위한 해부학적인 바탕이 된다.

(3) 일방통행성 전도(one - way conduction)

- 연접은 연접 전 신경세포로부터 연접 후 신경세포로 한쪽 방향으로만 자극을 전달하며 앞뿌리의 축삭을 따라 역행하는 자극은 척수운동신경을 탈분극 시킨 후 사라져 버린다.
- 이것은 연접 후막에 도달한 자극은 연접 전달물질을 방출할 수 없고 연접 전 말단에 도달한 자극만이 화학적 신경전달물질을 분비시킬 수 있기 때문이다.

■ 신경전달물질

(1) 아세틸콜린(acetylcholine) : 작고 투명한 연접 소포에 싸여 있으며 콜린성 신경세포의 말단 단추(button)에 고밀도로 분포하고 초산염과 콜린의 반응에 의해 합성된다.

(2) 콜린에스터라제(cholinesterase) : 아세틸콜린을 콜린과 초산염으로 가수분해시킨다.

(3) 아세틸콜린 수용체

- 자율신경절에 있는 수용체에는 별 영향을 미치지 않으면서 민무늬근과 분비샘에 대한 아세틸콜린의 흥분작용을 모방하는 무스카린성 수용체(muscarinic receptor)
- 교감신경절에서 소량의 아세틸콜린은 신경절 후 신경세포를 자극하지만 다량의 경우는 신경절전 신경세포로부터 신경절이후 신경세포로의 신경충격 전달을 차단하는데 이러한 작용은 아트로핀의 영향을 받지 않고 니코틴(nicotine)에 의해서 모방된다. 결국 아세틸콜린의 이러한 작용은 니코틴성 작용으로 이 수용체를 니코틴성 수용체(nicotinic receptor)라 한다.

(4) 노르에피네피린(norepinephrine) : 대부분의 교감신경 절후 말단에 존재하는 화학전달물질로 a와 b수용체에 모두 작용하지만 a아드레날린성 수용체에 더 친화력이 있다.

(5) 에피네피린(epinephrine) : 노르에피네피린의 메틸화물로써 부신속질에서 분비되지만 연접 후 교감신경 말단에서의 신경전달물질은 아니며 a와 b수용체에 작용하지만 b아드

레날린성 수용체에 더 친화력이 있다.

(6) 도파민(dopamine) : 자율신경절과 뇌의 어떤 부위들에 위치하는, 작고 강하게 형광 염색 되는 세포들에서는 카테콜라민 합성이 도파민에서 멈추며 이 카테콜라민이 연접 전달물 질로 분비된다.

(7) 세로토닌(serotonin) : 세로토닌성 신경세포로부터 방출되면 능동적인 재흡수 기전에 의 해 재흡수된다.

(8) 히스타민(histamine) : 히스타민성 수용체는 H1, H2, H3의 세 가지가 있으며 모두 말초 조직과 뇌에서 발견된다. 홍분, 성적 활동, 뇌하수체 앞엽호르몬의 분비조절, 혈압, 수분 의 섭취 등과 관련이 있다.

■ 말이집(수초)의 유무에 따라

(1) 말이집신경섬유(유수 신경) : 대부분 척추동물에서 볼 수 있고 신경의 전달속도가 빠르다.

(2) 민말이집신경섬유(무수 신경) : 교감신경, 후(嗅)신경, 대부분 무척추동물

■ 자극 전달방향 및 돌기 수에 따라

(1) 들신경 신경세포(감각 신경세포 sensory neuron) : 신체 각 부위로부터 전달되는 자극을 뇌와 척수로 전달한다.

(2) 날신경 신경세포(운동 신경세포 mortor neuron) : 뇌와 척수로부터 나온 자극을 근육이 나 샘조직으로 전달한다.

(3) 사이 신경세포(중간 신경세포 interneuron) : 뇌와 척수에만 존재하는 신경세포로, 감각 신경세포의 자극을 운동신경세포로 전달해 준다.

(4) 홑극 신경세포(unipolar neuron) : 뇌척수 신경절 세포에서 볼 수 있는 것으로, 세포체로부 터 나오는 하나의 돌기가 두 개로 나뉘어져 축삭돌기와 가지돌기를 이루고 있는 신경세포

(5) 두극 신경세포(bipolar neuron) : 망막, 코점막 후부 및 속귀 등에서 볼 수 있는 것으로, 세포체가 하나의 긴 축삭과 하나의 가지돌기를 갖는 신경세포

(6) 뭇극 신경세포(multipolar neuron) : 한 개의 긴 축삭과 여러 개로 구성된 짧은 가지돌기 를 가진 신경세포로, 대부분의 뇌, 척수의 신경세포와 말초신경계의 운동신경세포와 자 율신경절 세포에서 볼 수 있다.

(7) 무극 신경세포(anaxonic neuron) : 긴 축삭 돌기를 가지지 않는 일종의 변성된 신경세포이다.

7) 흥분과 전도

■ 안정막전위(막전위 membrane potential)

• 세포막의 내외는 분극(polarization)을 이루고 있는데 이러한 전기적으로 안정된 대립상태
  에서 나타난 전압을 안정막전위라 한다.

• 세포막 외부에 대해 내부는 음전하를 나타내며 근육세포막의 안정막전위는 −90 mV이고
  신경섬유의 안정막전위는 약 −75 mV이다.

• 안정막전압이 음(⊖)의 값을 가지는 이유

- 세포내액의 K+은 세포막에 대한 투과도가 Na+보다 100배정도 큰 반면, 세포외액의 Na+
  은 투과도가 낮아 안정상태의 세포막은 양이온이 세포밖으로 더 많이 빠져나가기 때문

- 세포막에는 Na+-K+ 펌프작용이 있는데, 이때 3개의 Na+을 세포밖으로 이동시키는 반면 2개
  의 K+을 세포안으로 이동시키기 때문에 세포막 안의 양이온 수가 세포막 밖 보다 적기때문

- Na+과 K+중 안정막전위는 주로 K+의 확산에 의해 생성되기 때문

■ 활동전위(action potential)

• 직이 흥분을 일으킬 때 −70 mV에서 +30 mV로 막전위가 변했다가 다시 빠르게 원래의
  안정막 전위 수준으로 돌아가는데 이러한 탈분극과 재분극이 일어나는 일련의 막전위의
  변화과정을 활동전위라고 한다.

8) 흥분의 전도(Conduction)

• 신경세포에서 활동전위가 발생하면 세포 전체의 막전위가 일시에 변하지는 않고 세포의
  일부에서 발생되는 활동전위가 축삭을 따라 전도되는데 이를 흥분전도라 한다.

• 신경축삭돌기 막의 한 부위에서 활동전위가 발생하면 그 부위와 바로 인접부위 사이에 국소
  전류가 흐르게 되며 인접부위에서는 국소전류가 막 내부에서 외부로 흘러 막전위는 역전위
  를 넘게 된다. 이때 탈분극(depolarization)이 일어나 새로운 활동전위가 생긴다. 이와 같이
  새로운 활동전위가 축삭돌기 들에 의해 연속적으로 일어나기 때문에 흥분은 전도된다.

■ 흥분전도의 3원칙

(1) 두 방향 전도(double direction conduction) : 신경섬유의 한 점을 자극하면 흥분은 그 점에서 시작하여 두 방향으로 전도된다.

(2) 절연 전도(isolated conduction) : 어느 섬유가 흥분하더라도 그 흥분은 이웃의 다른 섬유에는 결코 옮기지 않는다.

(3) 불감쇠 전도(decrementless conduction) : 섬유의 직경이 일정하면 전도속도는 전도하는 동안에 변화하지 않는다.

■ 전방전도의 법칙(law of forward conduction)
• 신경의 전달방식은 세포체 → 축삭돌기 → 다음 신경세포의 가시돌기 순으로 일방적이다.
• 역행성 흥분은 축삭돌기를 거슬러 올라가 세포체로 향한다.

9) 신경의 흥분성
■ 문턱(역치 threshold)

흥분을 일으킬 수 있는 최소한의 자극, 즉 신경섬유를 흥분시킬 수 있는 최소의 자극강도로 신경섬유의 막 전위를 − 55 mV까지 떨어뜨릴 수 있는 자극강도이다.

■ 흥분성

약한 자극으로 흥분하는 것은 흥분성이 높고 강한 자극을 주어야만 흥분하는 것은 흥분성이 낮은 것이다.

예 아무리 큰 자극을 주어도 활동전위를 발생시킬 수 없으며 흥분성이 없어지는 기간을 절대불응기라 한다.

■ 실무율(all or none principle)
• 자극을 가했을 때 반응이 전혀 일어나지 않거나(문턱 이하) 최대의 반응을 일으키는(문턱 이상의 자극) 현상을 실무율이라 한다. 그러므로 활동전위의 크기와 충격파의 전도속도는 신경섬유의 조건에 따라 다를 수 있을 뿐이며 자극의 강도나 자극의 종류와는 관계가 없다
• 실무율에 따르는 근육은 심장근이다.
• 신경섬유 하나하나는 실무율에 따르나 신경 다발은 실무율에 따르지 않는다.

■ 불응기(refractory period)

• 신경섬유에 활동전위가 한번 지나가면 얼마 동안은 다음의 자극에 의하여 활동전위가 발생될 수가 없고 얼마 동안의 시간이 지난 후에야 비로소 다음의 자극에 의하여 활동전위가 발생하게 된다. 이 기간을 신경섬유의 불응기라고 한다.

• 0.001~0.005초

(1) 절대불응기 : 활동전위가 가시전압의 상행각으로 폭발적으로 이루어지는 시기에는 아무리 강한 자극을 주어도 반응이 일어나지 않는다.

(2) 상대불응기 : 활동전위가 하행각이 되면 선행자극 강도보다 더 큰 자극을 주면 신경섬유는 흥분하여 활동전위를 일으킨다.

10) 축삭 운반(Axonal transport)

• 축삭은 활동전압을 전달하며 세포체에서 합성된 단백질들을 신경말단으로 이동시킨다.

• Virus나 세균독은 신경말단에서 세포체 쪽으로 운반한다(역행성 운반).

■ 축삭운반의 3기전

• 능동적 대사 에너지에 의존한다 : 축삭에 산소결핍이나 에너지 대사장애가 발생하면 운반에 장애가 생기고 회복되면 정상운반을 한다.

• 미세관(microtubules)에 의한 운반이다 : ATPase가 ATP를 분해하여 microtubules를 운반한다. 콜히친(colchicine), vinca alkaloids를 주입하면 억제된다.

• Transport – filament가설 : actin을 포함하고 있는 transport – filament는 microtubules을 따라 미끄러져 이동한다는 것

11) 역행성 운반(Retrograde transport)

• 축삭운반의 반대로 소아마비 바이러스, herpes 바이러스, tetanus toxin과 세균 독 물질 등이 신경말단에서 축삭을 통해 세포체로 이동되는 경우를 역행성 운반이라고 한다.

• Acetylcholinesterase 및 horseradish peroxidase(HRP) 등을 신경조직내에 주입하면 신경종말에서 흡수되어 축삭을 통해 세포체까지 운반된다.

12) 뇌척수액(Cerebrospinal fluid, CSF)

■ 생산과 재흡수

• 가쪽뇌실과 셋째뇌실의 맥락얼기(choroid plexus)에서 1일 45~130mL 분비되고, 정맥동에 의해 재흡수된다.

• 뇌척수액의 양 : 130~150 mL

■ 순환경로

가쪽뇌실의 맥락얼기 → 셋째뇌실 → 넷째뇌실 → 거미막밑공간(지주막하강) → 거미막융모(지주막융모) → 위시상정맥로

13) 주요 전도로(Major nervous pathway)

■ 오름전도로(상행성 전도로 ascending pathway, sensory pathway)

• 신체의 표면과 심부에서 자극을 받아 대뇌의 겉질까지 전달(감각장치와 자극전달)

(1) 외계 감수기

외계 환경 변화 감지, 즉 피부와 몸안 내면의 지각, 시각, 청각, 후각, 미각을 받아들임

(2) 내계 감수기

각종 내장의 자극을 받는 내장 감수기

(3) 자기 감수기

일명 고유체의 감각 수용기, 근육, 힘줄, 근막, 뼈막, 평형기 등의 자극 감지

■ 내림전도로(하행성 전도로 decending pathway, motor pathway)

수의근을 조절하는 운동성 전도로 대뇌겉질을 포함하는 고유 운동중추로부터 척수까지 하행

14) 뇌신경(Cranial nerve) 요약

• 지각신경 : 1, 2, 8

- 운동신경 : 3, 4, 6, 11, 12
- 안구운동에 관여 : 3, 4, 6
- 최소신경 : 4
- 최대신경 : 5
- 미각지배신경 : 7, 9, 10
- 부교감섬유(신경) : 3, 7, 9, 10

15) 자율신경계의 지배(효과기의 반응)

■ 자율신경계(autonomic nervous system)

인체가 생명을 유지하는데 필요로 하는 여러 기능을 조절하는 신경계(호흡, 소화, 순환, 분비, 생식, 무의식적, 자율적으로 작용)

- 민무늬근육과 분비샘의 활동을 지배하는 신경계
- 불수의적인 기능은 자율신경계의 지배(소화관, 허파, 심장 및 방광)를 받는다.
- 교감신경과 부교감신경의 길항작용

(1) 교감신경

- 신경절이전섬유(절전) : acethylcholine을 분비, 가슴신경 12 + 허리신경 3 → 심장박동촉진
- 신경절이후섬유(절후) : norepinephrine을 분비

(2) 부교감신경

- 신경절이전섬유(절전) : acethylcholine을 분비, 목신경 8쌍 → 심장박동 억제
- 신경절이후섬유(절후) : acethylcholine을 분비

(3) 자율신경계의 화학적 구분

- 유리되는 전달물질에 의해 자율신경계를 콜린성 신경계(cholinergic division)와 아드레날린성 신경계(noradrenergic division)로 구분할 수 있다.
- 콜린성 신경에 속하는 것은 모든 신경절이전섬유(절전)신경, 부교감신경계 신경절이후섬유신경, 땀샘에 분포하는 교감신경계 신경절이후섬유, 뼈대근의 혈관에 분포하여 자극 시 혈관확장을 일으키는 교감신경이다.
- 나머지 신경절이후섬유신경(절후) 교감신경은 아드레날린성이다.

	교감신경계	부교감신경계
기시	흉부와 요부	뇌간(뇌신경 3,7, 9, 10)과 척수의 천부(제2~4)
특징	① Ganglia가 장기에서 멀다	① 신경절 ganglia가 최종장기근처에 위치 절전섬유가 길고 절후섬유가 짧다
	② Neurotransmitter	② Neurotransmitter 절절, 절후신경 모두 Ach 분비
	③ 절후신경섬유는 전신이 모든 부위에 필요	③ 주로 평활근, 선에 작용

(4) 교감 신경계(sympathetic nervous system)

- 제1가슴분절로부터 제3허리분절사이에 있는 회백질 안에 존재
- 심장의 활동 촉진, 혈관의 수축
- 침샘, 위장샘의 분비를 억제
- 소화관 운동 및 방광근의 수축을 억제
- 부신 자극 호르몬(adrenalin or epinephrine)생산 증가
- 동공 확대
- 신체가 긴급사태일 때 그 활동이 활발하다.

(5) 부교감 신경계(parasympathetic nervous system)

- 중간뇌, 다리뇌 및 숨뇌에 존재
- 동공을 축소
- 침샘의 분비, 소화샘, 소화액의 분비촉진
- 심장, 기관지, 식도, 위, 작은창자, 간, 쓸개, 쓸개관 및 이자에 이르러 샘의 분비와 운동을 촉진
- 안정 시에 활동이 활발하다.
- 심박동수 감소

효과기		교감신경	부교감신경
		Adrenergic 흥분 • 투쟁 또는 도피반응, 스트레스 받을 때 활성화	Cholonergic 흥분 • 휴식 및 이완반응, 휴식과 이완 때 활성화
눈	• 동공 • 수정체	• 동공의 산대 • 수정체를 얇게 하여 굴절률 감소	• 동공의 산대 • 수정체를 두껍게 하여 굴절률 증가

누선		분비촉진	분비억제
타액선		분비억제	분비촉진
피부	• 한선 • 입모근	• 분비촉진 • 입모근 수축	• 분비억제 • 입모근의 수축억제
위 · 장관 소화선과 점막	• 분비억제 • 평활근	• 분비촉진 • 연동운동억제	연동운동 촉진
심장		심박동증가와 관상동맥확대	심박동감소와 관상동맥 수축
기관지	• 선 • 평활근	• 분비억제 • 기관지 확장	• 분비촉진 • 기관지 수축
방광		괄약근의 수축	괄약근의 이완(배뇨)
혈관		말초 혈관의 수축	심장동맥을 제외하고는 혈관에는 거의 영향을 미치지 않는다.

■ 말초 신경계(peripheral nervous system)

• 충추신경계 밖에 있는 신경계

• 신경섬유가 모인 것

　- 감각신경 : 감각정보를 중추로 전달

　- 운동신경 : 섬유와 중추의 흥분을 중추로부터 근이나 샘에 전달

　- 혼합신경 : 감각, 운동섬유 모두 가지는 것

• 신경절 : 신경세포가 모여 있는 것

■ 감각 종말기관

• 특수감각 : 미각, 후각, 시각, 청각

• 일반감각(피부감각) : 압각, 촉각, 통각, 온각, 냉각

• 감수체(receptor) : 감각 신경섬유의 끝에 있거나 눈, 귀 같은 특수한 감각기 속에 있다.

■ 몸신경계(체성신경계 somatic nervous system, SNS)

• 인체와 주위 환경 사이의 관계 조절

- 외계로부터 자극을 받아들이는 수용 작용
- 수용한 작용의 결과에 따른 적절한 반응을 신체의 여러 기관에서 일으키게 함
- 고차원적인 정신 작용(사고 등)

3. 신경계통의 병태병리

1) Parkinson's disease
- 뇌기저핵과 속섬유막을 침범하여 주로 운동기능장애를 보이는 퇴행성질환
- 병리소견 : 중간뇌의 흑색질 치밀부에 있는 도파민신경세포의 변성과 소실

[3대 징후]
- 운동 못함증(운동부전 akinesia) : 안구운동 등이 느리며, 목적이 있는 운동을 수행함에 있어서 장애가 나타남
- 근육경축(rigidity)
- 떨림(진전 tremor) : 자세를 유지하는 부위의 길항근이 서로 율동적으로 교대로 수축함으로 나타나는 불수의 운동, 손의 안정떨림

2) 뇌혈관질환(cerebrovascular accident, CVA)
출혈, 색전, 혈전 등의 원인으로 발생하며 뇌졸중은 증상에 관한 용어이며, 의학적인 질병으로 명명할 때는 뇌혈관질환 이라고 한다. 허혈성 뇌졸중과 출혈성 뇌졸중으로 나뉜다.
- 허혈성 뇌졸중 : 색전이나 혈전으로 인해 뇌혈관이 막혀 뇌조직에 산소와 양분을 공급하는 혈류부족으로 뇌실질조직의 괴사가 발생하는 것으로 뇌경색증(cerebral infarction)이라고도 하며 원인에 따라 뇌혈전증(cerebral thrombosis)과 뇌색전증(cerebral embolism)으로 구분한다.
(1) 뇌혈전증(cerebral thrombosis)
- 뇌동맥의 죽경화증으로 인해 국소에 혈전이 형성되어 뇌혈관이 폐쇄나 협착 됨으로써 발생.
- 위험요인 : 당뇨병, 고령, 고혈압, 적혈구증가증, 허혈성심질환, 알코올 중독증 등
(2) 뇌색전증(cerebral embolism)

- 혈관벽에서 떨어져 나온 혈전이나 외상 때 발생하는 지방, 공기 등에 의해 뇌동맥이 막혀 발생.
- 심장판막증이나 심방세동 환자의 혈관벽, 또는 죽상경화가 심한 온목동맥 벽에 발생한 혈전이 떨어져 나와 뇌혈관을 막는 경우 등
- 병리학적으로 심한 뇌부종이 많이 발생하고, 전구증상은 별로 없으며 급성으로 발생하여 일과 중에 돌발적으로 반마비와 경련, 의식장애 등을 일으키는 경우가 많다.
- 출혈성 뇌졸중 : 뇌내출혈이나 거미막밑출혈 등에 의해 혈관 외부로 혈액이 방출되어 뇌조직에 압박을 유발하여 발생.

3) 알츠하이머병(Alzheimer's disease)

- 기억력, 인지기능 약화 등을 나타내는 치매를 일으키는 가장 흔한 퇴행성질환
- 65세 이후에 주로 나타나는 노년치매(senile dementia)는 최근기억 상실이나 계산착오 등을 나타내고 잊는다는 자체도 자각하지 못한다.

4. 신경계통 약물의 작용

1) Acetaminophen(Tempra, tylenol) 해열진통제

Para-aminophenol계 진통약으로 동통 역치를 증가시키고 시상하부의 체온조절중추를 억제시켜 aspirin을 대신할 수 있는 해열작용이 있으며 prostaglandin합성을 억제시켜 중추신경 내에서의 통증전달을 차단시키므로 진통작용은 있으나 항염증 작용은 매우 약하다.

- 용법 및 용량 : 1세 미만 1회 60 mg, 1~4세 1회 60~120 mg, 6세 이상 1회 240 mg, 성인 1회 300 mg을 매 4~6시간 간격으로 경구투여
- 주의 : 아나필락시스가 올 수 있으며 졸리고 오심, 구토, 복통, 두드러기, 혈관부종 등이 있을 수 있다.

2) Albuterol(Ventolin) 교감신경 효능약

최소의 부작용을 가지며 b2아드레날린성 수용체에 선택적인 교감신경 효능약으로 신속한 혈관이완을 일으키고 약 5시간의 작용시간을 갖는다. 기관지천식, 만성기관지염, 기관지경축

에 효과가 있으나 심계항진, 고혈압, 불안, 현기증, 두통, 진전, 부정맥, 흉통, 오심, 구토 등의 부작용을 유발할 수 있다.

- ■ 용법 및 용량 : 계량흡입기(metered‐dose inhaler)나 소형 분무기(nebulizer)로 투여할 수 있는데 계량흡입기를 사용할 때는 2회 분무하고 소형 분무기를 사용할 때는 성인의 경우 2.5 mg을 투여한다.
- ■ 주의 : 심혈관계 질환이나 고혈압이 있는 환자는 주의하고 치료전후의 폐음을 청진 한다. 천식치료시는 저산소증을 교정하기위해 100%고농도 산소를 공급한다.

3) Alcohol 중추신경 억제제

Alcohol은 항이뇨호르몬의 유리를 억제하는 약물이지만 치료제보다는 독물학적 의의가 더 크다. 중추신경의 고위중추를 억제하여 무억제성 행동을 유발하고 피부 혈관 확장작용도 일어난다. 장기간 음주를 하면 에타놀(ethanol)의 대사능력이 커지지만 수주 동안의 금주 후에는 다시 감소한다. 일부 알코올중독자(alcoholist)는 혈중 알코올농도가 200 mg/dL 이상일지라도 어려운 일을 잘 수행할 수 있으나 alcohol도 barbiturate의 경우와 마찬가지로 치사량의 뚜렷한 증가는 없으므로 만성 알코올중독 상태에서도 호흡곤란을 동반하는 심한 급성중독이 언제라도 발생할 수 있다. 섭취된 alcohol의 80~90%는 30분 이내에 위에서 20%, 나머지는 소장에서 신속히 흡수되어 전신의 체액으로 분포되고 5~10%정도는 폐와 뇨를 통해 변화되지 않은 채 배설되며 나머지는 다음과 같은 생화학적 대사경로를 통해 주로 간에서 CO_2와 H_2O로 대사된다.

- ■ 만성적 알코올섭취(알코올남용)의 의학적 영향
- • 신경학적 영향 : 적당량의 알코올 섭취는 불안과 긴장을 감소시켜 주고 편안함과 자신감을 갖게 하지만 과량 섭취 시는 판단력 장애, 반사지연, 운동부조화, 졸림, 혼미, 혼수상태로 진행된다.
- • 영양결핍 : 알코올 의존형은 식사량 감소와 흡수장애로 Vit과 미네랄의 결핍을 초래한다.
- • 베르니케‐코르사코프(wernicke‐korsakoff) 증후군 : 치아민(thiamine)의 장내 흡수와 대사감소로 발생하며 중추와 말초신경기능을 와해시킴으로써 뇌와 신경계에 영향을 미친다. 운동실조, 안구변화, 언어와 보행장애, 반사장해, 혼미, 혼수, 냉담, 기억력장애, 역행성 기억상실, 치매 등이 발생한다.
- • 수액 및 전해질 불균형 : 항이뇨 호르몬의 분비 억제로 인해 소변량의 증가로 탈수와 전해

질 불균형을 일으킨다.

- 위장관 질환 : 위염이나 식도파열과 정맥류 출혈 등에 의한 위장관 출혈, 염증과 괴사를 동반한 간세포의 만성적인 손상으로 인한 간경화, 췌장 전효소의 활성화와 췌관 폐색에 의한 급만성 췌장염 등을 일으킨다.
- 심장 및 골격근 이상 : 세포부종, 지방과립의 생성, 과도한 세포내 글리코겐의 축적, 변형된 근질세망과 미토콘드리아등에 의해 병리학적 변화가 발생한다. 특히 골격근은 근력약화와 근육질 소모가 발생한다.
- 면역억제 : 골수에서의 백혈구 생성을 억제시켜 면역계의 기능을 떨어뜨린다.

■ Alcohol 금단증후군

- 경중반응 : alcohol섭취를 줄이거나 끊은 뒤 6~8시간 후부터 시작되어 24~36시간 내에 최고에 달하며 10~14일간 지속된다. 발작, 안면홍조, 식욕결핍, 오심과 구토, 불면증 등의 증세가 나타난다.
- 환각 : 금주 24~36시간 후에 나타나며 지각이상이 흔하고 환청, 환시, 흥분, 공포, 공황상태에 빠진다.
- 알코올금단성 경련 : 금주 7~48시간 후에 나타나고 짧은 대발작을 한다.
- 진전섬망 : 가장 중증으로서 금주 72~96시간 후에 나타나고 정신운동장애, 언어 장애, 자율신경 기능항진, 지남력 상실, 망상, 환각, 진전, 안절부절, 불면증 등의 증세를 보이고 보름정도 지연된다.

4) Alprazolam(xanax) 신경안정제

불안증의 치료 및 단기완화 요법, 신경성 우울증, 우울증을 수반한 불안증 등에 널리 쓰이고 진정이나 수면 유도 목적으로도 투여된다.

■ 용법 및 용량 : 통상 0.25~0.5 mg을 개시 용량으로 1일 3회 투여하고 필요에 따라 1일 4 mg까지 증량하여 분할 투여할 수 있다.

■ 주의 : 현기증, 졸림, 혼돈, 변비, 구강건조, 이명 등의 부작용이 있으므로 사용상 주의하고 특히 노인, 간질환, 신장 질환자 등에게는 주의하여 투여한다. 투여를 갑자기 중단하면 금단증상이 나타날 수 있으므로 용량을 점진적으로 감량한다.

5) Amitriptyline HCl(Elavil) 3환계 항우울제

교감신경세포의 노르에피네피린(norepinephrine) 재흡수를 억제하며 강한 항콜린작용과 진정작용이 있어 정신과 영역의 우울병, 불안, 우울증상태, 야뇨증 등에 투여한다.

- ■용법 및 용량 : 성인 1일 30~75 mg을 2~3회 분할 투여하고 야뇨증에는 1일 10~30 mg을 취침전에 투여한다.
- ■주의 : 졸음이 오므로 작업에 주의하고 현기증, 혼돈, 두통, 불안, 설사, 오심, 구토, 심계항진, 소양증, 안근마비 등 여러 부작용이 있으므로 자살가능성이 있는 환자, 경련성 질환자, 전립선 비대증, 심한 우울증, 간질환, 신질환, 12세 이하의 어린이에게는 주의한다.

6) Amphetamine 정신흥분제

에페드린(ephedrine)과 화학구조나 약리작용이 비슷하고 교감신경 작용보다 중추흥 분작용이 강하며 향정신성 의약품관리법에 의해 사용이 엄격히 제한되고 있다. 강력한 대뇌 흥분제로 감각의 예민, 각성, 다변, 정신운동이 활발해진다. 다량에서는 억제된 호흡중추를 흥분시키며 습관성이 있고 과량 투여 시 불면, 심부정맥, 조광상태, 환각, 이상 고열, 경련, 사망을 초래할수 있다. 각성제, 완화한 정신우울증에 사용하고 섭식중추에 작용하여 식욕을 감퇴시키므로 비만증 치료에도 사용한다. 경구투여 시 수축기 혈압과 이완기 혈압을 모두 상승시키며 방광 괄약근에 대한 수축작용이 현저하여 야뇨증(enuresis)이나 요실금(incontinence) 치료에 사용된다. 장기간의 수면부족으로 작업수행능력이 저하되었을 때 주의력의 산만빈도를 감소시켜 지속적인 주의력을 필요로 하는 업무수행 능력을 향상시킨다.

- ■용법 및 용량 : 특이체질인 경우에 2 mg 정도를 투여하여도 중독증상을 보이나 15 mg 이하의 양으로 중독증상이 나타나는 경우는 드물다.
- ■주의 : 수축기 혈압과 이완기 혈압을 모두 상승시키므로 가장 우려해야하는 점은 혈압상승이다. 정신질환 환자에서는 정신착란, 공격성향, 성욕증대, 공황상태, 자살이나 타살의 성향이 나타나므로 주의하여 관찰하여야 한다.

7) Antipyrine 해열제, 진통제

Pyrazolon유도체로 19세기 후반에 해열제로 도입되어 아스피린보다 강한 해열진통제, 항염증제로 널리 쓰였으나 부작용으로 알레르기성 피부발진, 치명적인 골수 독작용, 즉 과립백혈구 감소증이 알려진 후 사용되지 않는다.

8) Aspirin 해열진통제

급성심근경색 같은 혈전색전증 치료에 유효하며 시럽, 과립, 정제, 좌약 등의 여러 형태로 수십 종이 생산되는데 낮은 농도에서 효소에 의한 프로스타그란딘(prostaglandin)합성을 억제함으로써 중추신경계 내에서 통증의 전달을 방해한다. 시상하부의 체온조절 중추를 억제시켜 해열작용을 하며 소염, 혈소판 기능 억제제로도 작용한다. 저용량으로 잘 반응하는 효과적인 항혈소판 약물로 심근경색후 재발방지, 뇌혈관 허혈예방과 발작의 발생을 감소시킨다. 류마티스 관절, 류마티스열, 강직성 척추염, 수술후 동통, 치통, 요통 등의 통증에 투여하는데 과량 투여 시 졸음, 현기증, 혼돈, 오심, 구토, 환각, 이명, 담마진, 천명 등의 부작용을 보일 수 있다. 급성 섭취 시에는 얼마 지나지 않아 구토가 발생하고 과호흡, 이명, 기면이 초래될 수 있다.

- ■ 용법 및 용량 : 성인은 1회 0.5~1.5 g, 1일 1~4.5 g 투여하고 소아는 1회 0.1~0.3 g, 1일 0.2~0.9 g을 투여한다.
- ■ 주의 : 1세 미만의 유아에게 투여하는 것은 삼가고 살리실산염(salicylate)류 약물 과민증이 있는 환자, 급성궤양과 천식이 있는 환자는 주의한다. 성인용과 소아용의 아스피린 함유량이 7배 정도 차이가 있는 것도 있으므로 소아가 성인용을 복용하면 위험할 수 있으며 성인은 20 g 이상, 소아는 1.5 g 이상을 섭취하면 매우 위험하다. Aspirin과 제산제의 동시 투여는 흡수를 저해함으로써 혈중 약물의 농도를 감소시킬 수 있다.

9) Atropine 부교감신경 차단제

가지과 식물인 아트로파 벨라돈나(Atropa belladonna)의 뿌리, 종자, 잎 등에 함유된 알카로이드(alkaloid)로 부교감신경 말단과 중추신경계에 대한 작용이 있다. 말초작용으로는 부교감신경 지배기관의 수용체 중 무스카린(muscarine)성 수용체에서 아세틸콜린(Ach)과 상경적으로 길항하는 것이 주작용이다. 즉, 부교감신경의 차단작용으로 교감신경을 항진시킨다. 그러므로 버섯의 무스카린에 의한 중독을 효과적으로 차단시킨다. 특이성이 매우 높고 골격근과 신경절에서는 거의 길항하지 않는다. 휘발성 흡입마취제, 특히 에테르(ether)의 자극에 의한 타액분비, 상기도 분비물의 증가를 억제하며 한선, 타액선, 누선, 위액, 췌액 등의 분비를 억제하여 구갈증이 생기기도 한다. 또한 동공 괄약근을 이완시켜 산동을 일으키며 안압을 상승시키며 기관지 근육에 대해서는 이완작용을 나타내어 천식증에 사용된다.

중추신경계의 작용은 대량인 경우에 일어나며 환각, 착란, 섬망을 일으키고 혼수상태에 빠지면 호흡마비로 사망한다. 눈에 대해서는 0.5~1%의 아트로핀용액을 점안하면 눈동자가 커지고

(mydriasis) 명암조절(accommodation)이 마비된다. 동방결절의 흥분성을 증가시키기 때문에 방실결절에서의 전도성이 촉진되고 결국 서맥과 저혈압 치료에 효과적이다. 그러므로 심각한 서맥 발생에서는 심박동수를 증가시키고 유기인제 중독의 해독제로도 사용된다. 비교적 안전한 약이지만 대량 사용 시는 시각장애, 빈맥, 두통, 현기증, 불안, 발기부전, 변비, 정신병, 마비성 장 폐색 복부팽만, 담마진, 조홍, 서맥, 논내장, 협심증, 구갈증, 변비, 배뇨곤란 등이 올 수 있다.

- 용법 및 용량 : 성인 1회 0.5 mg을 피하, 근주 또는 정주하고 경증시는 0.5~1 mg을 피하주사한다. 중등도증에는 1~2 mg을 피하, 근주 또는 정주하고 필요시에는 20~30분 간격으로 반복한다. 중증 시는 1회 2~4 mg을 정주하고 필요에 따라 반복투여 한다.

- Atropine효과
  - 0.5 mg : 발한억제
  - 1.0 mg : 경한 동공확대
  - 2.0 mg : 심계항진
  - 5.0 mg : 언어장애

- 주의 : 녹내장, 홍채와 각막 사이에 협우각을 가진 환자는 주의하고, 특히 유아가 고열이 있을 때는 주의한다.

10) Barbiturates 진정 수면제

모든 뇌 세포의 활성을 억제하여 즉, 뇌의 대사량을 줄여 산소요구량을 줄인다. 수면, 마취, 항경련, 진통작용이 있는데 중추신경계에 대해 가벼운 진정에서 혼수까지 광범위한 억제 작용을 나타낸다. 흡입마취제와는 달리 의식소실이 없는 상태에서는 진통작용은 거의 없는데 다른 진통제의 작용을 증강하는 성질이 있다. Barbiturate 수면제는 그 임상적 응용에 따라 잠드는 것을 좋게 하는 최면제, 밤에 깨지 않게 하는 숙면제, 정신과 영역에서 지속수면요법으로 사용하는 지속수면제로 분류할 수 있다. 수면제로서 사용할 때 Benzodiazepine과 달리 약물 의존성이 나타나는 단점이 있다.

Barbituric acid 유도체로 펜토바비탈(pentobarbital)과 세코바비탈(secobarbital) 등이 있는데 pentobarbital은 장시간형 barbiturate로 뇌간망상체에 작용하여 진정, 최면을 나타내는 중추신경계 억제약이며 경련역치를 증가시키므로 전간, 파상풍약물에 의한 경련억제제로 사용된다. 복용 1시간 후에 작용이 발현되며 10시간이상 작용이 지속된다. Secobarbital은 단시간형 barbiturate로 경구투여 30분 후에 작용이 나타나며 3~6시간 지속되는 탐닉성이 강한 수면제이다.

■ 용법 및 용량 : pentobarbital은 진정제로 쓸 경우 30~120 mg을 1일 2~3회, 수면제로 쓸 경우 100~320 mg, 항경련제로 쓸 경우 1일 2~3회 50~100 mg를 경구투여 한다. Secobarbital은 수면제로 100 mg, 수술 전 200~300 mg을 경구투여한다.

■ 주의 : 의존성, 금단현상이 심하므로 장기간 복용하면 숙취현상이 있을 수 있고 pentobarbital은 다른 약물과 병용 시 약물작용의 변화를 초래할 수 있으며 secobarbital은 강한 탐닉성이 있으므로 장기투여는 주의한다.

11) Benzodiazepine 수면진정 및 항불안제

Benzodiazepine계 약물은 항불안제로 가장 널리 사용되며 근육이완제, 항경련제 및 수면 목적으로 사용된다. 작용 지속시간에 따라 장시간형, 중간형, 단시간으로 구분하는 데 장시간형에는 diazepam, Halazepam, Prazepam, Flurazepam 등이 있으며 중간형은 Alprazolam, Lorazepam, Oxazepam, 단시간형에는 Midazolam, Triazolam 등이 있다.

Benzodiazepine계 약물은 활성대사물로 변하며 호흡기계통에 대한 작용으로 일반적으로 이용되는 용량에서는 호흡에 영향을 미치지 않으며 아편제제에 의해 발생되는 것과 같은 호흡억제는 나타나지 않는다. 또한 CO_2증가에 대한 호흡중추반응이 둔하고 마약류와 병용하면 혈중 O_2가 저하한다.

■ 용법 및 용량 : 각 약물에 따라 다르다.

■ 주의 : 저농도에서 인식능력이나 운동능력의 저하현상이 나타나므로 운전 등은 안 하는 것이 좋다.

12) Benztropine methylate(Cogentin) 항파킨슨제제

특발성 파킨슨씨병, 뇌염후나 동맥경화성 파킨슨씨병, 항정신병 약물 투여로 인한 파킨슨씨병등에 쓰이고 아세틸콜린 수용기를 차단한다.

■ 용법 및 용량 : 초기 1일 1회 0.5 mg~1 mg을 투여하고 그 후 5~6일 정도에 0.5 mg씩 점증하며 1일 1~2 mg을 1~4회 분할 투여한다.

■ 주의 : 근육경련, 혼돈, 불안, 망상, 환각, 동통, 진전, 우울 등의 부작용과 발진, 담마진, 눈의 건조, 빈맥 등이 나타날 수 있다. 특히 녹내장, 중증 근무력증 환자, 3세 미만의 소아, 전립선비대 등 요로폐쇄성 질환환자, 부정맥이나 빈맥의 경향이 있는 환자, 고령자에게는 주의하여 투여한다.

13) Bupivacaine 국소 마취제

전달마취나 경막외 마취 등에 쓰이는 아마이드(amide)형 국소마취제로서 아미노 니트로젠(amino nitrogen)상에서 butyl기가 methyl기로 대치되어 있다는 점만 제외하면 그 구조가 메피바케인(mepivacaine)과 같다. Bupivacaine은 강력하고 지속적인 마취작용을 나타내며 평균작용기간은 테트라카인(tetracaine)보다 길다.

- 용법 및 용량 : 성인 1회 최대 2 mg/kg
- 주의 : 불안, 불안정, 경련, 졸림, 저혈압, 고혈압, 오심, 구토, 흐린 시야, 이명, 동공 수축, 발진, 담마진, 부종, 작열감 등의 부작용이 일어날 수 있으므로 노인, 중증의 간질환 환자, 임부, 과민성 환자나 12세 이하 어린이의 투여는 주의한다.

14) Buscopan 부교감신경 차단제

Scopolamine의 제3급 amine기에 화학적으로 methyl기를 결합시켜 중추신경에 대한 작용은 없애고 제4급화 시킨 화학물질로 주로 평활근 이완의 목적으로 사용한다.

- 용법 및 용량 : 성인 1일 3회 10~20 mg을 경구투여하고 10~20 mg을 근주 또는 정주 한다.
- 주의 : 녹내장, 장폐색증 환자는 금기이다.

15) Catecholamine 교감신경 효능제

교감신경 효능제란 교감신경계의 작용을 모방한다는 뜻으로 직접 교감신경계 수용체에 작용하기도 하는데 dobutamine, dopamine, epinephrine, isoproterenol, norepinephrine 등이 이에 속한다. 이들을 통틀어 catecholamine이라고 한다.

16) Chlordiazepoxide 항불안제

흔히 불안치료제로 쓰이나 진정 및 수면유도 목적으로도 이용되며 내장신경증 또는 정신신체 증후군의 불안과 긴장의 기질적 질환에 이용된다. 바비튜레이트(barbiturate)와 같이 뇌간 망상체 자극에 의한 EEG arousal을 차단한다.

- 용법 및 용량 : 성인은 1일 1~2정씩 1일 3~4회 식사시와 취침전에 복용하고 노령자나 허약자는 1일 1~2정을 복용한다.
- 주의 : 현기증, 졸림, 두통, 불안, 가려움증, 피부염, 이명 등이 유발될 수 있으므로 노인이나 간질환 및 신질환자는 주의하고 과민성 환자나 협우각성 녹내장, 정신증, 임부, 18세 이

하는 금기이다.

17) Chlorpromazine HCl(Thorazine) 신경이완제, 정신안정제

시냅스에서 도파민을 생성함으로써 신경전달을 차단하여 과격한 활동을 조절하여 대뇌피질, 시상하부, 변연계를 억압하는 작용을 한다. 항구토, 항오심, 항히스타민 효과와 다른 진통제, 진정제, 전신마취제의 작용을 상승시키는 성질도 있으며 딸꾹질치료에 사용되고 I.V한다. 또한 급만성 정신분열증, 정신병, 정신질환의 증상으로 나타나는 홍분상태 때 투여한다.

- ■ 용법 및 용량 : 성인은 1일 30~100 mg을 최고 1 g까지 투여하고 정신과 영역에서는 1일 50~450 mg을 분복시킨다. 주사는 근육이나 정맥을 통하는데 1회 10~50 mg, 1일 최고 400 mg을 투여한다.
- ■ 주의 : 후두경련, 호흡억압, 경련, 두통, 흐린 시야, 무월경, 발기부전, 빈맥, 심장마비, 백혈구 감소증, 피부염, 구강건조 등이 발생할 수 있으므로 심혈관 장애환자, 빈맥, 심부전, 간기능장애자, 황달 기왕력자 등은 주의하여 투여하고 혼수, 중추신경계 억제제의 강한 영향하에 있는 환자나 골수기능 억제환자는 금기이다.

18) Cocaine 국소마취제

국소마취제는 일반적으로 소수성이 커지면 마취제효력과 독성이 커지며 신경섬유의 굵기가 가늘수록 마취제에 대한 감수성이 커진다. 코카인 자체는 norepinephrine의 작용을 강화시켜 혈관을 수축시키기 때문에 코카인 자신의 흡수를 방해한다. 코카인의 가장 중요한 작용은 국소에 적용하였을 때 신경흥분의 생성과 전도를 차단하는 것이며 가장 현저한 전신효과는 중추신경자극 효과이며 많은 중요한 부작용을 가지고 있다. 처음에는 쾌감과 도취감을 일으키고 때로는 불쾌감을 일으키기 때문에 수다, 불안, 홍분 등의 감정을 유발한다. 소량 투여 시는 운동기능이 영향을 받지 않으나 용량이 증가되면 하부운동중추의 자극과 척수반사의 촉진에 의해 진전, 간대성 – 긴장성(clonic – tonic) 경련이 일어난다. 심한 경우 연수중추의 억제에 의한 호흡실조로 사망할 수 있다. 소량 투여 시는 미주신경의 중추적 자극에 의해 심박동이 느려지나 중정도의 용량을 투여하면 오히려 빨라진다. 다량의 코카인을 정맥내로 투여하면 부정맥, 심근경색 또는 직접적인 심근억제로 즉사할 수 있다. 코카인은 현저한 발열작용도 하며 점막과 위장관 점막을 포함한 모든 투여부위에서 흡수된다.

- ■ 용법 및 용량 : 0.5~5%용액은 안과, 10~20%용액은 이비인후과에서 표면 마취용으로 사

용한다. 경구투여용 진통제는 성인 1회 15~30 mg로 1일 50 mg을 사용한다.

- ■주의 : 교감신경계 흥분작용과 중추신경의 흥분작용으로 심박수의 증가, 부정맥, 정신흥분, 쾌활, 다변을 초래하고 착란현상이 나타나며 광포해진다. 더욱 진행되면 억제현상이 나타나고 호흡마비로 사망할 수 있다.

19) Decamethonium 신경 – 근 차단제

강력한 신경 – 근 차단제이다. 이 약물은 신경근 접합부에 오래 잔류하므로 탈분극이 오래 지속되며 결국 반복 흥분이 초래되므로 일과성 근육 속상수축(fasciculations)을 일으킨다. 이 시기에 이어 신경근전달의 차단과 이완마비가 따른다. 또한 종판과 함께 근접한 근 장막 부위에도 즉각적이고 지속적인 탈분극을 일으켜 근육을 이완시킨다. 전신마취 환자에게 장기간 투여하면 탈분극성 차단의 특성이 잘 나타나지 않는다. 정맥주사로 이용한다.

20) Diazepam(Valium) 항불안제, 국소마취제

지속성 간질발작(status epilepticus), 항불안제로 널리 쓰이며 마취전 투약제제 또는 마취의 증강 유도목적, 골격근 경련의 완화보조제, 알코올중독의 금단증상을 완화하는데 효과적으로 이용되는데 정맥투여 시 신속히 뇌에 분포되지만 수 분 후에 졸음이 온다. 현재 가장 널리 쓰이는 항불안제이다.

- ■용법 및 용량 : 정제는 성인 1회 2~10 mg, 1일 2~4회 투여하고 소아는 1회 1~2.5 mg 씩 1일 3~4회 투여한다. 주사는 성인 2~10 mg을 근주 또는 정주한다.
- ■주의 : 현기증, 졸음, 혼돈, 진전, 피로, 우울, 불면증, 환각, 구토, 발진, 피부염, 이명, 빈맥 등이 올 수 있으므로 노인이나 허약자, 간질환이나 신장질환 환자에게는 주의하고 협우각 녹내장, 정신병, 임부, 18세 미만의 소아는 금기이다.

21) Diltiazem(Cardizem) 칼슘통로 차단제

벤조치아제핀(benzothiazepine)계 약물로 SA – node에 작용하여 심박수를 감소시키므로 빈맥이 일어나지 않으며 심근과 혈관 평활근 세포의 전기적 및 기계적 성질에 대하여 직접적인 영향을 미친다. 심방세동시 정맥내 투여는 매우 효과적이고 심장의 탈분극시 칼슘이온의 세포막통과를 억제하여 세포내 유입을 막는다. 관상동맥을 확장시키며 동방결절, 방실결절의 전도시간을 감소시키며 말초동맥을 확장시킨다. 노작성 협심증, 심근경색에서의 협심통의 개선, 본태성 고혈압, 빈맥성 부정맥, 수술 시의 이상고혈압의 구급처치 등에 이용된다.

- ■용법 및 용량 : 협심통일 때는 1회 1정을 1일 3회, 본태성 고혈압일 때는 1회 1~2정을 1일 3회, 빈맥성 부정맥일 때는 1회 10 mg을 3분간에 걸쳐 서서히 정주한다. 수술 시 구급처치를 할 때는 1회 10 mg을 1분간에 걸쳐 정주 또는 5~15 mcg/kg을 1분간에 걸쳐 점적 정주한다.
- ■주의 : 두통, 피로, 현기, 졸음, 우울, 구토, 설사, 변비, 다뇨, 안면홍조, 광과민, 부종, 서맥, 빈맥, 협심증 등이 나타날 수 있으므로 임부나 수유부, 소사, 신장질환자는 주의하고, 2~3도의 심장블록(heart block), 수축기 혈압이 90 mmHg 이하의 저혈압, 폐울혈이 있는 환자는 금기이다.

22) Diphenhydramine 항히스타민제

진정작용과 상대적 항구토 효과가 있고 H1을 차단시키며 중추에서 항콜린성 작용이 있어, 특히 나이든 환자들에게서 파킨슨병의 치료에 효과적으로 사용할 수 있다. 아나필락시스, 알레르기작용, 멀미, 추체외로 반응(근긴장이상증) 등에 적응하며 상품명으로 Benadryl HCl이 있다.

- ■용법 및 용량 : 성인 1회 용량은 50 mg이다.
- ■주의 : 투여받은 환자의 50%정도가 경면(somnolence)를 보이므로 적적량을 투여한다.

23) Epinephrine HCl 교감신경 항진제

비외상성 심정지 환자에서 심폐소생술과 함께 우선적으로 투여하는 심정지 소생에서 매우 중요한 약물로 α와 β아드레날린성 수용체에 작용한다. 즉, a와 b수용체를 모두 흥분시킨다.효과는 대개 90초 이내에 나타나고 짧은 지속시간을 갖는다. 심정지환자에서 말초혈관을 수축시키고 말초혈관의 허탈을 방지하며, 관상동맥과 뇌혈관 압력을 증가시킨다. 심근수축력을 증가시키며 관상동맥의 혈류와 수축기 및 이완기 혈압을 증가시킨다. 수축된 기관지를 이완시키고 중추신경계를 자극하며 고용량은 혈관수축을 일으키지만 소량(0.1 mg/kg) 투여 시는 혈관을 이완시켜 혈압을 떨어뜨릴 수 있다. 기관지 확장의 작용기전은 b2 – 아드레날린성 수용체와 결합하여 나타나며 기관지천식 및 기관지 확장증에 기인한 기관지경련의 완화, 강심, 심혈관 허탈과 심실세동이나 무수축과 같이 생명을 위협하는 부정맥, 혈관수축제, 국소마취 효력의 지속을 위해 이용된다.

- ■용법 및 용량 : 정맥주사와 기관내 투여, 골내 투여는 1 : 10,000, 병원전 피하주사는 1 :

1,000의 농도로 투여하며 기관내 튜브 등으로 투여 흡입 시는 1회 4~5번 흡입하고 2~5분 간에 걸쳐 효과가 없으면 1회 더 반복한다. 4~6시간의 간격으로 반복 투여한다. 소아는 0.01 mg/kg로 최대 0.3 mg까지, 성인은 0.3~0.5 mg을 투여한다. 병원전 응급처치 시 투여경로는 피하주사가 좋다.

- ■주의 : 심혈관계 질환이 있거나 고혈압환자는 금기이며 아나필락시스 반응이 생겨 저혈압 이나 쇼크가 나타나는 환자는 1 : 10,000으로 희석하여 정맥주사한다. 약물은 빛으로부터 차단하여 보관하고 1 : 1,000을 투여한 환자는 혈압, 맥박, 심전도의 변화를 잘 감시하여야 한다. 부작용으로 심계항진, 불안, 진전, 두통, 현훈, 오심, 구토가 있다.

24) Flurazepam(Dalmadorm) 수면제

단시간형 benzodiazepines계 수면제로 불면증에 사용하는데 barbiturate보다 탐닉성도 약하고 REM수면에 영향을 미치지 않는다. 수면장애, 수면 및 휴식을 필요로 하는 급·만성 병적상태, 신경성 불면증, 신체적 요인에 의한 수면장애시 이용한다.

- ■용법 및 용량 : 성인은 1일 1회 15~30 mg, 노인은 15 mg을 취침전에 복용한다.
- ■주의 : 어지러움, 졸리움, 심계항진, 시야몽롱 등의 부작용이 있으므로 임신부는 주의하고 중증 근무력증 환자는 금기이다.

25) Haloperidol(Haldol) 정신안정제, 신경이완제

대뇌피질, 시상하부, 변연계를 억압해서 활동과 공격적인 성격을 통제한다. 시냅스에서 도파민에 의해 생산되는 신경전달 물질을 차단한다. α-adrenergic과 anticholinergic에 대해 강력한 차단작용을 하나 항정신효과 기전은 불분명하다. 정신분열증 및 정신병 질환의 증상, 조증, 구토 및 정신질환의 증상으로 나타나는 불안 및 긴장시 투여한다.

- ■용법 및 용량 : 성인 및 14세 이상 소아는 초회량 1일 1~15 mg을 2~3회 분복하고 유지량은 1일 2~8 mg이다. 중증의 정신분열증 및 정신질환, 조증 시는 초회량 1일 10~60 mg을 투여하며, 주사인 경우는 1일 6~15 mg을 분할 근주한다.
- ■주의 : 기면, 운동장애, 빈혈, 빈뇨, 발기부전, 무월경, 녹내장, 흐린 시야 등의 부작용이 우려되므로 임부나 발작환자, 고혈압, 간질환 환자, 심질환 환자는 주의하고 혈액질환, 혼수, 3세 이하, 알코올이나 항정신성 약물 투여자는 금기이다.

26) Histamine 중추신경계 작용제

히스타민의 수용체는 H1, H2, H3 수용체 효능제 등 3종류가 알려져 있는데 H1수용체 효능제는 2 – Methylhistamine, 2 – pyridylethylamine, 2 – hiazolylethyamine, Betahistine등으로 Ca^{++}을 동원시키고, H2수용체 효능제는 4(5) – Methylhistamine, Betazole, Dimaprit, Impromidine 등으로 adenylate cyclase를 활성화시킨다. 히스타민에 대해 가장 민감한 H3수용체 효능제는 (R)a – Methylhistamine으로 basal ganglia와 olfactory부위에 제한되어 있고 그 작용 기전에 대해서는 잘 알려져 있지 않다. 히스타민의 임상적 이용은 무산증진단 등의 진단 목적으로만 제한되어 있는데, 약리 작용은 미세혈관을 포함한 여러 혈관을 현저히 확장하고 전신혈압 하강을 초래하며 모세혈관 투과성을 증대시킨다. 다량의 히스타민을 투여할 경우는 미세혈관의 확장은 볼 수 없고 혈압상승이 나타난다. 미량으로도 위액분비를 촉진시키며 뇌실내로 투여하면 행동변화, 혈압상승, 심박증가, 체온저하, 항이뇨호르몬 분비증가, 흥분 또는 구토가 일어난다.

27) Imipramine(Tofranil) 항우울제

신경말단에 작용하여 norepinephrine과 serotonin의 재흡수를 차단하고 신경세포에서 norepinephrine과 serotonin의 활동을 증가시키는 작용을 한다. 정신과 영역의 우울증, 우울상태, 주야간의 유뇨증에 이용한다.

- 용법 및 용량 : 성인은 초기 1일 25~75 mg, 200 mg까지 점증 투여하고 최고 1일 300 mg, 유뇨증 아이는 25~30 mg을 1회 투여하고 소아는 1일 25~50 mg을 1~2회 분할 투여한다.
- 주의 : 현기증, 기면상태, 불안, 진전, 구강건조, 구내염, 경련, 구토, 급성신부전, 담마진, 소양증, 빈맥, 백혈구 감소증 등이 나타날 수 있으므로 심한 우울증환자나 안압이 증가된 환자, 심장 질환자, 갑상선 기능항진증 환자는 주의하고, tricyclic계의 항우울제에 과민한 환자나 심경색증의 회복기에 있는 환자는 금기이다.

28) Labetalol(Trandate, Normodyne) 항 고혈압제, 비선택적 β차단제

비교적 새로운 비선택성 β수용체 길항제로써 $\alpha 1$ – 수용체에 대한 선택적 차단작용, $\beta 1$, 2 – 수용체 차단작용, $\beta 2$ – 수용체에 대한 부분효능 활성, 신경말단에서의 노르에피네프린 흡수억제 작용 등을 한다. 만성고혈압에 경구 투여하며 위급 시에는 정맥주사를 한다.

- 용법 및 용량 : 고혈압시 20 mg을 2분에 걸쳐 서서히 정주하고 주사전과 후 5분 및 10분에 앙와위의 혈압을 기록한다. 원하는 혈압이 얻어질 때까지 또는 총 300 mg의 약물을 투여

할 때까지 40 mg의 약물을 10분마다 추가로 투여한다. 또는 두 엠플(200 mg)을 250 mL의 D5W에 가하여 0.8 mg/mL의 희석액을 제조한다. 이 용액을 2 mg/min의 속도로 투여한다.

■ 주의 : 서맥, 저혈압, 울혈성 심부전증, 호흡곤란 등의 부작용이 있으므로 주의하고 b차단제의 경우 혈압, 맥박, ECG와 호흡상태를 계속 모니터해야 한다. 체위성 저혈압이 일어날 수 있으므로 약물투여 시 환자를 앙와위로 눕힌다.

29) Lidocaine(Xylocaine) 국소마취제

심실조기수축, 심실빈맥, 심실세동을 치료하는 항부정맥제이며 감각신경으로부터 전달되는 신경자극을 억제함으로써 마취를 유도한다. Procaine보다 작용이 신속하고 강력하며 작용지속시간이 길어 ester형 국소마취제에 민감한 사람에게 최적의 약제이다. 경막외 마취, 전달마취, 침윤마취, 표면마취 등에 이용되고 항부정맥약으로 Purkinje섬유의 자동능을 억제하므로 심실부정맥에 응급으로 사용되며, 위장관계로부터도 비교적 빠르게 흡수되나 흡수 후 간에서 파괴되어 약 1/3만이 혈행으로 순환한다. 심장마비가 온 후 적절한 처치에 의해 심장박동이 정상화되면 ridocaine을 I.V로 지속 점적한다. 심실세동, 무맥성심실빈맥 환자에서 제세동 후 epinephrine을 투여해도 회복이 안되면 ridocaine을 투여한다. ridocaine에 반응을 하지 않은 심실부정맥이 나타나면 procainanide를 투여한다. 혈중내 ridocaine의 농도가 높은 사람은 심근의 기능부전이 초래될 수 있으며 반감기는 약 100분 정도로 과량 투여하면 중추신경작용으로 인해 졸음, 어지러움, 이상감각, 혼수와 발작이 유발될 수 있다.

■ 용법 및 용량 : 근육주사 시 거의 완전히 흡수되며 경막외 마취나 전달마취의 경우에 1회 최고량 500 mg을 투여하며 표면마취의 경우는 적당량을 도포한다. 기도삽관을 통해 주입할 수도 있다.

■ 주의 : 발진과 자극이 있을 수 있으므로 주사 부위에 염증이 있으면 투약하지 않는다.

30) Lorazepam 항경련제, 진정제

상품명으로 ativan이 있으며 마취전 투약제제나 마취의 증강, 유도 목적으로 사용되며 항불안치료, 진정, 수면유도의 목적, 운동성 발작, 전간중적 상태, 급성 불안상태 때 쓰이는 다이아제팜(diazepam)보다 반감기가 짧은 벤조다이아제핀(benzodiazepine)계 약물이다. 저혈압, 졸음, 두통, 마취, 호흡억제, 시야몽롱 등이 유발될 수 있다.

■ 용법 및 용량 : 하루 경구용량은 2~6 mg이고 1~4 mg씩 2~3회 분할투여할 수 있으며 정

맥주사 시는 0.5~2 mg을 투여한다. I.V가 불가능 할 때는 직장투여를 할 수 있다.

- 주의 : 정맥 투여하기 전에 생리식염수나 D5W로 희석해야 하고 과민성환자나 신장 및 심장 질환 환자, 뇌의 기질적 장애가 있는 환자, 중증 근무력증 환자 등에게 투여해서는 안 된다.

31) LSD(Lysergic acid diethylamide) 환각제

법적으로 환각제로 규정하고 있으나 환각효과 외에 교감신경계 모방약물의 특징인 동공확대, 혈압상승, 빈맥, 반사증진, 진전, 구토, 기모, 근육강화, 체온상승 등의 효과를 나타낸다. 중추신경계를 흥분시키고 다량 투여 시는 발작을 일으킬 수 있다. 내성이 신속히 생기지만 중단하면 4~7일만에 없어지기도 한다.

32) Magnesium sulfate 항경련제, 전해질

운동신경에서 아세틸콜린을 저하시키므로 자간증과 관련된 경련의 치료에 있어서 중추신경 억제제로 작용한다. 이것은 임신과 관련된 경련의 초기치료에 유효하다. 경련이 멈춘 후에 다른 항경련제를 투여하여야 한다. 담낭중에 들어 있는 담즙을 십이지장으로 배출 촉진하는 작용도 있어 배담제(cholagogics)라고도 한다.

- 용법 및 용량 : 배담제로 이용할 때는 20~25% 용액을 20~50 mL 경구 투여하거나 직접 십이지장에 주입한다. 자간증과 관련된 경련의 치료에는 2~4 g을 정주하고 정주가 어려울 때는 근육주사로 투여한다. 이때는 약물의 용적이 5~10 mL로 많으므로 반으로 나누어 각각 다른 부위에 근육주사한다.
- 주의 : 발한, 반사기능 저하, 졸림, 마비, 심장기능 저하, 저혈압 등의 부작용이 우려되므로 임부는 주의하고 과민성환자나 심근경색환자, 신장질환자는 금기이다. 가장 위급한 상황은 호흡억제인데 호흡억제가 일어날 경우에는 염화칼슘을 해독제로 이용한다.

33) Marih(j)uana 환각제

Cannabis sativa라는 인도대마에서 채취되는 약물로 400여종의 화학물질이 함유되어 있는데 이중 주 활성성분은 tetrahydrocannabinol(THC)이다. 마리화나 흡입으로 인한 증상은 개인차가 있으나 한 두 개 흡연 후에는 마음이 진정된 후 도취감을 느끼며 남용 시는 단기기억이 손상되고 대화 중 적절하지 못한 생각이나 단어를 선택하게 되고 시간에 대한 인식도 변화하여 몇분의 시간이 몇 시간처럼 느껴진다. 단순한 운동은 그대로이나 운전같은 복잡한 작업은 곤란을 느끼며 다단계 정신과정이 필요한 업무처리는 장애를 받는다. 심박동수가 증가하고 체온저하, 신체조절력 상실 등을 일으킨다. 말초혈관을 확장시켜 눈이 충혈되며 고농도 투여 시는 환각, 환시, 편집증, 판단장애, 집중장애, 외모에 대한 무관심, 목표추구 행위의 감소증 등이 나타난다. 호흡억제 작용은 없으므로 죽음의 원인이 되지는 않는다.

34) Meperidine 마약성 진통제

중추신경 억제제로 중정도에서 심한 통증에 이르기까지 강력한 진통과 진정작용을 한다. 혈압의 하강, 심박출량 감소, 호흡기능의 억제를 포함한 morphine의 모든 단점을 가지고 있으며 morphine과 다른 점은 축동작용, 기관지 수축작용이 없다는 것이며 빈맥을 일으킬 수 있다. 60~80 mg의 meperidine은 10 mg의 morphine의 작용과 동등하다. 심한 통증, 분만 시 진통제, 마취전 투약에 흔히 사용한다.

- ■ 용법 및 용량 : 진통, 수술전 진정 목적으로 성인은 근주로 50~100 mg을 사용하고 정주 시는 25~50 mg을 투여한다.
- ■ 주의 : 호흡억제를 일으킬 수 있기 때문에 사용할 때마다 naloxone을 준비해야 하며 안전한 곳에 시건하여 보관한다. 오심, 구토, 복부 경축, 시야 몽롱, 동공 축소, 환각, 두통 및 호흡억제 작용이 유발될 수 있으므로 주의한다.

35) Morphine sulfate 마약성 진통제

이 약제는 인공적으로 합성이 쉽지 않으므로 아직까지는 주로 아편이나 양귀비속 식물에서 얻어지는 중추신경계 억제제이며, 통각만을 선택적으로 차단하는 강력한 진통제이다. 응급의학에서 유용하는 혈역학적 특징을 가지고 있으며 가장 강력한 진통제라고 볼 수 있다. 심근허혈이나 경색으로 인한 흉통 시 투여하는데 용량을 초과하면 심한 호흡억제와 기립성 저혈압을 볼 수 있으며 심한 중독증 상태는 동공수축이 심하여 바늘끝만 해진다. 혈압강하, 심박출량 감소, 호흡억제를 일으키는 단점이 있으나 언어장애나 운동장애는 나타나지 않는다. 진통작용 시간은 보통 12~14시간으로 수술후 통증의 조절이나 말기암환자의 통증치료에도 많이 사용한다. 또한 가슴 통증이 없는 폐부종의 징후와 증상을 가진 환자에게 자주 투여하며 해소중추를 억제하므로 진해작용을 나타내기도 한다. 소화관 평활근에 대해서는 긴장을 높이고 연축을 일으킴으로써 장의 연동운동이 억제되어 변비가 생기기도 한다. Morphine의 급성중독에 사용되는 길항제는 nalorphine이다.

- 용법 및 용량 : 2~10 mg의 정주량이 표준인데 2분마다 2 mg의 추가량을 투여할 수 있고 통증이 경감되거나 호흡억제의 징후가 나타날 때까지 계속될 수 있다. 환자 체중에 따라 통상 5~15 mg을 근주할 수 있으나 응급상황일 때는 promethazine과 같은 진토제와 함께 보통 정주를 실시한다. 소아는 0.1~0.2 mg/kg을 피하주사하고 1회 15 mg을 초과하지 않는다.
- 주의 : 천식환자에 있어서는 천명이 일어날 수 있으며 오심, 구토도 가끔 일어난다. 혈역학적 효과 때문에 체액이 소실되었거나 심한 저혈압이 있는 환자, 두부손상이나 복부 통증이 있는 환자, 18세 이하에게는 투여해서는 안 된다. 약물 투여 시는 마약 길항제인 naloxone(narcan)을 즉시 사용할 수 있도록 준비해 놓는다.

36) Nalbuphine Hydrochloride(Nubain) 합성 진통제, 마약길항제

mg 대 mg 대응에서는 morphine과 같은 효력이 있는 비마약성 진통제로 중추신경계의 아편 수용체에 결합하여 중추적 진통 작용을 나타낸다. 주로 중정도 내지 심한 통증, 수술전 후 진통 및 분만중 산과 진통에 투여하는데 2~3분만에 작용이 일어나며 효과 지속시간은 3~6시간 정도이다. 신체적 의존성이나 남용의 경향이 적기 때문에 병원전 처치에서 일반적으로 이용되고 있다.
- 용법 및 용량 : 5 mg을 정주 또는 근주하며 필요시 2 mg을 추가할 수 있다. 심한 오심과 구토가 있을 시는 promethazine과 같은 진토제와 함께 투여한다. 노인은 용량을 감소시키고 소량을 반복 투여하는 것이 좋다.
- 주의 : 호흡기능이 손상된 환자에게는 호흡억제를 유발할 수 있으므로 주의하고 마약에 의존성이 있는 환자에게도 금단현상을 일으킬 수 있으므로 주의한다. 원인을 알 수 없는 두부 손상환자나 복부 통증환자에게는 금기이다.

37) Nalorphine 마약 길항제

Morphine 급성중독에 사용하는 길항제로 마약성 진통제에 의한 호흡억제 치료, 마약제제의 탐닉성 진단에 이용된다.
- 용법 및 용량 : 마약 과잉 시 성인에게 5~10 mg을 10분 간격으로 3회까지 반복 투여한다.
- 주의 : 장기간 사용 시 육체적 의존성, 금단증상을 볼 수 있으므로 주의한다.

38) Naloxone(Narcan) 마약 길항제

마취수용체와 길항적으로 작용하여 morphine 중독에 대한 해독제로 쓰이므로 마약 중독상태로 의심되는 사람이 혼수상태로 발견되었을 때 투여할 수 있다. 아편류에 의한 호흡억제를 포함한 마약억제의 전체적 또는 부분적 역전, 급성 마약용량 초과의 진단과 회복에 이용된다. 화학적으로는 마약류와 유사하나 오직 길항적 특징만을 지닌다. 뇌의 아편 수용체에 경쟁적으로 결합하여 마약 분자를 수용체로부터 치환시키므로 마약 과용과 관련된 호흡억제를 회복시킬 수가 있다.

- ■ 용법 및 용량 : 마약 과용 시 1~2 mg을 정주하고 5분 후에 2회량을 투여할 수 있다. 만일 2~3회 투여해도 회복되지 않으면 다른 질병이거나 비아편성 약물임을 나타낸다. 정맥용 주입액은 2 mg의 약물을 500 mL의 D5W에 가하여 조제하는데 이것은 4 mg/mL의 농도에 해당한다. 100 mL/h의 속도로 주입하여 시간당 0.4 mg을 전달하고 정주가 어려울 때는 근주나 피하주사한다. 기관내 투여 시는 정맥주사량의 2~2.5배를 투여한다.
- ■ 주의 : 과민성 환자에게는 투여해서는 안 된다. Morphine의존성인 사람에게 투여하면 금단증상을 일으킨다.

39) Nitrous Oxide(Nitronox) 진통제, 마취가스

무색, 무미, 무취의 기체로서 임상적으로 사용하는 유일한 무기성 기체로 가스를 마시면 웃음이 자꾸 나와 일명 소기(笑氣)라고도 한다. 20%의 산소와 같이 투여 시 외과적 수술을 수행하기에는 불충분하므로 티오펜탈(thiopental)같은 것과 같이 사용하거나 80% 이상의 농도로 흡입시킬 때만이 단독으로 마취제로 사용될 수 있으므로 저산소증의 위험이 따른다. 산소와 70% Nitrous Oxide의 존재하에서 강력한 흡입마취제의 농도를 줄일 수 있으며 할로겐화 마취제를 Nitrous Oxide와 병용하면 적은 용량으로 호흡과 순환을 덜 억제시키고 마취로부터 빨리 회복시킬 수 있다. Nitronox는 강한 진통효과를 지닌 50% 일산화질소와 50% 산소의 혼합기체로 병원전 현장에서 흔히 투여되지만 투여를 중단하면 2~5분만에 진통이 소실된다.

- ■ 용법 및 용량 : 20%산소와 혼합하여 사용하며 통증이 현저히 감소하거나 환자가 마스크를 떨어뜨릴 때까지 계속 투여할 수 있다.
- ■ 주의 : Nitrous Oxide는 근육 이완작용이 없는 약한 마취제로 단독으로 충분한 마취를 시도할 경우나 대량의 Nitrous Oxide가 폐포내로 유입될 경우 저산소증을 유발시킬 수 있다. 폭발성이 강하고 회복기에 오심, 구토증상이 나타난다. 구두지시를 이해하지 못하는 환자나 알코올중독자, 기흉이 의심되는 흉부손상 환자, 장협착으로 의심되는 심한 복통환자에게는 투여하지 않는다.

40) Norepinephrine(Levophed) 교감신경 효능제

천연의 catecholamine으로 a와 b아드레날린성 수용체에 모두 작용하나 a수용체에 대한 작용이 훨씬 강하여 강한 말초혈관 수축제로 작용한다. 이 혈관 수축은 심인성 쇼크와 저혈압 증후에서 혈압을 상승시키는 작용을 한다. 또한 신장과 장간막의 혈관을 수축시키므로 dopamine이 듣지 않는 증후에도 사용된다.

- 용법 및 용량 : 0.5~30 mg/min이며 충분한 혈압을 유지하기 위해 더 많은 용량을 투여할 수 있다. 희석액은 500 mL포도당에 8 mg을 넣어서 제조한다. 경구투여로는 효과가 없으므로 주사하지만 피하주사는 거의 흡수되지 않는다.
- 주의 : 효과가 강력하므로 위험한 고혈압을 예방하기 위하여 5~10분마다 혈압을 측정해야하며 저혈액성 저혈압 환자에게는 투여해서는 안 된다. 혈관외로 유출되면 국소조직이 괴사되므로 가능한 대정맥으로 투여한다. 불안, 진전, 두통, 현기증, 구토 등의 부작용이 있으며 말초혈관수축에 대한 반작용으로 서맥을 일으킬 수 있다.

41) Pentobarbital sodium 진정제, 최면제

뇌간의 망상활성계에서 일차적으로 뇌세포 활동성을 저하시킨다. 선택적으로 시상하부의 후방부, 변연계의 뉴런을 억제한다. 불면증, 마취전 투약, 경련상태의 억제, 불안과 긴장의 진정, 전신마취의 도입에 이용된다.

- 용법 및 용량 : 초회 100 mg 정주하고 효과가 불충분하면 50 mg을 추가 투여한다. 소아 및 허약자는 50 mg을 투여하고 근주 시는 1회 250 mg 이내를 투여한다.
- 주의 : 졸림, 현기증, 설사, 변비, 오심, 저혈압, 서맥, 혈소판감소증 등의 부작용이 우려되므로 주의하고 과민성 환자나 호흡기 억압환자, 심한 신장질환 환자는 금기이다.

42) Phenobarbital(Luminal) 항간질제, 항경련제

처음으로 발견된 항간질제로 선택적인 항경련작용이 있으며 비교적 독성이 적고 값이 싸고 효과가 좋아 항간질제로 널리 쓰인다. 대발작과 피질 국소발작에 유용하나 소발작이나 유아경련 등에는 효과가 없다. 불면과 불안치료에 쓰이며 운동성 발작이나 전간중적 상태, 급성 불안상태일 때 이용된다.

- 용법 및 용량 : 소아의 처음 용량은 3~6 mg/kg으로 2번에 나누어 투여하고 전간중적상태일 때는 100~250 mg을 서서히 정주한다. 진정제로 이용할 때는 30~120 mg을 1일 2~3

회, 수면제로는 100~320 mg, 항경련제로는 1일 2~3회 50~100 mg을 경구투여한다.

- 주의 : 진정이 가장 흔한 부작용이나 장기 투여 시는 이에 대한 내성이 생긴다. 안구진탕과
  운동실조도 나타나며 아이들에게서는 흥분성, 과운동성 등이 나타나고 노인에게서는 초
  조와 혼동을 일으킬 수 있으므로 주의한다.

43) Phenytoin(Dilantin) 항경련제, 항부정맥제

자발적 심실 탈분극을 억제하는 항경련제로 대발작이나 정신병 환자가 전기경련요법을 받을 때 생기는 발작치료에 필수적이다. 이 약은 중추신경계의 전반적인 기능의 저하를 초래하지 않으면서 항간질효과를 가지고 있다. 항경련제로 쓰이기도 하지만 강심배당체에 의해 발생하는 부정맥에 우수한 치료효과를 나타낸다.

- 용법 및 용량 : 정맥주사 100 mg을 매 5분마다 부정맥이 정지될 때까지 주사하며 1 g을 초
  과하지 않는다. 또는 매분 50 mg을 총량 700 mg 투여한다. 경구투여는 첫날 15 mg/kg, 유
  지량 4~6 mg/kg을 1~2회 내복한다. 기도삽관을 통한 주입도 가능하다.
- 주의 : 현훈, 구토, 심박출량 감소, 혈압하강 등의 부작용이 우려되므로 주의한다. 서맥과
  고도의 심장 블록이 있는 경우에는 금기이며 발작에 대하여 만성적으로 약을 복용하고 있
  는 환자에게는 혈중농도를 측정하기 전에 투여해서는 안된다.

44) Procaine 국소 마취제

한때 많이 사용했으나 현재는 lidocaine 등으로 대치되었다. 체내에서 가수분해되어 para-aminobenzoic acid가 생성되는데 이것은 sulfonamide의 작용을 방해한다. Tetracaine에 민감한 사람에게 알레르기를 유발 할 수 있다.

45) Serotonin 신경흥분 전달제, 조직 호르몬

5-수산화트리프타민(5-hydroxytryptamine : 5-HT)으로서 식물계에서는 바나나 등에 대량 함유되어 있고 포유동물에서는 전체 serotonin의 90%는 장내 크롬친화성 세포에 존재하며 8% 정도는 혈소판에 있고 나머지 2% 정도는 중추신경내, 특히 시상하부 송과체에 존재하여 행동 및 정서활동과 밀접한 관계를 가지고 있어 신경흥분전달제의 역할을 한다. 순환기에서는 처음에는 일시적인 반사성 혈압하강작용이 오며 곧 혈압 상승작용이 나타났다가 다시 지속적인 혈압하강작용이 온다. 또한 기관지 평활근의 수축작용이 있으며 원심성 신경말단, 신경절, 부

신수질 등을 흥분시킨다.

46) Tetracaine(pontocaine) 국소마취제

Para - aminobenzoic acid 유도체로 정맥내 주사하면 작용과 독성이 procaine보다 10배나 강하다. Procaine은 tetracaine에 allergic한 사람에게 allergy를 유발할 수 있는 가능성이 크다. 감각신경으로부터 신경충동을 억제하여 마취를 유도하는데 표면마취, 침윤마취, 전도마취, 척수마취 등에 이용한다.

- 용법 및 용량 : 척수마취 시 고비중 또는 저비중 용액으로 6~15 mg, 경막외 마취 시는 0.15~0.25%액으로 30~60 mg, 전달마취 시는 0.2%액으로 10~75 mg, 1회 최고 100 mg을 투여한다. 침윤마취는 0.1%액으로 20~30 mg 투여한다.
- 주의 : 발진, 자극 등의 부작용이 있으므로 6세 이하나 패혈증환자, 임부는 주의하고 과민성 환자와 1세 이하 유아는 금기이다.

47) Thiopental sodium(Pentothal) 마취제

뇌간의 망상구조에 우선적으로 작용하여 용량에 따라 진정, 최면 효과를 나타내는 중추신경계 억제약물이며 초단시간형의 barbiturate로서 마취작용을 나타낸다. 전신마취, 전신마취의 도입, 전기충격 치료 시 마취, 국소마취나 흡입마취약과 병용, 파상풍, 자간, 국소마취약 중독 등에 의한 경련에 이용한다. 지질용해도가 높아 수초내에 뇌의 전기기능을 억압하여 전신마취유도제로 많이 이용한다. 이 약물은 약물의 길항작용을 이용해 Strychinine중독의 해독제로도 이용된다.

- 용법 및 용량 : 전신마취 시 50~100 mg을 정주하고, 단시간 마취 시는 50~75 mg을 10~15초의 속도로 정주한다. 경련치료 시는 50~200 mg을 경련이 멈출 때까지 주입하고 전기충격 치료 시에는 2.5% 용액 300 mg을 25~35초로 주입한다. 직장내 주입은 20~40 mg/kg 기준으로 직장내 주입 15분 후에 마취가 시작되며 약 1시간 지속된다. 근육주사는 2~2.5%용액 20 mg/kg으로 투여한다.
- 주의 : 합병증이나 부작용은 그리 대수롭지 않으나 두개내압 증가, 인두부 감염, 불안정한 동맥류 혹은 천식이 있는 환자에 있어서는 기침, 후두부 경련, 인두경련이 심하게 올 수 있다. 제왕절개 시는 최소 유효량을 투여한다.

001 부교감신경의 절전섬유가 시작되는 부위로 옳은 것은?

① 흉수부, 천수부 　　② 요수부, 천수부 　　③ 흉수부, 요수부

④ 뇌신경부, 천수부 　　⑤ 뇌신경부, 요수부

☑ 정답 ④

☑ 문헌 박희진 외, Paramedics 기초의학, 에듀팩토리, 2019, p.529

☑ 해설

▶ 부교감신경은 뇌신경부의 눈돌림신경(동안신경), 얼굴신경(안면신경), 혀인두신경(설인신경), 제2천수부, 제4천수부 등에서 기시한다.

002 단핵구—큰포식세포 계열에 속하는 것으로 옳은 것은?

① 슈반세포 　　② 뇌실막세포 　　③ 별아교세포

④ 미세아교세포 　　⑤ 희소돌기아교세포

☑ 정답 ④

☑ 문헌 해부학편찬위원회, 사람해부학, 범문에듀케이션, 2019, p.351

☑ 해설

▶ 미세아교세포(소교세포, microglia)는 중추신경계통의 토박이 큰포식세포로서 하루에도 몇 번씩 뇌조직에 대해 완벽한 검사를 수행하면서 죽은 조직, 미생물, 다른 이물질을 잡아먹는다.

003 바닥막이 없고 아래조직을 뚫고 뿌리 같은 돌기를 나타낸 상피세포에 해당하는 것으로 옳은 것은?

① 슈반세포 　② 별아교세포 　③ 뇌실막세포 　④ 미세아교세포 　⑤ 희소돌기아교세포

☑ 정답 ④

☑ 문헌 해부학편찬위원회, 사람해부학, 범문에듀케이션, 2019, p.350

☑ 해설

▶ 뇌실막세포(상의세포)는 중추신경계통내의 뇌실과 척수 중심관의 벽을 덮고 있다.

004 뇌척수막으로 옳지 않은 것은?

① 경질막　　　② 거미막　　　③ 연질막　　　④ 기저막　　　⑤ 지주막

☑ 정답 ④

☑ 문헌 해부학편찬위원회, 사람해부학, 범문에듀케이션, 2019, p.365

☑ 해설

▶ 중추신경계통은 뇌척수막으로 싸여있으며 뇌척수막은 경질막, 거미막(지주막), 연질막의 세 층으로 구성되어있다.

005 뇌척수를 싸고 있는 막의 명칭이다. 표면에서부터 깊은 쪽으로 순서가 옳은 것은?

a. 경질막　　　b. 거미막　　　c. 연질막

① a→b→c　　　② a→c→b　　　③ b→a→c　　　④ b→c→a　　　⑤ c→a→b

☑ 정답 ①

☑ 문헌 해부학편찬위원회, 사람해부학, 범문에듀케이션, 2019, p.365

☑ 해설

▶ 뇌척수막은 경질막, 거미막(지주막), 연질막의 순으로 세 층으로 구성되어있다.

006 신경계통과 내분비계통의 활동을 통합 조절하는 곳은?

① 소뇌　　　② 시상　　　③ 대뇌　　　④ 뇌줄기　　　⑤ 시상하부

☑ 정답 ⑤

☑ 문헌 김종연 외, 알기쉬운 인체생리학, 고문사, 2018, p.84

☑ 해설

▶ 시상하부는 자율신경계통을 조절하며 신경계통과 내분비계통의 기능을 통합하여 조절하는 중요한 기능을 갖고 있다.

007 뇌에서 가장 큰 부위로 옳은 것은?

① 대뇌　　　② 시상　　　③ 소뇌　　　④ 뇌줄기　　　⑤ 시상하부

☑ 정답 ①

☑ 문헌 해부학편찬위원회, 사람해부학, 범문에듀케이션, 2019, p.406

☑ 해설

▶ 대뇌는 뇌의 가장 큰 부위로 창조적, 지적, 과학적인 능력을 조절하는 구조이다.

008 3번 뇌신경의 이름으로 옳은 것은?

① 시각신경　　　　　　② 미주신경　　　　　　③ 혀인두신경(설인신경)

④ 눈돌림신경(동안신경)　　⑤ 도르레신경(활차신경)

☑ 정답 ④

☑ 문헌 해부학편찬위원회, 사람해부학, 범문에듀케이션, 2019, p.441

☑ 해설

▶ 시각신경은 2번, 도르레신경(활차신경)은 4번, 혀인두신경(설인신경)은 9번, 미주신경은 10번이다.

009 목의 척추뼈 수와 목척수신경의 수로 옳은 것은?

	①	②	③	④	⑤
척추뼈 수	6	6	7	7	8
척수신경 수(쌍)	7	8	8	9	10

☑ 정답 ③

☑ 문헌 해부학편찬위원회, 사람해부학, 범문에듀케이션, 2019, p.169,375

☑ 해설

▶ 목의 척추뼈는 7개이며 목척수신경은 8쌍이다.

010 가슴의 척추뼈 수와 가슴척수신경의 수로 옳은 것은?

	①	②	③	④	⑤
척추뼈 수	10	10	12	12	14
척수신경 수(쌍)	10	12	12	14	16

☑ 정답 ③

☑ 문헌 해부학편찬위원회, 사람해부학, 범문에듀케이션, 2019, p.169,375

☑ 해설

▶ 가슴의 척추뼈는 12개이며 가슴척수신경은 12쌍이다.

011 허리와 엉치부의 척수신경 수로 옳은 것은?

① 3쌍   ② 4쌍   ③ 5쌍   ④ 6쌍   ⑤ 7쌍

☑ 정답 ③

☑ 문헌 해부학편찬위원회, 사람해부학, 범문에듀케이션, 2019, p.375

☑ 해설

▶ 허리와 엉치부의 척추뼈는 5개씩 이며 척수신경은 5쌍씩 이다.

012 연질막의 변형구조로 척수를 고정시키는 역할을 하는 것으로 옳은 것은?

① 말총   ② 섬유끈   ③ 종말끈   ④ 치아인대   ⑤ 척수원뿔

☑ 정답 ④

☑ 문헌 해부학편찬위원회, 사람해부학, 범문에듀케이션, 2019, p.367

☑ 해설

▶ 치아인대(치상인대, denticulate ligaments)는 연질막의 연장구조로 척수를 경질막에 고정시킨다.

013 척수의 기능으로 옳은 것은?

① 전달, 보행, 반사　　　② 전달, 분비, 반사

③ 분비, 보행, 반사　　　④ 전달, 보행, 호르몬생산

⑤ 보행, 반사, 호르몬생산

☑ 정답 ①

☑ 문헌 해부학편찬위원회, 사람해부학, 범문에듀케이션, 2019, p.364

☑ 해설

▶ 전달 : 정보를 몸 위아래로 전달하는 신경섬유 다발로 되어있다.

　보행 : 신경회로에 의해 교대적 팔다리 운동 발생.

　반사 : 자극에 대한 불수의적 반응.

014 뜨거운 것에 닿았을 때 일어나는 반사활(궁)을 순서대로 나열한 것으로 옳은 것은?

a. 운동신경　b. 감각신경　c. 수용기　d. 중추　e. 효과기

① a→b→c→d→e　　　② a→c→b→d→e

③ b→a→c→d→e　　　④ c→b→d→a→e

⑤ c→a→b→d→e

☑ 정답 ④

☑ 문헌 이인모 외, BASIC MEDICINE 기초의학, 학지사메디컬, 2019, p.132

☑ 해설

▶ 반사활(궁)은 신경계통의 기능적 단위로 수용기, 감각신경, 중추, 운동신경과 그 효과기로 구성되어 있다.

015 굴곡반사를 일으키는 자극이 클 경우 굴곡반사 반대쪽 팔다리에서 일어나는 반사로 옳은 것은?

① 슬개건반사　　　② 심부건반사　　　③ 교차수축반사

④ 굽힘도피반사　　　⑤ 교차신전반사

☑ 정답 ⑤

☑ 문헌 기초의학 교재편찬연구회, 인체생리학, 에듀팩토리. 2017 p.163

☑ 해설

▶ 굴곡반사가 일어나는 동안 잃어버릴 수 있는 신체균형을 유지하기 위해 일어나는 반사.

016 뇌척수액이 채워져 있어 외부 충격으로부터 신경조직이 잘 보호될 수 있도록 해주는 뇌척수막 부위로 옳은 것은?

① 경질막　　　　　　　② 연질막　　　　　　　③ 지주막

④ 지주막하강　　　　　⑤ 뇌실사이구멍

☑ 정답 ④

☑ 문헌 기초의학 교재편찬연구회, 인체생리학, 에듀팩토리. 2017 p.163

☑ 해설

▶ 지주막하강은 지주막(거미막)과 연막(연질막)사이의 상대적으로 넓은 공간으로 뇌척 수액이 채워져 있어 외부 충격으로부터 신경조직이 잘 보호될 수 있다.

017 신경세포(신경원)를 이루는 구조로 옳지 않은 것은?

① 닛슬소체

② 말이집(수초)

③ 슈반세포

④ 하버스관

⑤ 란비엘결절

☑ 정답 ④

☑ 문헌 강병우 외, 응급구조사 기초의학, 군자출판사, 2014, p.156

☑ 해설

▶ 신경세포(신경원)를 이루는 구성요소는 닛슬소체, 란비엘결절, 말이집(수초), 슈반세포 등이 있다.

018 가슴(흉부) 및 배부위(복부)의 내장까지 분포하며 대부분 부교감신경섬유로 구성된 뇌신경은?

① 미주신경 ② 더부신경(부신경) ③ 혀밑신경(설하신경)

④ 벌림신경(외전신경) ⑤ 도르래신경(활차신경)

☑ 정답 ①

☑ 문헌 최명애 외, 인체의 구조와 기능, 현문사, 2017, p.282

☑ 해설

▶ 주로 연하, 발성 및 내장기능에 관여하고 연수의 옆과 혀인두신경(설인신경) 아래에서 나와 혀인두신경(설인신경)을 따라 목정맥구멍(경정맥공)을 통해 두개강을 나온다.

019 뇌하수체가 수용되어 있는 부위로 옳은 것은?

① 중뇌상부 ② 시상하부 좌우측

③ 나비뼈(접형골)의 대익 ④ 나비뼈(접형골)의 안장(터어키안)

⑤ 이마뼈(전두골)의 앞머리뼈우묵(전두개와)

☑ 정답 ④

☑ 문헌 해부학편찬위원회, 사람해부학, 범문에듀케이션, 2019, p.489

☑ 해설

▶ 지름 1cm, 무게 0.5g 정도의 타원형기관으로 시상하부 밑에 직접 연결되어 있다.

020 심장의 외적 신경지배를 설명한 것이다. (A), (B), (C)의 내용으로 옳은 것은?

• 굴심방결절(동방결절)과 방실결절의 (A)신경 자극은 심박출량을 증가시키고, (B)신경 자극은 (C)(을)를 줄여서 심박출량을 감소시킨다.

	①	②	③	④	⑤
A	교감	교감	부교감	중추	척수
B	체성	부교감	교감	말초	척골
C	심박동수	심박동수	심박동수	호흡량	호흡량

☑ 문헌 박희진 외, Paramedics 기초의학, 에듀팩토리, 2019, p.299

☑ 해설

▶ 심장의 흥분충동 전도계의 외적 조절은 자율신경계에 의해서 이루어지며 심박동율과 심박출량은 신체의 생리적 변화에 따라 조절된다.

021 뇌부에 있는 미주신경의 부교감신경섬유가 분포하는 부위로 옳은 것은?

① 심장　　　　　　　② 눈물샘(누선)

③ 귀밑샘(이하선)　　④ 턱밑샘(악하선)

⑤ 혀의 뒤 1/3부위

☑ 정답 ①

☑ 문헌 해부학편찬위원회, 사람해부학, 범문에듀케이션, 2019, p.441

☑ 해설

▶ 미주신경의 부교감신경섬유는 기관지와 소화관의 평활근, 췌장 및 심장에 분포한다.

022 다음과 같은 해부학적 구조로 되어있는 뇌 부위로 옳은 것은?

> • 넷째뇌실의 아랫부분 1/2
> • 뇌줄기의 아랫부위이며 다리뇌와 척수의 이음 부분
> • 혀인두신경핵, 미주신경핵, 더부신경핵, 혀밑신경핵 등이 있다.

① 숨뇌　　　　　　② 소뇌　　　　　　③ 중간뇌

④ 다리뇌　　　　　⑤ 시상하부

☑ 정답 ①

☑ 문헌 대한해부학회, 알기쉬운 사람해부학, 현문사, 2019. p.195

☑ 해설

▶ 숨뇌(연수) 앞쪽의 피라미드는 대뇌겉질에서 척수로 가는 운동신경다발이다.

023 신경계의 구조적, 기능적인 단위로 옳은 것은?

① 말이집(수초)   ② 단극신경원   ③ 신경집(신경초)

④ 신경세포(신경원)   ⑤ 가지돌기(수상돌기)

☑ 정답 ④

☑ 문헌 해부학편찬위원회, 사람해부학, 범문에듀케이션, 2019, p.346

☑ 해설

▶ 신경세포(신경원)는 신경계의 기본단위로 물리적, 화학적 자극에 반응하는 흥분성과 이를 다른 조직에 전달하는 전도성을 지닌 기능적 단위이다.

024 각각의 신경세포(신경원)가 서로 연결되는 부위명으로 옳은 것은?

① 축삭(axon)   ② 연접(synapse)

③ 신경속(fascicle)   ④ 말이집(수초 myelin sheath)

⑤ 가지돌기(수상돌기 dendrite)

☑ 정답 ②

☑ 문헌 해부학편찬위원회, 사람해부학, 범문에듀케이션, 2019, p.355

☑ 해설

▶ 연접(synapse)부는 1개의 신경세포(신경원)의 신경돌기말단이 다른 신경세포(신경원)의 신경세포체 또는 가지돌기(수상돌기)에 연접한다.

025 다음과 같은 특징을 갖는 간뇌의 부위로 옳은 것은?

> • 시상하구의 하부에 위치한다.
> • 기저표면에는 회백융기와 유두체가 뚜렷하다.
> • 자율신경계의 최고 중추이다.

① 시상   ② 변연계   ③ 시상상부   ④ 시상후부   ⑤ 시상하부

☑ 정답 ⑤

☑ 문헌 해부학편찬위원회, 사람해부학, 범문에듀케이션, 2019, p.405

▶ 형태상 시상하부는 중추신경계의 고위중추와 망상체 사이의 중요한 위치를 차지하고 있다.

026 오름(감각)척수신경로로 옳은 것은?

① 척수시상로

② 덮개척수로

③ 가쪽겉질척수로

④ 안쪽그물척수로

⑤ 가쪽안뜰척수로

☑ 정답 ①

☑ 문헌 해부학편찬위원회, 사람해부학, 범문에듀케이션, 2019, p.368

☑ 해설

▶ 오름(감각)척수신경로 : 널판다발, 쐐기다발, 척수시상로, 척수그물로, 뒤척수소뇌로, 앞척
수소뇌로

내름(운동)척수신경로 : 가쪽겉질척수로, 앞겉질척수로, 덮개척수로, 가쪽겉질척수로, 안
쪽그물척수로, 가쪽안뜰척수로, 안쪽안뜰척수로

027 간뇌에서 일어나는 뇌신경으로 옳은 것은?

① 후각신경(제1뇌신경)

② 삼차신경(제5뇌신경)

③ 속귀신경(제8뇌신경)

④ 시각신경(제2뇌신경)

⑤ 눈돌림신경(제3뇌신경)

☑ 정답 ④

☑ 문헌 기초의학 교재편찬연구회, 인체생리학, 에듀팩토리. 2017 p.175

☑ 해설

▶ 시각신경(시신경)은 간뇌에서 일어나(기시하여) 시각을 느낀다.

028 부교감신경의 효과로 옳은 것은?

① 동공확대

② 방광벽 수축근 이완

③ 털세움근(입모근) 수축

④ 위장관벽의 근육 수축

⑤ 눈물샘(누선)분비 증가

☑ 정답 ⑤

☑ 문헌 이인모 외, BASIC MEDICINE 기초의학, 학지사메디컬, 2019, p.355

☑ 해설

▸ 피부의 동맥 수축, 방광조임근(방광괄약근) 수축 등에 관여한다.

029 교감신경의 효과로 옳은 것은?

① 동공확대

② 콩팥(신장)수축

③ 기관지분비 증가

④ 방광벽 수축근 이완

⑤ 눈물샘(누선)분비 증가

☑ 정답 ⑤

☑ 문헌 이인모 외, BASIC MEDICINE 기초의학, 학지사메디컬, 2019, p.355

☑ 해설

▸ 콩팥(신장)의 수축, 방광벽 수축근이완 등에 관여한다.

030 설하신경의 지배를 받는 목뿔근(설골근)으로 옳은 것은?

① 두힘살근(악이복근)

② 턱목뿔근(악설골근)

③ 붓목뿔근(경돌설골근)

④ 턱끝목뿔근(이설골근)

⑤ 어깨목뿔근(견갑설골근)

☑ 정답 ④

☑ 문헌 최명애 외, 인체의 구조와 기능, 현문사, 2017, p.278

  ▶ 두힘살근(악이복근) : 안면과 하악신경

   턱목뿔근(악설골근) : 하악신경

   붓목뿔근(경돌설골근) : 안면신경

   어깨목뿔근(견갑설골근) : 경신경

   턱끝목뿔근(이설골근) : 설하신경

031 신경자극을 감각수용기로부터 중추신경계로 전달하는 신경세포(neuron)는?

① 연합뉴런　　　　　② 체성뉴런　　　　　③ 자율뉴런

④ 신경뉴런　　　　　⑤ 감각뉴런

☑ 정답 ⑤

☑ 문헌 최명애 외, 인체의 구조와 기능, 현문사, 2017, p.236

☑ 해설

  ▶ 연합뉴런 : 중추신경계내에 주로 위치한 다극성 뉴런

   체성뉴런 : 골격근 반사와 의지적 통제를 담당

   자율뉴런 : 평활근과 심근, 선 등과 같은 불수의 효과기를 자극

   신경뉴런 : 감각섬유와 운동섬유의 집합

032 평활근과 심근, 샘 등과 같은 불수의 효과기를 자극하는 신경세포(neuron)는?

① 연합뉴런　　　　　② 체성뉴런　　　　　③ 자율뉴런

④ 신경뉴런　　　　　⑤ 감각뉴런

☑ 정답 ③

☑ 문헌 최명애 외, 인체의 구조와 기능, 현문사, 2017, p.236

☑ 해설

  ▶ 자율뉴런 : 평활근과 심근, 선 등과 같은 불수의 효과기를 자극

   신경뉴런 : 감각섬유와 운동섬유의 집합

033 신경계의 지지세포와 그 기능의 연결이 잘못된 것은?

① 슈반세포 – 수초를 형성

② 위성세포 – 말초신경계의 신경절내 세포체를 지지

③ 상의세포 – 뇌의 뇌실과 척수의 중심관 내강표면을 덮음

④ 희소돌기아교세포 – 중추신경계의 축삭을 둘러싼 수초를 형성

⑤ 소교세포 – 중추신경계에서 뉴런의 외부환경을 조절하는데 도와줌

☑ 정답 ⑤

☑ 문헌 최명애 외, 인체의 구조와 기능, 현문사, 2017, p.232

☑ 해설

▶ 소교세포 - 퇴화된 이물질을 포식함

성상세포 - 중추신경계에서 뉴런의 외부환경을 조절하는데 도와줌

▶ 희소돌기아교세포(=희돌기교세포), 상의세포(=뇌실막세포)

034 산불진화 중 구급대원이 갑자기 쓰러졌다. 이 때 산소결핍으로 가장 민감하게 손상을 받는 세포는?

① 골세포   ② 지방세포   ③ 연골세포   ④ 배상세포   ⑤ 신경세포

☑ 정답 ⑤

☑ 문헌 최명애 외, 인체의 구조와 기능, 현문사, 2017, p.234

☑ 해설

▶ 뇌는 4분이상 산소공급이 멈추면 손상이 오기 시작한다.

035 아교세포의 종류로 옳지 않은 것은?

① 효과기세포   ② 뇌실막세포   ③ 별아교세포

④ 미세아교세포   ⑤ 희소돌기아교세포

☑ 정답 ①

☑ 문헌 최명애 외, 인체의 구조와 기능, 현문사, 2017, p.232

☑ 해설

▸ 아교세포의 종류(5가지) : 뇌실막세포, 별아교세포, 미세아교세포, 희소돌기아교세포, 신경집세포

036 말초신경계의 축삭을 둘러싸고 축삭의 영양과 재생에 관여하는 것으로 옳은 것은?

① 축삭돌기
② 시냅스(synapse)
③ 희돌기교세포
④ 슈반초(sheath of Schwann)
⑤ 랑비에결절(nodes of Ranvier)

☑ 정답 ④

☑ 문헌 이인모 외, BASIC MEDICINE 기초의학, 학지사메디컬, 2019, p.116.

☑ 해설

▸ 말초신경계의 모든 축삭은 슈반초(슈반세포집, sheath of Schwann)로 둘러싸여 있고, 말초신경계와 중추신경계의 어떤 축삭은 수초(myelin sheath)로 둘러싸여 있다.

037 신경전달물질인 글루탐산(glutamic acid)을 글루타민(glutamine)으로 전환하는 등 혈관으로부터 신경세포로 대사물질을 운반하는 신경교세포는?

① 슈반세포   ② 소교세포   ③ 성상세포   ④ 상의세포   ⑤ 희돌기교세포

☑ 정답 ③

☑ 문헌 강병우 외, 응급구조사 기초의학, 군자출판사, 2014, p.158

☑ 해설

▸ 신경전달물질인 글루탐산(glutamic acid)은 성상세포에 흡수되어 글루타민(glutamine)으로 전환된다. 그 다음 글루타민은 성상세포로부터 방출되고 신경전달물질을 재생산하는데 이용된다.

▸ 소교세포 - 퇴화된 이물질을 포식함
성상세포 - 중추신경계에서 뉴런의 외부환경을 조절하는데 도와줌

▸ 희소돌기아교세포(=희돌기교세포), 상의세포(=뇌실막세포)

038 한 뉴런과 두 번째 세포사이의 기능적 연결부는?

① 축삭돌기

② 시냅스(synapse)

③ 희돌기교세포

④ 랑비에결절(nodes of Ranvier)

⑤ 슈반초(sheath of Schwann)

☑ 정답 ②

☑ 문헌 해부학편찬위원회, 사람해부학, 범문에듀케이션, 2019, p.355

☑ 해설

▶ 시냅스(synapse)는 한 뉴런과 두 번째 세포사이의 기능적 연결부이다.

039 독소에 의한 신경작용을 서술한 내용이다. (A), (B), (C), (D)의 용어로 옳은 것은?

> • 보툴리늄(botulinum)독소는 (A)방출을 막아 (B)마비를 일으키고, 파상풍(tetanus)독소는 (C)를 봉쇄하여 (D)마비를 일으킨다.

	①	②	③	④	⑤
A	아드레날린	아드레날린	아세틸콜린	아세틸콜린	아세틸콜린
B	이완성	경련성	이완성	경련성	이완성
C	흥분성시냅스	흥분성시냅스	억제성시냅스	억제성시냅스	흥분성시냅스
D	경련성	이완성	경련성	이완성	경련성

☑ 정답 ③

☑ 문헌 박인국, 생리학, 라이프사이언스, 2003, p.112.

☑ 해설

▶ 보툴리늄독소와 파상풍독소는 신경전달을 방지하여 마비를 일으키는 세균의 생성물질들이다. 이 신경독소들은 단백질가수분해효소로 작용한다.

040 신경가스를 흡입할 경우 경련성마비를 일으키는 이유로 옳은 것은?

① K+이온이 세포외부로 확산되므로

② 아세틸콜린이 분해 되지 않으므로

③ Na+ 이온이 세포외부로 확산되므로

④ 아세틸콜린이 무스카린성 수용체와 결합하므로

⑤ 아세틸콜린이 수용체 단백질과 쉽게 분해 되기 때문에

☑ 정답 ②

☑ 문헌 박인국, 생리학, 라이프사이언스, 2003, p. 117.

☑ 해설

▸ 신경가스는 골격근의 아세틸콜린에스테라아제(Acetylcholinesterase, AchE)의 활성을 억제
하는 작용을 한다. 신경가스를 흡입하면 Ach가 분해 되지 않으므로 Ach가 계속해서 수용
체 단백질과 결합하고 시냅스 후 세포를 자극하여 경련성 마비를 일으킨다.

041 신경전달물질로 옳지 않은 것은?

① 도파민(dopamine)

② 세로토닌(serotonin)

③ 글루탐산(glutamic acid)

④ 노르에피네프린(norepinephrine)

⑤ 아세틸콜린분해효소(acetylcholinesterase)

☑ 정답 ⑤

☑ 문헌 박희진 외, Paramedics 기초의학, 에듀팩토리, 2019, p.518

☑ 해설

▸ 세로토닌(serotonin) : 뉴런에 의해 신경전달물질로 작용한다.

도파민(dopamine) : 도파민작동성 뉴런에 의해 신경전달물질로 작용한다.

노르에피네프린(norepinephrine) : 중추신경계와 말초신경계에서 신경전달물질로 작용한다.

글루탐산(glutamic acid) : 중추신경계에서 흥분성 신경전달물질로 작용한다.

042 대뇌 전두엽의 기능으로 옳은 것은?

① 체성감각　　　　　② 지적활동　　　　　③ 시각인지

④ 청각감각　　　　　⑤ 구조와 모양에 대한 해석

☑ 정답 ②

☑ 문헌 이인모 외, BASIC MEDICINE 기초의학, 학지사메디컬, 2019, p.122

☑ 해설

▸ 전두엽의 기능 : 골격근 수의운동 통제, 개성, 지적활동, 구두교신 등

043 대뇌 후두엽의 기능으로 옳은 것은?

① 구두교신　　　　　② 지적활동　　　　　③ 체성감각

④ 시각인지　　　　　⑤ 청각인지

☑ 정답 ④

☑ 문헌 이인모 외, BASIC MEDICINE 기초의학, 학지사메디컬, 2019, p.122

☑ 해설

▸ 체성감각은 대뇌 두정엽의 기능이다.

044 브로카(Broca) 실어증으로 옳은 것은?

① 계산능력이 전혀 없다.

② 언어를 이해하지 못한다.

③ 말의 속도는 빠르나 의미가 없다.

④ 왼쪽 하전두회의 손상에 의한 것이다.

⑤ 말 내용이 꾸며져서 이해하기 곤란하다.

☑ 정답 ④

☑ 문헌 이인모 외, BASIC MEDICINE 기초의학, 학지사메디컬, 2019, p.123

☑ 해설

▸ 언어를 이해 못하거나 말 내용이 꾸며져서 이해하기 곤란한 것은 베르니케 실어 증이다.

045 베르니케(Wernicke) 실어증으로 옳은 것은?

① 언어상실증이 나타난다.

② 운동상실증이 나타난다.

③ 말이 느리며 부정확하다.

④ 오른팔과 얼굴감각이 약해진다.

⑤ 상측두회의 손상에 의한 것이다.

☑ 정답 ⑤

☑ 문헌 이인모 외, BASIC MEDICINE 기초의학, 학지사메디컬, 2019, p.122

☑ 해설

▶ 운동언어상실증 등은 브로카(Broca)실어증이다.

046 시상하부와 대뇌변연계가 관여하는 감정이나 행동으로 옳지 않은 것은?

① 성(sex)　　② 섭식　　③ 공포　　④ 공격성　　⑤ 암기력

☑ 정답 ⑤

☑ 문헌 김종연, 알기쉬운 인체생리학, 고문사, 2018, p.82.

☑ 해설

▶ 시상하부와 대뇌변연계(둘레계통)가 관여하는 감정이나 행동은 공격성, 공포, 섭식, 성, 보상과 처벌 등이다.

047 시상하부에서 관여하는 생리적 기능으로 옳지 않은 것은?

① 분노　　② 갈증　　③ 배고픔　　④ 체온조절　　⑤ 소변의 배설

☑ 정답 ⑤

☑ 문헌 김종연, 알기쉬운 인체생리학, 고문사, 2018, p.84

☑ 해설

▶ 시상하부에서 관여하는 생리적 기능 : 배고픔, 갈증, 체온조절, 분노, 수면, 각성, 성적충동, 성행위, 공포, 고통, 즐거움, 상이한 감정상태에 대한 내장 반응 등

048 역행성 운반에 의해 축삭말단에서 세포체 쪽으로 이동되는 질환으로 옳은 것은?

① 장염

② 백혈병

③ 소아마비

④ 갑상선염

⑤ 보툴리누스

☑ 정답 ③

☑ 문헌 박희진 외, Paramedics 기초의학, 에듀팩토리, 2019, p.524

☑ 해설

▶ 역행성운반 : 수상돌기- 세포체- 축삭의 정상경로가 아닌 역행성운반으로 독성물질이나 각
종 신경친화성의 이물질들은 반대로 축삭말단에서 세포체 쪽으로 이동한다.

049 전척수시상로(anterior spinothalamic tract)의 기능으로 옳은 것은?

① 통증과 온도충격을 전도

② 촉각과 압각을 위한 감각충격 전도

③ 피부, 근육으로부터 오는 감각충격 전도

④ 신체의 양쪽으로부터 온 감각충격을 소뇌에 전도

⑤ 신체의 한쪽으로부터 온 감각충격을 소뇌의 같은 쪽으로 전도

☑ 정답 ②

☑ 문헌 이인모 외, BASIC MEDICINE 기초의학, 학지사메디컬, 2019, p.134

☑ 해설

▶ 외측척수시상로 : 통증과 온도충격을 전도

전척수시상로 : 촉각과 압각을 위한 감각충격 전도

박속과 설상속 : 피부, 근육, 관절, 건으로부터 오는 감각충격 전도

후척수소뇌로 : 신체의 한쪽으로부터 온 감각충격을 소뇌의 같은 쪽으로 전도

전척수소뇌로 : 신체의 양쪽으로부터 온 감각충격을 소뇌에 전도

050 추락에 의해 양 하지의 신근경직과 상지에서 중등도의 굴곡이 발생한 환자의 손상부위로 옳은 것은?

① 뇌간

② 척수수질

③ 대뇌피질

④ 대뇌수질

⑤ 척수피질

☑ 정답 ③

☑ 문헌 최명애 외, 인체의 구조와 기능, 현문사, 2017, p.262

☑ 해설

▸ 대뇌피질의 손상에 기인하는 제피질경직이다. 뇌간의 대부분은 건재하다.

051 얼굴신경(안면신경)의 기능으로 옳은 것은?

① 두피로부터 오는 감각자극

② 평형에 관련된 감각자극

③ 인두근으로부터의 고유수용

④ 안구상사근으로부터의 고유수용

⑤ 혀의 앞 2/3 미뢰로부터 오는 감각자극

☑ 정답 ⑤

☑ 문헌 대한해부학회, 알기쉬운 사람해부학, 현문사, 2019. p.208

☑ 해설

▸ 삼차신경 : 두피로부터 오는 감각자극

속귀신경(내이신경) : 평형에 관련된 감각자극

얼굴신경(안면신경) : 혀의 앞 2/3 미뢰로부터 오는 감각자극

혀인두신경(설인신경) : 인두근으로부터의 고유수용

도르래신경(활차신경) : 안구상사근으로부터의 고유수용

052 미주신경의 기능으로 옳은 것은?

① 발성, 내장기능의 조절

② 청각에 관련된 감각자극

③ 귀밑샘(이하선)으로부터의 타액분비

④ 안구 외측직근으로부터 오는 고유수용

⑤ 어깨를 움직이는 근으로부터오는 고유수용

☑ 정답 ①

☑ 문헌 강병우 외, 응급구조사 기초의학, 군자출판사, 2014, p.367

☑ 해설

▶ 미주신경 : 발성, 내장기능의 조절

속귀신경(내이신경) : 청각에 관련된 감각자극

혀인두신경(설인신경) : 귀밑샘(이하선)으로부터의 타액분비

더부신경(부신경) : 어깨를 움직이는 근으로부터오는 고유수용

갓돌림신경(외전신경) : 안구 외측직근으로부터 오는 고유수용

053 삼차신경(안면신경)에 관한 내용으로 옳은 것은?

① 제Ⅲ뇌신경으로 동안신경이다.

② 제Ⅲ뇌신경으로 운동신경이다.

③ 제Ⅲ뇌신경으로 혼합신경이다.

④ 제Ⅴ뇌신경으로 운동신경이다.

⑤ 제Ⅴ뇌신경으로 혼합신경이다.

☑ 정답 ⑤

☑ 문헌 대한해부학회, 알기쉬운 사람해부학, 현문사, 2019. p.208

☑ 해설

▶ 삼차신경 : 제Ⅴ뇌신경으로 혼합신경이며 눈신경, 위턱신경, 아래턱신경 등 3갈래로 나누
어진다.

054 교감신경과 부교감신경의 모든 신경절전섬유에서 방출되는 신경전달물질은?

① 도파민　　② 아세틸콜린　　③ 아드레날린　　④ 에피네프린　　⑤ 노르아드레날린

☑ 정답 ②

☑ 문헌 박희진 외, Paramedics 기초의학, 에듀팩토리, 2019, p.528

☑ 해설

　▶ 아세틸콜린(acetylcholine)은 교감신경과 부교감신경의 모든 신경절전섬유와 효과기 세포
　　와의 시냅스에서 부교감 신경절후섬유에 의해 방출되는 신경전달물질이다.

055 교감신경과 부교감신경의 이중 신경지배를 받고 있는 기관으로 옳은 것은?

① 입모근, 생식기　　　② 땀샘, 생식기　　　③ 생식기, 비뇨기

④ 입모근, 비뇨기　　　⑤ 땀샘, 입모근

☑ 정답 ③

☑ 문헌 박인국, 생리학, 라이프사이언스, 2003, p. 162.

☑ 해설

　▶ 음경발기는 부교감신경 자극으로부터 오는 혈관확장에 의한 것이고, 사정은 교감신경의
　　자극에 의한 협동이다. 여자의 경우 음핵발기와 질분비는 부교감신경에 의해 자극받는 한
　　편 오르가즘은 교감신경에 의해 일어난다. 배뇨반사에서도 교감과 부교감신경의 협동작용
　　이 일어난다.

056 다음 두 신경의 공통된 숫자로 옳은 것은?

• 혀밑신경(설하신경)　• 가슴신경(흉신경)

① 6　　　　② 8　　　　③ 10　　　　④ 12　　　　⑤ 14

☑ 정답 ④

☑ 문헌 박희진 외, Paramedics 기초의학, 에듀팩토리, 2019, p.509

☑ 해설

　▶ 설하신경 12번, 흉신경 12쌍

057 교감신경의 신경절전섬유의 유출부위(기시부, origin)로 옳은 것은?

① 연수   ② 중뇌   ③ 마름뇌(능뇌)

④ 척수의 천수   ⑤ 척수의 흉요수

☑ 정답 ⑤

☑ 문헌 박희진 외, Paramedics 기초의학, 에듀팩토리, 2019, p.530

☑ 해설

   ▸ 교감신경의 신경절전섬유의 유출부위는 척수의 흉요수부이며, 부교감신경의 유출부위는 중뇌, 마름뇌(능뇌), 척수의 천수부위이다.

058 부교감신경의 작용효과로 옳은 것은?

① 기관지 확장   ② 위장관 수축

③ 음경발기 이완   ④ 심장의 수축력 감소

⑤ 기관지 점액분비 감소

☑ 정답 ④

☑ 문헌 대한해부학회, 알기쉬운 사람해부학, 현문사, 2019. p.222

☑ 해설

   ▸ 부교감신경의 작용효과 : 위장관 이완, 음경발기 촉진, 기관지 점액분비 증가

059 교감신경계의 효과로 옳은 것은?

① 모양체근 이완   ② 동공수축

③ 누액 분비촉진   ④ 타액분비 증가

⑤ 심박동수 감소

☑ 정답 ①

☑ 문헌 박희진 외, Paramedics 기초의학, 에듀팩토리, 2019, p.531

☑ 해설

   ▸ 동공수축, 누액 분비촉진, 타액분비 증가, 심박동수 감소 등은 부교감신경계의 효과이다.

060 교감신경 말단에서 분비되는 호르몬으로 옳은 것은?

① 인슐린   ② 티록신   ③ 아세틸콜린

④ 에스트로겐   ⑤ 아드레날린

☑ 정답 ⑤

☑ 문헌 박희진 외, Paramedics 기초의학, 에듀팩토리, 2019, p.531

☑ 해설

▸ 교감신경 말단에서 분비되는 아드레날린은 혈관수축 등에 관여한다.

061 교감신경계의 효과로 옳은 것은?

① 방광 수축   ② 혈관 수축   ③ 세기관지 수축

④ 심장전도율 감소   ⑤ 위장관 운동 촉진

☑ 정답 ②

☑ 문헌 박희진 외, Paramedics 기초의학, 에듀팩토리, 2019, p.531

☑ 해설

▸ 심장전도율 감소, 세기관지 수축, 위장관 운동 촉진, 방광 수축 등은 부교감신경계의 효과 이다.

062 부교감신경계의 효과로 옳은 것은?

① 음경 발기   ② 혈관 수축

③ 땀분비 촉진   ④ 지방분해 촉진

⑤ 부신수질 호르몬 분비촉진

☑ 정답 ①

☑ 문헌 박희진 외, Paramedics 기초의학, 에듀팩토리, 2019, p.531

☑ 해설

▸ 땀분비 촉진, 부신수질 호르몬 분비촉진, 혈관 수축, 지방분해 촉진 등은 교감신경계의 효 과이다.

063 외부로부터의 자극을 세포체로 받아들이는 구심성섬유(afferent fiber)는?

① 축삭돌기(axon)　　　　　　　② 세포체(cell body)

③ 신경아교(neuroglia)　　　　　④ 미토콘드리아(mitochondria)

⑤ 가지돌기(수상돌기)(dendrite)

☑ 정답 ⑤

☑ 문헌 최명애 외, 인체의 구조와 기능, 현문사, 2017, p.234

☑ 해설

　▶ 수상돌기는 세포체로부터 나뭇가지 모양으로 분지된 돌기이고, 세포체와 더불어 외부신호를 받아들이는 기능을 수행한다.

064 도약전도를 가능하게 하는 신경원의 부위는?

① 세포체(cell body)　　　　　　② 축삭돌기(axon)

③ 슈반초(Schwann's sheath)　　④ 가지돌기(수상돌기, Dendrite)

⑤ 신경섬유마디(node of Ranvier)

☑ 정답 ⑤

☑ 문헌 해부학편찬위원회, 사람해부학, 범문에듀케이션, 2019, p.352

☑ 해설

　▶ 도약전도 : 활동전압을 발생시킬 수 있는 장소로 빨리 전달되는 현상 즉 한곳의 랑비에 결절에서 생긴 활동전압이 다음의 랑비에결절로 마치 징검다리를 건너뛰듯이 전도되는 양상

065 다음과 같은 특징을 갖는 신경교세포로 옳은 것은?

- 중배엽에서 발생
- 중추신경계의 신경교세포
- 조직 내에서 식작용, 물질의 운반과 파괴, 제거 등의 역할

① 성상교세포(astrocyte)　　　　② 소교세포(microglia)

③ 슈반세포(Schwann's cell)　　④ 상의세포(ependymal cell)

⑤ 희돌기교세포(oligodendrocyte)

☑ 정답 ②

☑ 문헌 해부학편찬위원회, 사람해부학, 범문에듀케이션, 2019, p.351

☑ 해설

▶ 소교세포(미세아교세포, microglia)는 신경교세포의 5%를 차지하고 뇌나 척수의 혈관 근처에서 관찰되며 조직 내를 유주하면서 식작용, 물질의 운반과 파괴 및 제거 등의 역할을 한다.

066 체외 및 체내에서 발생되는 각종 자극을 수용하는 감각신경종말의 신경원이 위치하는 부위로 옳은 것은?

① 세포체(cell body)

② 수상돌기(dendrite)

③ 축삭돌기(axon)

④ 슈반초(Schwann's sheath)

⑤ 랑비에결절(node of Ranvier)

☑ 정답 ②

☑ 문헌 대한해부학회, 알기쉬운 사람해부학, 현문사, 2019. p.183

☑ 해설

▶ 감각신경종말은 수상돌기(가지돌기)로 이는 체외 및 체내에서 발생하는 각종 자극을 받아들이고, 운동신경종말은 축삭이다.

067 신경세포의 안정 시 세포막의 안 밖의 전압 차이로 옳은 것은?

① −70mV   ② −80mV   ③ −90mV

④ −100mV   ⑤ −110mV

☑ 정답 ①

☑ 문헌 기초의학 교재편찬연구회, 인체생리학, 에듀팩토리. 2017 p.109

☑ 해설

▶ 세포막을 경계로 하여 세포 안쪽은 바깥쪽에 비하여 음전하(-)를 띄고 있고 일반적으로 신경세포에서는 -70mV, 근육세포에서는 -90mV 정도를 유지하고 있다.

068 활동전압을 일으키는 최소의 자극 강도로 옳은 것은?

① 역치　　　　　　② 불응기　　　　　　③ 도약전도

④ 안정막 전압　　　⑤ 실무율법칙

☑ 정답 ①

☑ 문헌 박희진 외, Paramedics 기초의학, 에듀팩토리, 2019, p.523

☑ 해설

▶ 역치 : 신경세포가 자극에 의하여 활동전압이 일어나는 경계부

069 축삭의 국소전류가 랑비에 결절에서 다음 마디로 점프하여 전도되는 현상은?

① 역치　　　　　　② 불응기　　　　　　③ 도약전도

④ 실무율법칙　　　⑤ 안정막 전압

☑ 정답 ③

☑ 문헌 김종연, 알기쉬운 인체생리학, 고문사, 2018, p. 74

☑ 해설

▶ 도약전도(saltatory conduction) : 한곳의 랑비에결절에서 생긴 활동전압이 다음의 랑비에결

절로 마치 징검다리를 건너뛰듯이 전도되는 양상

070 교감신경 전달물질의 불활성화에 관여하는 효소로 옳은 것은?

① enterokinase　　　② aminopeptidase　　　③ diamine oxidase

④ monoamine oxidase　⑤ acetylcholinesterase

☑ 정답 ⑤

☑ 문헌 박희진 외, Paramedics 기초의학, 에듀팩토리, 2019, p.193

☑ 해설

▶ 시냅스간격에는 choline esterase(acetylcholinesterase)가 있어서 방출된 acetylcholine을

choline과 acetate로 분해하기 때문에 acetylcholine의 작용시간을 짧게 한다.

071 synapse로 방출되어 자극을 전달하는 물질로 옳은 것은?

① caffeine   ② insulin   ③ adrenaline

④ glucagon   ⑤ acetylcholine

☑ 정답 ⑤

☑ 문헌 박희진 외, Paramedics 기초의학, 에듀팩토리, 2019, p.193

☑ 해설

▶ acetylcholine : 가장 널리 알려진 물질로 척추동물의 운동신경, 자율신경의 절전섬유, 부교감신경의 절후섬유, 중추신경계의 일부 신경원 말단에서 유리되는 전달물질이다.

072 흥분전달물질인 acetylcholine이 저장되어 있는 부위로 옳은 것은?

① 핵   ② 축삭   ③ 세포체

④ 종말단추   ⑤ 수상돌기

☑ 정답 ④

☑ 문헌 박희진 외, Paramedics 기초의학, 에듀팩토리, 2019, p.192

☑ 해설

▶ 대표적인 신경전달물질의 하나인 acetylcholine은 신경원이 흥분하면 종말단추의 소포에서 유리되고, 시냅스간격을 지나 표적세포를 흥분 또는 억제

073 누운 상태에서의 뇌척수압으로 옳은 것은?

① 100mmH$_2$O   ② 110mmH$_2$O   ③ 120mmH$_2$O

④ 130mmH$_2$O   ⑤ 140mmH$_2$O

☑ 정답 ②

☑ 문헌 한국해부학교수협의회 편, 생리학, 정담미디어, 2005, p.279

☑ 해설

▶ 뇌척수압 : 누운상태에서 110mmH2O(약 8mmHg)

074 뇌를 가장 밀접하게 싸고 뇌척수액 분비와 관계가 있는 막으로 옳은 것은?

① 경막 ② 망막 ③ 공막

④ 연막 ⑤ 거미막

☑ 정답 ④

☑ 문헌 최명애 외, 인체의 구조와 기능, 현문사, 2017, p.250

☑ 해설

▶ 뇌를 싸고 있는 막 : 바깥쪽부터 경막-지주막(거미막)-연막

075 제3뇌실을 볼 수 있는 곳으로 옳은 것은?

① 대뇌 ② 소뇌 ③ 간뇌

④ 중뇌 ⑤ 연수

☑ 정답 ③

☑ 문헌 박희진 외, Paramedics 기초의학, 에듀팩토리, 2019, p.492

☑ 해설

▶ 간뇌(사이뇌, diencephalon) : 제 3뇌실의 양쪽에 위치하며 시상(thalamus), 시상하부 (hypothalamus), 뇌하수체(pituitary gland)로 구성

076 뇌척수액이 생산되는 부위로 옳은 것은?

① 공막 ② 활막 ③ 맥락막

④ 지주막 ⑤ 맥락얼기

☑ 정답 ⑤

☑ 문헌 최명애 외, 인체의 구조와 기능, 현문사, 2017, p.252

☑ 해설

▶ 뇌척수액 : 뇌실벽의 맥락막총(맥락얼기, choroidplexus)에 의해 생성

077 뇌척수액에 관한 설명으로 옳지 않은 것은?

① 순환한다.

② 맥락얼기에서 분비된다.

③ 제4뇌실에서 지주막하강으로 흐른다.

④ 배출에 이상이 생기면 뇌수종에 걸린다.

⑤ 하루 1,000mL정도 생산되고 800mL정도는 언제나 남아있다.

☑ 정답 ⑤

☑ 문헌 최명애 외, 인체의 구조와 기능, 현문사, 2017, p.252

☑ 해설

▶ 뇌척수액은 약 500mL/1일 생산되나 약 150ml정도는 언제나 남아있다.

078 뇌척수액의 순환경로로 옳은 것은?

① 측뇌실–중뇌수도–3뇌실–4뇌실–지주막하강–상시상정맥동

② 3뇌실–4뇌실–중뇌수도–지주막하강–상시상정맥동–측뇌실

③ 3뇌실–중뇌수도–4뇌실–측뇌실–지주막하강–상시상정맥동

④ 측뇌실–3뇌실–중뇌수도–4뇌실–지주막하강–상시상정맥동

⑤ 상시상정맥동–측뇌실–3뇌실–중뇌수도–4뇌실–지주막하강

☑ 정답 ④

☑ 문헌 박희진 외, Paramedics 기초의학, 에듀팩토리, 2019, p.526

☑ 해설

▶ 뇌척수액(cerebrospinal fluid; CSF)흐름도 : 측뇌실(lateral ventricle)-제3뇌실(third ventricle)-중뇌수도(cerebral aqueduct)-제4뇌실(fourth ventricle)-지주막하강(subarachnoid space)

079 뇌의 에너지원으로 주로 사용되는 유기물로 옳은 것은?

① 포도당   ② 아미노산   ③ 지방산

④ 글리세롤   ⑤ 무기질

☑ 문헌 한국해부학교수협의회 편, 생리학, 정담미디어, 2005, p.279

☑ 해설

▶ 뇌는 신체 에너지 소비량의 30%를 필요로 하며 에너지원으로 주로 포도당을 이용한다.

080 뇌척수의 3겹 막 중 가장 안쪽에 있으며 혈관이 풍부한 막으로 옳은 것은?

① 경막   ② 연막   ③ 지주막

④ 맥락막   ⑤ 모상건막

☑ 정답 ③

☑ 문헌 해부학편찬위원회, 사람해부학, 범문에듀케이션, 2019, p.365

☑ 해설

▶ 뇌를 싸고 있는 막 : 안쪽부터 연막-지주막(거미막)-경막

081 산소에 가장 민감한 세포로 옳은 것은?

① 골세포   ② 지방세포   ③ 연골세포

④ 신경세포   ⑤ 근육세포

☑ 정답 ④

☑ 문헌 한국해부학교수협의회 편, 생리학, 정담미디어, 2005, p.279

☑ 해설

▶ 뇌는 신체 에너지 소비량의 30%를 필요로 하고, 산소가 없이는 ATP를 형성하지 못하기 때문에 뇌에 산소량이 4~5분 중단될 경우 손상을 받는다.

082 대뇌의 피질로 옳은 것은?

① 백질   ② 회백질   ③ 회색질

④ 적색질   ⑤ 중심질

☑ 정답 ②

☑ 문헌 강병우 외, 응급구조사 기초의학, 군자출판사, 2014, p.349

☑ 해설

▶ 대뇌는 뇌 전체의 80%를 차지하는 가장 발달된 부위로 좌우의 대뇌반구로 구분 대뇌반구는 바깥쪽의 회백질인 대뇌피질(cerebral cortex)와 안쪽의 백질인 대뇌수질(white fiber tracts)로 구성

083 좌뇌와 우뇌를 잇는 주요 신경섬유로 옳은 것은?

① 투사   ② 내낭   ③ 내포

④ 방사관   ⑤ 뇌들보(뇌량)

☑ 정답 ⑤

☑ 문헌 해부학편찬위원회, 사람해부학, 범문에듀케이션, 2019, p.406

☑ 해설

▶ 뇌들보(뇌량)는 대뇌반구의 한쪽에서 뇌의 다른 부분을 연결해 준다.

084 반사궁(반사활)의 경로로 옳은 것은?

① 수용기→원심신경→반사중추→구심신경→효과기

② 수용기→구심신경→반사중추→원심신경→효과기

③ 구심신경→수용기→반사중추→원심신경→효과기

④ 효과기→원심신경→반사중추→구심신경→수용기

⑤ 효과기→구심신경→반사중추→원심신경→효과기

☑ 정답 ②

☑ 문헌 해부학편찬위원회, 사람해부학, 범문에듀케이션, 2019, p.383

☑ 해설

▶ 단일반사의 회로를 반사궁(reflex arch)라고 하며 수용기 → 구심신경 → 반사중추 → 원심신경 → 효과기라는 경로로 구성되어 있다.

085 대뇌피질의 구성세포 중 감각작용을 담당하는 층으로 옳은 것은?

① 다형층   ② 내추체층   ③ 외추체층

④ 외과립층   ⑤ 내과립층

☑ 정답 ⑤

☑ 문헌 최명애 외, 인체의 구조와 기능, 현문사, 2017, p.262

☑ 해설

▶ 대뇌피질의 6층 구조

[종합적인 사고작용]

Ⅰ층 : 분자층(molecular layer)

Ⅱ층 : 외과립층(external granular layer)

Ⅲ층 : 외추체층(external pyramidal layer)

[감각작용]

Ⅳ층 : 내과립층(internal granular layer)

[운동작용]

Ⅴ층 : 내추체층(internal pyramidal layer)

Ⅵ층 : 다형층(multiform layer)

086 기억이나 판단 등 고등정신 기능을 하는 부위로 옳은 것은?

① 척수   ② 시상   ③ 간뇌

④ 연수   ⑤ 대뇌피질

☑ 정답 ⑤

☑ 문헌 최명애 외, 인체의 구조와 기능, 현문사, 2017, p.263

☑ 해설

▶ 대뇌피질 : 대뇌의 가장 상위에 있는 부위로 고도의 정신기능이 영위되는 곳

087 고등동물일수록 잘 발달되어 있고 피질 면적의 약 86%정도를 차지하고 있는 영역으로 옳은 것은?

① 운동영역　　② 감각영역　　③ 체성영역　　④ 연합영역　　⑤ 체성감각영역

☑ 정답 ④

☑ 문헌 김종연 외, 알기쉬운 인체생리학, 고문사, 2018, p.77

☑ 해설

▶ 대뇌피질의 기능영역

.운동영역 : 신체의 운동 주관

.감각영역 : 체성 및 특수감각 감지

.연합영역 : 고등한 정신기능과 관련이 깊은 곳으로 피질면적의 약 86%를 차지 하는 곳

088 Brodmann 영역의 수로 옳은 것은?

① 12개　　　② 22개　　　③ 32개　　　④ 42개　　　⑤ 52개

☑ 정답 ⑤

☑ 문헌 한국해부생리학교수협의회, 인체해부학(제4판), 현문사, 2017. p.339

☑ 해설

▶ 대뇌피질 47개, 대뇌수질 5개의 영역으로 총 52개 영역이 있다.

089 이마엽(전두엽)의 기능으로 옳은 것은?

① 시각영역　　② 피부감각　　③ 청각영역　　④ 수의적 운동영역　　⑤ 능동적 운동기능

☑ 정답 ④

☑ 문헌 해부학편찬위원회, 사람해부학, 범문에듀케이션, 2019, p.406

☑ 해설

▶ 이마엽(전두엽) : 운동영역

마루엽(두정엽) : 감각영역

뒤통수엽(후두엽) : 시각영역

관자엽(측두엽) : 청각영역

090 뒤통수엽(후두엽)의 기능으로 옳은 것은?

① 시각영역　　　　　② 피부감각　　　　　③ 청각영역

④ 수의적 운동영역　　⑤ 능동적 운동기능

☑ 정답 ①

☑ 문헌 해부학편찬위원회, 사람해부학, 범문에듀케이션, 2019, p.407

☑ 해설

▶ 이마엽(전두엽) : 운동영역

　마루엽(두정엽) : 감각영역

　뒤통수엽(후두엽) : 시각영역

　관자엽(측두엽) : 청각영역

091 관자엽(측두엽)의 기능으로 옳은 것은?

① 시각영역　　　　　② 피부감각　　　　　③ 청각영역

④ 수의적 운동영역　　⑤ 능동적 운동기능

☑ 정답 ③

☑ 문헌 해부학편찬위원회, 사람해부학, 범문에듀케이션, 2019, p.407

☑ 해설

▶ 이마엽(전두엽) : 운동영역

　마루엽(두정엽) : 감각영역

　뒤통수엽(후두엽) : 시각영역

　관자엽(측두엽) : 청각영역

092 마루엽(두정엽)의 기능으로 옳은 것은?

① 시각영역　　　　　② 피부감각　　　　　③ 청각영역

④ 수의적 운동영역　　⑤ 능동적 운동기능

☑ 정답 ②

☑ 문헌 해부학편찬위원회, 사람해부학, 범문에듀케이션, 2019, p.406
☑ 해설

▶ 이마엽(전두엽) : 운동영역

마루엽(두정엽) : 감각영역

뒤통수엽(후두엽) : 시각영역

관자엽(측두엽) : 청각영역

093 대뇌피질 중심구 앞쪽에 있는 전회의 영역으로 옳은 것은?

① 지각영역   ② 언어영역   ③ 운동영역

④ 후각영역   ⑤ 청각영역

☑ 정답 ③

☑ 문헌 해부학편찬위원회, 사람해부학, 범문에듀케이션, 2019, p.406

☑ 해설

▶ 1차 운동영역(중심전회) : 신체 원위부의 근육 운동 조절

094 대뇌피질의 Brodmann 영역에서 시각 중추로 옳은 것은?

① 1영역

② 14영역

③ 17영역

④ 41영역

⑤ 50영역

☑ 정답 ③

☑ 문헌 한국해부생리학교수협의회, 인체해부학(제4판), 현문사, 2017. p.341

☑ 해설

▶ 1차 시각영역 : 1차 시각영역(17) : 후두엽의 내측면 후부에 위치하는 조거구의 양쪽에 위치

하고 물체의 색과 크기, 모양 및 움직임 등을 인지

095 척수신경의 구성 쌍으로 옳은 것은?

① C−7, T−12, L−5, S−1, CO−1

② C−7, T−12, L−5, S−5, CO−1

③ C−8, T−12, L−5, S−1, CO−1

④ C−8, T−12, L−5, S−1, CO−5

⑤ C−8, T−12, L−5, S−5, CO−1

☑ 정답 ⑤

☑ 문헌 한국해부생리학교수협의회, 인체해부학(제4판), 현문사, 2017. p.372

☑ 해설

▸ 척수신경 : 척수분절에 대응해서 척수 양쪽을 출입하는 31쌍의 말초신경

목신경(경신경) : 8쌍, 가슴신경(흉신경) : 12쌍, 허리신경(요신경) : 5쌍, 엉치신경(천골신경)

: 5쌍, 꼬리신경(미골신경) : 1쌍

096 연수와 관련이 있는 생리적 기능으로 옳지 않은 것은?

① 구토　　　　　　　② 호흡　　　　　　　③ 심장박동

④ 타액분비　　　　　⑤ 노폐물배설

☑ 정답 ⑤

☑ 문헌 한국해부생리학교수협의회, 인체해부학(제4판), 현문사, 2017. p.350

☑ 해설

▸ 중뇌에 속하는 연수에는 심박동, 혈압, 호흡, 타액분비, 기침, 구토 등을 지배, 조절하는 중요
한 중추가 있으며 제 9, 10, 11, 12뇌신경의 기시핵이 존재

097 대뇌피질의 중심구 뒤쪽에 있는 중심후회의 기능으로 옳은 것은?

① 운동　　　　　　　② 감각　　　　　　　③ 청각

④ 기억　　　　　　　⑤ 통각

☑ 정답 ②

☑ 문헌 해부학편찬위원회, 사람해부학, 범문에듀케이션, 2019, p.406

☑ 해설

▶ 중심전회 : 운동영역

중심후회 : 감각영역

098 변연계의 기능으로 옳지 않은 것은?

① 공포나 감정조절

② 언어와 의식적 기억

③ 혈압과 순환량 조절

④ 체온과 삼투질 농도조절

⑤ 본능행동과 정서감정 주재

☑ 정답 ③

☑ 문헌 한국해부생리학교수협의회, 인체해부학(제4판), 현문사, 2017. p.344

☑ 해설

▶ 체온조절, 삼투질 농도 조절, 섭식 및 음용, 체중조절에 이르는 신체 내부환경을 조절, 본능

행동과 정서감정을 주재.

해마 : 언어적 기억, 의식적 기억, 쾌감을 담당하는 소기관

편도체 : 감정적 기억, 무의식적 기억으로 공포나 감정을 담당

099 체온조절 중추로 옳은 것은?

① 대뇌   ② 연수   ③ 시상

④ 중뇌   ⑤ 시상하부

☑ 정답 ⑤

☑ 문헌 김종연, 알기쉬운 인체생리학, 고문사, 2018, p.84

☑ 해설

▶ 시상하부 : 체온, 물질대사 조절

100 망상체가 있는 부위로 옳은 것은?

① 뇌간   ② 간뇌   ③ 연수   ④ 대뇌피질   ⑤ 시상하부

☑ 정답 ⑤

☑ 문헌 강병우 외, 응급구조사 기초의학, 군자출판사, 2014, p.355

☑ 해설

▶ 연수 : 척수와 뇌의 경계부위 위치하고 추체교차부위가 있다. 추체교차속의 신경세포와 섬유가 복잡하게 얽혀 있는 곳을 망상체라 하며, 시상 하부 아래로 뇌간의 망상체를 통하여 자율신경계통을 조절한다.

101 간뇌와 교 사이에 있으며 제3·4뇌신경의 기시핵을 포함하고 있는 부위로 옳은 것은?

① 간뇌   ② 중뇌   ③ 시상   ④ 대뇌피질   ⑤ 시상하부

☑ 정답 ②

☑ 문헌 한국해부생리학교수협의회, 인체해부학(제4판), 현문사, 2017. p.348

☑ 해설

▶ 중뇌(midbrain) : 간뇌와 교 사이에 위치하며, 제 3, 4뇌신경의 기시핵을 포함한다.

102 중간뇌와 숨뇌를 연결하고 제5~8뇌신경의 기시핵을 포함하고 있는 부위로 옳은 것은?

① 시상   ② 간뇌   ③ 다리뇌(pons)   ④ 대뇌피질   ⑤ 시상하부

☑ 정답 ③

☑ 문헌 이인모 외, Basic Medicine 기초의학, 학지사메디컬, 2019, p.126

☑ 해설

▶ 다리뇌(뇌교, pons) : 중뇌와 연수 사이에 위치 제 5, 6, 7, 8뇌신경의 기시핵이 위치 호흡, 골격근의 긴장을 조절하는 중추

103 척수와 뇌의 경계부위에 위치하고 운동신경섬유의 통로가 되는 추체교차와 망상체가 있는 부위로 옳은 것은?

① 간뇌   ② 교(pons)   ③ 연수(숨뇌)   ④ 대뇌피질   ⑤ 시상하부

☑ 정답 ③

☑ 문헌 해부학편찬위원회, 사람해부학, 범문에듀케이션, 2019, p.396

☑ 해설

  ▶ 연수(숨뇌) : 기본적 생리적 기능과 관련된 몇가지 신경핵들을 포함하며 추체교차속에 망상체가 존재

104 뇌신경과 척수신경의 개수로 옳은 것은?

	①	②	③	④	⑤
뇌신경	11개	12개	11쌍	12쌍	12쌍
척수신경	30개	31개	30쌍	31쌍	30쌍

☑ 정답 ④

☑ 문헌 해부학편찬위원회, 사람해부학, 범문에듀케이션, 2019, p.418

☑ 해설

  ▶ 말초신경계 : 뇌신경-12쌍, 척수신경-31쌍

105 뇌신경 중 운동신경으로 옳은 것은?

① 얼굴신경   ② 삼차신경   ③ 혀인두신경   ④ 미주신경   ⑤ 더부신경

☑ 정답 ⑤

☑ 문헌 해부학편찬위원회, 사람해부학, 범문에듀케이션, 2019, p.426

☑ 해설

  ▶ 혼합신경 : 제 5(삼차신경), 7(얼굴신경), 9(혀인두신경), 10(미주신경)

  ▶ 감각신경 : 제 1(후각신경), 2(시각신경), 8(안뜰달팽이신경)

  ▶ 운동신경 : 제 3(눈돌림신경), 4(도르래신경), 6(갓돌림신경), 11(더부신경), 12(혀밑신경)

106 뇌신경 중 가장 큰 것과 작은 것으로 짝지어진 것은?

① 삼차신경–시신경

② 미주신경–더부신경(부신경)

③ 눈돌림신경(동안신경)–시신경

④ 삼차신경–도르래신경(활차신경)

⑤ 눈돌림신경(동안신경)–도르래신경(활차신경)

☑ 정답 ④

☑ 문헌 해부학편찬위원회, 사람해부학, 범문에듀케이션, 2019, p.418

☑ 해설

▶ 삼차신경 : 뇌신경중 가장 큰 신경

　도르래신경(활차신경) : 뇌신경 중 가장 작음

107 시각신경의 기능으로 옳은 것은?

① 감각신경　　② 운동신경　　③ 혼합신경　　④ 교감신경　　⑤ 부교감신경

☑ 정답 ①

☑ 문헌 해부학편찬위원회, 사람해부학, 범문에듀케이션, 2019, p.419

☑ 해설

▶ 시신경 : 감각신경

108 제1신경인 후각신경의 기시부로 옳은 것은?

① 대뇌(종뇌)　　② 간뇌　　③ 중뇌　　④ 뇌교　　⑤ 연수

☑ 정답 ③

☑ 문헌 박희진 외, Anatomy & Physiology, 군자출판사, 2015, p.173

☑ 해설

▶ 후각신경(제1뇌신경) : 감각운동, 종뇌(대뇌)에서 기시하여 대뇌 측두엽의 후각중추에 정지

109 신경얼기(신경총)를 형성하지 않는 것은?

① 목신경얼기(경신경총)

② 가슴신경얼기(흉신경총)

③ 팔신경얼기(완신경총)

④ 허리신경얼기(요신경총)

⑤ 엉치신경얼기(천골신경총)

☑ 정답 ②

☑ 문헌 대한해부학회, 알기쉬운 사람해부학, 현문사, 2019. p.215

☑ 해설

▶ 목신경얼기(경신경총)(C1-C4), 팔신경얼기(완신경총)(C5-T1), 가슴신경얼기(흉신경 총)(T1-T12), 허리신경얼기(요신경총)(T12-L4), 엉치신경얼기(천골신경총(L4-S4)이 있다.

110 상지로 가는 신경을 내는 신경총으로 옳은 것은?

① 미주신경

② 팔신경얼기(완신경총)

③ 허리신경얼기(요신경총)

④ 목신경얼기(경신경총)

⑤ 가슴신경얼기(흉신경총)

☑ 정답 ②

☑ 문헌 대한해부학회, 알기쉬운 사람해부학, 현문사, 2019. p.215

☑ 해설

▶ 목신경얼기(경신경총) : 목부(경부)의 근, 횡격막

팔신경얼기(완신경총) : 팔(상지)의 근

가슴신경얼기(흉신경) : 가슴벽(흉벽)의 근

허리신경얼기(요신경총) : 앞넙적다리(전대퇴) 및 안넙적다리(내측대퇴)부의 근

엉치신경얼기(천골신경총) : 뒤넙적다리(후대퇴) 및 아래넙적다리(하퇴)부의 근

111 혀의 전방 2/3를 차지하는 신경으로 옳은 것은?

① 미주신경   ② 안면신경   ③ 혀밑신경

④ 혀인두신경   ⑤ 도르래신경

☑ 정답 ②

☑ 문헌 대한해부학회, 알기쉬운 사람해부학, 현문사, 2019. p.208

☑ 해설

▶ 얼굴(안면)신경 : 얼굴의 표정근을 지배하는 운동섬유와 미각에 관여하는 감각섬유가 섞인
혼합신경

112 흉강 및 복강 내의 장기에 분포하는 뇌신경으로 옳은 것은?

① 미주신경   ② 얼굴신경(안면신경)

③ 혀밑신경(설하신경)   ④ 혀인두신경(설인신경)

⑤ 도르래신경(활차신경)

☑ 정답 ①

☑ 문헌 대한해부학회, 알기쉬운 사람해부학, 현문사, 2019. p.211

☑ 해설

▶ 미주신경 : 복강내 장기, 즉 위, 대장, 소장, 간, 췌장, 비장, 신장 등에 분포한다.

113 신체의 평형과 관계있는 신경으로 옳은 것은?

① 삼차신경   ② 속귀신경   ③ 미주신경

④ 눈돌림신경   ⑤ 부교감신경

☑ 정답 ②

☑ 문헌 대한해부학회, 알기쉬운 사람해부학, 현문사, 2019. p.210

☑ 해설

▶ 속귀신경(내이신경) : 청각과 평형각을 전도하는 신경

114 도르래신경(활차신경)이 지배하는 안구운동 근육으로 옳은 것은?

① 위빗근(상사근)

② 위곧은근(상직근)

③ 아래빗근(하사근)

④ 아래곧은근(하직근)

⑤ 위눈꺼풀올림근(상안검거근)

☑ 정답 ①

☑ 문헌 대한해부학회, 알기쉬운 사람해부학, 현문사, 2019. p.208

☑ 해설

  ▶ 도르래신경(활차신경) : 뇌신경 중 가장 작으며 중뇌에서 기시, 위빗근(상사근)을 지배한다.

115 양쪽 미주신경을 목부위(경부)에서 절단하였을 때 심박동수에 미치는 영향으로 옳은 것은?

① 심박동수가 증가한다

② 심박동수가 감소한다.

③ 심박동수가 정지된다

④ 심박동수가 부정상태로 변한다.

⑤ 심박동수가 아무런 변화가 없다.

☑ 정답 ①

☑ 문헌 박희진 외, Anatomy & Physiology, 군자출판사, 2015, p.174

☑ 해설

  ▶ 미주신경 : 목부위(경부), 가슴부위(흉부) 및 배부위(복부)의 내장에 분포하여 감각과 운동 및 분비를 조절하는 혼합 신경, 연수에서 기시

116 신경의 활동전위 동안의 이온 흐름을 설명한 것이다. A, B의 내용으로 옳은 것은?

> • 세포 외부에 Na^+농도가 감소하면 활동전위의 크기도(는) (A)되고, K^+농도가 증가되면
> 안정막 전위도(를) (B)시킨다.

	①	②	③	④	⑤
A	증가	증가	감소	감소	감소
B	증가	감소	증가	감소	안정

☑ 정답 ④

☑ 문헌 강병우 외, 응급구조사 기초의학, 군자출판사, 2014, p.232

☑ 해설

▶ 세포 외부에 Na^+농도가 감소하면 활동전위의 크기를 감소시키지만, 안정막 전위에는 별 영
향이 없다. K^+농도가 증가되면 안정막 전위를 감소시킨다.

117 신경의 활동전위 동안의 이온 흐름을 설명한 것이다. A, B의 내용으로 옳은 것은?

> • 세포 외부에 Ca^{2+}농도가 감소하면 신경과 근육세포의 흥분성을 (A)시키고, 세포 외부
> 에 Ca^{2+}농도가 증가하면 흥분성을 (B)시킴으로써 막을 안정시킨다.

	①	②	③	④	⑤
A	증가	증가	감소	감소	감소
B	증가	감소	증가	감소	안정

☑ 정답 ②

☑ 문헌 강병우 외, 응급구조사 기초의학, 군자출판사, 2014, p.232

☑ 해설

▶ 세포 외부에 Ca^{2+}농도가 감소하면 활동전위를 발생시키는 Na^+과 K^+전도도의 변화를 일으
키는데 필요한 탈분극양을 감소시킴으로써 신경과 근육세포의 흥분성을 증가 시킨다. 역으
로 세포외부에 Ca^{2+}농도가 증가하면 흥분성을 감소시킴으로써 막을 안정시킨다.

118 다음과 같은 작용을 하는 척수로 이름으로 옳은 것은?

> • 척수의 오름신경로이다.
> • 신체의 한쪽으로부터 오는 감각충격을 소뇌의 같은 쪽으로 전도하는 척수로이다.

① 척수시상로

② 후척수소뇌로

③ 앞겉질척수로

④ 안쪽그물척수로

⑤ 안쪽안뜰척수로

☑ 정답 ②

☑ 문헌 해부학편찬위원회, 사람해부학, 범문에듀케이션, 2019, p.368

☑ 해설

▶ 후(뒤)척수소뇌로는 오름신경로로 뒷뿔에서 기시하여 소뇌에 정지하며 신체의 한쪽으로부터 오는 감각충격을 소뇌의 같은 쪽으로 전도하는 척수로이다.

119 다음 신경들의 공통된 숫자로 옳은 것은?

> • 뇌신경   • 혀밑신경(설하신경)   • 가슴신경(흉신경)   • 최하내장신경

① 4   ② 6   ③ 8   ④ 10   ⑤ 12

☑ 정답 ⑤

☑ 문헌 박희진 외, Paramedics 기초의학, 에듀팩토리, 2019, p.509

☑ 해설

▶ 뇌신경 : 12쌍

혀밑신경(설하신경) : 12번

가슴신경(흉신경) : 12쌍

최하내장신경 : 12흉신경절에서 기시

120 축삭의 활동전위 전달방향으로 옳은 것은?

① 세포체 쪽으로

② 가지돌기 쪽으로

③ 아교세포 쪽으로

④ 세포체에서 축삭 쪽으로

⑤ 세포체와 축삭종말 양쪽으로

☑ 정답 ④

☑ 문헌 박희진 외, Paramedics 기초의학, 에듀팩토리, 2019, p.517

☑ 해설

▶ 활동전위는 세포체에서 축삭 쪽으로 전달된다.

121 중추신경으로부터 오는 흥분 충동으로 인한 지속적인 약한 수축 상태는?

① 강축(Tetanus)　　　② 긴장(Tones)　　　③ 강직(Rigor)

④ 연축(Twitch)　　　⑤ 경련(Cramp)

☑ 정답 ②

☑ 문헌 박희진 외, Paramedics 기초의학, 에듀팩토리, 2019, p.191

☑ 해설

▶ 중추신경으로부터 오는 흥분 충동으로 인한 지속적인 약한 수축 상태를 긴장이라 한다.

122 미각, 연하, 타액분비의 기능을 갖는 뇌신경으로 옳은 것은?

① 삼차신경　　　② 미주신경　　　③ 얼굴신경(안면신경)

④ 혀밑신경(설하신경)　　　⑤ 혀인두신경(설인신경)

☑ 정답 ⑤

☑ 문헌 해부학편찬위원회, 사람해부학, 범문에듀케이션, 2019, p.441

☑ 해설

▶ 혀인두신경은 혼합성으로 인두와 침샘의 지각신경을 지배한다.

123 생명유지에 필수적인 심장, 호흡, 구토, 연하 등을 조절하는 중추로 옳은 것은?

① 소뇌   ② 대뇌

③ 신경교   ④ 숨뇌(연수)

⑤ 중간뇌(중뇌)

☑ 정답 ④

☑ 문헌 이인모 외, BASIC MEDICINE 기초의학, 학지사메디컬, 2019, p.126

☑ 해설

  ▶ 숨뇌는 뇌줄기의 가장 아랫부분으로 호흡, 구토 등의 중추이다.

124 갈증과 배고픔을 감지하는 부위로 옳은 것은?

① 소뇌   ② 시상

③ 대뇌   ④ 뇌줄기

⑤ 시상하부

☑ 정답 ⑤

☑ 문헌 박희진 외, Anatomy & Physiology, 군자출판사, 2015, p.211

☑ 해설

  ▶ 시상하부의 기능

    - 자율신경계통의 조절로 내장기관 조절

    - 내장기관에서 오는 감각의 해석

    - 항상성을 유지하기 위한 두 조절계통의 조화

    - 갑작스런 위험이나 공포에 대한 생체반응 조절

    - 갈증과 배고픔 조절

    - 각성과 수면의 조절

    - 성적 반응 조절

    - 체온조절

125 다음과 같은 원인이나 특징으로 나타나는 쇼크로 옳은 것은?

> • 마취제의 잘못된 사용 • 척수상해로 인해 • 항생제에 대한 특이성 체질

① 저혈량성   ② 저체액성   ③ 심인성

④ 패혈성   ⑤ 신경성

☑ 정답 ⑤

☑ 문헌 이인모 외, BASIC MEDICINE 기초의학, 학지사메디컬, 2019, p.270

☑ 해설

▸ 신경성 쇼크는 마취제의 잘못된 사용이나 척수상해로 인한 신경마비 증세 유발시 나타나며, 항생제에 대한 특이성 체질시 일어나는 약물반응도 이 쇼크에 속한다.

126 신경계의 퇴행성 질환으로 옳은 것은?

① 다발성경화증   ② 광범성경화증   ③ 베르니케(Wernicke)뇌증

④ 펠라그라(Pellagra)뇌증   ⑤ 알츠하이머(Alzheimer)병

☑ 정답 ⑤

☑ 문헌 이인모 외, BASIC MEDICINE 기초의학, 학지사메디컬, 2019, p.329

☑ 해설

▸ 알츠하이머병은 대뇌피질을 침범하는 변성질환으로 진행성 치매를 나타낸다.

127 낙상에 의해 양쪽 팔이 마비되었다면 의심되는 신경 손상 부위로 옳은 것은?

① C3~C5   ② T1~T3   ③ T3~T5

④ L1~L5   ⑤ S1~S3

☑ 정답 ①

☑ 문헌 해부학편찬위원회, 사람해부학, 범문에듀케이션, 2019, p.374

☑ 해설

▸ C3, C4등은 상부 승모근에 신경섬유를 공급한다.

128 중추신경계의 여러 부위에 뉴런의 수초가 파괴되어 일어나는 질환은?

① 다발색전증   ② 다발신경종   ③ 다발성경화증

④ 다발상피종증   ⑤ 다발말초신경염

☑ 정답 ③

☑ 문헌 해부학편찬위원회, 사람해부학, 범문에듀케이션, 2019, p.354

☑ 해설

  ▸ 다발말초신경염 : 급성 또는 아급성의 산재성 염증, 또는 대칭적으로 분포한 말초신경의 변성.

     다발신경종 : 다수의 신경종을 특징으로 하는 상태.

     다발상피종증 : 상피에서 생기는 양성종양이 다발성으로 나타나는 것.

     다발색전증 : 다수의 작은 색전에 의한 색전증.

  ▸ 다발성경화증과 타이-삭스병(Tay-Sachs disease)은 말이집의 퇴행성질환이다.

129 다음과 같은 특징을 보이는 말초신경질환으로 옳은 것은?

> • 말초신경 절단에 의한 퇴행성 병변
> • 절단된 축삭 바로 위의 랑비에(Ranvier)결절에서부터 먼쪽으로 변성이 일어난다.

① 신경나병

② 악성신경초종

③ 파킨슨(Parkinson)병

④ 왈러(Wallerian)변성

⑤ 길랑–바레(Guillain–Barre)증후군

☑ 정답 ④

☑ 문헌 박희진 외, Paramedics 기초의학, 에듀팩토리, 2019, p.93

☑ 해설

  ▸ 신경 손상부에 신경초세포, 축삭이 과잉하게 재생하여 종괴를 이루는 것을 절단 신경종이라 한다.

130 파킨슨(Parkinson) 질환의 증상으로 옳지 않은 것은?

① 구부정한 자세

② 손의 강직과 비가동성

③ 짧고 빠르게 달리는 듯한 걸음

④ 실룩거리는 통제 불능성 움직임

⑤ 한 곳을 응시하며 드물게 눈을 깜박거림

☑ 정답 ④

☑ 문헌 전국응급구조과교수협의회, (사)한국응급구조학회, 응급구조사를 위한 병리학, 메디컬 사이언스, 2018, p.153

☑ 해설

▸ 파킨슨 질환은 느리게 진행되는 뇌의 퇴행성 질환이며, 실룩거리는 통제 불능성 움직임은 헌팅턴무도병(Huntington's chorea)에서 볼 수 있다.

131 다음과 같은 증상을 보이는 정신장애로 옳은 것은?

• 주의력 결여	• 차례 기다리기를 못함
• 몸부림	• 정교한 일을 완수하지 못함

① 자폐증   ② 말더듬

③ 틱장애   ④ 정신지체

⑤ 주의력결핍 과다활동장애

☑ 정답 ⑤

☑ 문헌 변영순 외, 병태생리학, 정담미디어, 2014, p.437

☑ 해설

▸ 주의력결핍 과잉행동장애(주의력결핍 과다활동장애, attention-deficit hyperactivity disorder, ADHD)는 주의집중 결여, 과잉행동 그리고 충동성 등이 나타나는 정신건강 장애 이다.

132 베르니케(Wernicke)뇌증과 관련이 있는 비타민으로 옳은 것은?

① A   ② B   ③ C   ④ D   ⑤ E

☑ 정답 ②

☑ 문헌 변영순 외, 병태생리학, 정담미디어, 2014, p.533

☑ 해설

▸ 만성 알코올중독에 의한 비타민 B1(티아민)의 결핍으로 성인에게 나타난다.

133 미나마타병과 관련이 있는 중금속으로 옳은 것은?

① 철   ② 구리   ③ 알루미늄

④ 수은   ⑤ 납

☑ 정답 ④

☑ 문헌 박희진 외, 환경응급, 대학서림, 2013, p.263

☑ 해설

▸ 수은이 함유된 공장 폐수에 오염된 어패류를 섭취한 일본 미나마타만 해안에서 발생한 중독성 신경계 질환.

134 망상장애의 유형으로 옳지 않은 것은?

① 과장   ② 질투   ③ 학대

④ 작화증   ⑤ 성욕이상

☑ 정답 ④

☑ 문헌 박희진 외, 알기쉬운 병리학, 메디컬코리아, 2007, p.467

☑ 해설

▸ 과장 : 자기에 대한 과장된 감각

질투 : 자기의 성 파트너가 진실하지 못하다고 믿음

성욕이상 : 누군가와 사랑에 빠졌다고 믿음

학대, 박해 : 누군가 자기를 몰래 조사한다고 믿음

135 우울증 환자의 특성으로 옳지 않은 것은?

① 항상 활력이 넘친다

② 쉽게 그리고 자주 운다.

③ 자살에 대해 많이 생각 한다

④ 잘 수 없거나 지나치게 잔다.

⑤ 우유부단하고 주변에 관심이 없다.

☑ 정답 ①

☑ 문헌 전국응급구조학과교수협의회, 내과전문응급처치학, 도서출판 한미의학, 2018, p.589

☑ 해설

▸ 즐거운 사건을 즐기지 못한다.

　낮은 에너지 수준을 가지고 있어 항상 피로감을 느낀다.

　쉽게 그리고 자주 운다.

136 조울증의 증상으로 옳지 않은 것은?

① 도취감

② 극단적 흥분성

③ 빠른 사고와 빠른 말

④ 잘못된 것에 대한 거부

⑤ 우유부단하고 주변에 관심이 없다.

☑ 정답 ⑤

☑ 문헌 전국응급구조학과교수협의회, 내과전문응급처치학, 도서출판 한미의학, 2018, p.590

☑ 해설

▸ 증가된 에너지, 활동 그리고 불안 자신의 능력에 대한 비현실적인 신념

137 조현병(schizophrenia)의 증상으로 옳지 않은 것은?

① 망상　　　　　　② 환각　　　　　　③ 긴장증

④ 와해된 언어　　　⑤ 빠른 사고와 빠른 말

☑ 정답 ⑤

☑ 문헌 전국응급구조학과교수협의회, 내과전문응급처치학, 도서출판 한미의학, 2018, p.587

☑ 해설

▸ 조현병(schizophrenia)의 증상 : 망상, 환각, 긴장증, 와해된 언어, 정서적 둔마

138 외상 후 스트레스 장애의 증상으로 옳지 않은 것은?

① 우울증

② 약물의존

③ 흥분성과 동요

④ 사회로부터 도피

⑤ 잘못된 것에 대한 거부

☑ 정답 ⑤

☑ 문헌 전국응급구조학과교수협의회, 내과전문응급처치학, 도서출판 한미의학, 2018, p.589

☑ 해설

▸ 외상 사건에서 구제된 개인들에 대한 환각재현, 관계 진행과 유지의 어려움을 겪는다.

139 Elisabeth Kubler-Ross에 의한 슬픔의 과정으로 옳은 것은?

① 성냄-부정-우울-타협-수용

② 성냄-타협-우울-부정-수용

③ 부정-성냄-타협-우울-수용

④ 부정-타협-성냄-수용-우울

⑤ 타협-우울-성냄-수용-부정

☑ 정답 ③

☑ 문헌 박희진 외, 알기쉬운 병리학, 메디컬코리아, 2007, p.474

☑ 해설

▸ 비탄, 죽음, 임종에 대한 Dr Elisabeth Kubler-Ross의 5단계는 부정-성냄-타협-비탄/우울-수용 순이다.

140 다음과 같은 특징을 보이는 신경계질환으로 옳은 것은?

> • 척수신경에 영향을 주는 급성 및 진행성질환이다.
> • 탈수초(demyelination)현상이 나타날 수 있다.
> • 감각이상, 작열감, 발한이상, 동공기능장애 등이 나타날 수 있다.

① 라이(Reye)증후군   ② 윌슨(Wilson) 질환

③ 헌팅톤(Huntington)무도병   ④ 왈러변성(Wallerian degeneration)

⑤ 길레인-바레(Guillain-Barre)증후군

☑ 정답 ⑤

☑ 문헌 전국응급구조과교수협의회, (사)한국응급구조학회, 응급구조사를 위한 병리학, 메디컬 사이언스, 2018, p.152

☑ 해설

▶ 헌팅톤(Huntington)무도병 : 근육조절의 소실을 특징으로 하는 뇌의 진행성퇴행성질환으로 우성유전질환이다.

윌슨(Wilson) 질환 : 구리 대사장애에 의한 질환

왈러변성(Wallerian degeneration) : 말초신경 절단 시 나타나는 퇴행성 병변

라이(Reye)증후군 : 급성뇌질환과 급성바이러스 감염을 일으킬 수 있는 내부장기의 지방 침윤성 질환.

141 중추신경계 억제제로 옳은 것은?

① Busulfan   ② Aminophylline   ③ Barbiturates

④ Amoxicillin   ⑤ Diphenhydramine

☑ 정답 ③

☑ 문헌 범진필, 임상약리학, 청구문화사, 2016, p.200

☑ 해설

▶ Diphenhydramine : 항히스타민제

Aminophylline : 기관지 확장제

Amoxicillin : 항생제

Busulfan : 항종양제

142 중추신경계 억제제로 옳은 것은?

① Busulfan ② Lidocaine ③ Amoxicillin ④ Tetracaine ⑤ Benzodiazepine

☑ 정답 ⑤

☑ 문헌 범진필, 임상약리학, 청구문화사, 2016, p.198

☑ 해설

▶ Busulfan : 항암제

  Amoxicillin : 광범위 penicillin류 항생제

  Tetracaine, Lidocaine : 국소마취제

143 마약효능제의 마약성작용으로 옳지 않은 것은?

① 축동 ② 도취감 ③ 호흡억제 ④ 동통의 완화 ⑤ 연동운동 증가

☑ 정답 ⑤

☑ 문헌 범진필, 임상약리학, 청구문화사, 2016, p.249

☑ 해설

▶ 마약효능제의 마약성작용은 동통의 완화, 도취감, 호흡억제, 축동, 진정, 정신의 혼탁, 연동
  운동의 감소, 기침반사의 억제, 기립성 저혈압 등이다.

144 작용이 강한 마약성 진통제로 옳은 것은?

① Morphine ② laxatives ③ Hydroxyzine

④ Acetylsalicylic acid ⑤ Sodium bicarbonate

☑ 정답 ①

☑ 문헌 범진필, 임상약리학, 청구문화사, 2016, p.233

☑ 해설

▶ laxatives : 완하제

  Hydroxyzine : 항히스타민제

  Acetylsalicylic acid : 해열진통제

  Sodium bicarbonate : 제산제

145 10mg 모르핀을 함유한 바이알 2mL가 있을 때, 2.0mg을 IV로 주사할려면 몇 mL를 주사기에 취해야 하는가?

① 0.02   ② 0.2   ③ 0.04   ④ 0.4   ⑤ 1.0

☑ 정답 ④

☑ 문헌 김세은 외, 응급약리학, 한미의학, 2003, p. 64

☑ 해설

▶ 투여할 용적 = (약품의 부피 × 투여할 량)/약품의 농도 즉, (2mL×2.0mg)/10mg = 4mL/10 = 0.4mL

146 교감신경효능제로 분류 할 수 있는 약물은?

① 디곡신(digoxin)   ② 도파민(dopamine)

③ 리도카인(lidocaine)   ④ 에스모롤(esmolol)

⑤ 프로프라놀롤(propranolol)

☑ 정답 ②

☑ 문헌 범진필, 임상약리학, 청구문화사, 2016, p.173

☑ 해설

▶ 프로프라놀롤(propranolol), 에스모롤(esmolol) : 교감신경차단제

리도카인(lidocaine) : 항부정맥제

디곡신(digoxin) : 강심배당체

147 마약과용에 의한 증상을 치료하는 마약길항제로 옳은 것은?

① 날록손(naloxone)

② 디지털리스(digitalis)

③ 아세트아미노펜(acetaminophen)

④ 메토프로롤(metoprolol)

⑤ 에스모롤(esmolol)

☑ 정답 ①

☑ 문헌 범진필, 임상약리학, 청구문화사, 2016, p.236

☑ 해설

▶ 날록손은 화학적으로 마약과 유사하며 마약에 대해 길항적 특징을 지닌다.

148 Salicylates의 약리작용으로 옳지 않은 것은?

① 해열작용

② 항염증작용

③ 야뇨증 완화

④ 통각수용체 억제작용

⑤ prostaglandin 합성 억제작용

☑ 정답 ③

☑ 문헌 범진필, 임상약리학, 청구문화사, 2016, p.318

☑ 해설

▶ Salicylates의 약리작용

- 해열작용, 통각수용체 억제작용, 항염증작용, prostaglandin의 합성 억제작용, 혈액응고 기
 전의 인자Ⅲ을 억제.

149 Aspirin 복용 시 위장장애를 일으키는 환자에게 투여할 수 있는 대체약물로 적절한 것은?

① corticosteroid

② simethicone

③ benzodiazepine

④ acetaminophen

⑤ barbiturates

☑ 정답 ④

☑ 문헌 범진필, 임상약리학, 청구문화사, 2016, p.324

☑ 해설

▶ corticosteroid : 호르몬제제

simethicone : 항팽만제

benzodiazepine : 진정수면제

barbiturates : 중추신경계 약물

150 페니토인(phenytoin)의 희석용액으로 적절한 것은?

① 식염수   ② D5W 포도당   ③ D50W 포도당

④ 당성 교질액   ⑤ 비타민 용액

☑ 정답 ①

☑ 문헌 범진필, 임상약리학, 청구문화사, 2016, p.221

☑ 해설

▶ 포도당액은 약물을 침전시킬 수 있으므로 식염수로 희석해야 한다.

151 신경이완제로 분류되는 약물로 옳은 것은?

① 아데노신(adenosine)   ② 할로페리돌(haloperidol)   ③ 베라파밀(verapamil)

④ 메타놀(Methyl alcohol)   ⑤ 아세트아미노펜(Acetaminophen)

☑ 정답 ②

☑ 문헌 범진필, 임상약리학, 청구문화사, 2016, p.210

☑ 해설

▶ 아데노신(adenosine) : 항부정맥제

베라파밀(verapamil) : 칼슘채널 억제제

메타놀(Methyl alcohol) : 소독약

아세트아미노펜(Acetaminophen) : 해열진통제

152 클로르프로마진(chlorpromazine)의 적응증으로 옳지 않은 것은?

① 딸꾹질   ② 오심과 구토   ③ 칼슘채널 억제제

④ 가벼운 알코올 금단증   ⑤ 급성정신병 에피소드

☑ 정답 ③

☑ 문헌 범진필, 임상약리학, 청구문화사, 2016, p.208

☑ 해설

▶ 클로르프로마진(chlorpromazine)은 항정신병제, 신경이완제로 분류할 수 있다.

153 디아제팜(diazepam)의 적응증으로 옳지 않은 것은?

① 골격근 이완   ② 운동성 발작   ③ 급성 불안상태

④ 전간중적 상태   ⑤ 급성심근경색

☑ 정답 ⑤

☑ 문헌 범진필, 임상약리학, 청구문화사, 2016, p.203

☑ 해설

▶ 디아제팜(diazepam)은 항경련제, 항불안제로 스트레스, 불안 등의 치료에 사용된다.

154 세로토닌(serotonin)의 활성증가로 인한 증상으로 옳은 것은?

① 불면   ② 우울증   ③ 공격성행동

④ 사회공포증   ⑤ 불안과 구토

☑ 정답 ⑤

☑ 문헌 범진필, 임상약리학, 청구문화사, 2016, p.194

☑ 해설

▶ 세로토닌(serotonin)의 활성증가로 인한 증상은 정신병이나 불안과 구토을 유발하고 활성 감소로 인한 증상은 우울증, 공격성행동, 사회공포증, 불면, 조루 등이다 .

155 히스타민(histamine)의 기능으로 옳지 않은 것은?

① 각성   ② 성적행동   ③ 혈압조절

④ 통각역치   ⑤ 해열진통

☑ 정답 ⑤

☑ 문헌 범진필, 임상약리학, 청구문화사, 2016, p.271

☑ 해설

▶ 뇌의 히스타민은 각성, 성적행동, 혈압조절, 통각역치, 식음, 전뇌하수체 호르몬 분비조절 등에 관여한다.

156 중추신경 조절물질로 옳지 않은 것은?

① 히스타민(histamine)

② 아미노산(amino acid)

③ 카테콜라민(catecholamine)

④ 아세틸콜린(acetylcholine)

⑤ 아세트아미노펜(Acetaminophen)

☑ 정답 ⑤

☑ 문헌 범진필, 임상약리학, 청구문화사, 2016, p.168

☑ 해설

▶ 아세트아미노펜(Acetaminophen) : 해열진통제

157 전신마취제 투여 시 신경전도 억제의 순으로 옳은 것은?

가. 대뇌피질　　　나. 대뇌기저핵　　　다. 소뇌　　　라. 연수

① 가→나→다→라　　　② 나→가→다→라　　　③ 다→가→나→라

④ 다→나→가→라　　　⑤ 라→다→나→가

☑ 정답 ①

☑ 문헌 박선섭 외, 약리학, 정문각, 2003, p 58

☑ 해설

▶ 전신마취제를 투여하면 먼저 대뇌피질에서 억제되고, 대뇌기저핵, 소뇌, 척수 순으로 억제되며 마지막으로 연수가 억제된다.

158 전신마취제의 폐포내 최저농도(minimum alveolar concentration, MAC)에 관한 내용이다. (A), (B)의 내용으로 옳은 것은?

• 전신마취제의 폐포내 최저농도(minimum alveolar concentration, MAC)란 (A)에서 마취제에 노출된 사람의(B)가 외과적 자극에 반응이 없을 때의 폐포농도이다.

	①	②	③	④	⑤
A	1기압 하	1℃ 하	1기압 하	1℃ 하	실온
B	50%	50%	100%	100%	50%

☑ 정답 ①

☑ 문헌 범진필, 임상약리학, 청구문화사, 2016, p.254

☑ 해설

▶ 보통 0.5~2MAC가 적당한 마취농도이다. ether(1.9%), methoxyflurane(0.16%), isoflurane(1.5%), halothane(0.75%) 등이 이 범위에 속한다.

159 전신마취를 시행하기 전에 투여하는 마취 전 투약의 효과로 옳지 않은 것은?

① 수면　　　　　　　② 진정　　　　　　　③ 호흡량 감소
④ 반사성 서맥 예방　　⑤ 기도의 분비억제

☑ 정답 ③

☑ 문헌 박선섭 외, 약리학, 정문각, 2003, p.59

☑ 해설

▶ 수술에 대한 불안감을 덜어주고 마취유도를 빠르게 하며 전신마취제의 부작용을 예방하기도 한다.

160 흡입마취제로 사용되는 약물로 옳은 것은?

① thiopental　　　　② halothane　　　　③ propofol
④ fentanyl　　　　　⑤ midazolam

☑ 정답 ②

☑ 문헌 범진필, 임상약리학, 청구문화사, 2016, p.255

☑ 해설

▶ thiopental, propofol, fentanyl, midazolam은 정맥마취제로 사용되는 약물이다.

161 수면 작용시간이 30분 이내로 초단시간 작용하는 barbiturate 유도체는?

① phenobarbital   ② butabarbital   ③ secobarbital

④ hexobarbital   ⑤ amobarbital

☑ 정답 ④

☑ 문헌 박선섭 외, 약리학, 정문각, 2003, p 65

☑ 해설

▶ butabarbital, amobarbital : 3시간(중등도)

    secobarbital : 3시간 이내(단시간)

162 수면 작용시간이 6시간 이상으로 장시간 작용하는 barbiturate 유도체는?

① phenobarbital   ② butabarbital   ③ secobarbital

④ hexobarbital   ⑤ amobarbital

☑ 정답 ①

☑ 문헌 범진필, 임상약리학, 청구문화사, 2016, p.222

☑ 해설

▶ phenobarbital : 억제성신경전달물질인 GABA(Gamma aminobutylic acid)작용을 증대 시키며, 흥분성 신경전달물질에 대한 뉴런의 시냅스후막의 감수성을 저하시켜 중추신경을 억제한다.

163 다음과 같은 특징을 갖는 진정수면제로 옳은 것은?

> • 정맥주사와 근육주사 등으로 투여가능
> • 대발작과 정신운동성 발작치료에 유효
> • 뇌간 망상체에 작용하여 진정, 최면을 나타냄
> • 6시간 이상의 장시간형 바비튜레이트(barbiturate)

① ethyl alcohol   ② phenytoin   ③ temazepam

④ nitrazepam   ⑤ phenobarbital

☑ 정답 ⑤

☑ 문헌 범진필, 임상약리학, 청구문화사, 2016, p.200

☑ 해설

▶ 대표적인 효소유도작용이 있는 약물로 병용투여 약물의 대사를 촉진하여 그 효과를 감소시키고, 남용 시 내성, 의존성증상이 관찰된다.

164 진정수면이나 항경련제로 사용되는 benzodiazepine 유도체로 옳지 않은 것은?

① midazolam　　　　② flurazepam　　　　③ temazepam

④ triazolam　　　　⑤ nitrous oxide

☑ 정답 ⑤

☑ 문헌 범진필, 임상약리학, 청구문화사, 2016, p.198

☑ 해설

▶ benzodiazepine 유도체는 1960년대 개발되어 진정수면이나 항경련제, 근이완제로 사용되며, 불안, 근심, 공포 등을 완화시키는 항불안제로 이용된다.

▶ nitrous oxide : 흡입마취약

165 다음과 같은 특징을 갖는 중추신경계 작용약물로 옳은 것은?

> • acidosis와 시력장애의 중독증상이 나타난다.
> • 대사산물로 formaldehyde와 formic acid 가 생성된다.

① ethyl alcohol　　　　② phenobarbital　　　　③ temazepam

④ methyl alcohol　　　　⑤ disulfiram

☑ 정답 ④

☑ 문헌 박선섭 외, 약리학, 정문각, 2003, p 68

☑ 해설

▶ 시력장애의 원인은 formaldehyde가 망막조직의 효소계, 특히 hexokinase를 저해하여 부종, 변성을 일으키기 때문이다.

166 만성알코올 중독 치료제로 음주를 기피하도록 하는 약물은?

① disulfiram ② phenobarbital ③ temazepam

④ phenytoin ⑤ primidone

☑ 정답 ①

☑ 문헌 범진필, 임상약리학, 청구문화사, 2016, p.202

☑ 해설

▶ 주로 aldehyde 탈수소효소를 저해함으로써 작용한다.

167 뇌간망상체에서 GABA(gamma aminobutylic acid)의 작용을 증가시켜 경련역치를 상승시키는 항경련제로 옳은 것은?

① hydantoin 유도체 ② barbital산 유도체 ③ succinimide 유도체

④ 삼환계 화합물 ⑤ benzodiazepine 유도체

☑ 정답 ②

☑ 문헌 박선섭 외, 약리학, 정문각, 2003, p 70

☑ 해설

▶ barbital산 유도체는 성인의 대발작과 부분발작에 유효하나 소아에게는 학습장애를 일으킬 수 있으므로 사용하지 않는다.

168 해열 진통제의 약리작용으로 옳지 않은 것은?

① 진통 ② 해열 ③ 항불안

④ 항염증 ⑤ 혈소판응집억제

☑ 정답 ③

☑ 문헌 범진필, 임상약리학, 청구문화사, 2016, p.238

☑ 해설

▶ 해열 진통제의 약리작용 : 요산 배설작용, 항allergy 작용으로 항원항체반응을 억제하며 다량에서 호흡촉진작용이 있다.

169 아스피린(aspirin)계 약물의 진통작용 기전으로 옳은 것은?

① Na^+ channel 억압

② 트롬복산(thromboxane)의 합성 억제

③ 아스파테이트(aspartate)의 유리억제

④ 뇌내 GABA(gamma aminobutylic acid)의 증가

⑤ 프로스타글란딘(prostaglandin)의 생합성 억제

☑ 정답 ⑤

☑ 문헌 박선섭 외, 약리학, 정문각, 2003, p 80

☑ 해설

▶ prostaglandin의 생합성 과정에서의 cyclooxygenase를 억제하여 arachidonic acid가 prostaglandin, thromboxane A2, prostacycline으로 전환되는 것을 억제한다.

170 파킨슨(Parkinson)증후군의 치료제로 옳지 않은 것은?

① levodopa   ② amantadine   ③ selegiline   ④ bromocriptine   ⑤ isoproterenol

☑ 정답 ⑤

☑ 문헌 범진필, 임상약리학, 청구문화사, 2016, p.225

☑ 해설

▶ 방향족 L-aminoacid decarboxylase 억제약, bromocriptine 등이 있다.

▶ isoproterenol : 혈관확장제

171 중추신경계의 흥분제로 척수에 작용하는 약물로 옳은 것은?

① picrotoxin   ② pentetrazol   ③ xanthine 유도체   ④ cocaine   ⑤ strychnine

☑ 정답 ⑤

☑ 문헌 박선섭 외, 약리학, 정문각, 2003, p 92

☑ 해설

▶ picrotoxin과 pentetrazol은 뇌간작용제이고, xanthine 유도체와 cocaine은 대뇌피질 작용제 이다.

172 중추신경계의 흥분제로 대뇌피질에 작용하는 약물로 옳은 것은?

① picrotoxin ② pentetrazol ③ xanthine 유도체

④ strychnine ⑤ doxapram

☑ 정답 ③

☑ 문헌 범진필, 임상약리학, 청구문화사, 2016, p.246

☑ 해설

▶ picrotoxin과 pentetrazol, doxapram은 뇌간작용제이고, strychnine은 척수 작용제이다.

173 Diazepam의 항불안제로써의 약리작용으로 옳지 않은 것은?

① 척수반사를 억제한다 ② 중추신경계를 억제한다.

③ 경련의 역치를 높여준다 ④ 뇌간의 망상체에 작용한다.

⑤ 골격근의 수축을 증진시킨다.

☑ 정답 ⑤

☑ 문헌 범진필, 임상약리학, 청구문화사, 2016, p.203

☑ 해설

▶ Diazepam의 약리작용 : 뇌간의 망상체에 작용, 중추신경계 억제, 척수반사 억제, 근이완을 일으키며 경련의 역치를 높여준다

174 항우울제로 사용되는 약물로 옳은 것은?

① imipramine ② buspirone ③ lorazepam

④ meprobamate ⑤ diazepam

☑ 정답 ①

☑ 문헌 범진필, 임상약리학, 청구문화사, 2016, p.215

☑ 해설

▶ buspirone, lorazepam, meprobamate, diazepam등은 항불안제로 사용된다.

▶ imipramine : 내인성우울증, 퇴행성정신병, 6세 이상 어린이의 유뇨증 치료에 경구 투여한다.

175 국소마취 시행에서 가장 억제되기 쉬운 지각신경은?

① 미각   ② 통각   ③ 시각

④ 촉각   ⑤ 온도감각

☑ 정답 ②

☑ 문헌 범진필, 임상약리학, 청구문화사, 2016, p.259

☑ 해설

▶ 통각이 가장 억제되기 쉽고, 온도감각, 촉각 순이다. 고유감각은 억제되기 어렵다.

176 적용방법이 다음과 같은 국소마취는?

> • 단일신경을 마취하여 그 신경지배하의 영역에 마취를 일으키는 방법
> • procaine, mepivacaine, bupivacaine등이 사용된다.

① 표면마취   ② 침윤마취   ③ 전달마취

④ 척수마취   ⑤ 경막외 마취

☑ 정답 ③

☑ 문헌 범진필, 임상약리학, 청구문화사, 2016, p.261

☑ 해설

▶ 전달마취는 손가락 수술, 치과마취 등의 신경통 치료 등에 사용된다.

177 국소마취제의 이상적인 조건으로 옳은 것은?

① 전신적 독성이 높을 것

② 작용 지속시간이 짧을 것

③ 지용성으로 자비멸균에 견딜 것

④ 국소자극작용이 없고 비가역적일 것

⑤ 과민증을 불문하고 사용할 수 있을 것

☑ 정답 ⑤

☑ 문헌 범진필, 임상약리학, 청구문화사, 2016, p.259

☑ 해설

▶ 국소마취제의 이상적인 조건 :

 - 국소자극작용이 없고 작용이 가역적일 것

 - 전신적 독성이 낮을 것

 - 작용 지속시간이 길 것

 - 수용성으로 안정하며 자비멸균에 견딜 것

178 합성 국소마취제 사용시 혈관수축제로 병용하는 약물로 옳은 것은?

① epinephrine   ② mescaline   ③ cocaine   ④ dobutamine   ⑤ isoproterenol

☑ 정답 ①

☑ 문헌 범진필, 임상약리학, 청구문화사, 2016, p.260

☑ 해설

▶ epinephrine(1:200,000), norepinephrine, phenylephrine 등이 사용된다.

179 비탈분극성 신경근 접합 차단제로 옳은 것은?

① thiazide   ② furosemide   ③ vecuronium

④ decamethonium   ⑤ suxamethonium

☑ 정답 ③

☑ 문헌 범진필, 임상약리학, 청구문화사, 2016, p.266

☑ 해설

▶ thiazide, furosemide : 이뇨제 decamethonium, suxamethonium : 탈분극성 차단제이다.

180 α수용체의 에피네프린(epinephrine), 노르에피네프린(norepinephrine), 이소프로테레놀(isoproterenol)에 대한 반응의 강도가 옳은 것은?

① Ep 〉 NE 〉 Isp   ② Ep 〉 Isp 〉 NE   ③ NE 〉 Ep 〉 Isp

④ NE 〉 Isp 〉 Ep   ⑤ Isp 〉 Ep 〉 NE

☑ 정답 ①

☑ 문헌 박선섭 외, 약리학, 정문각, 2003, p 129

☑ 해설

▶ Ahlguist(1948)이래 adrenaline성 수용체는 3개의 catecholamine에 대한 반응의 강도에 따라 α와 β수용체로 분류되었다.

181 β수용체의 에피네프린(epinephrine), 노르에피네프린(norepinephrine), 이소프로테레놀(isoproterenol)에 대한 반응의 강도가 옳은 것은?

① Ep 〉 NE 〉 Isp   ② Ep 〉 Isp 〉 NE   ③ NE 〉 Ep 〉 Isp

④ NE 〉 Isp 〉 Ep   ⑤ Isp 〉 Ep 〉 NE

☑ 정답 ⑤

☑ 문헌 박선섭 외, 약리학, 정문각, 2003, p 129

☑ 해설

▶ Ahlguist(1948)이래 adrenaline성 수용체는 3개의 catecholamine에 대한 반응의 강도에 따라 α와 β수용체로 분류되었다.

182 다음과 같은 특징을 나타내는 천연콜린 효능제로 옳은 것은?

> • 버섯중독의 원인물질이다.
> • 기관에 대한 선택작용은 없다.
> • 부교감신경 종말의 choline성 수용체를 흥분시킨다.

① guanethidine   ② muscarine   ③ acetylcholine

④ pilocarpine   ⑤ atropine

☑ 정답 ②

☑ 문헌 범진필, 임상약리학, 청구문화사, 2016, p.168

☑ 해설

▶ muscarine은 독버섯에 함유된 alkaloid이다.

183 아트로핀(atropine)의 부교감신경에 대한 약리작용으로 옳은 것은?

① 기관지, 소화관평활근 등을 수축시킨다.

② 양을 증가하면 동공 괄약근을 수축시킨다.

③ 소량에서 타액선, 누선 등의 분비를 촉진한다.

④ 콜린에스테라제(cholinesterase)의 활성부위에 결합한다.

⑤ 무스카린(muscarine)성 수용체에서 아세틸콜린(acetylcholine)과 상경적으로 길항 한다.

☑ 정답 ⑤

☑ 문헌 박희진 외, Paramedics 기초의학, 에듀팩토리, 2019, p.538

☑ 해설

▶ 양을 증가하면 동공 괄약근을 이완시켜 산동을 일으키며, 안압을 상승시킨다. 또한 심근에
작용하여 작용을 증가시키며, 더욱 양을 증가하면 위액분비, 위운동을 억제한다.

184 아트로핀(atropine)을 대량 투여했을 때 중추신경에 나타나는 약리작용으로 옳지 않은 것은?

① 빈뇨　　　② 착란　　　③ 혼수　　　④ 환각　　　⑤ 섬망

☑ 정답 ①

☑ 문헌 박희진 외, Paramedics 기초의학, 에듀팩토리, 2019, p.538

☑ 해설

▶ 보통 치사량으로는 중추작용이 거의 없으나 대량인 경우에는 중추흥분작용을 나타낸다.

185 중추신경계에서 나타나는 강심배당체의 부작용으로 옳지 않은 것은?

① 두통　　　② 졸음　　　③ 현훈　　　④ 피로감　　　⑤ 소양증

☑ 정답 ⑤

☑ 문헌 박희진 외, Paramedics 기초의학, 에듀팩토리, 2019, p.339

☑ 해설

▶ 드물게는 정신증상, 시각장애, 경련 등이 일어난다.

186 Aminophylline의 부작용으로 옳지 않은 것은?

① 두통　　　　② 흥분　　　　③ 담마진　　　　④ 불면증　　　　⑤ 골격근 이완

☑ 정답 : ⑤

☑ 문헌 박희진 외, Paramedics 기초의학, 에듀팩토리, 2019, p.438

☑ 해설 : 심부정맥, 불면, 고혈압, 설사, 오심, 구토, 발열, 경련 등이 나타난다.

187 다음과 같은 증상을 보이는 환자는 어떤 약물을 남용한 것인가?

> • 치아민(thiamine)의 장내 흡수와 대사 감소
> • 기억력 장애 등의 코르사코프(Korsakoff)징후
> • 언어와 보행장애 등의 베르니케(Wernicke)징후

① 항생제　　　　② 니코틴　　　　③ 이뇨제　　　　④ 알코올　　　　⑤ 코카인

☑ 정답 : ④

☑ 문헌 : 박희진 외, Paramedics 기초의학, 에듀팩토리, 2019, p.534

　☑ 해설 : alcohol의 만성적남용에 의한 의학적 영향 : 신경학적 영향, 영양결핍, 베르니케
　　　(Wernicke)-코르사코프(Korsakoff)증후군, 위장관 질환, 면역억제 등

188 파킨슨병(Parkinson's disease) 치료에 도파민(dopamine)대신 전구물질인 L-도파
(levodopa)를 투여하는 이유로 옳은 것은?

① 약효 지속시간이 길어서

② 화학적 변성이 없으므로

③ 흡수력이 도파민보다 빠르므로

④ 약효가 도파민보다 훨씬 강하므로

⑤ 혈액-뇌장벽을 통과할 수 있으므로

☑ 정답 ⑤

☑ 문헌 박인국, 생리학, 라이프사이언스, 2003, p.104.

☑ 해설

▶ L-도파는 혈액-뇌장벽을 통과할 수 있으나 도파민은 통과할 수 없기 때문이다.

189 β2 아드레날린성 수용체에 선택적인 교감신경 효능약으로 만성폐쇄성폐질환(COPD)에 효과적인 약물로 옳은 것은?

① buscopan   ② droperidol   ③ loperamide

④ albuterol   ⑤ aminophylline

☑ 정답 : ④

☑ 문헌 박희진 외, Paramedics 기초의학, 에듀팩토리, 2019, p.534

☑ 해설 : albuterol(ventolin)은 교감신경 효능약으로 기관지천식, COPD, 기관지경축 등에 효과가 있다.

   buscopan : 부교감신경차단제

   droperidol : 신경이완제

   loperamide : 장관운동 억제제

   aminophylline : 진정제

Chapter 10

내분비계통

Endocrine system

1. 내분비계통의 구조

- 뇌하수체(hypophysis, pituitary gland)
- 갑상샘(thyroid gland)
- 부갑상샘(parathyroid gland)
- 부신(adrenal gland)
- 이자(췌장 pancreas)
- 정소(testis) 또는 난소(ovary)

1) 뇌하수체(Pituitary gland)

- 뇌의 밑변에 붙어 있는 0.5~0.6 g 정도의 작은 샘
- 인체 중에서 가장 중요한 내분비기관
- 9종의 호르몬을 내고 다른 내분비샘에 대해 상관적 관련성이 있으므로 일명 내분비샘의 지휘자(conductor of endocrine)라고 한다.
- 위치 : 나비뼈몸통의 뇌하수체와의 위치
- 뇌하수체의 구성
  - 앞엽(전엽 anterior lobe)
  - 뒤엽(후엽 posterior lobe)
  - 중간엽(intermediate lobe)

2) 갑상샘(Thyroid gland)

- 후두 연골 아래 부위, 목에서 기관(trachea)의 바로 앞에 놓여있는 왼쪽과 오른쪽 두 개의 엽으로 된 내분비기관

- 무게 : 20~30 g
- 미세구조

단층입방 상피로 둘러싸인 주머니 모양의 소포로 구성되고 소포 내강에는 iodine + globulin 결합으로 된 반유동성인 교질(colloid)로 차 있다.

3) 부갑상샘(Parathyroid gland)

- 부갑상샘은 갑상샘 뒷면의 네 모서리에 붙어 있는 직경이 약 3~8 mm 작은 구형 황갈색의 내분비샘
- 일반적으로 4개
- 1개의 크기
  - 길이 : 3~8 mm
  - 폭 : 2 mm
  - 두께 : 1~2 mm
  - 무게 : 0.05~0.3 g

4) 부신(Adrenal gland)

- 왼쪽과 오른쪽 한 쌍의 피라미드형 기관으로 콩팥(신장)의 위끝(상단)에 위치하는 내분비 샘으로 약 10 g 정도이다.
- 무게 10 g, 직경 3~5 cm, 두께 1 cm
- 오른쪽의 것이 왼쪽보다 낮다.
- 발생학적으로 조직과 기원이 전혀 다른 2계통으로 구성
- 겉질(cortex) : 중배엽성 ─┌─ 토리구역(사구대 zona glomerulosa)
  ├─ 다발구역(속상대 zona fasciculate)
  └─ 그물구역(망상대 zona reticulata)
- 속질(medulla) : 외배엽성 : 교감조직

5) 솔방울샘(송과체 Pineal body)

제3뇌실의 뒤쪽 위에 위치하고 샘 실질은 솔방울세포와 신경교세포로 구성

6) 가슴샘(Thymus gland)

편평하고 연분홍색의 2개의 엽으로 된 내분비샘으로 대동맥궁 앞 흉골병 뒤에 위치하며, 어린이는 현저히 발달하지만 성인이 되면 점점 작아져 지방과 결합조직으로 대치된다. 흉선에서 T 림프구가 성숙하고 티모신(thymosin), 티민(thymin)이라는 호르몬을 분비한다.

2. 내분비계통의 기능

1) 기능
- 발육과 성장을 조절하고, 생식기, 뼈대 등의 발달 조절
- 내부환경을 유지 조절
- 소량으로서 생체작용을 조절
- 아주 미량이면서도
  - 인체의 대사 속도 조절
  - 기능의 주기성을 조절함으로써
  - 여러 환경 속에서 여러 다른 기능 상태 하에서 개체를 유지시켜 가고,
  - 종족번식을 영위하기 위한 내적 조절을 하는 것
  - 형태발생에 관여
  - 정신, 신경발육에 관여
  - 적응 및 순응에 관여
  - 소화 작용에 관여

2) 특성
- 내분비샘으로 분비되어 저장되며 자극에 의하여 혈관내로 직접 분비된다.
- 혈액을 통하여 운반된다.
- 호르몬이 표적세포(target cell)에 작용하려면 먼저 수용체와 결합되어야 한다.
- 대사반응의 직접적인 바탕질은 아니지만 촉매작용에 의해 반응을 촉진 또는 억제하므로 대사를 조절한다.
  - (1) 내분비샘 : 생물학적으로 활성을 여는 물질(hormone)을 생산, 저장하였다가 필요에 따라

blood stream으로 분비하는 선도기관(ductless gland)

(2) **외분비샘** : duct를 통해 분비물을 보내는 샘으로 침샘, 땀샘, 눈물샘, 소화샘, 전립샘 등

3) 뇌하수체(Pituitary gland)

■ 뇌하수체 앞엽 호르몬

- 성장 호르몬(growth hormone, GH)

- 갑상샘 자극호르몬(thyroid stimulating h., TSH)

- 부신겉질자극호르몬(adrenocortico trophic h., ACTH)

- 난포자극 호르몬(follicle stimulating h., FSH)

- 황체형성 호르몬[luteinizing h., LH = 사이질세포 자극호르몬(interstitial cell − stimulating h., ICSH)]

- 젖샘자극 호르몬(prolactin)

■ 뇌하수체 앞엽 호르몬의 작용

(1) GH : 단백질 및 전해질 대사, 탄수화물 및 지방 대사, 뼈의 성장을 도우며 과잉 시 거인증, 결핍 시 난장이

(2) TSH : 갑상샘을 자극하여 갑상샘 hormone인 thyroxin의 분비를 촉진

- 갑상샘 hormone의 작용

- 순환계 : 전신대사율 촉진, 심박수 증가, 혈액순환속도 증가, 심근수축력 강화

- 신경계 : 흥분성이 증가, 반사활동이 활발, 자극에 대해 예민

- 소화관 : 소화운동을 촉진

(3) ACTH : 부신 겉질에 있는 샘세포를 자극하고 부신겉질에서 여러가지 hormone 분비를 촉진

- 당질 코르티코이드의 분비를 조절한다.

- 지방, 단백질 및 탄수화물 대사

- 간, 포도당 신생 증진

- 안드로겐(androgen's) (남성 hormone)

- 알도스테론(aldosteron) 분비

(4) ACTH의 분비억제인자

- 혈액 내 코티졸 농도 증가

- 마약제제
- 성장억제호르몬인 Somatostatin

(5) 성선 자극 hormone

- FSH : esterogen의 분비 증가
- LH(luteinizing hormone) 또는 ICSH(interstitial cell stimulating hormone) : 여성에서 난포의 배란을 촉진하고 배란 후 황체를 형성하며 황체의 내분비작용을 유지시키는 작용을 한다. 남성에서는 정소의 사이질세포에 작용하여 남성 hormone인 testosterone의 분비를 촉진시킨다.
- LH(lactogenic hormone) : 젖분비호르몬(최유호르몬 prolactin, PRL)이라고도 하며 젖샘(유선)에 작용하여 젖의 생성과 분비를 촉진한다.

■ 뇌하수체 중간엽 호르몬

(1) 멜라린 세포 자극 호르몬(melanoayte stimulating hormone, MSH) : 피부 표피에 있는 멜라닌세포에 작용하여 멜라닌형성을 촉진한다.

■ 뇌하수체 뒤엽 호르몬

(1) 자궁수축 호르몬(oxytocin)

- 성교 시와 분만 시 자궁민무늬근을 수축시키고 수유 중 젖샘에 있는 근상피세포(myoepithelial cell)를 수축
- 결핍 시에는 분만 중 진통미약이 온다.
- 젖을 배출시키는 작용

(2) 항이뇨호르몬(antidiuretic hormone, vasopressin, ADH)

- 소혈관의 민무늬근을 수축시켜 혈압상승, 콩팥의 먼쪽곱슬세관(원위곡세뇨관 distal tubule)에서 수분 흡수 촉진
- Hormone 감소 시 요량 증가로 요붕증이 나타난다.

4) 갑상샘
- 갑상샘의 분비기능은 뇌하수체 앞엽에서 분비되는 갑상샘 자극 호르몬 TSH의 영향
- 요오드 함유

• Thyroxin 분비

■ Thyroxin의 작용
• 물질대사 조절, 신체의 모든 세포에 신진대사 촉진
• 발육성장에 관여
• 양서류의 변태 촉진
• 갑상샘에 분비되어 조직세포까지 도달하는데 → 약 3일
• 작용기간 : 6~8주 정도(thyroxin의 작용기간)

■ 분비조절
뇌하수체 앞엽의 갑상샘 자극 hormone(TSH) 분비에 의존

5) 부갑상샘(Parathyroid gland)
• PTH(부갑상샘 hormone) 분비 : calcium 및 phosphorus대사에 관여
  − Blood내의 calcium 농도가 증가하면 : PTH ↓
  − Blood내의 calcium 농도가 감소하면 : PTH ↑
• 부갑상샘을 모두 적출하거나 기능이 떨어지면 혈액내의 Ca 농도가 떨어져 경련이 일어난다.

■ 파라토르몬(Parathormone, Parathyroid hormone, PTH) 분비
• Ca 농도 조절 작용, 과다분비 시는 고칼슘혈증이 나타난다.
• 파라토르몬이 감소하면 혈중의 칼슘농도가 감소하여 정상치의 1/2정도가 되었을 때 근육에 경련, 강직이 일어난다. 이것을 부갑상샘성 테타니(tetany)라고 한다.
• 기능항진 → 신경이 무디고 심장 활동 저하

6) 부신(Adrenal gland)
■ 부신겉질(adrenal cortex)
• 겉질은 생명유지에 필수적인 40개 이상의 steroid hormone을 분비한다.
• 분비기능 : 부신겉질 자극 hormone(ACTH)
• 세포배열상태에 따라

－토리구역(사구대 zona glomerulosa) : mineralocorticoid(전해질 및 수분평형 유지)

－다발구역(속상대 zona fasciculate) : glucocorticoid(탄수화물, 지방, 단백질대사에 관여)

－그물구역(망상대 zona reticulata) : sex hormone(androgen, estrogen 분비)

(1) 미네랄(염류)코르티코이드(mineralocorticoids)

• 콩팥의 먼쪽곱슬세관에서 Na^+ 흡수와 K^+ 배출을 촉진하며 혈장중의 Na^+ 농도와 K^+ 농도를 일정하게 조절

• Aldosterone 분비 조절

(2) 당질 코르티코이드(glucocorticoids) : 스트레스에 반응하는 호르몬으로 지방과 단백질을 당질로 전환한다.

• 항염작용이 있어 여러 가지 염증, 특히 류마티스성 질환을 치료하는데 이용된다.

• 혈구에 대해서는 림프구, 호산구, 호염기구를 감소시키나 다른 혈구는 오히려 증가한다.

(3) 부신성 안드로겐(adrenal androgen) : 부신겉질에서 분비되는 남성호르몬이지만 여성에서도 분비된다.

■ 부신속질(adrenal medulla)

• 중심부의 암적색 부분으로 구성하는 세포는 겉질세포보다 크고 교감신경의 크롬친화성 세포이다.

• 혈관 및 심장운동에 관여 : epinephrine과 norepinephrine이 있다.

• 아드레날린(adrenaline)과 노르아드레날린(noradrenaline)을 분비한다.

• 이들은 간에 저장된 글리코겐을 glucose로 바꾸어 혈액속의 당분량 증가 – 혈당량 증가

• 25%의 norepinephrine과 75%의 epinephrine 분비

7) 이자(Pancreas)

■ Langerhan's 섬

• α – cell : glucagon : 혈당값을 올리는 작용

• β – cell : insulin : 혈당값을 내리는 작용

－글루카곤(glucagon)은 인슐린(insulin)과 반대기능을 가지고 있다.

■ 인슐린(insulin)

- 작용 : 각 세포에서 세포막의 포도당에 대한 투과성을 높이는 작용
- 혈당에 대한 작용
  - Normal 혈당농도 : 90 mg/100 mL   – 당뇨병(diabetes) : insulin 결핍

8) 고환(Testis)

- 사이질세포(interstitial or Leydig cells)
- 정세관 사이에 존재 – 뇌하수체 앞엽의 ICSH에 의해 testosterone 분비

9) 난소(Ovaries)

(1) 에스트로겐(estrogen) : FSH → 난포(ovarian follicle) → 성숙포상난포(grafian follicle)의 속막에서 estrogen분비

(2) 프로게스테론(progesterone) : 황체형성 호르몬(luteinizing hormone, LH)을 분비 → 황체에서 임신유지 hormone인 progesterone분비

3. 내분비계통의 병태생리

1) 기능항진증

■ 거인증과 말단비대증(giantism and acromegaly)
- 앞엽의 호산성 세포로부터 분비되는 성장호르몬의 과잉에 의해 일어난다.
- 뼈끝 연골판이 폐쇄되기 전에 성장호르몬의 과잉이 일어나면 뇌하수체성 거인증을 일으키고 폐쇄후에 과잉을 일으키면 말단비대증을 일으킨다.
- 말단비대증은 30~40대에 많이 발생하며 신체의 말단이 대칭성으로 비대하고 미궁부의 팽윤, 아래턱의 돌출, 팔다리 말단뼈의 비대가 특징이다.

■ 쿠싱병(cushing disease)
뇌하수체 앞엽의 호염기성 세포의 종양 또는 증식이 원인이며, 부신겉질자극호르몬의 증가로 부신의 코르티졸(cortisol) 분비가 비정상적으로 많아지는 대사장애로 근무력, 피로감, 복부의 자주색 선조 등이 나타난다.

■ 미만성 1차성 증식
- 갑상샘 질환의 약 40%를 차지하고 long acting thyroid stimulator(LATS)라는 감마글로불린에 의한 것으로 알려졌다.
- 혈중 갑상샘 호르몬량이 증가함으로써 나타나며 임상적으로 갑상샘종, 안구돌출, 빠른맥, 심장기능항진 등을 나타낸다.

■ Thyroxin의 기능항진

피부온도 높고 축축하며, 정신적으로 예민, 심장박동이 빠르고, 식욕왕성 등 기능저하와 반대현상을 보인다. 갑상샘항진으로 나타나는 그레이브스(Graves)병의 특징은 안구돌출증으로 빤히 응시하는 듯한 눈동자이다.

2) 기능저하증

■ 뇌하수체성 난장이(pituitary dwafism)
- 소아기에 있어서 앞엽 발육부전이나 종양에 의한 파괴성 변화로 앞엽호르몬의 분비저하 또는 결핍 시 볼 수 있다.
- 신체발육이 지연되고 육체적으로 어린이 상태로 머문다.

■ 뇌하수체성 악액질(hypophyseal cachexia)
- 뇌하수체 기능부전으로 현저한 체중감소와 조로(早老)현상이 나타난다.
- 뇌하수체 앞엽의 순환장애, 종양, 염증 등에 의한 뇌하수체의 광범위한 괴사로 일어난다.

■ 크레틴병(선천성 갑상샘기능 저하증 cretinism)
- 선천성으로 갑상샘 호르몬 결핍을 가져올 경우에 나타난다.
- 갑상샘 발육부진이나 결손일 때 요오드 섭취장애나 효소결핍에 의한 갑상선 호르몬 합성장애에 의한 경우, 시상하부와 뇌하수체로부터의 TRH, TSH분비장애에 의한 경우 등 여러 원인에 의해 나타난다.

■ 점액수종(성인성 갑상샘기능 저하증 myxedema)
- 30~60대 여자에 많고 성인에 있어서 고도의 갑상샘 호르몬 결핍에 기인하여 일어난다.

- 원인의 대부분은 만성 갑상샘염의 말기증상으로 일어나고 갑상샘적출, X‒선 조사, 종양 등 시상하부 TRH 분비부전, 뇌하수체 기능저하증 등에 의한 것도 있다.
- 피부는 건조하고 진피에 당단백, hyaluron산이 저류해서 특유한 부종이 안면, 발등, 손등 피부에 생긴다.

■ Thyroxin의 기능저하
- 정신적으로 둔감, 무감동, 심장박동이 느리고 피부 온도 낮고 건조
- 전신적으로 부어 있는 증상(점액수종, myxedema)
- 어린이는 성장 발육저하, 난장이, 중추신경계의 발육저하로 백치

3) 시상하부 ‒ 뇌하수체 장애
■ 요붕증(diabetes insipidus)
- ADH 결핍증 때문에 발생하며 다뇨, 갈증 및 다음(多飮)의 증상을 볼 수 있다.
- 부적합한 ADH 분비 시 세포외액 증가, 저나트륨혈증, 혈액희석이 뒤따르고 그 결과 희석뇨, 배설불능상태가 된다.

■ 뇌하수체성 지방성 이영양증(dystrophia adiposogenitalis)
- 성기의 발육부전과 현저한 비만증을 주증으로 하고 사춘기 전후로부터 30대까지 증상이 나타난다.
- 시상하부와 제3뇌실 부근의 염증, 종양, 순환장애로 나타난다.

4) 갑상샘의 염증과 종양
■ 아급성 갑상샘염(subacute thyroiditis)
거대세포성 갑상샘염이라고도 하며 30~50대 여성에 많고 발열, 전신권태, 상기도염과 비슷한 증상으로 시작되고 갑상샘의 종대와 동통을 수반하지만 수개월 후 자연 해소된다.

■ 하시모토 갑상샘염(Hashimoto thyroiditis)
- 거의 40~60대 여성에서 나타나며 갑상샘 종대에 의한 피로 기관 압박증상이나 삼킴곤란을 일으킨다.

- 갑상샘은 육안적으로 왼오른쪽 대칭성으로 종대하여 미만성으로 굳어지고 정상의 수배까지 종대한다.

■ 여포샘종(follicular adenoma)
- 중년 여성에서 호발하고 보통 단발성으로 결합조직의 피막이 있다.
- 부분적으로 출혈, 석회화, 낭포화, 연화 등의 2차 변성이 보인다.

■ 갑상샘 암(thyroid cancer)
조직학적 특징에 의해 유두암, 여포암, 미분화암, 수양암 등으로 대별되고 각각 독자적인 임상적 및 병리학적 특징을 갖는다.

■ 갑상샘종(goiter)
체내 요오드(iodine) 부족 시 갑상샘 전체가 비대

5) 이자섬(Pancreatic islets) 이상
■ 당뇨병(diabetes mellitus)
- 포도당을 세포내로 회수하는 데는 이자(췌장)에서 분비되는 insulin의 작용이 필요하게 된다. 만일 insulin분비가 적거나 정지하면 혈당값은 많아진다.
- 혈당수준이 높아져 200 mg/dL 이상이 되면 오줌 속에 당분이 나타나기 시작한다. 이런 오줌을 이른바 당뇨(glucose urea)라고 하며 이러한 질환을 흔히 당뇨병(diabetes)이라고 한다.
- 혈당농도가 200 mg/dL 이상이면 당뇨가 나타나고 50 mg/dL 이하이면 근 경련을 일으키며 혼수상태에 빠져 목숨을 잃을 수도 있다. 특히 대뇌조직은 저혈당에 대하여 매우 약하다.
- 혈당농도는 정상세포의 기능을 유지하기 위하여 항상 일정한 수준을 유지하여야 한다.
- 공복혈당의 정상치 : 80~120 mg/dL
(1) 특성
- 빈뇨(다뇨), 다음, 다식에도 불구하고 체중감소
- 고혈당증
- 당뇨

- 케톤증
- 산증 및 혼수

(2) 분류

- 인슐린 의존성 당뇨병(I형 당뇨병) : 이자 b세포의 자가면역성 파괴로 인해 나타난다.
- 인슐린 비의존성 당뇨병(II형 당뇨병) : 인슐린 저항성 및 분비장애가 특징적이다.
- 이차성 당뇨병(secondary diabetes) : 만성 이자염, 이자적출, 쿠싱증후군, 말단 비대증 같은 질병에 의해 유발되는 당뇨병으로 전체의 약 5%를 차지한다.
- 유년기 당뇨병(juvenile diabetes) : 인슐린 의존성 당뇨병(I형 당뇨병)은 보통 40세 이전부터 나타나므로 유년기 당뇨병이라 하고 이 환자들은 비만하지 않으며 케톤혈증이나 산증을 유발할 확률이 높다.

- ■ 이자섬 종양(islet cell tumor)
- 기능성 샘종이 많은데 소마토스타틴, ACTH, 항이뇨호르몬 등 체내 호르몬을 생산하는 세포에서 많이 발생된다.

인슐린 생산종양, 글루카곤 생산종양, 가스트린 생산종양, WDHA증후군(watery diarrhea with hypocalemia and achlirhydria syndrome) 등이 있다.

6) 부신 겉질 스테로이드 호르몬

- ■ 코티졸(cortisol)의 항염증 효과
- 모세혈관의 투과성감소
- 손상부위의 식균작용 감소
- 면역체계의 억제
- 발열 억제

4. 내분비계통 약물의 작용

1) Betamethasone(Celestone) 스테로이드 제제

강력한 steroid로 대량의 스테로이드를 필요로 하는 염증성질환에 사용한다.

■ 용법 및 용량 : 0.6 mg/tab - oral - 초회량은 0.6~7.2 mg으로 다양하다.

2) Corticosteroid 부신피질호르몬제

부신피질에서 합성되는 부신피질 호르몬인 코티코스테로이드(corticosteroids)에는 하이드로코티손(hydrocortisone), 덱사메타손(dexamethasone), 프레드니소론(prednisolone), 트리암시노론(triamcinolone) 등이 있는데 이들은 과민반응결과 나오는 히스타민의 유리를 감소시키며 염증반응을 감소시키는 작용이 있다.

3) Dexamethasone(Decadron) 코티코 스테로이드제

다형핵 백혈구와 섬유아 세포의 이동과 모세혈관 투과성 증가의 역전 및 리소솜의 안정화를 억제함으로써 염증완화작용을 한다. 부신피질 기능부전, 류마티스성 관절염, 급성통풍성 관절염, 기관지 천식, 담마진 등에 투여한다.

■ 용법 및 용량 : 정제인 경우에 성인은 1일 0.5~0.8 mg, 소아는 0.15~4 mg을 1~4회 분복하고 정맥주사나 근육주사 시는 1회 2~8 mg을 3~6시간마다 투여한다. 점적주사는 1회 2~10 mg을 1일 1~2회, 관절내 주사나 활액낭내 주사는 1회 0.8~2.5 mg을 투여하고 투여 간격은 2주 이상이다. 결막하 주사는 1회에 0.4~2.5 mg을 투여한다.

■ 주의 : 임부나, 당뇨병환자, 녹내장, 골다골증, 발작장애, 궤양성 장염, 울혈성 심부전, 근무력증, 신장질환, 위궤양, 식도염이 있는 환자는 주의하고 정신증, 과민증, 특발성 혈소판 감소증, 급성사구체 신염, 진균감염, 2세 미만의 소아, 결핵환 자는 금기이다.

4) Hydrocortisone sodium succinate(Solu-Cortef) 부신피질 호르몬제

다핵 백혈구와 섬유아세포의 이동을 억제하고 증가된 모세혈관 투과도와 리소솜의 안정성을 역전시킴으로써 염증을 감소시키는 작용을 한다. 내분비 기능이상, 류마티스성 관절염, 교원성 질환, 피부질환, 알레르기성 질환, 안과질환, 위장계 질환, 호흡기계 질환, 혈액 질환, 악성종양성 질환 등에 이용한다.

■ 용법 및 용량 : 정주, 정맥내 점적, 근주 가능. 성인은 100~500 mg을 30초 이상에 걸쳐 정주하고, 환자의 반응 및 임상상황에 따라 1, 3, 6, 10시간 간격으로 반복주사한다.

■ 주의 : 우울, 홍조, 두통, 식욕부진, 반상출혈, 흐린 시야, 안압상승, 빈맥, 부종, 혈소판 감소증, 골다공증, 여드름 등이 생길 수 있으므로 임부, 당뇨병환자, 녹내장, 골다공증, 울혈

성 심부전증, 중증 근무력증, 식도염이 있는 환자는 주의하고 정신증, 과민증, 특발성 혈소판 감소증, 급성사구체 신염, 2세 이하의 소아, 결핵환자는 금기이다.

5) Methylprednisolone(Solu-Medrol) 합성스테로이드제

부신피질에서 분비되는 천연호르몬과 유사한 소염작용이 강한 합성 steroid 제제로서 알레르기반응, 천식, 아나필락시의 치료에 이용되고 혈장 반감기는 3~4시간인 단시간형 스테로이드이다. 일반적으로 고용량의 스테로이드 1회 투여는 거의 해가 없으므로 응급실이나 병원전 처치에서 척수상해가 있는 환자에게 사용된다.

- 용법 및 용량 : 아나필락시 치료 시는 125~250 mg을 정주하며 근주도 가능하나 응급처치 시는 정맥투여가 좋다. 척수손상 시는 30 mg/kg을 15분에 걸쳐 정맥내 주사하고 45분 후에 5.4 mg/kg/h의 유지량을 점적 주입한다.
- 주의 : 장기간 투여 시는 위장관 출혈, 상처회복의 지연과 부신피질호르몬의 억제를 일으키므로 병원전 단계에서는 1회 이상 투여하지 않는다. 체액저류, 울혈성 심부전, 고혈압, 복부팽만, 현기증, 두통, 딸꾹질, 불쾌감 등의 부작용이 나타날 수 있다.

6) Tolazamide 경구용 혈당강하제

저혈당 작용을 일으키는 제1세대 약물로 이자의 b세포에서 인슐린 분비를 촉진시켜 혈당량을 강하시킨다. 그러므로 이자의 b세포에서 인슐린을 분비시킬 수 없는 유약형 당뇨병(juvenile diabetes)에는 효과가 없고, 성인형 당뇨병에서 인슐린이 이자에 존재하는 당뇨병치료에 유효하다.

7) Tolbutamide(Orinase) 경구용 혈당강하제

Tolazamide와 같은 작용으로 저혈당 작용을 일으키는 제1세대 약물로 이자의 b세포에서 인슐린 분비를 촉진시켜 혈당량을 강하시킨다.

- 용법 및 용량 : 1일 1~2정을 경구 투여한다.
- 주의 : 열, 외상, 감염 및 외과적 수술같은 스트레스가 많은 시기에는 insulin으로 대치해야 한다. 오심, 가슴앓이, 위부팽배감, 소양증, 담마진 등의 부작용이 나타난다.

001 뇌하수체 뒤엽에서 분비되는 호르몬으로 옳은 것은?

① 프로락틴   ② 옥시토신   ③ 성장호르몬

④ 난포자극호르몬   ⑤ 멜라닌세포자극호르몬

☑ 정답 ②

☑ 문헌 대한해부학회, 알기쉬운 사람해부학, 현문사, 2019. p.389

☑ 해설

▶ 성장호르몬, 프로락틴, 난포자극호르몬, 멜라닌세포자극호르몬은 뇌하수체 앞엽에서 분비된다.

002 내분비계와 분비호르몬의 연결이 옳지 않은 것은?

① α세포−글루카곤   ② β세포−인슐린

③ 부신속질(수질)−코티솔   ④ 뇌하수체후엽−항이뇨호르몬

⑤ 부신겉질(피질)−코르티코스테론

☑ 정답 ③

☑ 문헌 최명애 외, 인체의 구조와 기능, 현문사, 2017, p.335

☑ 해설

▶ 부신속질(수질) 호르몬 : 에피네프린, 노어에피네프린 등

003 갑상샘의 해부학적 특징으로 옳지 않은 것은?

① 외측엽의 뒤쪽에 부갑상샘이 있다.

② 기관지와 식도의 사이에 위치한다.

③ 협부와 좌우 2개의 엽으로 구성되어있다.

④ 실질은 여러 개의 불규칙적인 엽으로 세분되어있다.

⑤ 목 앞에 있는 갑상연골 부위의 기관을 앞으로 싸고 있다.

☑ 정답 ②

☑ 문헌 최명애 외, 인체의 구조와 기능, 현문사, 2017, p.333

☑ 해설

▶ 갑상샘은 목 앞에 있는 방패연골(갑상연골) 부위의 기관을 앞으로 싸고 있는 무게 20~30g
  의 적갈색 내분비샘이다.

004 중뇌의 뒤쪽 상부에 위치하여 멜라토닌을 분비하는 내분비계로 옳은 것은?

① 갑상샘

② 뇌하수체

③ 시상하부

④ 가슴샘(흉선)

⑤ 솔방울샘(송과체)

☑ 정답 ⑤

☑ 문헌 최명애 외, 인체의 구조와 기능, 현문사, 2017, p.332

☑ 해설

▶ 솔방울샘(송과체)에서 분비하는 호르몬은 일주기조절에 관여한다.

005 이자(췌장)의 해부학적 특징으로 옳은 것은?

① 순환기관이다.

② β세포가 가장 많다.

③ δ세포에서 글루카곤이 분비된다.

④ 이자꼬리 부분이 십이지장 쪽으로 향하고 있다.

⑤ 토리층(사구대)과 다발층(속상대)을 관찰 할 수 있다

☑ 정답 ②

☑ 문헌 대한해부학회, 알기쉬운 사람해부학, 현문사, 2019. p.395

☑ 해설

▶ β세포가 60~80%로 가장 많다.

006 랑게르한스섬의 δ세포에서 분비되어 글루카곤과 인슐린의 분비를 억제하는 신경전달 물질로 옳은 것은?

① 코르티손(cortisone)

② 에피네프린(epinephrine)

③ 카테콜라민(catecholamine)

④ 소마토스타딘(somatostatin)

⑤ 테스토스테론(testosterone)

☑ 정답 ④

☑ 문헌 기초의학 교재편찬연구회, 인체생리학, 에듀팩토리. 2017 p.272

☑ 해설

▶ 소마토스타딘(somatostatin)은 이자(췌장)호르몬으로 글루카곤과 인슐린의 분비를 억제한다.

007 인체에서 가장 크고, 우상복부에 위치하는 샘장기(선장기)로 옳은 것은?

① 간 ② 이자 ③ 쓸개

④ 지라 ⑤ 콩팥(신장)

☑ 정답 ①

☑ 문헌 대한해부학회, 알기쉬운 사람해부학, 현문사, 2019. p.340

☑ 해설

▶ 간은 약 1.5kg 정도의 샘장기로 적갈색을 띤다.

008 호르몬과 그의 효과가 옳지 않은 것은?

① 옥시토신–자궁수축 촉진

② 가스트린–알칼리 분비촉진

③ 인슐린–글리코겐 형성촉진

④ 에피네프린–아드레날린 작용 촉진

⑤ 알도스테론–Na^+보유와 K^+배설촉진

☑ 정답 ②

☑ 문헌 이인모 외, Basic Medicine, 학지사메디컬, 2019, p.153

☑ 해설

  ▸ 가스트린은 위에서 분비되어 산 분비를 촉진한다.

009 호르몬과 그의 효과가 옳지 않은 것은?

① 인슐린-포도당 흡수

② 옥시토신-유선수축

③ 항이뇨호르몬-수분보유

④ 글루카곤-글리코겐과 지방 합성

⑤ 부갑상샘호르몬-혈액 Ca^{2+}농도증가

☑ 정답 ④

☑ 문헌 이인모 외, Basic Medicine, 학지사메디컬, 2019, p.159

☑ 해설

  ▸ 글루카곤은 19개의 아미노산으로 구성되어있으며 글리코겐과 지방분해에 관여한다.

010 스테로이드(steroid) 호르몬을 분비하는 내분비샘은?

① 성선과 부갑상샘

② 부신피질과 성선

③ 부신수질과 성선(생식샘)

④ 뇌하수체 후엽과 부갑상샘

⑤ 뇌하수체 전엽과 부갑상샘

☑ 정답 ②

☑ 문헌 박희진 외, Paramedics 기초의학, 에듀팩토리, 2019, p.577

☑ 해설

  ▸ 스테로이드(steroid) 호르몬은 부신피질(adrenal cortex)과 성선(생식샘, gonad)에서만 분비된다.

011 호르몬의 작용에 관한 내용이다. 다음 (A)와 (B)의 용어로 옳은 것은?

> • 두 개 또는 그 이상의 호르몬이 상호 작용하여 어떤 특정 현상을 나타내는 것을
> (A)효과라 하고, 한 호르몬이 다른 호르몬의 작용이나 효과를 억제하는 것을
> (B)효과라고 한다.

	①	②	③	④	⑤
A	허용적	허용적	협동적	협동적	길항적
B	협동적	길항적	허용적	길항적	협동적

☑ 정답 ④

☑ 문헌 박인국, 생리학, 라이프사이언스, 2003, p. 205~206.

☑ 해설

▶ 협동적효과의 예 : 심장에 대한 에피네프린과 노르에피네프린은 각각은 별도로 심장박동
을 증가시키는데, 동시에 작용하면 박동수를 훨씬 크게 증가시킨다.

길항적효과의 예 : 혈액의 에스트로겐 농도가 높으면 프로락틴의 작용과 분비를 억제하므로
임신중 젖의 분비가 억제된다.

허용적효과 : 한 호르몬이 두 번째 호르몬에 대한 표적기관의 반응이나 두 번째 호르몬의 활
성을 증가 시킬 때, 두 번째 호르몬의 작용에 대해 허용적효과를 갖고 있다고
한다. 예를 들어, 자궁을 미리 에스트로겐에 노출시키면 프로게스테론에 대한
수용체 단백질의 형성이 유도되는데, 이는 결국 프로게스테론에 대한 자궁의
반응을 향상시키게 된다

012 황체형성호르몬의 기능으로 옳은 것은?

① 난포성장　　　　　　② 젖분비 촉진

③ 코르티졸의 분비촉진　　④ 조직과 기관의 성장

⑤ 테스토스테론의 분비자극

☑ 정답 ⑤

☑ 문헌 박희진 외, Anatomy & Physiology, 군자출판사, 2015, p.215

☑ 해설

▸ 황체형성호르몬(luteinizing hormone)은 여성에서는 배란과 황체형성을 자극하며, 남성에게서는 테스토스테론의 분비를 자극한다.

013 항이뇨호르몬의 작용기전으로 옳은 것은?

① 다량의 소변배설

② 전해질 농도조절

③ 혈액의 점성도 증가

④ 혈액의 수분보유 증가

⑤ 혈액의 수분보유 증가아미노산 이송증가

☑ 정답 ⑤

☑ 문헌 기초의학 교재편찬연구회, 인체생리학, 에듀팩토리. 2017 p.469

☑ 해설

▸ 항이뇨호르몬은 신장에 의한 수분보유를 도모하고, 소변 속의 수분손실을 감소시키고 혈액의 수분보유를 증가시킨다.

014 Na^+과 K^+의 균형을 조절하는 부신호르몬으로 옳은 것은?

① 에피네프린

② 성스테로이드

③ 노르에피네프린

④ 염류코르티코이드

⑤ 당류코르티코이드

☑ 정답 ④

☑ 문헌 박희진 외, Paramedics 기초의학, 에듀팩토리, 2019, p.577

☑ 해설

▸ 당류코르티코이드는 포도당과 다른 유기분자의 대사를 조절한다.

015 **티록신(thyroxine)의 기능으로 옳은 것은?**
① 심장박동 증가　　　② 포도당 대사조절　　　③ 기초대사율의 증진
④ Na$^+$과 K$^+$의 균형조절　　⑤ 혈액의 Ca^{2+}농도 저하

☑ 정답 ③

☑ 문헌 최명애 외, 인체의 구조와 기능, 현문사, 2017, p.334

☑ 해설
　▸ 갑상샘호르몬은 2종류가 있는데 대부분을 차지하고 있는 것이 티록신[(thyroxine) 또는 tetraiodothyronine(T4)]이고, 소량 존재하는 것은 Triiodothyronine(T3)이다. 티록신은 갑상샘호르몬으로 기초대사율의 증진을 비롯하여 탄수화물, 지질, 단백질의 대사를 원활하게 한다.

016 **칼시토닌(calcitonin)의 기능으로 옳은 것은?**
① 심장박동 증가　　　② Na$^+$과 K$^+$의 균형조절　　③ 포도당 대사조절
④ 혈액의 Ca^{2+}농도 저하　　⑤ 기초대사율의 증진

☑ 정답 ④

☑ 문헌 김종연 외, 알기쉬운 인체생리학, 고문사, 2018, p.239

☑ 해설
　▸ 칼시토닌은 부갑상샘호르몬과 작용하여 혈액의 Ca2+수준을 조절한다.

017 **점액수종과 관련이 있는 호르몬질환은?**
① 갑상샘기능저하증　　　② 갑상샘기능항진증　　　③ 부신수질기능항진증
④ 부신피질기능저하증　　⑤ 부신피질기능항진증

☑ 정답 ①

☑ 문헌 전국응급구조학과교수협의회, (사)한국응급구조학회. 응급구조사를 위한 병리학, 메디컬사이언스, 2018, p.194

☑ 해설

▶ 갑상샘기능저하증은 점액수종을 일으키는데, 그 증상으로 결합조직의 점액단백질 의 축적, 손, 발, 얼굴, 눈 주변 조직의 종기 등을 들 수 있다.

018 갑상샘호르몬의 생리효과로 옳지 않은 것은?

① 골격발달 증진

② 지방 분해작용 촉진

③ 탄수화물 흡수율 증가

④ 혈중 카테콜아민에 대한 반응성 향상

⑤ 혈중 칼슘 수치와 신경근 기능을 정상으로 유지

☑ 정답 ⑤

☑ 문헌 김종연 외, 알기쉬운 인체생리학, 고문사, 2018, p.237

☑ 해설

표적장기	작용기전
심장	혈중 카테콜아민에 대한 반응성 향상
지방조직	지방 분해작용 촉진
장관	탄수화물 흡수율 증가
뼈	정상적 성장 및 골격발달 증진
신경계	정상적 뇌발달 증진

▶ 혈중 칼슘 수치와 신경근 기능을 정상으로 유지하는 기능은 부갑상샘호르몬의 기능이다.

019 갑상샘기능저하증으로 옳지 않은 것은?

① 느린 맥박   ② 느린 반사   ③ 체중 증가

④ 무기력하고 수면증가   ⑤ 더위에 견디기 힘듦

☑ 정답 ⑤

☑ 문헌 김종연 외, 알기쉬운 인체생리학, 고문사, 2018, p.239

☑ 해설

▶ 갑상샘기능저하와 항진의 비교

특 징	기능저하	기능항진
성장	장애	촉진
활동과 수면	무기력, 수면증가	활동증가, 수면감소
온도반응	추위에 견디기 힘듦	더위에 견디기 힘듦
피부	거칠고 마른피부	정상
발한	없음	과다
맥박	느림	빠름
위장증상	변비, 식욕감퇴, 체중증가	설사, 식욕증가, 체중감소
반사	느림	빠름
심리상태	우울, 무관심	신경과민
혈장 T_4 수준	감소	증가

---

020 뇌하수체가 속하는 계통으로 옳은 것은?

① 근육계통   ② 비뇨계통   ③ 호흡계통

④ 소화계통   ⑤ 내분비계통

☑ 정답 ⑤

☑ 문헌 김종연 외, 알기쉬운 인체생리학, 고문사, 2018, p.233

☑ 해설

  ▸ 뇌하수체는 내분비계통에 속한다.

---

021 혈액의 Ca^{2+}수준을 통제하는 호르몬은?

① 성장호르몬   ② 항이뇨호르몬

③ 부신수질호르몬   ④ 부신피질호르몬

⑤ 부갑상샘호르몬

☑ 정답 ⑤

☑ 문헌 최명애 외, 인체의 구조와 기능, 현문사, 2017, p.334

☑ 해설

  ▸ 부갑상샘호르몬은 칼시토닌과 작용하여 혈액의 Ca2+수준을 조절한다.

022 인슐린분비의 절대적인 결핍이나 효과의 감소로 고혈당과 대사장애를 나타내는 질환은?

① 당뇨병(diabetes)

② 크레틴병(Cretinism

③ 그레이브스병(Graves' disease)

④ 바세도병(Basedow's goiter)

⑤ 호지킨병(Hodgkin's disease)

☑ 정답 ①

  ☑ 문헌 전국응급구조학과교수협의회, (사)한국응급구조학회. 응급구조사를 위한 병리학, 메디컬사이언스, 2018, p.196

☑ 해설

  ▶ 크레틴병(Cretinism) : 갑상샘기능저하증

    그레이브스병(Graves' disease) : 갑상샘기능항진증

    바세도병(Basedow's goiter) : 갑상샘기능항진증

    호지킨병(Hodgkin's disease) : 악성림프종

023 세포매개성 면역과 관련된 T세포의 생성부위로 옳은 것은?

① 송과샘

② 이자샘

③ 갑상샘

④ 가슴샘

⑤ 부갑상샘

☑ 정답 ④

☑ 문헌 박희진 외, Paramedics 기초의학, 에듀팩토리, 2019, p.103

☑ 해설

  ▶ 가슴샘(흉선)은 대동맥 앞과 복장뼈자루(흉골병) 뒤에 위치한 두 개의 엽으로 된 기관으로 T세포를 형성한다.

024 프로스타글란딘(prostaglandin)의 작용으로 옳지 않은 것은?

① 자궁수축

② 난소의 배란

③ 위액분비 억제

④ 신장의 혈류량 감소

⑤ 통증, 발열, 염증과정의 촉진

☑ 정답 ④

☑ 문헌 이강이 외, 인체생리학, 현문사, 2019 p.169

☑ 해설

▸ 콩팥속질(신장수질)에서 생산되어 혈관이완을 일으키며, 콩팥(신장)의 혈류량 증가와 소변 속에 수분과 전해질의 과다한 배설을 일으킨다.

025 부신속질이 교감신경계의 자극을 받았을 때 분비하는 호르몬으로 옳은 것은?

① 인슐린(insulin)

② 글루카곤(glucagon)

③ 아세틸콜린(acetylcholine)

④ 에피네프린(epinephrine)

⑤ 코르티코이드(corticoid)

☑ 정답 ④

☑ 문헌 이강이 외, 인체생리학, 현문사, 2019 p.339

☑ 해설

▸ 에피네프린보다는 덜하지만 노르에피네프린(norepinephrine)도 분비한다.

026 글리코겐의 합성을 증가시키는 호르몬으로 옳은 것은?

① 티록신   ② 인슐린   ③ 글루카곤

④ 에피네프린   ⑤ 아세틸콜린

☑ 정답 ②

☑ 문헌 이강이 외, 인체생리학, 현문사, 2019 p.341

☑ 해설

▶ 인슐린과 당류코르티코이드는 글리코겐의 합성을 증가시킨다.

027 단백질 합성을 증가시키는 호르몬으로 옳은 것은?

① 인슐린　　　　　　　② 글루카곤　　　　　　　③ 에피네프린

④ 소마토스타틴　　　　⑤ 당류코르티코이드

☑ 정답 ①

☑ 문헌 이강이 외, 인체생리학, 현문사, 2019 p.341

☑ 해설

▶ 에피네프린과 글루카곤은 단백질 대사에 직접적인 효과가 없으며, 당류코르티코이드는 단
　백질 합성을 감소시킨다.

028 췌장(이자)의 랑게르한스섬(Langerhans islet)에 있는 세포에서 분비하는 호르몬으
로 옳은 것은?

	①	②	③	④	⑤
α–세포	인슐린	소마토스타틴	글루카곤	인슐린	글루카곤
β–세포	글루카곤	글루카곤	인슐린	소마토스타틴	소마토스타틴
δ–세포	소마토스타틴	인슐린	소마토스타틴	글루카곤	인슐린

☑ 정답 ③

☑ 문헌 이강이 외, 인체생리학, 현문사, 2019 p.340

☑ 해설

▶ glucagon을 분비하는 α-세포는 25%정도, insulin을 분비하는 β-세포는 60%정도이며
　somatostatin을 분비하는 δ-세포의 수는 가장 적다.

029 인슐린-의존성 당뇨병(Ⅰ형)의 특징으로 옳지 않은 것은?

① β-세포가 파괴 된다.

② 증상의 발생이 빠르다.

③ 인슐린분비가 감소한다.

④ 케톤산증의 발생이 흔하다.

⑤ 랑게르한스섬(Langerhans islet)의 고갈과 관련이 있다.

☑ 정답 ⑤

☑ 문헌 전국응급구조학과교수협의회, (사)한국응급구조학회. 응급구조사를 위한 병리학, 메디
    컬사이언스, 2018, p.196

☑ 해설

▶ 인슐린-의존성 당뇨병(Ⅰ형)은 20세 이하에 많으며, 당뇨환자의 10%정도이다.

인슐린-비의존성 당뇨병(Ⅱ형)은 랑게르한스섬(Langerhans islet)의 고갈과 관련이 있다.

030 뇌하수체의 해부학적 특징으로 옳지 않은 것은?

① 전엽이 약 75%를 차지한다.

② 후엽은 신경부와 누두로 구분된다.

③ 나비뼈(접형골)의 터키안에 들어있다.

④ 전엽은 회백색을 띠고, 후엽은 회적색을 띤다.

⑤ 전엽은 태생기 구강천장에서 파생된 상피조직이다.

☑ 정답 ④

☑ 문헌 최명애 외, 인체의 구조와 기능, 현문사, 2017, p.328

☑ 해설

▶뇌하수체는 기능이나 발생학적으로 서로 다르다. 즉 전엽은 태생기 구강천장에서 파생된 상
    피조직이며, 후엽은 간뇌의 밑바닥에서 형성되어 신경뇌하수체라 부른다. 전엽은 회적색을
    띠고, 후엽은 회백색을 띤다.

031 뇌하수체 전엽에서 분비되어 소아와 청소년의 성장을 촉진하는 호르몬으로 옳은 것은?

① 티록신(thyroxine)

② 에피네프린(epinephrine)

③ 칼시토닌(calcitonin)

④ 소마토트로핀(somatotropin)

⑤ 노르에피네프린(norepinephrine)

☑ 정답 ④

☑ 문헌 해부학편찬위원회, 사람해부학, 범문에듀케이션, 2019, p.493

☑ 해설

▸ 성장호르몬의 분비는 시상하부에 의해 일어나고 시상하부 하수체계로 분비되는 소마토스타딘에 의해 억제된다.

032 부갑상샘의 작용에 관한 내용이다. (A)와 (B)에 알맞은 내용은?

	・부갑상샘이 제거되면 부갑상샘호르몬 결핍으로 (A)을(를) 일으켜 심각한 (B)을(를) 일으킨다

	①	②	③	④	⑤
A	저칼륨혈증	고칼륨혈증	저칼슘혈증	고칼슘혈증	저나트륨혈증
B	골흡수	골형성	근강직	골흡수	근강직

☑ 정답 ③

☑ 문헌 박희진 외, Paramedics 기초의학, 에듀팩토리, 2019, p.577

☑ 해설

▸ 부갑상샘호르몬은 혈액 Ca^{2+}을 정상수준으로 증가시킨다. 부갑상샘 제거로parathormone 이 감소하면 혈중 Ca^{2+} 농도가 감소하여 정상치의 1/12정도가 되었을때 근육의 경련, 강직이 일어난다. 이것을 부갑상샘성 tetany라고 한다.

033 갑상샘에서 분비되어 골흡수를 억제하는 호르몬으로 옳은 것은?

① 칼시토닌(calcitonin)　　　　　② 티록신(thyroxine)

③ 소마토트로핀(somatotropin)　　④ 프로스타글란딘(prostaglandin)

⑤ 에스트로겐(estrogen)

☑ 정답 ①

☑ 문헌 해부학편찬위원회, 사람해부학, 범문에듀케이션, 2019, p.495

☑ 해설

　▸ 골다공증으로 인한 척추 골절환자는 칼시토닌 주사를 받는다.

034 폐경 후 나타나는 골다공증과 관련이 있는 호르몬으로 옳은 것은?

① 프로스타글란딘(prostaglandin)

② 옥시토신(oxytocine)

③ 칼시토닌(calcitonin)

④ 에스트로겐(estrogen)

⑤ 소마토트로핀(somatotropin)

☑ 정답 ④

☑ 문헌 변영순 외, 병태생리학, 정담미디어, 2014, p.318

☑ 해설

　▸ 에스트로겐 감소에 의해 남성보다 10배나 많은 골다공증 증상을 보인다.

035 바소프레신(vasopressin)의 생리적 효과로 옳지 않은 것은?

① 자궁 평활근 수축

② 혈압의 항상성 조절

③ 집합관에서 수분 재흡수

④ 뇌와 척수에서 신경전달

⑤ 먼쪽세관에서 수분 재흡수

☑ 정답 ①

☑ 문헌 김종연 외, 알기쉬운 인체생리학, 고문사, 2018, p.179

☑ 해설

▸ Vasopressin은 신장집합관의 투과도를 증가시킴으로써 신추체의 고장성 간질로 물이 들어
가게 한다.

036 옥시토신(oxytocin)의 생리적 효과로 옳은 것은?

① 신장에 의한 수분확보

② 근상피세포의 이완

③ 자궁 평활근 수축

④ 집합관에서 수분 재흡수

⑤ 뇌와 척수에서 신경전달

☑ 정답 ③

☑ 문헌 김종연 외, 알기쉬운 인체생리학, 고문사, 2018, p.235

☑ 해설

▸ Oxytocin은 황체융해에도 관여하나 주로 유방과 자궁에 작용한다.

037 알도스테론(aldosterone)의 분비를 촉진하는 자극 요소로 옳지 않은 것은?

① K$^+$증가   ② 낮은 혈압

③ 혈액량 감소   ④ 레닌(renin)분비 감소

⑤ 교감신경 활동 증가

☑ 정답 ④

☑ 문헌 김종연 외, 알기쉬운 인체생리학, 고문사, 2018, p.246

☑ 해설

▸ 레닌효소의 증가는 안지오텐신(angiotensin)을 증가시키고, 안지오텐신은 부신피질을 자
극하여 알도스테론을 분비하게 한다.

038 H+와 K+을 피질 집합관으로 분비하는 것을 촉진하는 호르몬으로 옳은 것은?

① 안드로겐(androgen)

② 알도스테론(aldosterone)

③ 테스토스테론(testosterone)

④ 코르티졸(cortisol)

⑤ 에스트로겐(estrogen)

☑ 정답 ②

☑ 문헌 김종연 외, 알기쉬운 인체생리학, 고문사, 2018, p.247

☑ 해설

▶ 콘(Conn)증후군이나 원발성 알도스테론증에서 흔히 나타나는 알도스테론의 비정상적인 과다분비는 저칼륨혈증과 대사성 알칼리증을 일으킨다.

039 정소와 난소의 기능을 조절하는 호르몬으로 옳은 것은?

① 성장호르몬　　　　② 부신피질자극호르몬　　　③ 갑상샘자극호르몬

④ 생식샘자극호르몬　　　⑤ 젖분비자극호르몬

☑ 정답 ④

☑ 문헌 김종연 외, 알기쉬운 인체생리학, 고문사, 2018, p.234

☑ 해설

▶ 뇌하수체 전엽에 의해 분비되는 생식샘자극호르몬은 생식샘을 자극하여 성스테로 이드호르몬을 분비하고, 이 호르몬들은 생식샘자극호르몬의 분비를 억제한다.

040 소년의 사춘기 때 나타나는 제2차 성징에 관여하는 호르몬으로 옳은 것은?

① 안드로겐(androgen)

② 에스트로겐(estrogen)

③ 프로게스테론(progesterone)

④ 테스토스테론(testosterone)

⑤ 알도스테론(aldosterone)

☑ 정답 ④

☑ 문헌 김종연 외, 알기쉬운 인체생리학, 고문사, 2018, p.251

☑ 해설

> 안드로겐(androgen), 에스트로겐(estrogen), 프로게스테론(progesterone)등은 소녀의 사춘기 때 나타나는 제2차 성징에 관여한다.

041 남성의 안드로겐(androgen)작용에 해당되지 않는 것은?

① 성 결정   ② 정자형성   ③ 동화효과

④ 제2차 성징   ⑤ 하루주기 리듬조절

☑ 정답 ⑤

☑ 문헌 기초의학 교재편찬연구회, 인체생리학, 에듀팩토리. 2017 p.350

☑ 해설

> 동화효과 : 안드로겐의 단백질합성과 근육성장, 뼈성장, 후두를 포함한 다른 기관의 성장작용을 의미한다.

> 하루주기 리듬조절 : 낮과 밤의 외부환경을 구별하는 멜라토닌의 작용

042 월경주기 단계 중 배란기(14일)의 생리적변화로 옳은 것은?

① 기초체온의 상승

② 조직삼출액의 유출

③ 난포의 형성과 성숙

④ 자궁내막의 탈락

⑤ 황체형성호르몬(LH)의 증가

☑ 정답 ⑤

☑ 문헌 박희진 외, Paramedics 기초의학, 에듀팩토리, 2019, p.468

☑ 해설

> 황체형성호르몬(LH)의 파동은 그라프여포의 벽을 파열시키고, 난소에서는 제2차 난모세포가 방출되어 난관으로 들어간다.

043 혈액이나 소변을 이용하여 임신검사를 할 때 측정하는 호르몬으로 옳은 것은?

① 에스트라디올(estradiol)

② 에스트로겐(estrogen)

③ 황체형성호르몬(LH)

④ 여포자극호르몬(FSH)

⑤ 사람융모성 생식샘자극호르몬(hCG)

☑ 정답 ⑤

☑ 문헌 이인모 외, BASIC MEDICINE 기초의학, 학지사메디컬, 2019, p.195

☑ 해설

▸ hCG는 포배에 의해 분비되며 모체의 내분비선에 의해 분비되지 않기 때문이다.

044 다음과 같은 효과를 나타내는 호르몬으로 옳은 것은?

• 임신 중 자궁내막 유지.	• 생식샘자극호르몬 분비 억제
• 유선 발생 촉진.	• 옥시토신에 대한 자궁 감응성 촉진

① 에스트로겐(estrogen)　　　　　② 프로게스테론(progesterone)

③ 에스트라디올(estradiol)　　　　④ 융모성 생식샘자극호르몬(hCG)

⑤ 융모성 체유샘발육호르몬(hCS)

☑ 정답 ①

☑ 문헌 강병우 외, 응급구조사 기초의학, 군자출판사, 2014, p.410

☑ 해설

▸ 에스트로겐(estrogen)은 프로락틴 분비도 억제한다.

045 분만 시 자궁수축에 관여하는 호르몬으로 옳은 것은?

① 글루카곤(glucagon)　　② 안드로겐(androgen)　　③ 옥시토신(oxytocin)

④ 에스트로겐(estrogen)　　⑤ 에스트라디올(estradiol)

☑ 정답 ③

☑ 문헌 이강이 외, 인체생리학, 현문사, 2019 p.327

☑ 해설

  ▶ 옥시토신 외에 프로스타글란딘(prostaglandin)은 PGF2α와 PGE2가 있다.

046 항이뇨호르몬(antidiuretic hormone)이 작용하는 곳으로 옳은 것은?

① 요관   ② 신우

③ 콩팥잔(신배)   ④ 토리주머니

⑤ 먼쪽곱슬세관(원위곡세뇨관)

☑ 정답 ⑤

☑ 문헌 이강이 외, 인체생리학, 현문사, 2019 p.327

☑ 해설

  ▶ 먼쪽곱슬세관(원위세뇨관) 및 집합관에서 물의 재흡수가 일어나고 이러한 현상은 뇌하
    수체 후엽에서 분비되는 항이뇨호르몬(ADH, vasopressin)에 의해 영향을 받는다.

047 고환의 간질세포(대부분)와 부신겉질(일부)에서 생성되는 호르몬으로 옳은 것은?

① androgen

② estrogen

③ progesterone

④ parathormone(PTH)

⑤ antidiuretic hormone(ADH)

☑ 정답 ①

☑ 문헌 김종연 외, 알기쉬운 인체생리학, 고문사, 2018, p.247

☑ 해설

  ▶ 뇌하수체 전엽에서 분비되는 생식샘자극호르몬의 영향을 받아 고환에 있는 간질세포와 부
    신겉질에서 남성 호르몬인 testosterone을 분비하여 정자형성을 촉진시킨다.

048 호르몬의 작용에 대한 설명으로 옳지 않은 것은?

① 발육과 성장을 조절   ② 내부 환경을 유지 조절

③ 체내 동화와 이화작용   ④ 소량으로서 생체 작용을 조절

⑤ 자율기능 및 본능적 행동의 조정

☑ 정답 ③

☑ 문헌 김종연 외, 알기쉬운 인체생리학, 고문사, 2018, p.34

☑ 해설

▶ 호르몬의 일반적인 기능은 발육 및 성장을 조절, 자율기능 및 본능적 행동의 조정, 전해질 또는 영양소의 대사조절을 통한 내부환경의 유지 조절 등이다.

049 과잉분비 시 어린이에게는 거인증(gigantism)을 일으키고 성인에게는 말단비대증(acromegaly)을 일으키는 호르몬으로 옳은 것은?

① 성장호르몬   ② 갑상샘자극호르몬   ③ 부신피질자극호르몬

④ 난포자극호르몬   ⑤ 황체형성호르몬

☑ 정답 ①

☑ 문헌 김종연 외, 알기쉬운 인체생리학, 고문사, 2018, p.235

☑ 해설

▶ 성장호르몬은 몸의 발육과 성장을 촉진한다. 만약 어렸을 때부터 과잉분비가 되면 거인증(gigantism), 말단비대증(acromegaly)이 된다.

050 갑상샘자극호르몬(TSH)의 작용으로 옳지 않은 것은?

① 심박수 증가   ② 수분 재흡수   심근 수축력 강화

④ 혈액 순환속도 증가   ⑤ 자극에 대해 민감함

☑ 정답 ②

☑ 문헌 강병우 외, 응급구조사 기초의학, 군자출판사, 2014, p.405

☑ 해설

▶ 갑상샘호르몬의 생리작용으로는 대사조절 작용과 말초조직에 대한 작용이 있다.

051 먼쪽곱슬세관(원위세뇨관) 및 집합관에서 수분의 재흡수 촉진 및 혈관수축에 의한 혈압상승에 관여하는 호르몬으로 옳은 것은?

① 프로락틴(prolactin)

② 바소프레신(vasopressin)

③ 알도스테론(aldosterone)

④ 여포자극호르몬(follicle-stimulating hormone, FSH)

⑤ 멜라노세포자극호르몬(melanocyte-stimulating hormone, MSH)

☑ 정답 ③

☑ 문헌 김종연 외, 알기쉬운 인체생리학, 고문사, 2018, p.246

☑ 해설

▶ 부신겉질의 토리층(사구대)에서 분비되는 aldosterone은 먼쪽곱슬세관(원위세뇨관)과 집합관에서 Na+의 재흡수를 촉진시키고, 이에 따라 물의 재흡수도 촉진되어 세포외액이 증량되어 혈압 상승

052 갑상샘기능항진증 (Hyperthyroidism)시 나타나는 질환으로 옳은 것은?

① 뼈연화증(osteomalacia)   ② 점액수종(myxedema)

③ 크레틴병(cretinism)   ④ 골다공증(osteoporosis)

⑤ 그레이브스병(Grave's disease, Basedow's disease)

☑ 정답 ⑤

☑ 문헌 전국응급구조학과 교수협의회, (사)한국응급구조학회, 응급구조사를 위한 병리학, 메디컬사이언스, 2018, p.193

☑ 해설

▶ 갑상샘의 기능이 저하되면 점액수종(myxedema)이 나타나고, 기능이 항진되면 안구돌출증 Grave's disease(Basedow's disease)의 증상이 대표적으로 나타난다.

053 혈중 Ca^{2+}농도를 증가 시키는 호르몬으로 옳은 것은?

① 갑상샘자극호르몬

② 부갑상샘호르몬

③ 프로락틴(prolactin)

④ 알도스테론(aldosterone)

⑤ 여포자극호르몬(follicle-stimulating hormone, FSH)

☑ 정답 ②

☑ 문헌 대한해부학회, 알기쉬운 사람해부학, 현문사, 2019. p.393

☑ 해설

▶ 부갑상샘은 parathormone(PTH)이라는 호르몬을 분비하여 혈중 Ca2+ 농도를 일정하게 유지한다.

054 분비저하 시 저칼슘혈증과 강직(tetany)을 일으키는 호르몬으로 옳은 것은?

① 갑상샘자극호르몬

② 부갑상샘호르몬

③ 프로락틴(prolactin)

④ 알도스테론(aldosterone)

⑤ 여포자극호르몬(follicle-stimulating hormone, FSH)

☑ 정답 ②

☑ 문헌 박희진 외, Paramedics 기초의학, 에듀팩토리, 2019, p.576

☑ 해설

▶ 부갑상샘의 기능이 저하되면 parathormone(PTH)분비 저하로 혈중 Ca^{2+} 농도가 저하하고 인(P)이 일시적으로 증가한 다음 다시 저하되어 근육의 연축, 상·하지의 떨림, 돌연한 전신성 긴장성경련이 일어난다.

055 부신겉질(adrenal cortex)의 토리층(사구대)에서 분비되고 원위세뇨관에서 Na+의 재흡수촉진, K+분비를 촉진하는 호르몬으로 옳은 것은?

① 알도스테론(aldosterone)

② 부갑상샘호르몬

③ 프로락틴(Prolactin)

④ 항이뇨호르몬(antidiuretic hormone, ADH)

⑤ 여포자극호르몬(follicle−stimulating hormone, FSH)

☑ 정답 ①

☑ 문헌 김종연 외, 알기쉬운 인체생리학, 고문사, 2018, p.246

☑ 해설

▶ 부신겉질의 토리층에서 분비되는 aldosterone은 원위세뇨관과 집합관에서 Na+의 재흡수 K+의 배설촉진

056 의사의 지도 없이 임의로 코르티졸을 장기간 복용한 사람에게서 나타나는 질환으로 옳은 것은?

① 요붕증

② 근무력증

③ 크레틴병(cretinism)

④ 쿠싱병(Cushing's disease)

⑤ 에디슨병(Addison's disease)

☑ 정답 ④

☑ 문헌 김종연 외, 알기쉬운 인체생리학, 고문사, 2018, p.246

☑ 해설

▶ 시상하부 또는 뇌하수체전엽에 종양이 생겨 ACTH분비가 항진되므로 glucocorticoid의 과다 분비를 초래하여 달덩이 얼굴(moon face)이 되고 골다공증(osteoporosis)을 일으킨다.

057 다음과 같은 특징을 갖는 호르몬으로 옳은 것은?

> • 혈관수축을 일으킴
> • 부신속질(adrenal medulla)에서 분비
> • glycogen을 분해하여 혈당 상승을 유도

① 안드로겐(androgen)

② 에피네프린(epinephrine)

③ 알도스테론(aldosterone)

④ 무기질코르티코이드(mineralocorticoid)

⑤ 항이뇨호르몬(antidiuretic hormone, ADH)

☑ 정답 ②

☑ 문헌 대한해부학회, 알기쉬운 사람해부학, 현문사, 2019. p.395

☑ 해설

▶ epinephrine, Norepinephrine은 부신 수질에서 분비되며 심장 활동 촉진, 혈압상승, 글리코겐 분해 및 혈당 상승, 지질의 유리가 촉진된다.

058 다음과 같은 특징을 갖는 호르몬으로 옳은 것은?

> • 동공산대
> • 소화선 분비억제
> • 부신속질(adrenal medulla)에서 분비

① 에피네프린(epinephrine)

② 알도스테론(aldosterone)

③ 노르에피네프린(norepinephrine)

④ 무기질코르티코이드(mineralocorticoid)

⑤ 항이뇨호르몬(antidiuretic hormone, ADH)

☑ 정답 ③

☑ 문헌 대한해부학회, 알기쉬운 사람해부학, 현문사, 2019. p.395

☑ 해설
▶ norepinephrine은 체내의 모든 소동맥을 수축시켜 말초혈관의 저항은 증대시키나, 소화관의 평활근을 이완시켜 운동을 억제시킨다.

059 부신에서 분비되는 호르몬으로 옳지 않은 것은?

① 안드로겐(androgen) ② 글루카곤(glucagon)

③ 알도스테론(aldosterone) ④ 에피네프린(epinephrine)

⑤ 노르에피네프린(norepinephrine)

☑ 정답 ②

☑ 문헌 김종연 외, 알기쉬운 인체생리학, 고문사, 2018, p.244

☑ 해설
▶ 부신겉질에서 aldosterone, cortisol, androgen을 분비하고, 부신속질에서는 epinephrine, norepinephrine을 분비한다.

060 췌장의 랑게르한스섬(Langerhan's islet)에서 분비되어 혈당을 낮추는 호르몬으로 옳은 것은?

① 인슐린(insulin)

② 안드로겐(androgen)

③ 글루카곤(glucagon)

④ 소마토스타틴(somatostatin)

⑤ 항이뇨호르몬(antidiuretic hormone, ADH)

☑ 정답 ①

☑ 문헌 김종연 외, 알기쉬운 인체생리학, 고문사, 2018, p.240

☑ 해설
▶ 췌장의 베타세포에서는 인슐린을 분비하여 세포의 포도당 유입 촉진, 지질과 글리코겐 생성과 저장을 촉진시켜 혈당을 감소시킨다.

061 강직(tetany)증과 관계있는 호르몬으로 옳은 것은?

① 티록신(thyroxine)　　　　　　② 코티손(cortisone)

③ 인슐린(insulin)　　　　　　　④ 글루카곤(glucagon)

⑤ 파라토르몬(parathormone)

☑ 정답 ⑤

☑ 문헌 박희진 외, Paramedics 기초의학, 에듀팩토리, 2019, p.577

☑ 해설

▶ 부갑상샘의 기능이 저하되면 parathormone(PTH)분비 저하로 혈중 Ca2+ 농도가 저하하고 인(P)이 일시적으로 증가한 다음 다시 저하되어 근육의 연축, 상·하지의 떨림, 전신성 긴장성경련이 일어난다.

062 당질코르티코이드(glucocorticoids)분비 조절에 관여하는 호르몬으로 옳은 것은?

① 성장호르몬(growth hormone, GH)

② 황체형성호르몬(luteinizing hormone, LH)

③ 난포자극호르몬(follicle–stimulating hormone, FSH)

④ 갑상샘자극호르몬(thyroid–stimulating hormone, TSH)

⑤ 부신겉질자극호르몬(adrenocorticotrophic hormone, ACTH)

☑ 정답 ⑤

☑ 문헌 박희진 외, Paramedics 기초의학, 에듀팩토리, 2019, p.577

☑ 해설

▶ 부신겉질에서 aldosterone, cortisol, androgen을 분비하고, 부신속질에서는 epinephrine, norepinephrine을 분비한다.

063 결핍 시 분만 중에 진통미약이 올 수 있는 호르몬으로 옳은 것은?

① 옥시토신(oxytocin)　　　　　　② 안드로겐(androgen)

③ 프로게스테론(progesterone)　　④ 에스트로겐(estrogen)

⑤ 항이뇨호르몬(antidiuretic hormone, ADH)

☑ 정답 ①

☑ 문헌 대한해부학회, 알기쉬운 사람해부학, 현문사, 2019. p.389

☑ 해설

▶ 시상하부의 실방핵에서 생산되어 뇌하수체후엽에서 분비되는 Oxytocin은 수유시의 유즙사
출작용, 분만시의 자궁수축 작용을 일으킨다.

064 안구돌출증(Grave's disease, Basedow's disease)과 관련이 있는 호르몬으로 옳은
것은?

① 티록신(thyroxine)　　　　　　　② 글루카곤(glucagon)

③ 알도스테론(aldosterone)　　　　④ 안드로겐(androgen)

⑤ 프로게스테론(progesterone)

☑ 정답 ①

☑ 문헌 박희진 외, Paramedics 기초의학, 에듀팩토리, 2019, p.579

☑ 해설

▶ 뇌하수체 전엽에서 분비되는 갑상선 자극호르몬의 과다 분비 시 안구돌출증Grave's
disease(Basedow's disease)의 증상이 대표적으로 나타난다.

065 배(embryo) 정소(고환)내 초기 라이디히(Leydig)세포에 의해 분비되는 호르몬으로
옳은 것은?

① 티록신(thyroxine)　　　　　　　② 에스트로겐(estrogen)

③ 옥시토신(oxytocin)　　　　　　　④ 프로게스테론(progesterone)

⑤ 테스토스테론(testosterone)

☑ 정답 ⑤

☑ 문헌 박희진 외, Paramedics 기초의학, 에듀팩토리, 2019, p.578

☑ 해설

▶ 라이디히(Leydig)세포는 임신 약 65일째에 배의 정소에 나타나고 남성호르몬인 안드로겐
을 다량 분비하고 주요 안드로겐은 테스토스테론(testosterone)이다.

066 뇌하수체전엽 기능항진증으로 옳은 것은?

① 뇨붕증   ② 핍뇨증   ③ 말단비대증

④ 그레이브스(Graves)병   ⑤ 크레틴병(creatinism)

☑ 정답 ③

☑ 문헌 김종연 외, 알기쉬운 인체생리학, 고문사, 2018, p.235

☑ 해설

▶ 기능항진증으로 과프로락틴혈증, 거인증, 말단비대증 등이 있으며, 말단비대증은 골격의 말단 연조직부분이나 내장이 비대해진다.

067 뇌하수체후엽 기능장애로 옳은 것은?

① 뇨붕증   ② 말단비대증   ③ 과 프로락틴혈증

④ 그레이브스(Graves)병   ⑤ 크레틴병(creatinism)

☑ 정답 ①

☑ 문헌 김종연 외, 알기쉬운 인체생리학, 고문사, 2018, p.288

☑ 해설

▶ 항이뇨호르몬의 결핍으로 인한 질환으로 하루에 5L이상의 소변을 보는 다뇨증, 다음 및 다 갈증이 나타난다.

068 혈당을 글리코겐으로 합성하여 당뇨를 낮추어 주는 호르몬으로 옳은 것은?

① 인슐린   ② 글루카곤   ③ 안드로겐

④ 알도스테론   ⑤ 소마토스타틴

☑ 정답 ①

☑ 문헌 김종연 외, 알기쉬운 인체생리학, 고문사, 2018, p.269

☑ 해설

▶ 인슐린은 혈당에서 글리코겐을 만들어 혈당강하에 작용한다.

069 인슐린 비의존형(type Ⅱ)의 설명으로 옳은 것은?

① 소아에서 잘 발생한다.

② 인슐린 투여가 필요하다.

③ 바이러스나 자가면역과 관련이 있다.

④ 인슐린 저항성이 중요한 발병 원인이다.

⑤ 유전적 및 바이러스 등의 환경요인이 원인이다.

☑ 정답 ④

☑ 문헌 강병우 외, 응급구조사 기초의학, 군자출판사, 2014, p.558

☑ 해설

▶ 인슐린 비의존형(type Ⅱ) 당뇨병은 바이러스나 자가면역 등과는 관련이 없으며, 인슐린 저항성이 중요한 발병 원인이다

070 다음다갈증을 유발하는 내분비계통의 질환으로 옳은 것은?

① 요붕증 　　　　② 부신항진증 　　　　③ 단순갑상샘증

④ 뇌하수체저하증 　　⑤ 갑상샘기능항진증

☑ 정답 ①

☑ 문헌 박희진 외, Paramedics 기초의학, 에듀팩토리, 2019, p.581

☑ 해설

▶ 요붕증은 다뇨, 또는 과뇨로 특정지어지는 다양한 장애를 일컫는다.

071 그레이브스병(Graves' disease)의 가장 두드러진 특징으로 옳은 것은?

① 말단부 청색증　　② 창백한 얼굴　　③ 굵은 목덜미　　④ 붉은 코　　⑤ 안구돌출

☑ 정답 ⑤

☑ 문헌 변영순 외, 병태생리학, 정담미디어, 2014, p.449

☑ 해설

▶ 눈동자 뒤의 조직 부종으로 인해 안구가 돌출되는 것이다.

072 내분비계통의 이상에 의한 인체의 생리적 변화과정이다. (A)와 (B)의 내용으로 옳은 것은?

> • 부갑상샘의 호르몬분비가 감소하면 혈중 (A)수치가 낮아져, 근육 과민상태인 (B)을 유발한다.

	①	②	③	④	⑤
A	칼륨	염소	나트륨	칼슘	인
B	연축	강축	강직	강직	연축

☑ 정답 ④

☑ 문헌 박희진 외, Paramedics 기초의학, 에듀팩토리, 2019, p.577

☑ 해설

▸ 혈중 칼슘 수치가 낮으면 근육 과민상태인 강직(tetany)을 유발한다. 강직은 얼굴과 손에 영향을 미치고 불수의적인 근수축을 일으킨다.

073 부신겉질(피질)에서 알도스테론(aldosterone)의 과잉분비로 발생하는 질환으로 옳은 것은?

① 쿠싱(Cushing's)증후군

② 콘(Conn's)증후군

③ 에디슨(Addison's)병

④ 그레이브스(Graves')병

⑤ 크레틴병(cretinism)

☑ 정답 ②

☑ 문헌 기초의학 교재편찬연구회, 인체생리학, 에듀팩토리. 2017 p.352

☑ 해설

▸ 콘증후군은 나트륨의 저류를 일으키고 고혈압, 근무력, 다뇨, 다음, 다갈증을 일으킨다.

074 다음과 같은 양상으로 발생하는 내분비계통 증상으로 옳은 것은?

> • 단내 나는 호흡이 일어난다.
> • 당뇨병환자에서 잘 발생한다.
> • 지방과 단백질의 대사산물로 산증을 유발한다.

① 저혈당증 　　　　② 고혈당증 　　　　③ 케톤산증

④ 고칼슘증 　　　　⑤ 저나트륨증

☑ 정답 ③

☑ 문헌 전국응급구조학과 교수협의회, (사)한국응급구조학회, 응급구조사를 위한 병리학, 메디컬사이언스, 2018, p.196

☑ 해설

▶ 포도당이 없으면, 세포는 에너지를 생산하기 위해 지방과 단백질을 이용하는데 조직세포가 지방과 단백질을 대사하게 되면 대사산물로 케톤을 생산한다.

케톤체의 일부를 차지하는 아세톤은 호흡시 외부로 배출되면서 단내를 풍긴다.

075 당뇨병의 만성 합병증으로 옳지 않은 것은?

① 신부전 　　　　② 동맥경화증 　　　　③ 당뇨성 괴저

④ 구획증후군 　　　　⑤ 당뇨성망막병증

☑ 정답 ④

☑ 문헌 전국응급구조학과 교수협의회, (사)한국응급구조학회, 응급구조사를 위한 병리학, 메디컬사이언스, 2018, p.197

☑ 해설

▶ 동맥경화증 : 혈관내에 지방성분이 증가하여

당뇨성 괴저 : 말초혈관 질환에 의해 혈액순환이 원활하지 못하여

당뇨성망막병증 : 망막의 손상으로

신부전 : 신장의 손상으로

076 부신의 코르티솔(cortisol) 분비가 비정상적으로 많아지는 대사 장애로 옳은 것은?

① 윌슨(Wilson) 질환 ② 헐러(Hurler)증후군 ③ 라이터(Reiter)증후군

④ 헌터(Hunter)증후군 ⑤ 쿠싱(Cushing)증후군

☑ 정답 ⑤

☑ 문헌 전국응급구조학과 교수협의회, (사)한국응급구조학회, 응급구조사를 위한 병리학, 메디컬사이언스, 2018, p.195

☑ 해설

▶ 쿠싱(Cushing)증후군 : 뇌하수체 ACTH 과분비, 부신결절성 증식, 부신종양, 당질코르티코이드의 장기간 사용 등으로 나타나는 증후군으로 근무력, 피로감, 복부의 자주색 선조 등이 나타난다.

077 과다분비로 인해 쿠싱증후군(Cushing's syndrome)을 유발시키는 호르몬으로 옳은 것은?

① 인슐린(insulin) ② 티록신(thyroxin)

③ 코르티솔(cortisol) ④ 에피네프린(epinephrine)

⑤ 테스토스테론(testosterone)

☑ 정답 ③

☑ 문헌 전국응급구조학과 교수협의회, (사)한국응급구조학회, 응급구조사를 위한 병리학, 메디컬사이언스, 2018, p.195

☑ 해설

▶ 코르티솔 : 부신겉질에서 생성되는 호르몬으로 지방질, 당질, 단백질의 대사에 관여한다.

078 다음과 같은 대사과정에서 나타날 수 있는 (A)에 해당되는 질환으로 옳은 것은?

· 부갑상샘 제거 → 혈중 칼슘 농도 저하 → 혈중 인 농도 증가 → (A)

① 근구축 ② 중증 근무력증 ③ 근위축

④ 긴장 ⑤ 강직

☑ 정답 ⑤

☑ 문헌 박희진 외, Paramedics 기초의학, 에듀팩토리, 2019, p.577

☑ 해설

▶ parathormone이 감소하면 혈중의 칼슘 농도가 감소하여 정상치의 1/2정도가 되었을 때 근육에 경련, 강직이 일어난다. 이것을 부갑상샘성 테타니(tetany)라고 한다.

079 강직의 유발 원인으로 옳은 것은?

① 저칼륨혈증   ② 고칼륨혈증   ③ 저칼슘혈증

④ 고칼슘혈증   ⑤ 고나트륨혈증

☑ 정답 ③

☑ 문헌 박희진 외, Paramedics 기초의학, 에듀팩토리, 2019, p.577

☑ 해설

▶ parathormone이 감소하면 혈중의 칼슘농도가 감소하여 정상치의 1/2정도가 되었을 때 근육에 경련, 강직이 일어난다. 이것을 부갑상샘성 테타니(tetany)라고 한다.

080 인슐린의 주작용으로 옳은 것은?

① 고혈당을 촉진시킨다.

② ATP의 합성을 촉진시킨다.

③ 췌장의 β세포를 활성화시킨다.

④ 지방을 글리세롤로 분해시킨다.

⑤ 포도당과 단당류의 세포내로의 이동을 증가시킨다.

☑ 정답 ⑤

☑ 문헌 김종연 외, 알기쉬운 인체생리학, 고문사, 2018, p.240

☑ 해설

▶ 인슐린은 포도당과 기타 단당류가 수송기구를 통해 지방세포 및 횡문근세포로 이동 되는 것을 촉진한다.

081 경구용 당뇨병제제로 옳은 것은?

① bretylium   ② sulfonylureas   ③ propranolol   ④ dopamine   ⑤ epinephrine

☑ 정답 ②

☑ 문헌 범진필, 임상약리학, 청구문화사, 2016, p.397

☑ 해설

▶ 경구용 당뇨병제제 : sulfonylureas, biguanides, alpha-glucosidase inhibitors,

thiazolidinediones, meglitidnes 등

propranolol : β 차단제

bretylium : 심실근 작용제

dopamine, epinephrine : 교감신경흥분제

082 부신겉질호르몬제제로 옳은 것은?

① apomorphine   ② disulfiram   ③ corticosteroids   ④ chenodiol   ⑤ thioridazine

☑ 정답 ③

☑ 문헌 범진필, 임상약리학, 청구문화사, 2016, p.318

☑ 해설

▶ apomorphine : 구토제

disulfiram : 알코올 대사 억제제

chenodiol : 담석용해제

thioridazine : 항정신병 약물

083 약물의 진통효과와 관련이 있는 호르몬은?

① androgen   ② prostaglandin   ③ testosterone   ④ estrogen   ⑤ progesterone

☑ 정답 ②

☑ 문헌 박희진 외, Anatomy & Physiology, 군자출판사, 2015, p.210

☑ 해설

▶ salicylates, NSAIDs계의 약물은 prostaglandin 생성을 억제하여 진통효과를 나타낸다.

Chapter 11

감각계통
Sensory system

감각계통 응급질환의 기초

1. 감각계통의 구조

1) 눈

■통광기관

통광기관은 각막, 안방수, 수정체, 유리체 등으로 구성된다 .

• 각막 : 혈관이 없는 투명한 조직으로 결막을 통해 공막과 연결된다.

• 안방수 : 수정체와 각막사이에 있다.

• 수정체 : 혈관이 없는 탄성조직으로 구성된 볼록렌즈모양의 기관으로 모양체와 연결된다.

• 유리체 : 수정체와 망막사이의 공간인 눈알안을 채워서 눈알의 형태를 유지하는 투명한 젤라틴 상태의 물질

■망막

광 수용체인 막대세포와 원뿔세포외에 두극세포, 수평세포, 무축삭세포, 신경절세포 등의 네 종류 신경세포가 있으며 이들은 8층의 구조를 이루고 있다.

2) 귀

바깥귀, 가운데귀, 속귀의 달팽이각(와우각 cochlear)이 청각에 관여하고 속귀의 반고리관(반규관 semicircular canal), 타원주머니(타원낭 utricle), 둥근주머니(소낭 saccule)는 평형과 관계가 있다.

■안뜰기관(전정기관)

전정계는 평형 즉, 위치 및 운동감각과 밀접한 관련이 있다. 안뜰계통의 수용체는 중력에 의한 낙하와 갑작스런 인체의 움직임에 따른 머리와 몸체의 위치 변화를 감지한다.

■ 반고리관(semicircular canals)

- 앞, 뒤, 바깥쪽에 세 개의 반고리관이 있으며 서로 각으로 그어지는 세 개의 면 안에 배치되어 있다.
- 반고리관(반규관)의 팽대부에 팽대능선(ampullary crest)이라는 수용장치가 있다.
- 팽대능선(ampullary crest) 위에는 털세포(hair cell)가 모여 있는데 이들은 엷은 젤라틴막으로 덮여 있다.

3) 혀

■ 맛봉오리

- 맛봉오리는 후두덮개, 입안, 인두와 혀의 버섯유두(용상유두 fungiform)와 성곽유두(배상유두 vallate papillae)의 벽에 위치해 있다.
- 맛봉오리는 미각수용기 세포인 맛세포, 버팀세포, 바닥세포로 구성되며 맛세포는 섬모를 가지고 있는데, 이것이 맛봉오리 상피표면 개구부인 맛구멍에 노출되어 있다. 세포 밑에서는 맛봉오리로 침입하는 많은 맛신경과 연접을 이룬다.

2. 감각계통의 기능

1) 시각

■ 눈의 기능

(1) 망막

- 막대세포는 약간 어두운 곳에서 밝고 어두움을 느끼는 암수용기(dark receptor)이며 원뿔세포는 밝은 곳에서 빛과 색을 느끼는 명수용기(light receptor)이다.
- 망막의 신경요소들 사이사이에는 뮐러세포(M-ler cell)라는 신경아교 세포들이 존재한다.
- 시신경이 눈알을 떠나는 부위에서 망막혈관들이 시신경으로 들어가게 되는데 눈알 후극의 약간 위쪽 3 mm 내측에 시신경 유두가 있는데 여기는 시수용체가 없기 때문에 맹점(blind spot)이 된다.

(2) 원근조절

- 가까운 곳을 볼 때는 모양체가 수축하고 인대가 이완하여 수정체가 수축함으로써 두터워지

고 먼 곳을 볼 때는 모양체가 이완되고 인대가 수축되어 수정체를 이완시켜 얇게 해준다.

(3) 순응(adaptation)

- 장시간 밝은 곳에 있던 사람이 어두운 곳으로 들어가면 전혀 보이지 않다가 빛에 대한 망막의 감수성이 증가하면서 점점 보이게 되는 것을 암순응(dark adaptation)이라 한다.
- 어두운 곳에서 밝은 곳으로 나가면 처음에는 눈이 부시지만 바로 익숙해지는 것을 명순응 (light adaptation)이라고 한다.

(4) 광선과민성 화합물

- 대부분의 포유류에서는 옵신(opsin)과 레치넨(retinene)이라는 단백질로 구성되어 있다.

(5) 로돕신(rhodopsin)의 광화학반응

- 막대세포에 있는 광민감성 색소로 시홍소(visual purple)이라고도 하는데 505 nm파장의 빛에 가장 민감하다.
- 로돕신의 옵신을 스코톱신(scotopsin)이라고 한다.
- 어둠속에서 로돕신에 있는 레치넨은 11 – cis형상으로 있으며 빛에 의해 all-trans이성체로 전환된다.
- 레치넨이 all-trans이성체로 전환되고 나면 옵신에서 분리된다. 로돕신의 일부는 바로 재생산되는 반면 다른 레치넨은 NADH의 존재하에 알코올 디하이드로지네이스 효소에 의해 비타민 A1으로 환원되고 이는 다시 스코톱신과 반응하여 로돕신을 형성한다.

(6) 안구진탕(nystagmus)

- 돌림의 시작과 끝에서 관찰되는 눈의 특징적인 경련운동으로 몸을 돌릴 때 고정된 점에 시각을 고정시키려는 반사이다.
- 시각 자극에 의해 나타나는 것이 아니고 맹인에서도 나타난다.

• 뇌줄기 손상환자에서 휴식 시 나타난다.

2) 청각
청각과 평형에 대한 수용기는 털세포(유모세포 hair cell)이다.

■ 바깥귀(external ear)
• 귀바퀴 : 음파를 모아주는 역할
• 바깥귀길(외이도) : 음파의 통로 역할
• 고막 : 음파의 진동

■ 중간귀(middle ear)
• 귓속뼈 – 망치뼈, 등자뼈, 모루뼈 : 소리의 증폭
• Eustachian tube : 중간귀의 압력을 일정하게 유지

■ 속귀(inner ear)
(1) 안뜰기관 – 자기음의 위치(평형)
(2) 반고리관(세반고리관) – 자기음의 회전(평형감각기관)
(3) 달팽이(cochlea)
• 속귀(내이)의 달팽이(와우) 부위는 35 mm 정도로 2와 3/4회전된 나선형관이다.
• 전 길이에 걸쳐 바닥막(기저막 basilar membrane)과 라이너스막(Reissner's membrane)에
  의해 3개의 계(scalae)로 분리되어 있다.
• 위쪽 안뜰계단과 아래쪽 고실계단은 바깥림프를 함유하고 달팽이구멍공(와우공
  helicotrema)이라고 불리는 작은 통로를 통하여 달팽이관의 꼭대기에서 서로 연결되어 있다.
(4) 코르티기관(organ of corti)
• 바닥막에 위치하고 청각 수용기인 4열로 배열된 털세포를 함유하고 있다.
• 3열의 바깥털세포(외유모세포 outer hair cell)는 코르티의 막대에 의해 형성된 터널의 가
  쪽에, 1열의 안쪽털세포(내유모세포 inner hair cell)는 터널의 안쪽에 배열되어 있다.
• 청신경의 대부분 날신경은 바깥털세포를 지배한다.

■ 소리의 전달

바깥귀(external ear) → 바깥귀길(external auditory canal) → 고막(tympanic membrane) → 중간귀(middle ear) → 귓속뼈(청소골 : 망치, 모루, 등자 뼈)(auditory ossicle) → 유스타키오관(Eustachian tube) → 안뜰막(Reissner's membrane) → 속귀(inner ear) → 달팽이(cochlea) → 안뜰창(oval window) → 안뜰계단(scala vestibuli) → 고실계단(scala tympani) → 바닥막(basilar membrane) → 청세포 → 덮개막 → 청신경 → 뇌.

■ 전정감각

(1) 평형감각계(vestibular sensation system)

• 중력 하에서 자세유지, 운동, 보행의 조절은 자신의 자세변동 및 신체의 이동 상태를 감지하는 감각계의 정보를 운동계로 피이드백(feedback)시킴으로써 일어난다. 이러한 기능을 갖는 감각계를 평형감각계라고 한다.

(2) 평행모래기관(이석기 otolith organ)

• 속귀의 난형낭반에는 특수한 감각세포의 집단이 모여 있는 평형반이 있는데 이것은 운동성이 없는 섬모인데 이 섬모의 끝이 아교질물질에 의해 합쳐져 있다. 이것을 평행모래기관(이석기)라고 한다.

• 평행모래기관 안에는 탄산석회의 결정으로 된 평행모래가 들어 있다.

3) 후각

• 화학적 성질을 감지하는 감각기로 가장 빨리 피곤해지는 감각기관이다.

• 남성보다는 여성에서 예민한데, 특히 배란기 때 가장 예민하다.

■ 수용기 및 전도로

• 코의 후각상피에 있는 1,000~2,000만개의 후각세포가 수용기 세포이며 후각세포는 한 개의 뉴런으로 되어있다.

• 뒤겉질은 앞뒤핵, 조롱박엽 앞부, 뒤결절, 편도핵, 해마곁이랑 등의 대뇌주변과 연결된다.

■ 후각망울(olfactory bulbs)

후각망울(후구)은 뇌에서 돌출되어 왼쪽과 오른쪽 후각로의 앞쪽 끝에 있으며 여기서 후각신경은 2차 뉴런이 되어 승모세포, 방사세포의 가지돌기와 시냅스를 이루는데 이 승모세포 및 방사세포의 축삭은 중간 후각로 및 가쪽후각로를 거쳐 후겉질에서 끝난다.

4) 미각

■ 수용기 및 전도로

50~70 mm정도의 타원형 맛봉오리(미뢰 taste bud)속에 있는 맛세포에서 맛을 수용한다.

■ 미각물질

- 단맛은 혀끝 : 대부분 sucrose, maltose, lactose, glucose 등의 유기물
- 신맛은 혀의 가장자리 : hydrochloric acid 등
- 쓴맛은 혀의 뿌리 부 : quinine sulfate, 모르핀, 니코틴, 카페인, 요소, 마그네슘, 암모늄 등
- 짠맛은 혀끝에서 혀 가장자리로 갈수록 문턱(역치)이 낮다 : Na^+이온, dipeptides 등

5) 감각의 종류

■ 외수용기(extroceptor)

몸 밖에서 오는 자극을 받아들이는 수용기로 촉각, 압각, 온도감각, 시각, 청각, 후각 등이 있다. 이중 시각, 청각, 후각은 멀리 떨어져 있는 곳에서 오는 자극을 받아 감각을 느끼므로 원격수용기(teleceptor)라고 한다.

■ 내수용기(interoceptor)

몸안의 장기로부터 오는 자극을 받아들이는 수용기로 근육, 힘줄(건), 관절 및 속귀(내이) 등에서 오는 자극과 호흡기관, 소화기관 등에서 오는 통증, 공복감, 질식감, 욕지기(오심) 등을 받아드리는 수용기

■ 일반감각

- 몸감각 : 통각, 촉각, 압각, 온각, 냉각 등의 피부감각과 근폄, 힘줄폄 등을 느끼는 심부감각이 있다.
- 내장감각 : 동맥혈압, 중심정맥압, 허파확장, 머리부위 혈액온도, 산소분압, 이산화탄소 분압, 뇌척수액 pH, 혈장삼투압, 혈당을 느끼는 감각이 있다.

■특수감각

시각, 청각, 후각, 미각, 회전가속, 직선가속 등을 느끼는 감각이 있다.

6) 몸감각(Somatic sensation)

■피부감각(cutaneous sensation)

(1) 통각

• 수용기는 자유신경종말(free nerve ending)이다.

• 특수한 모양이 없이 신경말단이 여러 개의 가지로 나뉘어서 조직세포들 사이에 뻗어있다.

• 통각의 들신경에는 민말이집 신경섬유가 많으나 일부는 말이집 신경섬유도 있다.

• 거의 모든 질병에서 통각을 느끼므로 질병의 중요 자각증상이다.

(2) 촉각

• 수용기는 마이스너 소체(meissner corpuscles)이다.

• 피부에 불균등한 압력이 가해지면 피부에 변형이 일어나 촉각을 느끼게 된다.

• 촉각 수용기의 분포와 밀도는 신체 부위에 따라 다르며 팔다리끝, 입술, 손가락 끝, 젖꼭지, 외부생식기 등에 조밀하다.

(3) 압각

• 수용기는 파치니 소체(pacini corpuscles)이다.

• 결합조직섬유와 세포로 이루어져 있다.

• 피부밑의 결합조직, 점막아래, 손바닥, 발바닥, 외음부, 힘줄, 근막 등에 많이 존재한다.

(4) 온도감각

• 온각의 수용기인 루피니 소체(Ruffini corpuscles)이다.

• 루피니 소체는 진피와 피부밑조직에 있다.

• 냉각의 수용기는 크라우제 소체(Krause corpuscles)이다.

• 크라우제 소체는 표피와 표피 바로 아래에 있다.

■심부감각(deep sensation)

(1) 심부통각

• 근육, 힘줄, 관절, 뼈막의 손상에서 발생하는 통증으로 지속성이고 광범위한 둔통이다.

• 심부 통각의 직접적인 원인은 통각 유발물질인 세로토닌(serotonin), 히스타민(histamine),

브라디키닌(bradykinin) 같은 폴리펩티드(polypeptide)이다.

(2) 운동감각

• 신체의 위치와 관절의 운동에 관한 감각

■ 내장감각(splanchnic sensation)

(1) 내장통각

• 심부통각과 유사해 몸 속 깊숙이 느껴지는 둔통으로 지속적이고 통각이 발생하는 장소와 한계가 명확하지 않다.

• 화학물질, 국소빈혈, 팽창, 수축, 내장근의 경련 등이 피부감각과 다르게 느껴진다.

(2) 연관통

• 내장통각의 특징으로, 자극받고 있는 부위가 아니라 신체의 다른 부위로부터 발생하고 있는 것처럼 느껴지는 것.

• 심장의 이상에 의한 통증이 왼쪽 어깨와 왼쪽 팔의 안쪽에 통증을 느낀다.

7) 투사법칙(Law of projection)

감각의 궁극적 과정은 뇌속에 있는 감각중추에서 일어나지만 경험에 의해 감각을 일으키는 자극이 가해진 곳 또는 그 자극원에 투사되어 느껴진다.

㉠ 종소리는 종에서 오는 것으로 느끼고, 불빛은 광원, 통각은 몸속에서 오는 것처럼 느낀다.

3. 감각계통의 병태생리

1) 녹내장(Glaucoma)

유리체, 즉 렌즈와 망막사이의 투명한 벌꿀모양의 반유동체의 양이 많으면 안압이 높아지고 눈알이 단단해진다. 이때 시신경유두가 납작해지고 시야가 좁아진다. 심하면 시력을 상실한다.

2) 백내장(Cataract)

노쇠하거나 적외선에 장기간 노출되었을 때 수정체가 혼탁해지는 경우로 시력이 약화되고 심하면 시력을 상실한다.

3) 후각의 이상(Abnormalities)

후각상실(anosmia), 후각감퇴(hyposmia), 후각부전(dysosmia) 등

4) 미각의 이상

무미각증(ageusia), 미각감퇴증(hypogeusia), 미각장애(dysgeusia) 등

001 혀의 뒤 1/3부위에서 미각과 일반감각을 지배하는 신경으로 옳은 것은?

① 삼차신경, 미주신경

② 삼차신경, 얼굴신경(안면신경)

③ 삼차신경, 아래턱신경(하악신경)

④ 미주신경, 혀인두신경(설인신경)

⑤ 미주신경, 도르래신경(활차신경)

☑ 정답 ④

☑ 문헌 대한해부학회, 알기쉬운 사람해부학, 현문사, 2019. p.225

☑ 해설

▸ 혀의 뒤 1/3부위에 있는 맛봉오리에는 미주신경과 혀인두신경(설인신경)이 미각과 일반감
  각을 지배하고 있다.

002 외피계의 기능으로 옳지 않은 것은?

① 배설

② 보호

③ 체온조절

④ 비타민D 생산

⑤ 호르몬생산

☑ 정답 ⑤

☑ 문헌 이인모 외, Basic Medicine 기초의학, 학지사메디컬, 2019, p.198

☑ 해설

▸ 외피계(Integumentary system)는 보호, 체온조절, 배설, 감각, 비타민 D의 생산기능 등이
  있다.

003 표피의 4층이다. 내측에서 외측으로의 순서로 옳은 것은?

가. 발아층　　　나. 과립층　　　다. 투명층　　　라. 각질층

① 가→나→다→라　　　② 가→나→라→다　　　③ 나→가→다→라

④ 다→라→가→나　　　⑤ 라→다→나→가

☑ 정답 ①

☑ 문헌 이인모 외, Basic Medicine 기초의학, 학지사메디컬, 2019, p.199

☑ 해설

　▶ 발아층은 기저층이라고도 하며 새 세포가 발아되는 층이다.

004 진피로 분류되는 세포층으로 옳은 것은?

① 발아층　　　② 투명층　　　③ 각질층

④ 망상층　　　⑤ 멜라닌층

☑ 정답 ④

☑ 문헌 이인모 외, Basic Medicine 기초의학, 학지사메디컬, 2019, p.198

☑ 해설

　▶ 진피는 상부에 존재하는 표피를 지탱하는 결합조직층으로 유두층과 망상층(그물층)으로 되어있다.

005 생리적으로 항상성을 유지하지 못할 때 나타나는 피부의 이상색조로 옳은 것은?

① 백색증　　　② 멜라닌　　　③ 청색증

④ 카로틴　　　⑤ 몽고반

☑ 정답 ③

☑ 문헌 이인모 외, Basic Medicine 기초의학, 학지사메디컬, 2019, p.200

☑ 해설

　▶ 정상색조 : 멜라닌, 카로틴, 헤모글로빈 등

이상색조 : 청색증, 황달, 혈색소증 등

▶ 몽고반 : 진피에서 볼 수 있는 멜라닌색소 침착증

006 고추를 먹고 '맵다'고 느끼는 피부의 감각작용은?

① 통각   ② 압각   ③ 온각

④ 냉각   ⑤ 촉각

☑ 정답 ①

☑ 문헌 이성호 외, 인체해부학, 현문사, 2005, p 58

☑ 해설

▶ 맵다는 것은 통각이며, 떫다는 것은 압각이다.

007 압각을 느끼는 수용기로 옳은 것은?

① 루피니(ruffini)소체

② 크라우제(krause)소체

③ 마이스너(meissner)소체

④ 파시니(pacinian)소체

⑤ 자유신경종말(free nerve ending)

☑ 정답 ④

☑ 문헌 박희진 외, Paramedics 기초의학, 에듀팩토리, 2019, p.599

☑ 해설

▶ 루피니소체 : 온각

크라우제소체 : 냉각

마이스너소체 : 촉각

파시니소체 : 압각

자유신경종말 : 통각

008 귓속뼈(이소골)에서의 소리의 전달 과정으로 옳은 것은?

① 망치뼈(추골)→등자뼈(등골)→모루뼈(침골)→안뜰창(난원창)

② 망치뼈(추골)→모루뼈(침골)→등자뼈(등골)→안뜰창(난원창)

③ 등자뼈(등골)→망치뼈(추골)→모루뼈(침골)→안뜰창(난원낭)

④ 모루뼈(침골)→등자뼈(등골)→망치뼈(추골)→달팽이창(정원창)

⑤ 망치뼈(추골)→모루뼈(침골)→등자뼈(등골)→달팽이창(정원창)

☑ 정답 ②

☑ 문헌 이인모 외, Basic Medicine 기초의학, 학지사메디컬, 2019, p.210

☑ 해설

▶ 망치뼈(추골)는 고막에 붙어있고, 모루뼈(침골)와 관절을 이루며 모루뼈(침골)는 다시 등자뼈(등골)와 관절을 이룬다.

009 피부 표피의 가장 바깥층은?

① 각질층   ② 과립층   ③ 바닥층(기저층)

④ 극세포층   ⑤ 투명층

☑ 정답 ①

☑ 문헌 이인모 외, Basic Medicine 기초의학, 학지사메디컬, 2019, p.199

☑ 해설

▶ 각질층은 생명을 잃은 편평상피세포들이 각질화되어 있는 두꺼운 층이다.

010 다음과 같은 특징을 갖는 피부감각종말로 옳은 것은?

> • 손과 입술 등에 많이 분포된 촉각수용기이다.
> • 신경섬유는 나선상으로 구부러지면서 과립상으로 끝난다.

① 마이스너(Meissner)소체   ② 파치니(Pacinian)소체   ③ 크라우제(Krause)소체

④ 자유신경종말   ⑤ 루피니(Ruffini)소체

☑ 정답 ①

☑ 문헌 박희진 외, Paramedics 기초의학, 에듀팩토리, 2019, p.599

☑ 해설

▶ 마이스너소체는 진피유두 내에 있는 작은 타원형 소체이다.

011 다음과 같은 특징을 갖는 피부감각종말로 옳은 것은?

> • 압력의 강도를 감지한다.
> • 중심부에는 유수신경 섬유의 종말부가 있다.

① 마이스너(Meissner)소체　　　　② 파치니(Pacinian)소체

③ 크라우제(Krause)소체　　　　　④ 자유신경종말

⑤ 루피니(Ruffini)소체

☑ 정답 ②

☑ 문헌 박희진 외, Paramedics 기초의학, 에듀팩토리, 2019, p.599

☑ 해설

▶ 파치니소체는 여러층의 편평한 세포가 동심원 상태로 배열되어있다.

012 다음과 같은 특징을 갖는 표피층으로 옳은 것은?

> • 손바닥과 발바닥에서만 볼 수 있다.
> • 세포질안에 엘레이딘(eleidin) 이라는 반유동성물질이 차있다.

① 각질층　　　　　② 투명층　　　　　③ 과립층

④ 종자층　　　　　⑤ 기저층

☑ 정답 ②

☑ 문헌 이인모 외, Basic Medicine 기초의학, 학지사메디컬, 2019, p.199

☑ 해설

▶ 투명층은 각질층 아래의 광택이 나는 층이다.

013 진피층에 속하는 표피층으로 옳은 것은?

① 유두층   ② 투명층   ③ 과립층

④ 종자층   ⑤ 기저층

☑ 정답 ①

☑ 문헌 이인모 외, Basic Medicine 기초의학, 학지사메디컬, 2019, p.199

☑ 해설

    ▶ 진피는 표피 아래층으로 유두층과 망상층으로 되어있다.

014 눈(안구)을 이루는 해부학적 명칭으로 옳지 않은 것은?

① 각막   ② 공막   ③ 비강

④ 홍채   ⑤ 맥락막

☑ 정답 ③

☑ 문헌 대한해부학회, 알기쉬운 사람해부학, 현문사, 2019. p.225

☑ 해설

    ▶ 공막과 각막은 섬유막으로 되어있고, 맥락막과 모양체, 홍채 등은 혈관막으로 되어 있다.

015 안구의 부속구조로 옳지 않은 것은?

① 결막   ② 샛길(누도)   ③ 눈꺼풀(안검)

④ 눈물샘(누선)   ⑤ 후각망울

☑ 정답 ⑤

☑ 문헌 이인모 외, Basic Medicine 기초의학, 학지사메디컬, 2019, p.206

☑ 해설

    ▶ 눈꺼풀(안검) : 안구의 앞을 덮고 있는 판 모양의 연한 부분

      결막 : 각막부를 제외한 전면과 눈꺼풀(안검)의 후면을 덮고 있는 얇고 연한 막

      눈물샘(누선) : 눈물을 분비하는 선

      샛길(누도) : 눈물을 코안(비강)으로 도출하는 부위

016 망막의 광수용기 세포로 옳은 것은?

① 주세포　　　　　② 막대세포　　　　　③ 비만세포

④ 기저세포　　　　　⑤ 형질세포

☑ 정답 ②

☑ 문헌 이인모 외, Basic Medicine 기초의학, 학지사메디컬, 2019, p.205

☑ 해설

▶ 막대세포 : 로돕신(rhodopsin)을 함유하고 어두운 곳에서 시각에 관여한다.

　원뿔세포 : 요돕신(iodopsin)을 함유하고 색에 관한 감각에 관여한다.

　.

017 전정계의 기능으로 옳은 것은?

① 청각　　　　　② 음파확대　　　　　③ 평형감각

④ 중력감지　　　　　⑤ 진동감지

☑ 정답 ③

☑ 문헌 이인모 외, Basic Medicine 기초의학, 학지사메디컬, 2019, p.209

☑ 해설

▶ 전정계는 평형 즉, 위치 및 운동감각과 밀접한 관계가 있다.

018 다음과 같은 기능이 있는 기관계로 옳은 것은?

• 체온조절	• 배설 및 흡수
• 체액손실 방지	• 상처로부터 인체내부의 보호

① 외피계　　　　　② 골격계　　　　　③ 근육계

④ 신경계　　　　　⑤ 내분비계

☑ 정답 ①

☑ 문헌 이인모 외, Basic Medicine 기초의학, 학지사메디컬, 2019, p.199

☑ 해설

▶ 외피계는 인체의 표면층으로 상처나 외부침입에 대한 인체 내부 구조를 보호한다.

019 촉각과 압각을 위한 감각충격전도로로 옳은 것은?

① 후척수소뇌로 ② 전척수시상로 ③ 외측척수시상로

④ 전척수소뇌로 ⑤ 후척수시상로

☑ 정답 ②

☑ 문헌 박희진 외, Anatomy & Physiology, 군자출판사, 2015, p.169

☑ 해설

▶ 전척수시상로는 척수의 한쪽에 있는 뒷뿔에서 기시하여 시상과 대뇌피질에 정지하며 촉각
과 압각을 위한 감각충격전도로이다.
후척수소뇌로는 뒷뿔에서 기시하여 소뇌에 정지하며 신체의 한쪽으로부터 오는 감각 충격
을 소뇌의 같은 쪽으로 전도하는 척수로이다.

020 광수용기에 해당하는 감각수용기로 옳은 것은?

① 미뢰 ② 후각세포 ③ 촉각수용기

④ 내이의 모세포 ⑤ 안구의 원뿔세포

☑ 정답 ⑤

☑ 문헌 대한해부학회, 알기쉬운 사람해부학, 현문사, 2019. p.228

☑ 해설

▶ 자극 에너지의 유형에 따라 화학수용기, 광수용기, 온도수용기, 기계적수용기 등이 있다.

021 중력에 대한 적응현상인 정적평형감각을 유지해주는 기관으로 옳은 것은?

① 안뜰 ② 와우 ③ 이석기관

④ 세반고리관 ⑤ 유스타키오관

☑ 정답 ①

☑ 문헌 최명애 외, 인체의 구조와 기능, 현문사, 2017, p.306

☑ 해설

▶ 안뜰계단(전정계)은 난형낭과 구형낭으로 이루어진 이석기관과 반규관의 두 부분으로 구
성되어있다.

022 머리를 돌리거나 회전운동을 할 때 동적평형을 유지해주는 기관으로 옳은 것은?

① 안뜰　　　　　　② 와우관　　　　　　③ 이석기관

④ 반고리관　　　　　⑤ 유스타키오관

☑ 정답 ④

☑ 문헌 최명애 외, 인체의 구조와 기능, 현문사, 2017, p.306

☑ 해설

▶ 반규관(반고리관)은 입방체의 각 면과 같은 3개의 평면상에 놓여있다.

023 귀의 내부 소기관 이다. 소리의 전달순서로 나열된 것으로 옳은 것은?

가. 고막　　나. 이소골　　다. 난원창　　라. 기저막

① 가→나→다→라　　② 가→나→라→다　　③ 나→다→라→가

④ 나→라→가→다　　⑤ 다→가→나→라

☑ 정답 ①

☑ 문헌 이인모 외, 기초의학, 학지사메디컬, 2019, p.210

☑ 해설

▶ 기저막에 전달된 압력파는 감각모세포의 돌기들을 구부러지게 한다 이것으로 감각모세포
에서 활동전압이 생성되고 활동전압은 감각섬유를 통해 뇌로 전달되어 소리로 해석된다.

024 3개의 가운데귀(중이) 귓속뼈(이소골) 내로 소리가 전달되는 순서로 옳은 것은?

① 망치뼈(추골)→모루뼈(침골)→등자뼈(등골)　　② 추골→등골→침골

③ 침골→추골→등골　　　　　　　　　　　　　④ 침골→등골→추골

⑤ 등골→추골→침골

☑ 정답 ①

☑ 문헌 이인모 외, Basic Medicine 기초의학, 학지사메디컬, 2019, p.210

☑ 해설

▶ 고막의 진동이 망치뼈(추골)과 모루뼈(침골)을 경유해 등골에 전달된다.

025 동공의 직경을 조절하여 초자체방으로 들어가는 빛의 양을 조절하는 안구부위로 옳은 것은?

① 공막   ② 내막   ③ 홍채   ④ 모양체   ⑤ 맥락막

☑ 정답 ③

☑ 문헌 이인모 외, Basic Medicine 기초의학, 학지사메디컬, 2019, p.204

☑ 해설

▸ 홍채는 혈관성 막의 앞부분에 위치하며 빛의 양을 조절한다.

026 먼 곳을 볼 때 수정체(a), 인대(b), 모양체(c)의 구조적인 변화로 옳은 것은?

	①	②	③	④	⑤
a	이완	이완	이완	수축	수축
b	수축	수축	이완	수축	이완
c	수축	이완	수축	이완	이완

☑ 정답 ②

☑ 문헌 박희진 외, Paramedics 기초의학, 에듀팩토리, 2019, p.593

☑ 해설

▸ 먼 곳을 볼 때는 수정체와 모양체가 늘어나고 가까운 곳을 볼 때는 반대이다.

027 빛에 의해 분해 된 로돕신(rhodopsin)의 분해산물 옳은 것은?

① 레티넨(retinene)과 G-단백질

② 옵신(opsin)과 G-단백질

③ 포톱신(photopsin)과 레티넨(retinene)

④ 레티넨(retinene)과 옵신(opsin)

⑤ 포톱신(photopsin)과 옵신(opsin)

☑ 정답 ④

☑ 문헌 박희진 외, Paramedics 기초의학, 에듀팩토리, 2019, p.594

☑ 해설

　▶ 비타민A의 유도체인 레티넨과 옵신단백질로 분해 된다.

028 색 시각을 담당하는 3종류의 원뿔세포가 가장 잘 흡수하는 가시광선 스펙트럼은?

① 청색, 황색, 적색　　　② 청색, 녹색, 적색　　　③ 황색, 녹색, 적색

④ 백색, 흑색, 녹색　　　⑤ 백색, 흑색, 청색

☑ 정답 ②

☑ 문헌 최명애 외, 인체의 구조와 기능, 현문사, 2017, p.315

☑ 해설

　▶ 원뿔세포가 흡수하는 최대파장 420nm는 청색 원뿔세포, 530nm는 녹색 원뿔세포, 562nm
　　는 적색 원뿔세포에 해당된다.

029 녹내장의 특징으로 옳은 것은?

① 각막충혈　　　② 안압상승　　　③ 수정체 혼탁

④ 당뇨의 합병증　　　⑤ 노화의 합병증

☑ 정답 ②

☑ 문헌 전국응급구조학과교수협의회, 내과전문응급처치학, 도서출판 한미의학, 2018, p.616

☑ 해설

　▶ 안압의 정상값은 15~20mmHg인데 이보다 높아지면 동공안쪽이 녹색으로 보인다.

030 백내장의 특징으로 옳은 것은?

① 각막충혈　　　② 안압상승　　　③ 수정체 혼탁

④ 안방수의 배출장애　　　⑤ 사시인 경우에 호발

☑ 정답 ③

☑ 문헌 박희진 외, Paramedics 기초의학, 에듀팩토리, 2019, p.602

☑ 해설

　▶ 노년기에 호발하며 선천성은 출생시에 수정체가 백색으로 혼탁해진 것이다.

031 다음과 같은 특징을 보이는 눈의 질환으로 옳은 것은?

> - 학령기 아동들에게서 잘 유행한다.
> - 눈꺼풀 안쪽의 분홍색 막에 나타난 염증이다.

① 결막염　　② 백내장　　③ 각막염　　④ 다래끼(맥립종)　　⑤ 눈꺼풀염

☑ 정답 ①

☑ 문헌 전국응급구조학과교수협의회, 내과전문응급처치학, 도서출판 한미의학, 2018, p.613

☑ 해설

　▶ 결막염은 바람, 햇빛, 열, 냉기 등에 과도하게 노출되었을 때 생길 수 있고, 안검은 붉고 붓는다.

032 다음과 같은 특징을 보이는 눈의 질환으로 옳은 것은?

> - 수정체가 흐려진다.
> - 수정체 안의 대사나 영양에 변화가 있을 때 발생한다.

① 결막염　　② 녹내장　　③ 백내장　　④ 다래끼(맥립종)　　⑤ 황반변성

☑ 정답 ③

☑ 문헌 전국응급구조학과교수협의회, 내과전문응급처치학, 도서출판 한미의학, 2018, p.616

☑ 해설

　▶ 가장 흔한 원인은 노화이며, 외상, 출생결함, 당뇨 등이다.

033 다음과 같은 특징을 보이는 눈의 질환으로 옳은 것은?

> - 과량의 방수로 안압이 높아진다.
> - 눈 속의 과도한 압력을 특징으로 한다.

① 결막염　　② 녹내장　　③ 백내장　　④ 다래끼(맥립종)　　⑤ 황반변성

☑ 정답 ②

☑ 문헌 전국응급구조학과교수협의회, 내과전문응급처치학, 도서출판 한미의학, 2018, p.616
☑ 해설

▶ 너무 많은 양의 방수가 만들어지거나 적절하게 배출되지 못할 때 눈 속에서 압력이 높아진다.

034 다음과 같은 특징을 보이는 귀의 질환으로 옳은 것은?

> • 중이에 체액이 채워져 발생하는 염증이다.
> • 전도난청, 귀통증, 어지러움 등을 호소한다.

① 중이염   ② 귀경화증   ③ 외이도염
④ 귀지전색   ⑤ 유양돌기염

☑ 정답 ①
☑ 문헌 전국응급구조학과교수협의회, 내과전문응급처치학, 도서출판 한미의학, 2018, p.620
☑ 해설

▶ 장액성 중이염 : 유스타키오관 폐쇄나 비행 중 발생할 수 있는 중이의 압력변화로 인해 장
  액성 체액이 중이에 채워져 발생한다.

  화농성 중이염 : 중이에 세균이 감염되어 화농성 감염을 일으킨 상태이다.

035 다음과 같은 특징을 보이는 피부 질환으로 옳은 것은?

> • 원인균은 varicella-zoster virus이다.
> • 일측성으로 일정한 신경지배영역을 따라 작은 물집이 띠 모양의 병소를 형성한다.

① 대상포진   ② 단순포진   ③ 보통사마귀
④ 노인각화증   ⑤ 편평상피암

☑ 정답 ①
☑ 문헌 이용덕 외, 알기쉬운 인체병리학, 학지사메디컬, 2018, p.469
☑ 해설

▶ 대상포진의 원인균은 수두대상포진바이러스(varicella-zoster virus)이며 일측성으로 일정한
  신경지배영역을 따라 작은 물집이 띠 모양의 병소를 형성한다.

036 납중독의 치료에 효과적으로 작용하는 제제로 옳은 것은?

① 수용성 비타민   ② acidosis성 이뇨제

③ 탄산탈수효소 길항제   ④ 킬레이트(chelate)화합물

⑤ 티아자이드(thiazide)이뇨제

☑ 정답 ④

☑ 문헌 서울대학교 의과대학 약리학교실, 약리학, 고려의학, 1994, p. 826

☑ 해설

▶ 킬레이트(chelate)화합물은 높은 수용성, 대사에 대한 저항도, 금속저장소로의 도달 능력, 빠른 배설, 독성이 적은 금속복합체를 형성하는 성질, 금속이온에 대한 친화성이 커서 금속착화합물을 만든다.

037 수은증기에 심하게 노출되어 오심, 구토를 하는 환자에게 투여할 수 있는 약물로 옳은 것은?

① 리팜핀(rifampin)   ② 강심배당체

③ 프로프라노롤(propranolol)   ④ 디메카프롤(dimercaprol)

⑤ 설포나마이드(sulfonamide)

☑ 정답 ④

☑ 문헌 서울대학교 의과대학 약리학교실, 약리학, 고려의학, 1994, p. 830

☑ 해설

▶ 심하게 노출되어 증세가 있는 환자는 dimercaprol, 소량 노출되어 증세가 없는 환자에게는 penicillamine등의 킬레이트(chelate)요법이 관례적으로 사용되고 있다.

038 내림프관의 부종으로 어지러움, 오심, 구토를 호소하는 전정기관의 퇴행성 질환으로 옳은 것은?

① 이명   ② 이경화증   ③ 이하선염

④ 메니에르병   ⑤ 노인성 난청

☑ 정답 ④

☑ 문헌 변영순 외, 병태생리학, 정담미디어, 2014. p.222

☑ 해설
  ▶ 메니에르병(내림프성수종)은 전정기관의 퇴행성 질환으로 갑작스러운 현훈, 발작, 이명, 청력소실 등의 증상을 나타낸다.

039 진통제로 메페리딘(meperidine)을 투여하고자하는데 호흡관련 부작용이 우려된다. 이때 준비해야할 약물로 옳은 것은?

① 산소(oxygen) ② 바륨(valium)
③ 날록손(naloxone) ④ 모르핀(morphine)
⑤ 니트로글리세린(nitroglycerin)

☑ 정답 ③

☑ 문헌 전국응급구조학과교수협의회, 기본 응급약리학, 도서출판 한미의학, 2014. p.356

☑ 해설
  ▶ 진통제 메페리딘(meperidine)은 호흡억제를 일으킬 수 있기 때문에 사용 시마다 날록손을 준비하여야한다.

040 식물성 에르고스테롤(ergosterol0에 자외선을 조사했을 때 생성되는 비타민으로 옳은 것은?

① A ② B ③ C
④ D ⑤ E

☑ 정답 ④

☑ 문헌 범진필, 임상약리학, 청구문화사, 2016. p.411

☑ 해설
  ▶ 식물성 에르고스테롤(ergosterol0에 자외선을 조사하면 Vitamin D2가 생성되어 피부에 저장되었다가, 자외선에 노출되면 Vitamin D3가 합성된다.

041 에틸알코올(ethylalcohol)의 경우 살균력이 가장 강한 농도로 옳은 것은?

① 30%   ② 50%   ③ 70%

④ 90%   ⑤ 100%

☑ 정답 ③

☑ 문헌 범진필, 임상약리학, 청구문화사, 2016. p.137

☑ 해설

▶ 70% 수용액에서 살균력이 가장 강하며, 균체의 단백질 변성, 지질이 용해, 효소활성을 저해시킨다.

참고문헌

1. 감경윤 외, 알기쉬운 병리학, 메디컬코리아, 2007

2. 강병우 외, 응급구조사 기초의학, 군자출판사, 2014

3. 곽성규 외, 기초병리학, 정문각, 2005

4. 구본기 외, 임상약리학, 정문각, 2005

5. 기초의학 교재편찬연구회, 인체생리학, 에듀팩토리. 2017

6. 김본원 외, 알기쉬운 병리학, 현문사, 2006

7. 김세은 외, 응급약리학, 한미의학, 2003

8. 김종연 외, 알기쉬운 인체생리학, 고문사, 2018

9. 대한해부학회, 알기쉬운 사람해부학, 현문사, 2019

10. 박선섭 외, 약리학, 정문각, 2003

11. 박인국, 생리학, 라이프사이언스, 2003

12. 박희진 외, Paramedics 기초의학, 에듀팩토리, 2019

13. 박희진 외, 알기쉬운 병리학, 메디컬코리아, 2007

14. 박희진 외, 환경응급, 대학서림, 2013

15. 박희진 외, Anatomy & Physiology, 군자출판사, 2015

16. 박희진 외, Paramedics 기초의학, 에듀팩토리, 2019

17. 범진필, 임상약리학, 청구문화사, 2016

18. 변영순 외, 병태생리학, 정담미디어, 2014

19. 서울대학교 의과대학 약리학교실, 약리학, 고려의학, 1994

20. 이강이 외, 인체생리학, 현문사, 2019

21. 이성호 외, 인체해부학, 현문사, 2005

22. 이영돈 외, 해부생리학, 라이프사이언스, 2007

23. 이용덕 외, 알기쉬운 인체병리학, 학지사메디컬, 2018

24. 이인모 외, Basic Medicine 기초의학, 학지사메디컬, 2019

25. 이창현 외, 해부생리학, 메디컬코리아, 2007

26. 이한기 외, 병리학, 수문사, 2005

27. 전국응급구조학과교수협의회, 기본 응급약리학, 도서출판 한미의학, 2014

28. 전국응급구조학과교수협의회, 내과전문응급처치학, 도서출판 한미의학, 2018,

29. 전국응급구조학과교수협의회, 응급환자평가, 도서출판 한미의학, 2018

30. 전국응급구조학과교수협의회, Paramedic을 위한 병리학, 메디컬코리아, 2009

31. 전국응급구조학과교수협의회, (사)한국응급구조학회, 응급구조사를 위한 병리학, 메디컬
    사이언스, 2018

32. 정영태 외, 인체생리학, 청구문화사, 2002

33. 정영태 외, 인체해부생리학, 청구문화사, 2004

34. 최명애 외, 인체의 구조와 기능, 현문사, 2017

35. 최인장 외, 인체해부학, 메디컬코리아, 2006

36. 퍼시픽 학술국, Pacific's Human Anatomy, PACIFIC BOOKS. 2012

37. 한국해부생리교수협의회, 해부생리학(제2판), 현문사, 2016

38. 한국해부생리학교수협의회 편, 사람해부학, 현문사, 2012

39. 한국해부생리학교수협의회, 인체해부학, 현문사, 2007

40. 한국해부생리학교수협의회, 인체해부학(제4판), 현문사, 2017

41. 한국해부학교수협의회 편, 생리학, 정담미디어, 2005

42. 해부학편찬위원회, 사람해부학, 범문에듀케이션, 2019

응급구조사
국가시험 문제집 Ⅰ

초판 인쇄 2021년 3월 10일
초판 발행 2021년 3월 15일

펴낸이   진수진
펴낸곳   메디컬스타

주소   경기도 고양시 일산서구 대산로 53
출판등록 2013년 5월 30일 제2013-000078호
전화   031-911-3416
팩스   031-911-3417
전자우편 meko7@paran.com